医学院校高职高专规划教材

供临床医学、护理类及相关专业用

病原生物学与免疫学

主　编　张荔茗　桂　芳　王小莲

副 主 编　向秋玲　宋爱萍　赵晋英　徐群芳

编　委　（按姓名汉语拼音排序）

曹德明（黑龙江护理高等专科学校）　　　谭　潇（邵阳学院）

曹雪鹏（河西学院医学院）　　　　　　　王　辉（山东英才学院）

桂　芳（湖南医药学院）　　　　　　　　王小莲（河西学院医学院）

蒋　琪（天津医学高等专科学校）　　　　吴展奎（黔东南民族职业技术学院）

李剑平（江西护理职业技术学院）　　　　徐群芳（益阳医学高等专科学校）

李争鸣（湖南医药学院）　　　　　　　　向秋玲（常德职业技术学院）

马红茹（青海卫生职业技术学院）　　　　钟方为（邵阳学院）

乜国雯（青海卫生职业技术学院）　　　　赵晋英（邵阳学院）

任　芳（新疆医科大学厚博高职学院）　　张荔茗（湖南医药学院）

宋爱萍（黔东南民族职业技术学院）

U0197178

北京大学医学出版社

BINGYUAN SHENGWUXUE YU MIANYIXUE

图书在版编目（CIP）数据

病原生物学与免疫学 / 张荔茗，桂芳，王小莲主编.
—北京：北京大学医学出版社，2017.6（2024.2重印）
ISBN 978-7-5659-1638-0

Ⅰ．①病…　Ⅱ．①张…②桂…③王…　Ⅲ．①病原微
生物–高等职业教育–教材　②医学–免疫学–高等职业教育–教材
Ⅳ．①R37　②R392

中国版本图书馆CIP数据核字（2017）第178819号

病原生物学与免疫学

主　　编：张荔茗　桂　芳　王小莲
出版发行：北京大学医学出版社
地　　址：（100191）北京市海淀区学院路38号　北京大学医学部院内
电　　话：发行部 010-82802230；图书邮购 010-82802495
网　　址：http://www.pumpress.com.cn
E-mail：booksale@bjmu.edu.cn
印　　刷：北京溢漾印刷有限公司
经　　销：新华书店
责任编辑：韩忠刚　刘云涛　靳新强　　责任校对：金彤文　　责任印制：李　啸
开　　本：850 mm×1168 mm　1/16　印张：29　彩插：4　字数：843 千字
版　　次：2017 年 6 月第 1 版　2024 年 2 月第 12 次印刷
书　　号：ISBN 978-7-5659-1638-0
定　　价：58.00元

医学院校高职高专规划教材编审委员会

序

医药卫生类高职高专教育是我国医学教育体系的重要组成部分。随着国家对医药卫生体制改革的逐步推进，社会对基层卫生服务人才的需求与日俱增，对新时期高职高专医学人才培养及教材建设提出了更高要求。北京大学医学出版社于2011年组织全国高职高专院校教师编写出版了本套高职高专教材，由于教材的内容精炼、案例经典、符合临床、实用性强，受到众多高职高专院校师生的好评。

高职高专医学教材应服务于人才培养目标，基于高职高专学生的认知特点，以学生为中心、以就业为导向、以职业技能和岗位胜任力培养为根本，与课程、临床岗位和行业需求对接，促进产教融合。为推进教材建设、更好地服务于人才培养目标、将本套教材锤炼为精品之作，北京大学医学出版社对参与这套教材编写与使用的院校进行了深入调研，于2014年下半年正式启动了本套教材的修订再版工作，首先召开了教材编审委员会议，统一了教材修订再版的总体精神，重新审定再版教材目录、对个别主编进行了调整，然后召开了全体主编人会议。本轮教材修订加大了"双师型"和临床实践一线作者的比例，更加紧密地结合国家临床执业助理医师、全国护士执业资格考试大纲，理论、知识强调"必需、够用"；精选案例以促进案例教学；专业课教材的学习目标按布卢姆教育目标分类编写，突出了职业技能和岗位胜任力培养；力求以学生为中心，引导自主学习，渗透职业教育理念。总之，本轮教材在延续上版优点的基础上，体例更加规范，版式更加精美，质量明显提升，适用性更强。

在本次修订再版工作中，各参编院校给予了高度重视和大力支持，众多参编教师投入了极大的热情和精力，在主编带领下克服困难，以严肃、认真、负责的态度出色地完成了编写任务，在此一并致以衷心的感谢！"知行合一、行胜于言"一定程度上体现了职业教育理念，相信在北京大学医学出版社精心组织、编审委员会顶层设计和全体作者对教材的精雕细琢下，这套教材一定能与时俱进、日臻完善，满足新时期高职高专医学人才培养的需求，在教学实践中经受住检验，在教材建设"百花齐放、百家争鸣"的局面中脱颖而出，成为好学、好教、好用的精品教材。

王德炳

前　言

本版《病原生物学与免疫学》是由医学院校高职高专规划教材编审委员会组织编写的、适用于临床医学、护理类及相关专业的一本教材。

在本教材的编写过程中，我们坚持"三基""五性""三特定"的基本原则，在内容方面以"必需、够用"为度，结合当今高职高专医学院校医学类专业教育的特定培养目标和宗旨，突出职业技能培养。同时，教材编写参考了执业助理医师资格考试大纲的要求，使教材内容更加符合未来职业实践的需要。在编写上力求简明扼要、通俗易懂、图文并茂。注重内容的科学性、系统性和实用性，强调基本理论、基本知识和基本技能的教学要求，密切理论和实践的结合，力争让学生学到未来医学岗位所需的病原生物学和免疫学基础知识。

本教材共分为42章，涵盖了高职高专医学类、护理类及相关专业类学生所必备的病原生物学和免疫学知识。为了保证教材的延续性，本版教材是在本套教材《医学免疫学与微生物学》及《医学寄生虫学》第1版的基础上修订而成的。同时，对章节顺序进行了调整，对内容进行了整合，增加了教材的系统性。例如：对医学免疫学部分章节顺序进行了调整，增加了"主要组织相容性复合体及其编码分子"一章等。

为了便于教学，本教材在各章之前列出"学习目标"，以增强学生学习的针对性，利于学生掌握该章的重点内容；章节中穿插"知识链接"或"案例"，加强与临床的联系，拓展教材的内容，激发学生的学习兴趣，丰富学生的知识面；在各章之后均有"本章小结"，将该章的主要内容进行高度概括，帮助学生梳理知识点；在各章的最后附有"思考题"，引导学生学习和思考，使学生能够及时复习和回顾课堂已学的知识和技能。此外，本教材包括医学微生物学、医学寄生虫学和医学免疫学三大篇，既保持了三大部分各自独立的内容体系，又将三部分内容有机地结合在一起，便于教师的授课和学生的学习。

参与本教材的编写人员均是从事病原生物学与免疫学教学多年、有较高理论水平和丰富教学经验的各医学院校教学一线的资深教师，对于教材具有较好的针对性和代表性。全体编写人员作风严谨、精益求精、辛勤耕耘，较高质量地完成了本教材的编写任务。此外，本教材的编写得到了北京大学医学出版社及各参编学校的大力支持，在此表示衷心感谢！同时，本教材引用了《医学免疫学与微生物学》及《医学寄生虫学》第1版的部分章节内容，对原版作者深表谢意！

尽管我们在编写过程中参阅了大量的文献资料，但病原生物学与免疫学的发展日新月异，新知识与新理论层出不穷，我们的水平有限，本教材中难免存在一些缺点或不妥之处，敬请各位专家、读者批评指正。

张荔茗　桂　芳　王小莲

2016 年 12 月

目　录

第一篇　医学微生物学

第二篇　医学寄生虫学

第三篇 医学免疫学

第一章　医学微生物学概述

学习目标

通过本章内容的学习，学生应能：
1. 掌握：微生物的概念和分类。
2. 熟悉：医学微生物学的研究内容。
3. 了解：医学微生物学的发展简史。

一、微生物的概念与分类

（一）微生物的概念与特点

微生物（microorganism）是对存在于自然界的一群体形微小、结构简单、肉眼不能直接看见，必须借助光学显微镜或电子显微镜放大数百倍、数千倍乃至数万倍才能看到的微小生物的总称。

微生物具有体积微小、结构简单、种类多、分布广、繁殖快、易变异等特点。

（二）微生物的分类

微生物的种类繁多，据大小、结构和化学组成分为三大类：

1. 非细胞型微生物　是最小的一类微生物。能通过滤菌器，无典型的细胞结构，缺乏产生能量的酶系统，必须寄生于活的宿主细胞内才能增殖，核酸类型为 DNA 或 RNA，两种核酸不同时存在。病毒属于此类微生物。

2. 原核细胞型微生物　为单细胞结构，细胞核分化程度低，仅有 DNA 盘绕形成的拟核，无核膜、核仁，细胞器不完善，仅有核糖体，DNA 和 RNA 同时存在。此类微生物包括：古生菌、细菌、支原体、衣原体、立克次体、螺旋体和放线菌。除古生菌外，其他几类微生物的结构和组成相近，可将其列入广义的细菌范畴。

3. 真核细胞型微生物　细胞核分化程度较高，具有核膜、核仁和染色体，胞质中具有完整的细胞器。真菌属于此类微生物。

（三）微生物与人类的关系

微生物是地球上最古老的生物之一，其分布广泛、种类繁多、数量庞大，它们与人类及其他生物长期相依相存，其中绝大多数微生物对人类和动、植物是有益且必需的，在工农业生产和人类日常生活中发挥重要作用。例如：自然界 N、C、S 等元素的循环需要微生物的代谢活动参与完成，土壤中的微生物可将死亡动、植物的有机含氮化合物转化为无机含氮化合物，满足植物生长需要；空气中的游离氮气需经固氮菌的作用后才能被植物吸收，而植物又可以为人类和动物所利用。因此，没有微生物就无法完成物质循环，植物不能进行新陈代谢，人类和动物也将难以生存。此外，在农业方面，微生物可用于制备饲料、农药、菌肥、食品、微生物能源和环保制剂等；在工业方面，微生物在食品、制药、皮革、纺织、石油、化工等领域的应用日趋广泛；在环境保护方面，微生物可用于降解塑料、甲苯等有机物，处理污水、废气等；在生命科学中，微生物作为研究对象或模式生物，用于研究基因、遗传密码转录、翻译和基因调控，也是基因工程技术的重要研究工具。在健康人体，寄居于体表及与外界相通腔道中的微生物具有生物拮抗作用、免疫作用、营养作用等，通常对人体有益无害。但在某些情况下，微生物也有诸多不利之处，例如少数微生物可引起人类或某些动、植物的病害；大量微生物可造成药物、食品、医疗器械、生活用品、环境等污染；有些微生物可引起工业产品、农副产品或生活用品的腐蚀和霉烂等。

（四）病原微生物

少数微生物可引起人类和动、植物的疾病，具有致病性的微生物称为病原微生物。例如：人类的伤寒、痢疾、结核、破伤风、艾滋病以及动物的炭疽、禽流感、鸡霍乱等多种疾病都是由病原微生物感染所致。某些微生物在正常情况下不致病，仅在特定情况下才引起疾病，称为条件致病微生物或机会致病微生物。例如大肠埃希菌在肠道内寄生不致病，但若侵入泌尿道或其他部位则可引起各种肠道外感染。

二、医学微生物学的概念及其发展简史

（一）微生物学与医学微生物学的概念

微生物学（microbiology）是研究微生物的形态结构、生理代谢、生长繁殖、遗传变异及其与人类、动植物、自然界之间的相互关系的一门科学。医学微生物学（medical microbiology）是微生物学的一个分支，主要研究与医学有关的病原微生物的生物学特性、致病性和免疫性、微生物学检查方法及防治措施等，以达到控制和消灭感染性疾病、保障和提高人类健康水平的目的。

（二）医学微生物学的发展简史

医学微生物学是在人类与各种病原微生物所致感染性疾病长期斗争过程中逐渐建立和发展起来的，其发展过程大致可分为三个时期。

1. 经验微生物学时期　尽管古代人类从未观察到微生物，但早已将微生物知识应用于工农业生产和疾病的防治之中。如民间常用风干、盐腌、烟熏等方法保存食物，就是通过防止微生物生长繁殖而延长食品保存期的有效措施。公元前 2000 多年就有仪狄酿酒的记载，北魏时期有关于醋的制作方法，均为微生物在生活中的应用。关于疾病的病原体和传播途径，如北宋末年（11世纪）刘真人提出肺痨由"虫"引起；奥地利人 Plenciz（1705—1786 年）主张传染病是由"活的物体"所致；意大利人 Fracastoro（1483—1553 年）认为传染病可经直接、间接和空气等方式传播，这些设想的提出为疾病的病原学研究奠定了基础。在疾病的预防方面，明代李时珍在《本草纲目》中指出，患者的衣服蒸后再穿就不会感染疾病；明代隆庆年间（1567—1572 年），民间广泛使用人痘接种法用于预防天花，开创了疾病特异性预防的先河。

2. 实验微生物学时期　1676 年，荷兰人列文虎克（Antony van Leeuwenhoek，1632—1723年）用自磨镜片制造了世界上第一台显微镜，并在显微镜下惊奇地发现了存在于自然界中一些运动着的"微小动物"，这是人类历史上首次观察到微生物，开启了微生物的实验研究时代。19世纪中期，法国微生物学家巴斯德（Louis Pasteur，1822—1895 年）用实验证明，有机物质的发酵和腐败是由微生物引起的，为防止酒类变质，他于 1864 年创立了巴氏消毒法，至今仍沿用于酒类和牛奶的消毒。巴斯德的研究为微生物的生理学研究奠定了基础，使人们认识到微生物不仅有形态上的差异，在生理学特性方面也有所不同。在巴斯德的影响下，英国外科医生李斯特（Joeseph Lister，1827—1912 年）用苯酚（石炭酸）喷洒手术室和煮沸手术用具，有效预防手术后感染，为消毒、防腐及无菌操作技术奠定了基础。微生物实验研究的另一重要奠基人是德国细菌学家郭霍（Robert Koch，1843—1910 年），他创立了细菌的染色方法、培养技术和实验动物感染，为病原菌的研究提供了有效的实验手段；同时提出了著名的郭霍法则，为确立传染病的病原菌提供了理论指导。在其实验技术和理论指导下，多种传染病的病原菌先后被发现。1892 年，

俄国学者伊凡诺夫斯基（Iwanowski）首次发现了烟草花叶病毒，之后多种对人类和动、植物致病的病毒被发现。在对病原微生物的认识和研究过程中，人们不断探索传染病的防治方法。1929年，英国学者弗莱明（Alexander Fleming，1881—1955 年）发现了第一种抗生素——青霉素，随后，氯霉素、金霉素、土霉素、红霉素等抗生素相继被发现，为感染性疾病的治疗和控制带来了重大革命。此外，在与疾病长期斗争的过程中，人们逐渐发现了机体的抗感染免疫，对免疫学的研究开始兴起。18 世纪末，英国医生琴纳（Edward Jenner，1749—1823 年）创用牛痘疫苗预防天花并获得成功，随后，巴斯德也成功研制出炭疽、狂犬病、鸡霍乱疫苗。至 20 世纪初，随着人们对免疫现象本质的认识不断深入，免疫学逐渐超越感染免疫的范畴，逐渐成为一门新兴而独立的学科。

3．现代微生物学时期　进入 20 世纪中期，随着分子生物学、免疫学、遗传学、细胞生物学等相关学科的发展，各种新技术的建立和改进，医学微生物学得以迅速发展。在此时期，新的病原微生物不断被发现。自 1973 年以来，新发现的病原微生物已有 30 多种，如军团菌、幽门螺杆菌、人类免疫缺陷病毒、SARS（severe acute respiratory syndrome）冠状病毒、朊粒等。此外，应用分子生物学技术探讨微生物的基因结构和功能，对微生物的生物学特性及其生命活动规律有了更深入的认识，微生物的鉴定和分类由表型鉴定逐渐向基因分析、自动化方向发展，例如DNA G+C mol% 测定、DNA 杂交、16s RNA 寡核苷酸序列分析、质粒指纹图谱分析、限制性片段长度多态性（restriction fragment length polymorphism，RFLP）分析等。在微生物基因组研究方面，已发现的病毒的基因测序已经基本完成，并完成了 150 多种细菌的基因测序。病原微生物的基因组序列测定对了解其结构与功能、致病机制、筛选特异性的分子靶标、开发药物和研制疫苗等都具有重要意义。

虽然人类在医学微生物学领域已取得巨大成绩，但距离控制和消灭传染病的目标尚存在很大距离。目前，由病原微生物引起的多种传染病仍严重威胁人类的健康。据世界卫生组织（World Health Organization，WHO）报道，传染病的发病率和病死率仍居所有疾病的首位。大量广谱抗生素的滥用，使许多菌株发生耐药性变异，造成了强大的药物选择压力，人类健康受到新的威胁，如耐药性结核分枝杆菌的出现使原本已经控制的结核感染又在世界范围内猖獗起来；某些微生物的频繁变异，如流行性感冒病毒、人类免疫缺陷病毒等，给疫苗的设计和应用造成了很大障碍，人类与病原微生物的斗争远不会结束。21 世纪是生命科学飞速发展的时代，科学技术的进步为医学微生物学发展提供了极为有利的条件，医学微生物学将在控制、消灭传染病，保障人类健康方面做出更大贡献。

表 1-1 为一个世纪来病原生物学及免疫学取得的重大成果，可以帮助我们回忆本学科的发展历程。

表 1-1　病原生物学及免疫学相关学科获得诺贝尔奖的科学家与主要工作（1901—2011 年）

获奖时间（年）	获奖者（国籍）	主要成就
2011	Bruce A. Beutler（美国）	发现了识别微生物激活先天免疫系统的关键受体蛋白
	Jules A. Hoffmann（法国）	
	Ralph M. Steinman（美国）	发现树突状细胞在获得性免疫中的激活与调节功能
2008	Harald zur Hausen（德国）	发现人乳头瘤病毒（HPV）是导致宫颈癌的病因
	Fran oise Barré-Sinoussi（法国）	发现了人类免疫缺陷病毒循环复制及病毒感染的方式
	Luc Montagnier（法国）	
2005	Barry James Marshall（澳大利亚）	发现幽门螺杆菌是导致人类罹患胃炎、消化性溃疡的病因
	John Robin Warren（澳大利亚）	

续表

获奖时间（年）	获奖者（国籍）	主要成就
1997	Stanley Ben Prusiner（美国）	发现新的蛋白致病因子朊蛋白，提出朊粒（prion）是瘙痒病和疯牛病的病因
1996	Peter Charles Doherty（澳大利亚） Rolf Martin Zinkernagel（瑞士）	提出 MHC 限制性，即 T 细胞的双识别模式
1993	Kary Banks Mullis（美国）	从耐热菌 Thermus aquaticus 中分离耐热 DNA 聚合酶，建立聚合酶链反应（PCR）技术
1990	Joseph Edward Murray（美国） Edward Donnall Thomas（美国）	关于人体器官和细胞移植的研究
1989	John Michael Bishop（美国） Harold Varmus（美国）	1976 年发现 Rous 鸡肉瘤病毒的癌基因也存在于动物和人类细胞，提出原癌基因（proto-oncogene）概念
1987	Susumu Tonegawa（日本）	阐明抗体多样性的遗传基础
1984	Georges Jean Franz Köhler（德国）	用杂交瘤技术制备单克隆抗体
1980	Baruj Benacerraf（美国） Jean Dausset（法国） George Davis Snell（美国）	发现细胞表面调节免疫反应的遗传基础
1978	Werner Arber（瑞士） Daniel Nathans（美国） Hamilton Othanel Smith（美国）	发现细菌限制性内切酶及其在分子遗传学方面的应用
1977	Roger Charles Louis Guillemin（美国） Rosalyn Sussman Yalow（美国） Andrew Victor Schally（美国）	肽类激素的放射免疫分析法
1976	Baruch Samuel Blumberg（美国） Daniel Carleton Gajdusek（美国）	发现 HBV 的澳抗，继而发现了乙型肝炎病毒 发现库鲁病、羊瘙痒病是由慢病毒引起
1975	David Baltimore（美国） Renato Dulbecco（美国） Howard Martin Temin（美国）	1970 年发现某些肿瘤病毒含反转录酶，证明遗传信息可从 RNA 流向 DNA
1972	Gerald Maurice Edelman（美国） Rodney Robert Porter（英国）	发现抗体的分子结构，阐明抗体的本质
1969	Max Delbrück（美国） Alfred Day Hershey（美国） Salvador Edward Luria（美国）	通过噬菌体研究发现病毒的感染复制机制和遗传结构
1966	Francis Peyton Rous（美国）	发现鸡肉瘤病毒，证明 Rous 病毒可致肿瘤
1965	Fran ois Jacob（法国） Jacques Louis Monod（法国）	发现细菌蛋白合成的乳糖操纵子模型
1960	Frank Macfarlane Burnet（澳大利亚） Peter Brian Medawar（英国）	提出抗体生成的克隆选择学说 发现获得性免疫耐受性
1958	Joshua Lederberg（美国）	通过影印培养方法证明细菌的耐药性和抗噬菌体变异无需接触药物和噬菌体就能发生，促进了细菌遗传学研究

续表

获奖时间（年）	获奖者（国籍）	主要成就
1957	Daniel Bovet（意大利）	抗组胺药治疗过敏反应
1954	John Franklin Enders（美国）	建立了脊髓灰质炎病毒体外培养方法
	Thomas Huckle Weller（美国）	
	Frederick Chapman Robbins（美国）	
1952	Selman Abraham Waksman（美国）	发现链霉素
1951	Max Theiler（南非）	将黄热病病毒经鼠传代制成黄热病疫苗
1946	Wendell Meredith Stanley（美国）	发现纯化结晶的烟草花叶病毒仍具有感染性，制备出病毒晶体
	John Howard Northrop（美国）	
1945	Alexander Fleming（英国）	发现青霉素具有抗菌作用
	Ernst Boris Chain（英国）	分离纯化了青霉素，开创了抗生素时代
	Howard Walter Florey（澳大利亚）	
1944	Oswald Theodore Avery（美国）	肺炎链球菌 DNA 转化实验
1939	Gerhard Domagk（德国）	发现磺胺的抗菌作用
1930	Karl Landsteiner（奥地利）	发现人类 ABO 血型系统
1928	Charles Jules Henry Nicolle（法国）	斑疹伤寒的研究
1919	Jules Bordet（比利时）	发现补体，建立补体结合试验
1913	Charles Robert Richet（法国）	发现过敏反应
1908	Paul Ehrlich（德国）	提出体液免疫理论和抗体生成的侧链学说
	élie Metchnikoff（俄国）	发现细胞吞噬作用，提出细胞免疫理论
1905	Robert Koch（德国）	分离、鉴定结核分枝杆菌、霍乱弧菌，提出细菌致病学说
1901	Emil Adolf von Behring（德国）	制成白喉抗毒素血清，开创免疫血清疗法

本章小结

　　微生物是对存在于自然界的一群体形微小、结构简单、肉眼不能直接看见，必须借助光学显微镜或电子显微镜放大数百倍、数千倍乃至数万倍才能看到的微小生物的总称，具有体积微小、结构简单、种类多、分布广、繁殖快、易变异等特点。据结构和化学组成可分为非细胞型微生物、原核细胞型微生物、真核细胞型微生物三大类。

　　医学微生物学主要研究与医学有关的病原微生物的生物学特性、致病性和免疫性、微生物学检查方法及防治措施等，以达到控制和消灭感染性疾病、保障和提高人类健康水平的目的。

思 考 题

1．什么是微生物？简述微生物的分类。
2．结合所学专业思考学习本课程的重要性。

（桂　芳）

第二章 细菌的形态与结构

学习目标

通过本章内容的学习，学生应能：
1. 掌握：细菌细胞壁的结构、特殊结构的功能及其医学意义。
2. 熟悉：细菌的大小与基本形态。
3. 了解：细菌形态检查方法。

  细菌（bacterium）是一类单细胞原核细胞型微生物。在一定的环境条件下，细菌有相对稳定的形态结构。了解细菌的形态结构，对研究细菌的生理活动、致病性和免疫性，鉴别细菌，诊断与防治细菌引起的感染性疾病等均有重要的意义。

第一节 细菌的大小与形态

一、细菌的大小

  细菌个体微小，须用光学显微镜放大数百倍至上千倍才能观察到。通常以微米（μm，1μm =1/1000mm）作为测量单位。不同细菌大小不一，同一种细菌随菌龄和环境变化也有所差异。

二、细菌的形态

  根据基本形态可将细菌分为：球菌、杆菌和螺形菌三大类（图 2-1）。

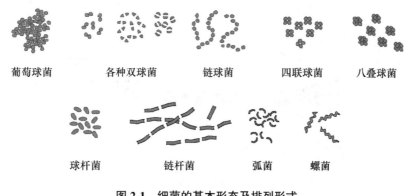

| 葡萄球菌 | 各种双球菌 | 链球菌 | 四联球菌 | 八叠球菌 |

| 球杆菌 | 链杆菌 | 弧菌 | 螺菌 |

图 2-1 细菌的基本形态及排列形式

（一）球菌

球菌呈球形或近似球形（如肾形、矛头形等），多数球菌直径约 1μm。按其分裂方向和分裂后排列方式不同可分为双球菌、链球菌、葡萄球菌等。

1. 双球菌　沿一个平面分裂，分裂后两个菌体成双排列，如淋病奈瑟菌。

2. 链球菌　沿一个平面分裂，分裂后多个菌体成链状排列，如乙型溶血性链球菌。

3. 葡萄球菌　沿多个不规则平面分裂，分裂后菌体呈葡萄状排列，如金黄色葡萄球菌。

此外，还有沿两个垂直平面分裂，分裂后每四个菌排列在一起的四联球菌；沿三个垂直平面分裂，分裂后八个菌体叠在一起的八叠球菌。

（二）杆菌

杆菌种类很多，其长短、粗细随菌种而异，形态多呈直杆状（如肠道杆菌），也有的菌体微弯（如分枝杆菌），有的末端膨大呈棒状（如棒状杆菌），有的呈球杆状（如球杆菌）。杆菌多为散在排列，少数呈链状、栅栏状、分枝状排列。

（三）螺形菌

螺形菌菌体弯曲呈螺形，可分两类：

1. 弧菌　菌体只有一个弯曲，呈弧形或逗点状，如霍乱弧菌。

2. 螺菌　菌体有数个弯曲，如鼠咬热螺菌，也有的菌体弯曲呈弧形或螺旋形，称螺杆菌，如幽门螺杆菌。

细菌在适宜条件下培养 8～18h，其形态比较典型。当环境条件改变时，如温度、营养条件、培养时间等，细菌形态可发生明显的变化。因此，在观察细菌形态时，应注意细菌生长条件对细菌形态的影响。

第二节　细菌的结构

细菌的结构分为基本结构和特殊结构。基本结构是各种细菌都具有的结构，包括细胞壁、细胞膜、细胞质和核质（图 2-2）；特殊结构是指某些细菌所特有的结构，包括荚膜、鞭毛、菌毛、芽胞等。

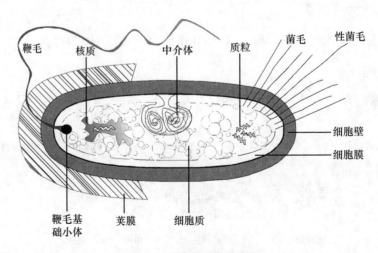

图 2-2　细菌的结构示意图

一、细菌的基本结构

（一）细胞壁

细胞壁位于细菌细胞的最外层，是包绕在细胞膜外侧的坚韧而有弹性的膜状结构。其主要功能有：①维持菌体固有外形，保护细菌抵抗低渗环境；②与细胞膜共同完成细胞内外的物质交换；③决定细菌的免疫原性；④细胞壁上的脂多糖与致病性有关。细菌细胞壁结构复杂，经革兰氏染色（Gram staining）可将细菌分为革兰氏阳性菌（G⁺菌）和革兰氏阴性菌（G⁻菌）两大类，G⁺菌与G⁻菌的细胞壁结构存在差异，故两类细菌在染色性、致病性、免疫性、对抗生素的敏感性等均有很大差异。

1. 革兰氏阳性菌细胞壁　革兰氏阳性菌细胞壁由肽聚糖和穿插于其内的磷壁酸组成（图2-3A）。

（1）肽聚糖：又称黏肽，是细菌细胞壁中的基本成分，为原核生物细胞所特有。革兰氏阳性菌的肽聚糖由三部分组成。①聚糖骨架：由 N- 乙酰葡萄糖胺和 N- 乙酰胞壁酸交替间隔排列，以β-1，4糖苷键连接而成，各种细菌细胞壁的聚糖骨架完全相同；②四肽侧链：由4个或5个氨基酸组成，侧链上氨基酸的种类、数量和连接方式随菌种不同而有差异，如金黄色葡萄球菌的四肽侧链由 L- 丙氨酸、D- 谷氨酸、L- 赖氨酸和 D- 丙氨酸组成，其中 L- 丙氨酸与聚糖骨架上的胞壁酸相连；③五肽交联桥：由5个苷氨酸组成，分别与两条相邻四肽侧链的第三位氨基酸和第四位氨基酸相连，从而构成十分坚韧的三维立体结构。革兰氏阳性菌细胞壁的肽聚糖可达15～50层，其含量占细胞壁干重的50%～80%。

凡能破坏肽聚糖分子结构或抑制其合成的物质，都有杀菌或抑菌的作用。如溶菌酶能破坏肽聚糖中的 N- 乙酰葡萄糖胺和 N- 乙酰胞壁酸之间的β-1，4糖苷键；青霉素、头孢菌素可抑制五肽交联桥与四肽侧链末端第四位 D- 丙氨酸的连接，万古霉素、杆菌肽可抑制四肽侧链的连接，从而破坏肽聚糖骨架、干扰细菌细胞壁的合成，导致细菌死亡。人体细胞无细胞壁，也无肽聚糖，故这些物质对人体无毒性作用。

（2）磷壁酸：是革兰氏阳性菌细胞壁的特有成分，约占细胞壁干重的50%。按其结合部位可分为：壁磷壁酸（结合在聚糖骨架的胞壁酸分子上）和膜磷壁酸（结合在细胞膜的磷脂上）。多个磷壁酸分子组成长链穿插于肽聚糖层中，并延伸至细胞壁外。磷壁酸是革兰氏阳性菌重要的表面抗原，并具有黏附宿主细胞的功能，与致病性有关。如人类口腔黏膜与皮肤细胞、淋巴细胞、血小板、红细胞等细胞表面具有膜磷壁酸的受体，A族溶血性链球菌的膜磷壁酸可与之结合而致病。

此外，某些革兰氏阳性菌细胞壁表面尚有一些特殊的复合多糖（即C多糖）及表面蛋白质，如金黄色葡萄球菌 A 蛋白、A 群链球菌的 M 蛋白等，均与细菌的致病性和抗原性有关。

2. 革兰氏阴性菌细胞壁　革兰氏阴性菌细胞壁由少量的肽聚糖和复杂的外膜组成（图2-3B）。

（1）肽聚糖：革兰氏阴性菌细胞壁含肽聚糖较少，仅1～2层，占细胞壁干重的5%～10%，其组成与革兰氏阳性菌不同，仅由聚糖骨架和四肽侧链两部分组成，无五肽交联桥结构（图2-4）。

如大肠埃希菌的肽聚糖，四肽侧链中的第三位氨基酸是二氨基庚二酸（diaminopimelic acid,DAP），直接由 DAP 与相邻聚糖骨架四肽侧链末端的第四位 D- 丙氨酸连接，故为单层平面网络的二维结构。由于革兰氏阴性菌细胞壁肽聚糖含量较少，且有外膜保护，故对溶菌酶、青霉素不敏感。

（2）外膜（outer membrane）：是革兰氏阴性菌细胞壁的特有成分，约占细胞壁干重的80%。外膜由脂蛋白、脂质双层和脂多糖三部分组成。①脂蛋白：由脂质和蛋白质组成，位于肽聚糖和

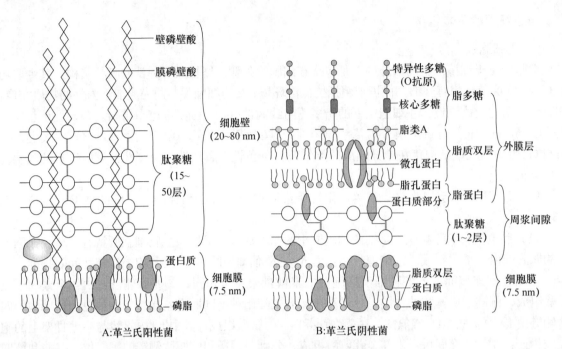

图 2-3   细菌细胞壁结构示意图

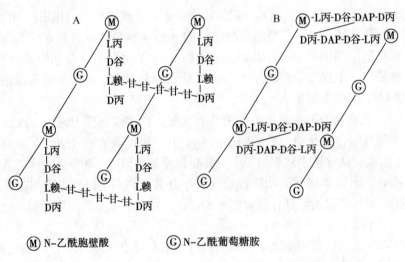

Ⓜ N–乙酰胞壁酸   Ⓖ N–乙酰葡萄糖胺

图 2-4   金黄色葡萄球菌（A）与大肠埃希菌（B）细胞壁肽聚糖的结构示意图

脂质双层之间，蛋白质部分结合于肽聚糖四肽侧链的 DAP 上，脂质部分与脂质双层非共价结合，使外膜和肽聚糖层构成一个整体。②脂质双层：结构与细胞膜相似，双层磷脂内镶嵌着多种蛋白质，有的为微孔蛋白，允许小分子物质通过，有的蛋白质参与特殊物质的扩散过程，有的为噬菌体、性菌毛或细菌素的受体。③脂多糖（lipopolysaccharide，LPS）：是革兰氏阴性菌的内毒素，由脂质 A、核心多糖和特异性多糖三部分组成，牢固地结合在脂质双层上，菌体死亡裂解后方可释放，脂质 A 为一种糖磷脂，耐热，是内毒素的毒性成分，无种属特异性，毒性作用大致相同；核心多糖位于脂质 A 的外侧，具有属特异性，同一属细菌的核心多糖相同；特异性多糖位于最外层，是由多个低糖重复单位构成的多糖链，为革兰氏阴性菌的菌体抗原（O 抗原），故也称 O 特异性多糖，不同种或型的细菌其 O 抗原不同，借此可鉴定细菌。

此外，少数革兰氏阴性菌（如脑膜炎奈瑟菌、淋病奈瑟菌等）的 LPS 结构不典型，其糖链较短，并缺少 O 抗原成分，称为脂寡糖（lipooligosaccharide，LOS）。它与哺乳动物细胞膜的鞘糖脂成分非常相似，故可逃避免疫细胞的识别，并与细菌吸附、入侵宿主细胞有关，是一种重要的毒力因子。

在革兰氏阴性菌细胞膜与细胞壁外膜的脂质双层之间有一空隙，称为周浆间隙或胞质间隙（periplasmic space）。该间隙含有多种蛋白酶、核酸酶、糖类降解酶及特殊结合蛋白，在细菌获得营养、解除有害物质毒性等方面有重要作用。

由于革兰氏阳性菌与革兰氏阴性菌细胞壁存在差异（表 2-1），故两类细菌在染色性、致病性、对药物的敏感程度也存在差异。

表 2-1　革兰氏阳性菌与革兰氏阴性菌细胞壁结构比较

细胞壁	革兰氏阳性菌	革兰氏阴性菌
强度	较坚韧	较疏松
厚度	厚，20 ~ 80nm	薄，10 ~ 15nm
肽聚糖层数	多，可达 50 层	少，1 ~ 3 层
结构	三维立体结构	二维平面结构
外膜	无	有
磷壁酸	有	无

3. 细胞壁缺陷型细菌（L 型细菌）　当细菌受到理化因素或药物作用后，其细胞壁受损，但在高渗环境下仍可存活，由英国 Lister 研究所最先发现，故称为 L 型细菌。L 型细菌常出现在作用于细胞壁的抗菌药物（如青霉素、头孢菌素等）治疗过程中，其形态因缺乏细胞壁而具有高度多形性，大小不一，有球形、杆状、丝状等，革兰氏染色均染成革兰氏阴性。营养要求高，必须在高渗、含血清的培养基中生长，形成"油煎蛋"样细小菌落，也可呈颗粒状或丝状菌落。某些 L 型细菌仍具有一定致病力，通常引起慢性感染，如尿路感染、骨髓炎、心内膜炎等。若临床症状典型但常规细菌培养为阴性，应考虑 L 型细菌感染的可能性。在治疗时需注意此类细菌对作用于细胞壁的抗生素均不敏感。

（二）细胞膜

位于细胞壁内侧，是包绕细胞质的一层柔软、有弹性、具有半透性的生物膜。占细胞干重的 10% ~ 30%，其结构与真核细胞膜相同，由脂质双层和镶嵌其中的多种蛋白质组成，但不含胆固醇。细胞膜的主要功能有：①物质转运作用；②呼吸作用；③生物合成作用；④形成中介体：细胞膜向细胞质内凹陷、折叠形成的囊状结构，多见于革兰氏阳性菌，其功能类似真核细胞的线粒体。

（三）细胞质

细胞质是由细胞膜包裹着的无色透明胶状物，其基本成分为水、蛋白质、核酸、脂类、少量糖和无机盐，是细菌进行新陈代谢的主要场所。内含物有：

1. 核糖体（ribosome）　游离于细胞质中，化学组成为 RNA 和蛋白质，每个菌体内可含数万个，是细菌合成蛋白质的场所。细菌核糖体的沉降系数为 70S，由 50S 和 30S 两个亚基组成，有些药物如链霉素和红霉素能分别与核糖体上的 30S 小亚基和 50S 大亚基结合，干扰蛋白质的合成，从而杀死细菌。真核细胞的核糖体沉降系数为 80S，由 60S 和 40S 两个亚基组成，故此类药物对人体细胞无影响。

2. 质粒（plasmid）　是细菌染色体外的遗传物质，为闭合环状的双链 DNA，携带遗传信息，控制细菌某些特定的遗传性状。质粒不是细菌生长必需的遗传物质，还可通过接合或转导等方式在细菌间传递，与细菌的遗传变异有关。医学上重要的质粒有 F 质粒（编码性菌毛）、R 质粒（耐药性质粒）、Col 质粒（编码大肠菌素）及 Vi 质粒（编码毒力因子）等。

3．胞质颗粒　多为细菌储备的营养物质，如多糖、脂类及多磷酸盐等。有些细菌胞质中含有由 RNA 和偏磷酸盐组成的胞质颗粒，因其嗜碱性较强，用亚甲蓝（美兰）染色后着色较深，与菌体其他部分不同，故称为异染颗粒，如白喉棒状杆菌、结核分枝杆菌等的异染颗粒，可作为鉴别细菌的依据。

（四）核质

细菌属原核细胞型微生物，不具有成形的核，其遗传物质称为核质或拟核，无核仁和核膜，集中于细胞质的某一区域。核质是由单一、密闭环状 DNA 反复回旋盘绕而形成的松散网状结构，相当于一条染色体，附着在中介体或细胞膜上。核质是细菌生长、繁殖、遗传和变异的物质基础。

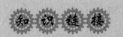

知 识 链 接

质粒的发现与应用

1946 年，美国生物学家乔舒亚·莱德伯格（Joshua Lederberg）在进行大肠埃希菌的杂交实验时发现了质粒，并因此获得了 1958 年的诺贝尔生理学或医学奖。质粒的发现是 20 世纪生命科学发展史上的一项重要突破，随着基因工程技术的发展，质粒的作用凸显，备受人们关注。在基因重组技术中，质粒作为载体在原核细胞及真核细胞中表达外源蛋白的技术在医药领域应用广泛。

二、细菌的特殊结构

（一）荚膜

某些细菌合成并分泌至细胞壁外的一层黏液性物质，其厚度 ≥ 0.2μm，边界明显，光镜下可见，称为荚膜。当厚度 < 0.2μm、光镜下不能直接看到，称为微荚膜。荚膜的形成受周围环境的影响。一般在动物体内和营养丰富的培养基中易形成荚膜，在普通培养基上连续传代往往易消失。荚膜的化学成分因菌种不同而异，多数细菌的荚膜由多糖组成，如肺炎链球菌，少数细菌的荚膜由多肽组成，如炭疽芽胞杆菌。荚膜对碱性染料亲和力较低，用普通染色法不易着色，显微镜下只能见到菌体周围有未着色的透明圈（图 2-5），若用特殊染色法可将荚膜染成与菌体不同的颜色。荚膜的功能有：①抵抗吞噬细胞吞噬及消化，保护细菌免受溶菌酶、补体、抗体及其他杀菌物质的杀菌作用，从而增强了细菌的侵袭能力，故荚膜与细菌的致病力有关。②荚膜多糖有黏附作用，并参与细菌生物膜的形成，是引起感染的重要因素。③具有免疫原性，可用于细菌的鉴别和分型。

（二）鞭毛

某些细菌在菌体上附有细长并呈波状弯曲的丝状物，称为鞭毛。鞭毛很细，直径 12～30nm，需用电子显微镜观察，经特殊染色法染色使鞭毛增粗后可在光学显微镜下观察。不同的细菌鞭毛数量、位置不同，根据鞭毛的数目与排列方式，可分为：①单毛菌：菌体一端只有一根鞭毛，如霍乱弧菌。②双毛菌：菌体两端各有一根鞭毛，如空肠弯曲菌。③丛毛菌：菌体一端或两端有一丛鞭毛，如铜绿假单胞菌。④周毛菌：菌体周身遍布许多鞭毛，如伤寒沙门菌（图 2-6）。

鞭毛是细菌的运动器官，有鞭毛的细菌能运动。鞭毛的化学成分是蛋白质，具有抗原性，称

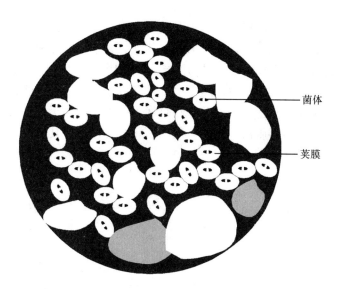

图 2-5 细菌荚膜示意图

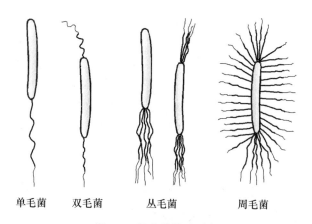

单毛菌   双毛菌   丛毛菌   周毛菌

图 2-6 细菌的鞭毛形态

H 抗原，可用于某些细菌的鉴别与分类（如沙门菌）。有些细菌的鞭毛与致病性有关，如霍乱弧菌、空肠弯曲菌等可借鞭毛的运动穿过肠黏膜表面的黏液层，使菌体黏附于肠黏膜上皮细胞，增强细菌的侵袭力。

（三）菌毛

许多革兰氏阴性菌和少数革兰氏阳性菌菌体表面的一种比鞭毛更细、短而直的丝状物，称为菌毛。需电子显微镜观察，其化学成分为蛋白质，有抗原性。依据功能可将菌毛分为以下两种：

1. 普通菌毛（common pilus） 数量多，可达数百根，遍布于菌体表面，具有黏附作用，能与宿主消化道、呼吸道和泌尿生殖道等处的黏膜上皮细胞表面的特异性受体结合，是细菌感染的第一步。无菌毛的细菌则易被黏膜细胞纤毛的运动、肠蠕动或尿液冲洗而排出。故普通菌毛与细菌的致病性有关。

2. 性菌毛（sex pilus） 比普通菌毛长而粗，仅有 1 ～ 4 根，为中空管状。仅见于少数革兰氏阴性菌。性菌毛由 F 质粒所编码，带有性菌毛的细菌称 F⁺ 或雄性菌，无性菌毛的细菌称 F⁻ 菌或雌性菌。性菌毛能将 F⁺ 菌的某些遗传物质转移给 F⁻ 菌，使 F⁻ 菌获得某些性状。细菌的耐药性、毒力等性状可通过此种方式转移。

（四）芽胞

某些革兰氏阳性菌在一定的环境条件下，细胞质和核质脱水浓缩，在菌体内形成一个圆形或卵圆形小体，称为芽胞。一个细菌只形成一个芽胞，一个芽胞在适宜条件下发芽，也只形成一个菌体，故芽胞是细菌的休眠状态，不是繁殖形式。芽胞的大小、形态和位置因细菌种类不同而异（图2-7），可用于鉴别细菌。芽胞具有很强的抵抗力，原因是：①芽胞含水量少，蛋白质受热后不易变性；②芽胞具有多层致密的厚膜（图2-8），理化因子不易透入；③含有大量耐热的吡啶二羧酸，可提高芽胞中各种酶的热稳定性。芽胞在自然界中可存活几年甚至几十年，能耐煮沸数小时，一旦医疗器械、敷料等被芽胞污染，用一般的理化方法很难将其杀死，因此以杀灭芽胞为灭菌的标准。

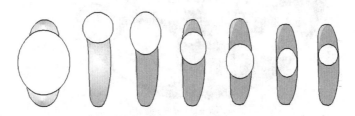

图2-7 细菌芽胞的各种形态与位置示意图

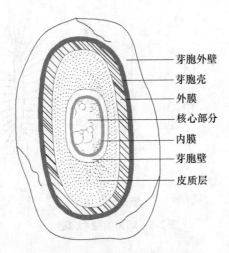

芽胞外壁
芽胞壳
外膜
核心部分
内膜
芽胞壁
皮质层

图2-8 细菌芽胞的结构示意图

第三节 细菌形态检查法

一、光学显微镜检查

细菌结构简单、个体微小，肉眼不能分辨，需借助于显微镜放大1000倍左右才能看到。

（一）不染色标本检查法

常用方法有悬滴法和压滴法，置于普通光学显微镜或暗视野显微镜下观察，主要用于观察活细菌的运动。

（二）染色标本检查法

细菌个体微小，且无色半透明，折光性与周围环境相差不多，故需通过染色后才便于观察细菌的形态、结构与排列特点等。常用的染色剂多为碱性染料，如碱性亚甲蓝、碱性复红、结晶紫等。因细菌的等电点较低（pH 2～5），通常带负电荷，易与带正电荷的碱性染料结合，使菌体着色。

1．单染色法　用一种染料染色，所有的细菌均染成一种颜色，如亚甲蓝染色。

2．复染色法　用两种以上的染料染色，可将细菌染成不同的颜色。常用的复染色法有：革兰氏染色、抗酸染色、特殊染色法等。

（1）革兰氏染色：是细菌学中最常用的染色法之一。它是丹麦细菌学家革兰（Hans Christian Gram）于 1884 年创建。其操作步骤为：涂片 - 干燥 - 固定 - 染色。染色步骤为：结晶紫初染、碘液媒染、95% 乙醇脱色、稀释复红或沙黄复染。此法可将细菌分为两大类：不被乙醇脱色仍保留紫色者为革兰氏阳性菌，被乙醇脱色后复染成红色者为革兰氏阴性菌。革兰氏染色对于细菌的鉴别、指导临床选择药物、研究细菌的致病性等具有重要意义。

（2）抗酸染色：用于抗酸菌的染色。其操作步骤为：涂片 - 干燥 - 固定 - 染色。染色步骤为：苯酚复红加温染色、3% 盐酸乙醇脱色、亚甲蓝复染。其结果将细菌分为两大类，即能抵抗盐酸乙醇脱色而染成红色的抗酸菌（如结核分枝杆菌、麻风分枝杆菌），被盐酸乙醇脱色后染成蓝色的非抗酸菌。

（3）特殊染色法：观察细菌的荚膜、芽胞、鞭毛、细胞壁、异染颗粒等结构时，需用特殊染色方法，不仅能使这些结构着色，而且与菌体颜色形成反差，利于观察和鉴别细菌。

二、电子显微镜检查

常用的电子显微镜有透射电子显微镜和扫描电子显微镜。与光镜相比，电镜用电子流代替可见光，用电磁透镜代替光学透镜，并使用荧光屏将肉眼不可见电子束成像。因电子波长极短，其放大倍数可达数十万倍，能分辨 1nm 的微粒，远高于光学显微镜的分辨率。电镜不仅能观察细菌的形态与大小，还能观察细菌的内部超微结构。

本章小结

细菌个体微小，依据形态特点可分为球菌、杆菌和螺形菌三大类。

细菌的基本结构由外向内有：细胞壁、细胞膜、细胞质和核质。革兰氏阳性菌细胞壁的肽聚糖含量多，并含有磷壁酸；革兰氏阴性菌细胞壁的肽聚糖含量少，并含有外膜。

细菌的特殊结构包括荚膜、鞭毛、菌毛、芽胞，其中与细菌致病性有关的结构主要有荚膜、菌毛；可用于细菌鉴别的结构有荚膜、鞭毛、芽胞；作为灭菌指标的是芽胞。

细菌的形态检查法分光学显微镜检查和电子显微镜检查，常用的是光学显微镜检查，包括不染色标本检查法和染色标本检查法。细菌的染色方法中最常用的是革兰氏染色法，其染色步骤为：初染→媒染→脱色→复染。

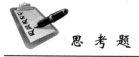

思考题

1．革兰氏阳性菌与革兰氏阴性菌细胞壁结构有何不同？

2．细菌的特殊结构包括哪些？各有何医学意义？

3．简述革兰氏染色法的操作步骤、结果判断及实际意义。

（宋爱萍）

第三章　细菌的生理

学习目标

通过本章内容的学习，学生应能：
1. 掌握：细菌生长繁殖的基本条件、繁殖方式及规律，细菌的合成代谢产物及其意义。
2. 熟悉：细菌的化学组成和物理性状，细菌的营养物质，细菌在培养基中的生长现象，人工培养细菌的意义。
3. 了解：培养基的种类，细菌的分解代谢产物及其意义。

细菌是一大类可进行独立生命活动的原核细胞型微生物，能从外界摄取营养物质，合成自身成分并获得能量，不断进行新陈代谢及生长繁殖。细菌的比表面积大，摄取营养快，代谢旺盛，繁殖迅速，在新陈代谢过程中可产生多种具有重要意义的合成代谢产物和分解代谢产物。了解细菌的生长繁殖特点、生命活动规律及其代谢产物，有助于细菌的培养鉴定、分析病原菌的致病机制，对细菌感染性疾病的诊断、治疗和预防都具有重要意义。

第一节　细菌的生长繁殖

一、细菌的化学组成和物理性状

（一）细菌的化学组成

细菌的化学组成与其他生物细胞相似，包括水、无机盐、蛋白质、糖类、脂类、核酸等。水是细菌细胞中的重要成分，占菌细胞总量的 75% ~ 90%。除了水分外，细菌细胞中主要含有机物，还有少数无机离子，细菌的核酸包括 DNA 和 RNA 两种，RNA 主要存在于胞质中，DNA 存在于染色体和质粒中。此外，细菌还含有一些原核细胞型微生物特有的化学成分，如肽聚糖、磷壁酸、胞壁酸、D 型氨基酸、二氨基庚二酸（DAP）、2, 6- 吡啶二羧酸、脂多糖等。

（二）细菌的物理性状

1. 光学性质　细菌为半透明体，当光线照射在菌体上时，部分被吸收，部分被折射，因此细菌悬液呈混浊状态。细菌数量越多，则浊度越大，故可用比浊法或分光光度计估计细菌的数量。利用此光学性质，可用相差显微镜观察细菌的形态和结构。

2. 表面积　细菌的体积微小，但单位体积的表面积远大于其他生物细胞。如：葡萄球菌的直径约 1μm，依此计算其 1cm³ 体积的表面积可达 60000cm²；而直径为 1cm 的生物体，其每 1cm³ 体积的表面积仅为 6cm²，两者相差 1 万倍。细菌表面积大的特点有利于与外界进行物质交

16

换，因此细菌代谢旺盛，繁殖迅速。

3．带电现象 细菌固体成分的 50% ～ 80% 为蛋白质，蛋白质由兼性离子氨基酸组成，在溶液中可电离出带正电荷的氨基和带负电荷的羧基，当正负电荷相等时即为蛋白质的等电点。革兰氏阳性菌的等电点（pI）为 2 ～ 3，革兰氏阴性菌的等电点（pI）为 4 ～ 5，故在中性或弱碱性环境中均带负电荷，并且革兰氏阳性菌所带负电荷更多。细菌的带电现象与其染色性、凝集反应、抑菌和杀菌作用等密切相关。

4．半透性 细菌的细胞壁和细胞膜均有半透性，允许水和小分子物质通过，有利于吸收营养和排出代谢产物。

5．渗透压 由于细菌细胞内含有高浓度的营养物质和无机盐，故菌体内的渗透压高，革兰氏阳性菌的渗透压达 20 ～ 25 个大气压，革兰氏阴性菌为 5 ～ 6 个大气压。在相对低渗的环境中，细胞壁的保护作用使细菌不至于崩解破裂。若环境的渗透压比菌体内更高，则细菌细胞内的水分逸出，胞质浓缩，细菌就不能生长繁殖。

二、细菌的营养物质

细菌进行新陈代谢必须从外界吸收利用一些有机或无机化合物，用于合成细菌细胞内的各种成分，并为其提供能量。细菌生长繁殖所需要的营养物质主要有水、碳源、氮源、无机盐和生长因子等。

（一）水

水是细菌细胞内的重要成分之一，细菌吸收营养物质、分泌和排泄活动均以水为媒介，细菌新陈代谢过程中的各种生化反应也必须在水中进行。

（二）碳源

各种有机含碳化合物（如糖类、脂肪等）或无机含碳化合物（如 CO_2、碳酸盐等）都能被细菌吸收利用，用于合成各种菌体成分，同时也是细菌进行新陈代谢所需能量的主要来源。病原菌的碳源主要从糖类中获得。

（三）氮源

氮源主要用于合成菌体的结构蛋白、功能蛋白和核酸等。多数病原菌以有机氮化物（如氨基酸、蛋白胨等）作为氮源，少数细菌能以空气中的游离氮或无机氮（如硝酸盐、铵盐等）作为氮源。

（四）无机盐

细菌生长繁殖还需要钾、钠、硫、磷、钙、铁、镁、钴、锌、锰、铜等元素，其作用有：①合成菌体成分；②作为酶的组成部分，维持酶的活性；③参与能量的储存和转运；④调节菌体渗透压；⑤某些元素与细菌的生长繁殖和致病性有关，如白喉棒状杆菌在含铁 0.14mg/L 的培养基中毒素合成量最高，但在铁浓度达 0.6mg/L 时则完全不产毒素。

（五）生长因子

某些细菌在生长繁殖过程中还需要一些自身不能合成的物质，即生长因子，如维生素、某些氨基酸、嘌呤、嘧啶等。此外，少数细菌需要一些特殊的生长因子，如流感嗜血杆菌需血液中的高铁血红素（X 因子）、辅酶（V 因子），为细菌呼吸所必需。

三、细菌的生长繁殖

（一）细菌生长繁殖的条件

各种细菌生长繁殖所需条件不尽相同，但必须具备以下基本条件。

1．充足的营养物质 细菌进行新陈代谢和生长繁殖必须有充足的营养物质，用于合成菌体成分并提供足够的能量。根据细菌所利用的能源和碳源不同，可将其分为两大营养类型：以简单的无机物（如 CO_2、CO_3^{2-}、N_2、NO_3^- 等）为原料的称为自养菌；以有机物（如蛋白质、糖类等）为原料的称为异养菌。所有的病原菌都是异养菌。

2. 合适的酸碱度　多数病原菌生长所需的最适 pH 为 7.2 ～ 7.6，在人体血液、组织液中极易生长，胃液为酸性，大多数病原菌不能生存。个别细菌如霍乱弧菌在 pH 8.4 ～ 9.2 的条件下生长最好，而结核分枝杆菌的最适 pH 为 6.5 ～ 6.8。

3. 适宜的温度　病原菌在长期进化过程中适应了人体环境，故最适生长温度大多数为37℃，个别细菌如鼠疫耶尔森菌最适温度为 28 ～ 30℃，小肠结肠炎耶尔森菌最适生长温度为20 ～ 28℃。此外，某些病原菌在低温条件下也可生长繁殖，如金黄色葡萄球菌在 5℃冰箱中可缓慢生长并释放毒素。

4. 必要的气体环境　细菌生长所需的气体是氧气和二氧化碳。根据细菌对氧气的需求不同分为以下几类：①专性需氧菌：具有完善的呼吸酶系统，以分子氧作为最终受氢体完成需氧呼吸，必须在有氧的环境中才能生长繁殖，如结核分枝杆菌；②微需氧菌：在低氧压（5% ～ 6% O_2）环境中生长最好，当氧分压 > 10% 时对其生长有抑制作用，如空肠弯曲菌、幽门螺杆菌；③兼性厌氧菌：兼有需氧呼吸和无氧发酵两种功能，在有氧和无氧环境中都能生长，但以有氧时生长较好，大部分病原菌属此类；④专性厌氧菌：缺乏完善的呼吸酶系统，氧分子对其有毒性作用，必须在无氧环境中才能生长，如破伤风梭菌、产气荚膜梭菌。此外，大多数病原菌在代谢过程中产生的 CO_2 即可满足其生长需要，但某些细菌如脑膜炎奈瑟菌、淋病奈瑟菌在初次分离培养时需提供 5% ～ 10% CO_2 才能较好生长。

（二）细菌生长繁殖的方式与速度

1. 细菌的繁殖方式　细菌以二分裂方式进行繁殖。细菌分裂时首先菌体增大，染色体复制，革兰氏阳性菌的染色体与中介体相连，当染色体复制完成后，中介体一分为二，分别将复制好的一条染色体拉向细胞一侧，接着细胞中部的细胞膜向内凹陷形成横隔，同时细胞壁亦向内生长，最后在肽聚糖水解酶的作用下，细胞壁肽聚糖的共价键断裂，成为两个子代细胞。革兰氏阴性菌无中介体，染色体直接连接在细胞膜上，复制产生的新染色体附着在邻近的一点上，在两点之间形成的新细胞膜将染色体分离，最后细胞壁沿横隔内陷形成两个子代细胞。球菌可从不同平面分裂，从而形成不同的排列方式；杆菌则从横轴处分裂。

2. 细菌的繁殖速度　在适宜条件下，大多数细菌的繁殖速度极快。一般细菌繁殖一代仅需20 ～ 30min，个别细菌繁殖速度较慢，如结核分枝杆菌繁殖一代需 18 ～ 20h。

（三）细菌群体生长繁殖的规律

细菌的繁殖速度极快，按照约 20min 繁殖一代计算，1 个细菌经 10h 后数量可超过 10 亿，24h 后，细菌的数量将达到难以计数的程度。但实际上，由于细菌繁殖过程中营养物质的消耗、毒性代谢产物的堆积以及环境 pH 的改变，细菌不可能始终照此速度无限繁殖。经过一段时间后，细菌的繁殖速度减慢，死菌数逐渐增多，而活菌数逐渐减少。将一定数量的细菌接种于适宜的液体培养基，定时取样进行细菌计数，以培养时间为横坐标，培养基中的细菌数对数为纵坐标，可绘制出一条反映细菌繁殖规律的曲线，称为生长曲线（图 3-1）。细菌的生长曲线可分为四期：

1. 迟缓期　是细菌对新环境的适应阶段，细菌分裂迟缓，繁殖极少，故曲线平坦。此期菌体增大，代谢活跃，为细菌的分裂繁殖合成并储备充足的酶、能量和中间代谢产物。迟缓期时间因菌种、接种的菌龄和菌量、培养条件不同而异，一般为接种后的 1 ～ 4h。

2. 对数期　又称指数期。此期细菌繁殖极快，活菌数量以稳定的几何级数迅速增长，一般为培养后的 8 ～ 18h。此期细菌的形态、大小、染色性及生理活性等都较典型，因此，研究细菌的生物学特性、进行药物敏感试验应选用此期的细菌。

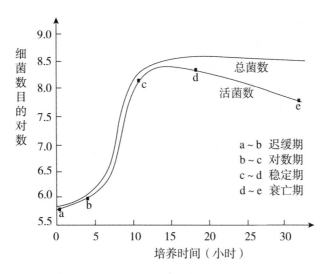

图 3-1　细菌的生长曲线

3．稳定期　由于培养基中营养物质的消耗、毒性代谢产物的堆积以及培养基 pH 下降，细菌的繁殖速度减慢，死亡细菌逐渐增多，繁殖数与死亡数大致平衡，活菌数保持相对稳定。此期细菌的形态、染色性、生理性状可出现改变，一些细菌的芽胞、外毒素、抗生素等代谢产物多在此期形成。

4．衰亡期　细菌的繁殖速度进一步减慢，死亡细菌明显增多，并超过活菌数量。此期细菌形态明显改变，如肿胀、变形，甚至发生自溶，生理代谢活动也趋于停滞，故陈旧培养物中的细菌难以鉴定。

细菌的生长曲线是在体外人工培养条件下观察到的，在体内或自然界的细菌因受多种环境因素或机体免疫力等影响，不会出现以上典型的生长曲线。掌握细菌生长繁殖的规律，可以有目的地研究控制病原菌的生长，更有效地利用对人类有益的细菌。

第二节　细菌的人工培养

根据细菌生长繁殖的条件及规律，可以用人工方法提供细菌生长所需的营养物质和适宜的环境来培养细菌，对研究细菌的生物学性状和致病机制、生物制品的制备、传染病的诊断与治疗以及工农业生产等都具有重要意义。

一、培养基

培养基（culture medium）是用人工方法将适合微生物生长繁殖的各种营养物质配制而成的营养基质。根据培养基的物理性质、用途等不同可分为若干类型。

（一）按培养基的物理性质分类

1．液体培养基　将微生物生长所需各种营养成分加水配制而成，不加任何凝固剂。常用于增菌培养和鉴定细菌。

2．半固体培养基　在液体培养基中加入凝固剂（0.2% ~ 0.5% 琼脂）配制而成，呈半凝固状态。可用于观察细菌的运动、鉴定细菌和保存菌种。

3．固体培养基　在液体培养基中加入凝固剂（2% ~ 5% 琼脂）配制而成，呈凝固状态。常用于细菌的分离培养、鉴定、保存菌种等。

（二）按培养基的用途分类

1. 基础培养基　含有细菌生长所需的基本营养成分，可供大多数营养要求不高的细菌生长。如肉浸液、蛋白胨水、营养琼脂培养基等。

2. 营养培养基　在基础培养基中加入葡萄糖、血液、血清、酵母浸膏等营养物质，可供营养要求较高的细菌生长。如血液琼脂培养基、血清肉汤等。

3. 选择培养基　在培养基中加入某些化学物质，使之抑制其他杂菌生长，而有利于欲分离的目的菌生长，称为选择培养基。如 SS 琼脂培养基含有胆盐、煌绿、枸橼酸盐等抑制剂，可抑制革兰氏阳性菌和肠道非致病菌的生长，从而将致病的沙门菌和志贺菌分离出来。

4. 鉴别培养基　指用于培养和鉴别细菌的培养基。利用各种细菌对糖类和蛋白质的分解能力及代谢产物不同，在培养基中加入特定的作用底物和指示剂，观察细菌生长后对底物的分解情况，从而鉴别细菌。如各种糖发酵培养基、克氏双糖铁培养基、伊红 - 美兰琼脂等。

5. 厌氧培养基　是专用于厌氧菌分离培养和鉴别用的培养基。此类培养基营养丰富，氧化还原电势低，内部为无氧环境，并加入亚甲蓝作为氧化还原指示剂。如庖肉培养基、硫乙醇酸盐肉汤等。

二、细菌在培养基中的生长现象

（一）细菌在液体培养基中的生长现象

细菌在液体培养基中生长可出现三种生长现象：

1. 均匀混浊生长　大多数细菌在液体培养基中生长后呈均匀混浊状，如大肠埃希菌、葡萄球菌等。

2. 菌膜生长　专性需氧菌在液体培养基表面生长，形成菌膜，如枯草芽胞杆菌。

3. 沉淀生长　少数呈链状的细菌在液体培养基中沉积于试管底部，如链球菌。

（二）细菌在半固体培养基中的生长现象

半固体培养基的琼脂含量少，黏度低，可用于观察细菌的动力。

1. 有鞭毛的细菌　沿穿刺线向四周扩散生长，穿刺线模糊不清，呈羽毛状或云雾状，如伤寒沙门菌（图 3-2A）。

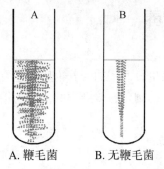

A. 鞭毛菌　　B. 无鞭毛菌

图 3-2　细菌在半固体培养基中的生长现象

2. 无鞭毛的细菌　仅沿穿刺线生长，周围的培养基澄清透明，如痢疾志贺菌（图 3-2B）。

（三）细菌在固体培养基中的生长现象

将细菌接种至固体培养基上，在划线时可将许多混杂在一起的细菌分散开，一般经 18 ~ 24h 培养后，形成由单个细菌分裂繁殖而成的肉眼可见的细菌集团，称为菌落（colony）。一个菌落是由一个细菌繁殖后堆积而成，不同细菌的菌落大小、形状、颜色、边缘、表面光滑度、透明度、湿润度、气味、血平板上的溶血情况等均不相同，因此观察菌落可用于细菌的初步鉴定。细菌的菌落有以下几种类型：

1. 光滑型菌落（smooth colony，S 型菌落）　菌落表面光滑、湿润、边缘整齐，见于大多数病原菌，如金黄色葡萄球菌、伤寒沙门菌的菌落。

2. 粗糙型菌落（rough colony，R 型菌落）　菌落表面粗糙、干燥、呈皱纹或颗粒状、边缘不整齐，如枯草芽胞杆菌、结核分枝杆菌的菌落。

3. 黏液型菌落（mucoid colony，M 型菌落）　表面黏稠、有光泽、似水珠样，如肺炎克雷伯菌的菌落。

三、细菌人工培养的意义

（一）在医学中的应用

细菌的人工培养对感染性疾病的诊断、预防、治疗和科学研究都具有重要意义。

1. 感染性疾病的诊断和治疗 取患者有关标本进行病原菌的分离培养和鉴定，是诊断感染性疾病的最可靠依据，并通过药物敏感试验指导临床合理用药。

2. 细菌的鉴定和研究 研究细菌的生物学特性、遗传变异、致病性、免疫性、对抗生素的敏感性等都需要进行细菌培养。

3. 制备生物制品 用于疾病诊断、预防和治疗的各种生物制品，如菌液、免疫血清、疫苗、类毒素、抗毒素、抗生素、维生素等均来自人工培养的细菌或其代谢产物。

（二）在工农业生产中的应用

细菌新陈代谢过程中产生多种代谢产物，可提取制备成有机溶剂、酱油、味精、酒等用途广泛的产品。细菌培养物还可用于处理废水和垃圾、制造菌肥和农药、生产酶制剂等。

（三）在基因工程中的应用

把带有外源性基因的重组 DNA 转化至受体菌，使其在细菌体内表达，由于细菌繁殖迅速、易于培养，其基因表达产物可通过细菌培养并提取纯化，可以极大降低成本。现用此方法已成功制备胰岛素、干扰素、IL-2、乙肝疫苗等。

第三节 细菌的代谢产物及意义

细菌的新陈代谢是在酶控制和催化下的一系列复杂的生物化学反应过程。细菌的代谢分为分解代谢和合成代谢两个方面。细菌通过其分泌的多种酶将复杂的营养物质分解为简单的化合物，用于合成菌体成分并获得能量，称为分解代谢；细菌以简单的化合物为原料合成菌体成分或其他物质，并消耗能量，称为合成代谢。细菌在分解代谢和合成代谢过程中能产生多种代谢产物，对研究细菌的致病机制、进行细菌鉴定和疾病治疗都具有重要意义。

一、细菌的分解代谢产物及其意义

因不同细菌具有不同的代谢酶，因此对糖类、蛋白质的分解能力及产生的代谢产物也不相同，利用生物化学方法来检测细菌的各类分解代谢产物，可用于鉴别细菌，称为细菌的生化反应。

（一）糖的分解代谢产物及其意义

1. 糖发酵试验 不同细菌对各种糖类的分解能力和代谢产物不同，在培养基中加入某种鉴别用糖（如葡萄糖、乳糖、蔗糖等）和酸碱指示剂，检测细菌对糖的分解情况，可用于鉴别细菌。如大肠埃希菌有甲酸解氢酶，能分解葡萄糖产酸并产气；而伤寒沙门菌缺乏此酶，分解葡萄糖只产酸不产气。

2. 甲基红试验 某些细菌（如大肠埃希菌）能将葡萄糖分解成丙酮酸，并进一步将丙酮酸分解成多种有机酸（甲酸、乙酸、乳酸等），使培养基 pH < 4.4，加入甲基红指示剂后显红色，为甲基红试验阳性。而另一些细菌（如产气肠杆菌）分解葡萄糖产生丙酮酸，并将后者脱羧成中性的乙酰甲基甲醇，培养基 pH > 5.4，加入甲基红试剂显橘黄色，为甲基红试验阴性。

3. VP 试验 某些细菌（如产气肠杆菌）分解葡萄糖产生丙酮酸，并将丙酮酸脱羧生成中性的乙酰甲基甲醇，后者在碱性环境中被空气中的 O_2 氧化成二乙酰，二乙酰与含胍基化合物反应生成红色的化合物，为 VP 试验阳性。大肠埃希菌不能生成乙酰甲基甲醇，故 VP 试验为阴性。

4．枸橼酸盐利用试验　某些细菌（如产气肠杆菌等）能利用枸橼酸盐作为唯一的碳源，并利用铵盐作为唯一的氮源，在枸橼酸盐培养基上生长，产生碳酸钠和氨，使培养基变碱性，溴麝香草酚蓝指示剂由淡绿色变成深蓝色，为该试验阳性。大肠埃希菌不能利用枸橼酸盐作为唯一碳源，故在此培养基上不生长。

（二）蛋白质的分解代谢产物及其意义

1．吲哚试验　又称靛基质试验。某些细菌（如大肠埃希菌等）能分解蛋白胨中的色氨酸产生吲哚（即靛基质），加入对二甲氨基苯甲醛（吲哚试剂）后生成红色的玫瑰吲哚，为吲哚试验阳性。

2．硫化氢试验　某些细菌（如变形杆菌）能分解培养基中含硫氨基酸（如胱氨酸、半胱氨酸等），产生硫化氢，硫化氢遇培养基中的 Pb^{2+} 或 Fe^{2+} 等，形成硫化铅或硫化亚铁黑色沉淀。

二、细菌的合成代谢产物及其意义

细菌利用分解代谢的产物和能量不断合成菌体成分，如多糖、蛋白质、细胞壁、脂类、核酸等，同时也产生一些具有重要医学意义的合成代谢产物，其中热原质、毒素和侵袭性酶与致病性有关，色素、细菌素可用于鉴别细菌，抗生素、维生素可用于疾病的防治。

（一）热原质

又称致热原，是细菌合成的一种注入人或动物体内能引起发热反应的物质。热原质大多来源于革兰氏阴性菌，是菌体中的脂多糖，耐高温，高压蒸汽灭菌亦不被破坏，需经 250℃ 高温干烤才能使其丧失活性。若生物制品或注射液被细菌污染，除去热原质比较困难，去除热原质的最好方法是蒸馏法，也可用吸附剂或特殊石棉滤板过滤去除。临床上所用的输液制剂如果被热原质污染，可引起患者出现寒战、高热等输液反应，因此在制备和使用注射药品过程中应严格无菌操作，防止细菌污染。

（二）毒素与侵袭性酶

病原菌可产生内毒素、外毒素和侵袭性酶，与细菌的致病性密切相关。内毒素是革兰氏阴性菌细胞壁中的脂多糖，在细菌死亡裂解后释放出来；外毒素是由多数革兰氏阳性菌和少数革兰氏阴性菌合成并分泌至菌体外的毒性蛋白质。外毒素的毒性和抗原性均比内毒素强。此外，某些细菌可产生具有侵袭性的酶类，能损伤机体组织，促进病原菌在体内的侵袭和扩散，从而增强细菌的致病性。如金黄色葡萄球菌产生的血浆凝固酶、链球菌产生的透明质酸酶、产气荚膜梭菌产生的卵磷脂酶等。

（三）色素

某些细菌在一定条件下（营养丰富、氧气充足、温度适宜）能产生不同颜色的色素，可用于细菌的鉴别。细菌产生的色素有两类：①水溶性色素，能扩散到培养基或周围组织，如铜绿假单胞菌产生的绿色色素能使整个培养基或感染部位的脓汁呈绿色；②脂溶性色素：不溶于水，在培养基上仅菌落有颜色，周围的培养基不变色，如金黄色葡萄球菌产生的金黄色色素。

（四）抗生素

某些微生物在代谢过程中能产生一类可抑制或杀灭其他微生物或肿瘤细胞的物质，称为抗生素，广泛应用于感染性疾病和肿瘤的治疗。抗生素大多由放线菌和真菌产生，细菌产生的抗生素很少，如多黏菌素、杆菌肽等。

（五）细菌素

细菌素是由某些细菌产生的一类具有抗菌作用的蛋白质，仅能杀灭与之有亲缘关系的细菌。由于细菌素的抗菌范围狭窄，因此在治疗方面的应用价值不大，但可用于细菌的分型鉴定和流行病学调查。细菌素常以产生的细菌命名，如大肠埃希菌产生的大肠菌素、铜绿假单胞菌产生的绿脓菌素、霍乱弧菌产生的弧菌素等。

（六）维生素

某些细菌在代谢过程中可合成维生素，除供自身需要外，还能分泌至菌体外，如人体肠道中的大肠埃希菌能产生 B 族维生素和维生素 K，可供人体吸收利用。

本章小结

　　细菌与其他生命体一样，具有一定的化学组成和物理性状，不断进行新陈代谢及生长繁殖。细菌生长繁殖需具备以下基本条件：营养物质、合适的温度、酸碱度和气体环境。细菌以二分裂法进行繁殖，其繁殖速度快。

　　根据细菌生长所需条件可进行细菌的人工培养，在液体、半固体和固体培养基上分别具有不同的生长现象。在培养基中，细菌的生长繁殖分为四期：迟缓期、对数期、稳定期、衰亡期，研究、鉴定细菌或进行药敏试验应选择对数期的细菌。

　　细菌在新陈代谢过程中可产生多种具有重要意义的代谢产物。检测分解代谢产物有助于细菌的鉴定。在合成代谢产物中，热原质、毒素和侵袭性酶与细菌的致病性有关；色素和细菌素可用于鉴别细菌；抗生素和维生素可用于疾病的防治。

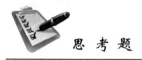

思考题

1. 细菌的生长繁殖需要哪些基本条件？分别具有什么规律？
2. 细菌能产生哪些合成代谢产物？其分解代谢产物和合成代谢产物各有何医学意义？

（桂　芳）

第四章　细菌的分布与消毒灭菌

细菌分布广泛，其生命活动与环境因素密切相关。环境适宜时，细菌可进行正常的新陈代谢和生长繁殖；环境不适宜时，细菌发生代谢障碍或生长受抑制，甚至死亡。利用对细菌的不利因素，抑制或杀死细菌，可达到消毒灭菌、控制和消灭传染病的目的。

第一节　细菌的分布

案例 4-1

　　患者，女，2岁。咳嗽，高热2天入院。体格检查：体温39.2℃，全身大汗，精神差，皮肤无出血点和黄疸，表浅淋巴结未肿大。咽部轻度充血、扁桃体Ⅱ度肿大，无脓性分泌物。心率106次/分，律齐、心音有力。两下肺可闻干、湿啰音。诊断为小儿肺炎。

　　抗生素治疗3周后，护士为其口腔护理发现有点状灰白色乳凝块样物质，局部无痛，无全身症状，诊断为"鹅口疮"。

　　问题与思考：
　　1. "鹅口疮"是何种微生物感染所致？分析其发病原因。
　　2. 在什么条件下正常菌群也会致病？

　　在自然环境中，细菌广泛分布于土壤、水和空气，在人体体表以及与外界相通的腔道中也有多种细菌存在。了解细菌的分布对保护环境，强化无菌观念、严格无菌操作、预防医院感染等具有重要意义。

一、细菌在自然界的分布

（一）土壤中的细菌

土壤具备细菌生长、繁殖所需要的良好条件，因此，土壤中的细菌种类和数量很多，距地面 5～30cm 深的土壤中细菌数量最多，土壤表层及较深土层中细菌数量少。土壤中细菌大多为非致病菌，它们在自然界的物质循环中起着重要的作用。其中也有来自正常人、动物及传染病患者排泄物、尸体及生活垃圾中的病原菌。这些病原菌大多数会很快死亡，但能形成芽胞的细菌，如破伤风梭菌、产气荚膜梭菌、炭疽芽胞杆菌等，在形成芽胞后，可存活数年或数十年。这些细菌多通过伤口使人感染，因此，在处理和治疗被泥土污染的伤口时，应采取清创和扩创等必要的措施，预防破伤风和气性坏疽等疾病的发生。

（二）水中的细菌

水中细菌的种类和数量因水源的不同而异，不流动或离居民区较近的水，细菌的数量通常较多。水中的细菌主要来自土壤以及人和动物的排泄物。水中常见的病原菌有伤寒沙门菌、痢疾志贺菌、霍乱弧菌等，可引起多种消化道传染病的流行。加强粪便的管理，保护水源，是预防和控制消化道传染病的重要措施。

（三）空气中的细菌

空气中缺少细菌生长所需的营养和水分，并受日光直接照射，不适宜细菌的生长繁殖，但由于人和动物呼吸道中的细菌可随飞沫散布在空气中，土壤中的细菌也会随尘土飘浮在空气中，因此，空气中可存在多种细菌。尤其在人群密集的公共场所或医院，空气中的细菌种类和数量显著增多。常见的病原菌有金黄色葡萄球菌、乙型溶血性链球菌、结核分枝杆菌、肺炎链球菌、白喉棒状杆菌等，可引起呼吸道传染病或伤口感染。空气中的微生物，又常是引起培养基、生物制品、医药制剂污染的来源，因此，手术室、病房、制剂室和微生物实验室等场所应经常进行空气消毒，严格按要求进行消毒隔离和无菌操作，以免造成物品或工作环境的污染及疾病的传播。

二、细菌在正常人体的分布

（一）正常菌群

在正常人的体表及与外界相通的腔道中，寄居着一定种类和数量的微生物群，这些微生物通常对人体无害，甚至有益，称为正常菌群（normal flora）。正常菌群不仅与人体保持平衡关系，而且寄居的各种微生物之间也相互依存、相互制约，构成机体的生态平衡，其种类和数量处于不断变化的动态平衡之中。分布于人体各部位的正常菌群见表 4-1。

表 4-1　人体常见的正常菌群

部位	主要细菌
皮肤	葡萄球菌、链球菌、类白喉棒状杆菌、铜绿假单胞菌、丙酸杆菌（短棒杆菌）、白假丝酵母菌、非致病性分枝杆菌等
口腔	葡萄球菌、甲型和丙型溶血性链球菌、肺炎链球菌、非致病性奈瑟菌、乳杆菌、类白喉棒状杆菌、放线菌、螺旋体、白假丝酵母菌、梭杆菌等
鼻咽腔	葡萄球菌、甲型和丙型溶血性链球菌、肺炎链球菌、非致病性奈瑟菌、类杆菌等
外耳道	葡萄球菌、类白喉棒状杆菌、铜绿假单胞菌、非致病性分枝杆菌等
眼结膜	葡萄球菌、链球菌、干燥棒状杆菌、非致病性奈瑟菌等
胃	一般无菌

续表

部位	主要细菌
肠道	大肠埃希菌、双歧杆菌、类杆菌、乳杆菌、变形杆菌、产气肠杆菌、铜绿假单胞菌、葡萄球菌、肠球菌、产气荚膜梭菌、破伤风梭菌、白假丝酵母菌等
尿道	葡萄球菌、类白喉棒状杆菌、非致病性分枝杆菌等
阴道	乳杆菌、类白喉棒状杆菌、非致病性奈瑟菌、白假丝酵母菌等

（二）正常菌群的生理意义

1. 拮抗作用　正常菌群构成人体的生物屏障，以阻止外来细菌的进入，还可通过争夺营养、产生脂肪酸、细菌素等物质来拮抗致病菌的定居或生长。

2. 免疫作用　正常菌群的存在可促进机体免疫器官发育成熟，促进免疫细胞的分裂，刺激机体产生免疫应答，使机体对具有共同抗原的病原微生物保持一定程度的免疫力。

3. 营养作用　正常菌群参与蛋白质、糖类与脂类的代谢，促进营养物的吸收，还能合成 B 族维生素、维生素 K 等供人体利用。

此外，正常菌群还有抗衰老和抗肿瘤作用等。

（三）条件致病菌

在正常情况下，正常菌群具有相对稳定性，但在特定条件下，正常菌群与机体之间的生态平衡可被破坏而引起疾病。这些在正常情况下不致病，仅在特殊条件下致病的细菌称为条件致病菌或机会致病菌。其致病的条件主要有：

1. 寄居部位的改变　当某一部位的正常菌群由于一些特殊的原因进入其他非正常寄居部位时，可引起疾病。如肠道中的大肠埃希菌因外伤、手术、感染等原因进入血流、腹腔、泌尿道时，可引起相应部位的炎症。

2. 机体免疫功能低下　应用大剂量皮质激素、抗肿瘤药物或放射治疗、大面积烧伤、过度疲劳、慢性消耗性疾病等均可导致机体免疫功能降低，正常菌群中的某些细菌可引起感染而出现各种疾病。

3. 菌群失调　由于某些因素的影响，正常菌群中各种微生物的种类、数量和比例发生较大的变化，称为菌群失调（flora disequilibrium）。菌群失调常由于使用抗菌药物不规范引起，长期应用广谱抗生素的患者，正常菌群中的敏感菌被杀死，而原来数量少但对抗生素耐药的菌株大量繁殖而引起菌群失调。严重的菌群失调使机体表现出一系列临床症状，称菌群失调症。菌群失调症往往是在抗菌药物治疗原有感染性疾病过程中产生的另一种新感染，又称二重感染。引起二重感染的常见病原微生物有金黄色葡萄球菌、艰难梭菌、白假丝酵母菌等，临床表现有假膜性肠炎、鹅口疮、肺炎、尿路感染或败血症等。患二重感染的患者免疫力低，治疗难度大，应立即停用原抗菌药物，并对患者标本中分离的致病菌做药敏试验，选用合适的药物治疗。亦可使用微生态制剂，协助调整菌群，使之恢复正常菌群的生态平衡。

第二节　消毒与灭菌

消毒灭菌是用物理、化学或生物的方法来抑制或杀死环境及机体体表的微生物，以防止微生物污染或病原微生物传播的方法。

一、基本概念

1. 消毒（disinfection） 指杀死物体上病原微生物的方法。消毒后的物品或环境中，仍可含有一些非致病菌和芽胞。消毒用的化学药品称为消毒剂。一般消毒剂在常用浓度下，只对细菌的繁殖体有效。

2. 灭菌（sterilization） 指杀灭物体上所有微生物（包括细菌芽胞）的方法。经灭菌的物品称为无菌物品。凡需要进入人体组织和体腔的医疗器械都要求是无菌物品。

3. 无菌及无菌操作 无菌（asepsis）指物体上无活的微生物存在。防止微生物进入人体或其他物品的操作技术，称为无菌操作。在进行微生物学实验和医疗实践时均需严格无菌操作，防止污染和感染的发生。

4. 防腐（antisepsis） 指防止或抑制微生物生长繁殖的方法。用于防腐的化学药品称为防腐剂，一般同一种化学药品在高浓度时为消毒剂，低浓度时则为防腐剂。

5. 卫生清理（sanitation） 是将被微生物污染的无生命物体表面还原为安全水平的处理过程。例如患者使用过的用具、衣物等均须进行卫生清理。

二、物理消毒灭菌法

物理消毒灭菌法是医学实践中常用的方法，包括热力、紫外线、辐射、超声波和滤过除菌等。

（一）热力消毒灭菌法

高温能破坏细菌的蛋白质和核酸，使菌体蛋白变性凝固及核酸解链。热力法分为干热和湿热两大类，在同一温度下，湿热的效力比干热大，其原因是：①湿热时细菌吸收水分使蛋白更易变性和凝固；②湿热比干热穿透力强；③湿热的蒸汽与物体接触凝结成水时放出潜热，可迅速提高被灭菌物体的温度。

1. 湿热消毒灭菌法

（1）高压蒸汽灭菌法：是目前应用最广、灭菌效果最好的方法。使用密闭的高压蒸汽灭菌器，水加热产生蒸汽后，随着蒸汽压力的升高，温度也相应升高，在103.4kPa（1.05kg/cm²）压力下，温度达到121.3℃，维持15～30min，可杀灭包括细菌芽胞在内的所有微生物。常用于普通培养基、生理盐水、手术敷料等耐高温、耐湿物品的灭菌。灭菌时，必须将锅内冷空气排尽，并应注意放置物品不宜过紧、过满，否则会影响灭菌效果。

（2）煮沸法：在一个大气压下，100℃煮沸5 min，可杀死细菌的繁殖体，主要用于饮水、食具、一般外科器械的消毒。杀灭芽胞则需煮沸1～2h。若在水中加入2%碳酸氢钠，可提高沸点到105℃，既可促进杀灭芽胞，又可防止金属器械生锈。高原地区海拔每升高300m，消毒时间应延长2min。

（3）流通蒸汽消毒法：用阿诺消毒器或蒸笼经80～100℃蒸汽加热15～30 min，可杀死细菌繁殖体，不能杀灭芽胞。若将流通蒸汽消毒的物品置于37℃温箱过夜，使芽胞发育成繁殖体，次日同法再蒸一次，如此重复三次，可达灭菌的目的，称为间歇灭菌法。常用于不耐高温的含糖、牛奶等培养基灭菌。

（4）巴氏消毒法：由巴斯德创立而得名。用较低温度杀死物品中的病原菌，同时又不影响消毒物品的营养成分。加温61.1～62.8℃ 30min或71.7℃ 15～30s，常用于牛奶或酒类的消毒。

2. 干热灭菌法

（1）焚烧和烧灼：焚烧是直接点燃或在焚化炉内焚化，常用于废弃物品或实验动物尸体灭菌。烧灼是直接用火焰灭菌，如接种环（针）、试管口等可烧灼灭菌。

（2）干烤：利用电热干烤箱加热至160～170℃维持2h，可杀死包括芽胞在内的所有微生物，适用于高温不变质、不损坏、不蒸发的物品，如玻璃器皿、瓷器、油制剂、粉剂药品等的灭菌。

（二）紫外线与电离辐射消毒灭菌法

1. **日光与紫外线**　波长在 200～300nm 的紫外线具有杀菌作用，其中以 265～266nm 波长的杀菌力最强。紫外线的杀菌机制主要是破坏细菌 DNA 的分子构型，干扰 DNA 的复制和转录，从而导致细菌变异或死亡。紫外线的穿透力弱，普通玻璃、纸张等均能阻挡紫外线，故仅适用于手术室、传染病房和无菌室等的空气消毒，或用于不耐热物品的表面消毒。杀菌波长的紫外线对人体皮肤、眼睛有损伤作用，使用时应注意防护。

2. **电离辐射**　主要包括 X 射线和 γ 射线等。电离射线具有较高的能量，在足够剂量时，对各种细菌均有致死作用。其杀菌机制是产生游离基，可破坏细菌的 DNA 和蛋白质。主要用于一次性医用塑料制品、食品、药品和生物制品的消毒与灭菌。

（三）滤过除菌法

滤过除菌法是利用具有微细小孔的滤菌器的筛滤和吸附作用，除去液体或空气中的细菌等微生物。该法适用于不耐高温的血清、抗毒素、抗生素等液体的除菌，现代医院的手术室、烧伤病房、制剂室等已逐步采用高效滤菌器，以除去空气中的细菌。滤菌器的种类很多，目前常用的有蔡氏滤菌器、玻璃滤菌器、薄膜滤菌器及高效颗粒空气滤菌器四种。

三、化学消毒灭菌法

许多化学药物能影响细菌的化学组成、结构和新陈代谢，从而发挥防腐、消毒甚至灭菌的作用。消毒剂对人体组织细胞都有一定的毒性，故仅用于皮肤黏膜、医疗器械、排泄物和周围环境的消毒。

（一）常用消毒剂的种类和应用

常用消毒剂种类、浓度、性质与用途见表 4-2。

表 4-2　常用消毒剂的种类、浓度与用途

类别	名称	浓度	用途
重金属盐类	硝酸银	1%	新生儿滴眼，预防淋球菌感染
	升汞	0.05%～0.1%	非金属器皿的消毒
	硫柳汞	0.01%～0.1%	皮肤、黏膜、创口消毒
氧化剂	高锰酸钾	0.1%	皮肤、尿道、食具、水果消毒
	过氧乙酸	0.2%～0.5%	皮肤、塑料、玻璃器皿消毒
	过氧化氢	3%	皮肤、黏膜、创口消毒
表面活性剂	苯扎溴铵	0.05%～0.1%	皮肤、黏膜、物体表面消毒
	度米芬	0.05%～0.1%	皮肤、创口、物体表面消毒
醛类	戊二醛	2%	医疗器械消毒
烷化剂	环氧乙烷	50mg/L	医疗器械消毒
卤素及其化合物	碘伏	0.5%～1%	皮肤、物体表面消毒
	碘酊	2%～2.5%	皮肤、物体表面消毒
	氯	0.2～0.5ppm	饮水消毒
	含氯石灰	10%～20%	物体表面、排泄物、污水消毒
	84 消毒液	1：1000～1：25	皮肤、器材、食具、水果消毒
	漂白粉	10%～20%	地面、厕所、排泄物消毒

续表

类别	名称	浓度	用途
醇类	乙醇	70%～75%	医疗器械、皮肤消毒
酚类	来苏儿	2%	皮肤、物体表面消毒
	苯酚	3%～5%	地面、器皿、物体表面消毒
酸碱类	醋酸	5～10ml/m³ 加等量水蒸发	空气消毒
	生石灰	加水 1：4 或 1：8 配成糊状	地面、排泄物消毒

（二）常用消毒剂的作用机制

1. 使菌体蛋白质变性或凝固 如醇类、醛类、酸碱类、染料类、高浓度的重金属盐和酚类均有此效用。

2. 干扰细菌的酶系统和代谢 如某些氧化剂、重金属盐类可与细菌酶蛋白的巯基（—SH）结合，使酶丧失活性，引起细菌代谢障碍。

3. 改变细菌细胞膜的通透性 如表面活性剂、脂溶剂、低浓度酚类可损伤细胞膜，使细胞内容物溢出，导致细菌的死亡。

（三）影响消毒剂作用的因素

1. 消毒剂的性质、浓度与作用时间 各种消毒剂的理化性质不同，杀菌能力有差异。据杀菌能力可分为高效消毒剂（如含氯消毒剂、过氧化物消毒剂）、中效消毒剂（如含碘消毒剂、醇类）、低效消毒剂（如苯扎溴铵、氯已定、高锰酸钾）。一般情况下，消毒剂浓度愈大，杀菌作用愈强。但乙醇例外，70%～75% 的乙醇消毒效果最好，因过高浓度的乙醇会使菌体蛋白迅速脱水凝固，影响乙醇继续向内部渗入，降低杀菌效果。消毒剂在一定浓度下，对细菌的作用时间愈长，消毒效果也愈好。

2. 微生物的种类与数量 不同种类的微生物对消毒剂的敏感性不同。如结核分枝杆菌对酸、碱和一般消毒剂的抵抗力比其他细菌强，但对 75% 乙醇敏感。幼龄菌比老龄菌对消毒剂敏感，细菌的芽胞对消毒剂的抵抗力最强。真菌对一般消毒剂的抵抗力较强。此外，微生物的数量越多，消毒效果越差，所需时间越长。

3. 环境中有机物的影响 被消毒的环境中如有血清、脓液、粪便、痰等存在，可与消毒剂结合而影响杀菌效果。故消毒皮肤或器械之前需要先洗净再消毒，对排泄物消毒时，应选择受有机物影响较小的消毒剂。

4. 酸碱度 消毒剂的杀菌作用受酸碱度的影响。如苯扎溴铵（新洁尔灭），pH 愈低所需杀菌浓度愈高，在 pH 3 时所需的杀菌浓度较 pH 9 时高 10 倍左右。

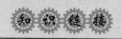

外科消毒法的创立

早在 19 世纪，外科手术就开始了，但患者术后死亡率非常高，往往是手术非常成功，但伤口容易发生感染，导致患者痛苦死去。1865 年，英国外科医生李斯特读到了法国细菌学家巴斯德的一篇论文，认识了疾病"细菌学说"。受这一学说的启迪，他思考如果感染是由细菌造成的，那么防止术后感染的最好办法是在细菌进入暴露的伤口之前就将其消灭。因此，他建立了外科消毒灭菌的方法，包括手术前洗手、手术器皿和敷料的卫生处理、用苯酚喷洒进行空气消毒等系列措施，使术后感染率大大下降。

5．温度　温度升高可增强消毒效果。例如 2% 戊二醛杀灭含 10^4/ml 炭疽芽胞杆菌，20℃时需 15min，40℃时为 2min，56℃时仅需 1min。

第三节　实验室生物安全

实验室生物安全是指用于防止实验室发生病原体或毒素意外暴露和释放的生物安全防护原则、技术和实践。

一、生物危害程度的分级

世界卫生组织（WHO）根据感染性微生物的相对危害程度制定了危害度等级的划分标准，将感染性微生物的危险度划分为Ⅰ、Ⅱ、Ⅲ、Ⅳ级（表 4-3）。

表 4-3　病原性微生物的危害度等级分级（WHO）

危害度等级	危害程度	危害
Ⅰ级	无或极低的个体和群体危险	不太可能引起人或动物致病的微生物
Ⅱ级	个体危险中等，群体危险低	能够对人或动物致病，但对实验室工作人员、社区、牲畜或环境不易导致严重危害的微生物。实验室暴露也许会引起严重感染，但对感染有有效的预防和治疗措施，并且疾病传播的危险有限
Ⅲ级	个体危险高，群体危险低	病原体通常能引起人或动物的严重疾病，但一般不会发生感染个体向其他个体的传播，并且对感染有有效的预防和治疗措施
Ⅳ级	个体和群体的危险均高	病原体通常能引起人或动物的严重疾病，并且很容易发生个体之间的直接或间接传播，对感染一般没有有效的预防和治疗措施

二、实验室生物安全防护水平分级

根据所接触的生物病原体的危害程度，生物安全防护水平（biosafety level，BSL）分为 4 个级别。

1．BSL-1　为最低防护级别，依据标准实验室程序，可以进行开放操作。针对生物危害很低、对成人不会造成感染的微生物，如棒状杆菌等，也包括一些可能对幼儿、老年人或免疫缺陷患者造成感染的条件致病菌。

2．BSL-2　一般用于具有中等危险性、能引起人类不同程度感染的病原体，如沙门菌属、乙型肝炎病毒等。这些病原微生物可能通过不慎吞食以及皮肤、黏膜破损而发生感染。当具备一级屏障设施，如穿戴面罩、隔离衣和手套等防护时，可以在开放实验台上进行标准化的操作。实验室应具备生物安全柜和密封的离心管，以防止泄漏和气溶胶产生。

3．BSL-3　用于有明显危害、可以通过空气传播的病原微生物，如结核分枝杆菌、伯氏立克次体等。BSL-3 除对一级和二级安全设施有严格要求外，还包括对实验室设计的特殊规定，需具备合适的空气净化系统。凡符合 BSL-3 的微生物均须在生物安全柜内操作。

4．BSL-4　为最高防护等级，用于能引起人类致死性感染、可通过空气传播或传播途径不明，目前尚无疫苗预防和有效治疗方法的病原微生物，如埃博拉病毒等。BSL-4 实验室必须与其他实验室隔离，独立设置，并具备特殊的空气和废物处理系统，实验人员须全身穿戴特制的正压防护服，在Ⅲ级生物安全柜内进行操作。

三、安全设备和个体防护

一般二级以上医院处理生物标本的实验室，其设施和布局需符合 BSL-2 标准，以下介绍一、二级生物安全实验室的安全设备和个体防护。

（一）一级生物安全实验室

1．一般无须配备高压灭菌器、离心机安全罩，必要时可配备生物安全柜。

2．工作人员在实验时应穿工作服，在执行可能有微生物或危险材料溅出的操作时需戴防护眼镜。

3．工作人员手上有皮肤破损或皮疹时应戴手套。

（二）二级生物安全实验室

1．可能产生致病微生物气溶胶或出现溅出的操作均应在生物安全柜（Ⅱ级生物安全柜为宜）或其他物理抑制设备中进行，并使用个体防护设备。

2．处理高浓度或大容量感染性材料均须在生物安全柜（Ⅱ级生物安全柜为宜）或其他物理抑制设备中进行，并使用个体防护设备。进行离心操作时，如果使用密封的离心机转子或安全离心杯，并且在生物安全柜中开闭和装载感染性材料，则可在实验室中进行。

3．当微生物的操作不可能在生物安全柜内进行而必须采取外部操作时，为防止感染性材料溅出或雾化危害，必须使用面部保护装置（护目镜、面罩、个体呼吸保护用品或其他防溅出保护设备）。

4．在实验室中应穿着工作服或罩衫等防护服。离开实验室时，防护服必须脱下并留在实验室内。不得穿着外出，更不能携带回家。用过的工作服应先在实验室中消毒，然后统一洗涤或丢弃。

5．当手可能接触感染材料、污染的表面或设备时应戴手套。如可能发生感染性材料的溢出或溅出，宜戴两副手套。不得戴着手套离开实验室。工作完全结束后方可除去手套。一次性手套不得清洗和再次使用。

本章小结

　　细菌广泛分布于自然界和人体体表以及与外界相通的腔道中。分布于人体的正常菌群具有生物拮抗作用、免疫作用和营养作用等。若正常菌群与机体之间的生态平衡被破坏可引起疾病。

　　消毒、灭菌是用物理、化学和生物的方法来抑制或杀死环境及物体表面的微生物。物理消毒、灭菌法包括热力、紫外线、辐射、超声波和滤过除菌等；化学消毒剂能影响细菌的化学组成、结构和新陈代谢，从而发挥防腐、消毒甚至灭菌的作用。

　　实验室生物安全是指用于防止实验室发生病原体或毒素意外暴露和释放的生物安全防护原则、技术和实践。根据微生物的相对危害程度可将感染性微生物的危险度划分为Ⅰ、Ⅱ、Ⅲ、Ⅳ级，不同危害等级的微生物采取相应的生物安全防护措施。

思 考 题

1．举例说明正常菌群、菌群失调、条件致病菌三者之间的关系。

2．热力消毒灭菌的方法有哪些？各有何应用？

3．叙述紫外线杀菌的原理、方法及用途。

（曹德明）

第五章　细菌的遗传与变异

细菌同其他生物一样，都具有遗传和变异的生命特征。细菌在一定环境下，亲代将其生物学性状传给子代的现象称为遗传（heredity）；子代与亲代之间出现生物学性状的差异则称为变异（variation）。遗传使细菌的性状保持相对稳定，种属得以延续；而变异可使细菌产生变种和新种，利于细菌的生存和进化。

细菌的变异分为遗传型变异和非遗传型变异。遗传型变异又称基因型变异，是由于细菌的基因结构发生了改变，形成的新性状可稳定地遗传给子代，是不可逆的。非遗传型变异又称表型变异，是由于外界环境作用所致，细菌的基因结构未发生改变，不能遗传给子代，当影响因素去除后，变异的性状可以复原。

第一节　细菌的变异现象

一、形态与结构的变异

（一）形态变异

细菌在适宜的环境中呈典型形态，若环境改变或处于不同生长时期，其形态、大小常发生改变。如鼠疫耶尔森菌在含有 3% ~ 6% NaCl 的高盐琼脂培养基上，形态可由杆状变为球形、棒状、哑铃型等多种形态。某些细菌在受到青霉素、溶菌酶等杀菌物质作用后，其细胞壁缺失或受损，但并未死亡，称为 L 型细菌，此类细菌因无细胞壁故呈多种形态，且大小不一，其菌落也发生改变，常呈油煎蛋样。

（二）结构变异

1. 荚膜变异　有荚膜的细菌（如肺炎链球菌）在易感机体内或在含有血清的培养基中，能形成荚膜，但在普通培养基上传代后失去荚膜，毒力也减弱。

2. 芽胞变异　将能形成芽胞的炭疽芽胞杆菌置于 42℃ 培养 10 ~ 20 天后，则失去形成芽胞的能力，其毒力也相应减弱。

3．鞭毛变异　有鞭毛的变形杆菌在含 1% 苯酚的培养基上培养可失去鞭毛；如果再将其接种至不含苯酚的半固体培养基上，鞭毛又可恢复。有鞭毛的变形杆菌在固体培养基上呈弥漫性生长，称为 H 型菌落；无鞭毛的细菌形成单个菌落，不呈薄膜状生长，称为 O 型菌落，因此鞭毛从有到无的变异称 H-O 变异。

二、菌落变异

细菌的菌落主要有两种类型，即光滑型（smooth type，S 型）与粗糙型（rough type，R 型）。S 型菌落表面光滑、湿润、边缘整齐；R 型菌落表面粗糙、干燥而有皱褶，边缘不整齐。细菌的菌落从光滑型变为粗糙型，称为 S-R 变异。S-R 变异时，细菌的毒力、生化反应、抗原特性等往往随之而改变。

三、毒力变异

细菌的毒力变异可分为毒力减弱及增强两种情况。法国细菌学家 Leon Calmette 和 Camile Guérin 把有毒力的牛型结核杆菌接种在含有胆汁、甘油、马铃薯的培养基上，历时 13 年，传代 230 次，获得了无毒的牛型结核杆菌，即现在用于预防结核病的卡介苗（Bacillus Calmette-Guérin，BCG）。另一方面，不产生白喉外毒素的白喉棒状杆菌被 β 棒状杆菌噬菌体感染，处于溶原状态时，能产生白喉外毒素，此为毒力增强的变异。

四、耐药性变异

细菌对某种抗菌药物由敏感变成耐药的变异称为耐药性变异。自从抗菌药物在临床广泛应用以来，耐药菌株逐年增加，如耐青霉素的金黄色葡萄球菌，已从 1946 年的 14% 上升至目前的 90% 以上。特别是多重耐药菌株的出现，给临床感染性疾病的治疗带来了极大的困难。为减少耐药菌株的出现，用药前应先做药敏试验，根据结果选用敏感药物，避免盲目用药。

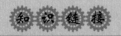

滥用抗生素与细菌的耐药性

自 1928 年英国细菌学家弗莱明首先发现世界上第一种抗生素——青霉素后，人类相继发现了大量的抗菌药物，目前应用于临床的已达 200 余种。长期以来，抗生素的不规范使用或滥用，导致细菌的耐药性日益严重，甚至出现了多重耐药的"超级细菌"。曾经是治疗细菌感染"灵丹妙药"的抗生素，面对强大的"对手"，显得越来越"力不从心"。截至 20 世纪末，全世界每年死于细菌性感染的人数已达 2000 万，而造成死亡率升高的主要原因就是细菌产生了耐药性。研究细菌的耐药趋势以及新的抗菌手段，已成为人类保护自身生存的重要使命。

第二节　细菌遗传变异的物质基础

决定细菌遗传变异的物质基础是 DNA，它包括细菌的染色体、质粒和感染某些细菌的噬菌体 DNA 等。

一、细菌染色体

细菌染色体为环状双螺旋 DNA 长链，高度盘旋缠绕成丝团状，附着在中介体或细胞膜上，无核膜包绕，裸露于细胞质中。染色体是细菌生命活动所必需的遗传物质，它控制着细菌的性状、代谢、繁殖、遗传和变异。在细菌 DNA 复制过程中，若子代 DNA 碱基发生改变，就会使子代出现新的性状。

二、质粒

质粒（plasmid）是细菌染色体外的遗传物质，为闭合环状双股 DNA，存在于细胞质中。

（一）质粒的基本特征

1．质粒可自主复制或与染色体整合后一起复制，并随细菌的分裂传入子代细菌。

2．质粒决定细菌的某些性状，如致育性、耐药性、致病性等。

3．质粒非细菌生命活动所必需，可自行丢失或消除，但细菌仍可存活。

4．质粒可通过接合、转化、转导等方式在细菌之间转移。

5．质粒可分为相容性与不相容性质粒，几种质粒可共存于一个菌体内为相容性质粒，不能共存于一个菌体内则为不相容性质粒。

（二）医学上重要的质粒

1．F 质粒　编码细菌的性菌毛，有 F 质粒的细菌具有性菌毛，为雄性菌（F^+ 菌），无 F 质粒的细菌不产生性菌毛，为雌性菌（F 菌）。

2．耐药性质粒（R 质粒）　使细菌产生对抗菌药物的耐药性，60% ~ 90% 革兰氏阴性菌的耐药性通过 R 质粒转移获得。

3．毒力质粒（Vi 质粒）　编码与细菌致病性有关的毒力因子，如致病性大肠埃希菌的肠毒素、金黄色葡萄球菌的表皮剥脱毒素等均由毒力质粒编码。

4．细菌素质粒　其编码产物为细菌素，如大肠埃希菌的大肠菌素由 Col 质粒编码。

三、转位因子

转位因子是位于细菌染色体或质粒上的一段特异性核苷酸片段，可在 DNA 分子中移动，不断改变其在基因组中的位置，分为以下三种。

（一）插入序列

插入序列（insertion sequence，IS）是最小的转位因子，长度少于 2kb，只携带与转位有关的基因，无功能基因，通常与插入点附近的序列共同发挥作用。

（二）转座子

转座子（transposon，Tn）长度一般超过 2kb，除携带与转位有关基因外，还具有一些功能基因，如耐药性基因、毒素基因或其他结构基因等。转座子携带的耐药性基因可在细菌染色体与质粒之间转移，也可在质粒与质粒之间转移，是导致细菌耐药性传播的重要因素。

（三）转座噬菌体

转座噬菌体（transposition bacteriophage，TB）是具有转座功能的温和噬菌体。当温和噬菌体感染细菌后，将其基因整合于细菌染色体上，可导致细菌的生物学性状发生改变，若前噬菌体基因从细菌染色体上脱离，可带走与之相邻的细菌 DNA 片段，再感染其他细菌时，则将供体菌的 DNA 转移至受体菌细胞内。

四、噬菌体

噬菌体（bacteriophage，phage）是一类感染细菌、真菌、支原体、放线菌或螺旋体等微生物的病毒。噬菌体分布广泛且有严格的宿主特异性，故可利用噬菌体进行细菌的鉴定与分型。由于噬菌体的结构简单，基因数少，常用于分子生物学与基因工程研究。

（一）噬菌体的生物学性状

1. 形态与结构　噬菌体需用电子显微镜观察，有三种形态：蝌蚪形，微球形和丝形。大多数噬菌体呈蝌蚪形，由头部和尾部两部分组成。头部外壳为蛋白质，内含核酸，在头、尾连接处有一尾领结构，可能与头部装配有关。尾部末端有尾板、尾刺和尾丝（图5-1）。尾板内有能使宿主菌细胞裂解的溶菌酶。尾丝为噬菌体的吸附器官，能识别宿主菌体表面的特殊受体，故噬菌体具有严格的宿主特异性，一种噬菌体只感染一种、甚至某一型特定的微生物，据此可用于细菌的分型鉴定。

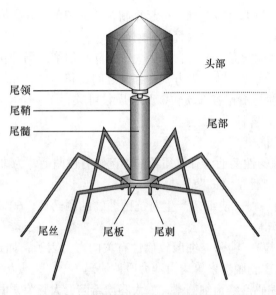

图 5-1　蝌蚪形噬菌体结构模式图

2. 化学组成　噬菌体主要由核酸和蛋白质组成。核酸是噬菌体的遗传物质。蛋白质构成噬菌体头部的外壳及尾部，包括尾髓、尾鞘、尾领、尾板、尾刺和尾丝。蛋白质具有保护核酸的作用，并决定噬菌体外形和表面特征。噬菌体的核酸为 DNA 或 RNA，以 DNA 噬菌体多见。

3. 抵抗力　噬菌体对理化因素的抵抗力比一般细菌的繁殖体强，大多数噬菌体能抵抗乙醚、氯仿和乙醇，耐低温。对紫外线和 X 射线敏感，一般经紫外线照射 10 ～ 15min 即失去活性。

（二）噬菌体与宿主菌的相互关系

根据噬菌体与宿主菌的相互关系，可将其分为以下两种类型。

1. 毒性噬菌体　感染细菌后即在菌体内增殖并裂解细菌的噬菌体称为毒性噬菌体。其感染细菌时，先通过尾刺或尾丝特异性地吸附于敏感细菌表面相应受体上，尾鞘收缩，头部的核酸经尾髓小孔注入细菌细胞内，蛋白质外壳留在菌体外。噬菌体 DNA 注入细胞后，细菌不再复制自身的 DNA，而以噬菌体的 DNA 为模板复制子代噬菌体 DNA，同时合成子代噬菌体的蛋白质外壳，再装配成完整的子代噬菌体。当子代噬菌体增殖到一定数量时，细菌即发生裂解，释放出子代噬菌体，此过程称为溶菌周期。

2. 温和噬菌体　温和噬菌体感染细菌后将其基因整合于细菌染色体中，并随着细菌基因进行复制，形成溶原状态。整合在细菌 DNA 上的噬菌体基因称为前噬菌体，带有前噬菌体的细菌称为溶原性细菌。溶原性细菌仍可生长繁殖，并将前噬菌体传给子代，此过程称为溶原性周期。整合的前噬菌体可偶尔自发地或在某些因素的诱导下脱离宿主菌染色体进入溶菌周期，导致细菌裂解，此时，温和噬菌体即转变为毒性噬菌体。

第三节　细菌变异的发生机制

细菌的遗传型变异是由基因结构改变而引起的变异，主要通过基因突变、基因转移与重组来实现。

一、基因突变

基因突变（mutation）是细菌的 DNA 碱基对发生缺失、插入或置换，引起遗传型变异。可分为点突变、插入或缺失突变、多点突变。基因突变可自然发生，但突变率仅为 $10^{-10} \sim 10^{-6}$，若用高温、紫外线、X 射线、烷化剂、亚硝酸盐等理化因素人工诱导细菌突变，可使突变率提高 $10 \sim 1000$ 倍。

细菌在自然环境下的表现型称为野生型，突变后的表现型称为突变株。有时突变株可再次发生突变而回复为野生型的性状，称为回复突变。但回复突变不一定是恢复原来的基因型，可能是某个抑制基因突变代偿了第一次突变在性状方面的改变。

二、基因转移与重组

外源性遗传物质转入受体菌的过程称为基因转移，转移的基因与受体菌的 DNA 整合在一起的过程称为基因重组。通过基因转移和重组使受体菌获得新的遗传性状。外源性遗传物质可来自于供体菌染色体 DNA、质粒 DNA 或噬菌体 DNA。基因转移与重组的方式主要有转化、转导、接合和溶原性转换等。

（一）转化

受体菌直接摄取供体菌游离的 DNA 片段，并与自身 DNA 重组，使受体菌获得新的性状称为转化（transformation）。例如Ⅱ型无荚膜无毒力的肺炎链球菌摄取Ⅲ型有荚膜有毒力的肺炎链球菌 DNA 后，即转化为有荚膜有毒力的Ⅲ型肺炎链球菌（图 5-2）。

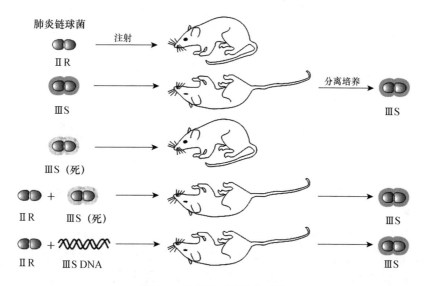

图 5-2　肺炎链球菌转化试验

在转化过程中，受体菌只有处于感受态时才能摄取游离的 DNA。感受态一般出现在细菌对数生长期的后期，保持时间短，只有几分钟至 $3 \sim 4h$，此时细菌表面有一种吸附 DNA 的受体，容易吸收供体菌 DNA 而发生转化。

（二）转导

以温和噬菌体为载体，将供体菌的遗传物质转移至受体菌，使受体菌获得新的遗传性状称为转导（transduction）。根据转导基因片段的范围，分为普遍性转导与局限性转导。

1. 普遍性转导　当温和噬菌体终止溶原周期进入到溶菌周期时，噬菌体在菌细胞内进行生物合成，在噬菌体 DNA 装配入衣壳蛋白组成新的噬菌体时，在 $10^5 \sim 10^7$ 次装配中会有一次装配错误，误将细菌的 DNA 片段装入噬菌体衣壳中，当此噬菌体再次感染受体菌时，则将供体菌 DNA 带入受体菌内，此误被装入的 DNA 片段可以是供体菌染色体上的任何部分，称为普遍性转导。

在普遍性转导中，如供体菌的 DNA 片段与受体菌的染色体整合，随染色体而传代，称完全转导；如供体菌的 DNA 片段不能与细菌染色体整合，仍保持游离状态，也不自身复制，当细菌分裂时，游离 DNA 只能进入一个子代细菌，供体菌 DNA 的遗传性状不能在受体菌中传代和表达，故称流产性转导。

2. 局限性转导　温和噬菌体的基因以前噬菌体的形式整合在细菌染色体 DNA 的某一特定位置，当终止这种溶原状态时，前噬菌体从细菌染色体上脱落下来，有 10^{-6} 概率发生偏差脱离，连同相邻的一段细菌染色体上的基因一起包装到噬菌体衣壳内。当此噬菌体再次侵入受体菌时，可带入供体菌的特定基因，使受体菌获得供体菌的某些遗传性状。由于转移的只限于供体菌 DNA 上的某些特定基因，故称为局限性转导。

（三）接合

供体菌和受体菌通过性菌毛相互连接沟通，将遗传物质（如质粒）转移给受体菌的过程称为接合（conjugation）。质粒可分接合性质粒与非接合性质粒二类，前者可通过接合转移。接合性质粒有 F 质粒、R 质粒、Col 质粒、毒力质粒等。

1. F 质粒的接合　具有 F 质粒的 F^+ 菌通过其性菌毛末端与 F 菌表面的受体结合，结合后性菌毛逐渐缩短，使二菌紧靠在一起，然后 F^+ 菌中 F 质粒的一股 DNA 链断开，逐渐由细胞连接处伸入 F 菌，继而以滚环模式进行复制。所以，在受体菌获得 F 质粒时供体菌并不失去 F 质粒。受体菌在获得 F 质粒后即变为 F^+ 菌，也长出性菌毛（图 5-3）。

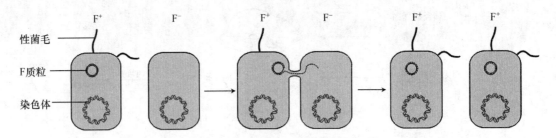

图 5-3　F 质粒结合转移模式图

2. R 质粒的接合　R 质粒由耐药传递因子和耐药决定因子构成，前者编码性菌毛，后者决定耐药性，二者必须结合在一起才能在细菌之间传递耐药性。1959 年，日本学者将具有多重耐药性的大肠埃希菌与对抗生素敏感的宋内志贺菌混合培养后，分离到抗多种药物的宋内志贺菌多重耐药株，而且耐药性的传播迅速。后来研究证实在 R 质粒上带有几种耐药基因，通过接合同时转移到其他细菌。R 质粒在细菌间的转移是引起细菌耐药性扩散、耐药菌株日益增多的一个重要原因。

（四）溶原性转换

温和噬菌体的 DNA 整合到宿主菌的染色体 DNA 后，使细菌的基因型发生改变，从而获得新的遗传性状，称为溶原性转换（lysogenic conversion）。如 β- 棒状杆菌噬菌体感染不产毒素的白喉棒状杆菌后，白喉棒状杆菌即可产生白喉毒素。此外产气荚膜梭菌和肉毒梭菌分别可因溶原性转换而获得产 α 毒素和肉毒毒素的能力。

第四节　细菌遗传变异在医学中的应用

一、在疾病诊断、治疗与预防中的应用

（一）疾病诊断

在细菌感染性疾病的诊断中，若细菌在形态结构、染色性、生化反应、抗原性及毒力等方面发生变异，将会给病原菌的鉴定带来一定困难。如金黄色葡萄球菌应以产生金黄色色素为其特点，但耐药菌株多产生灰白色色素；从临床新分离的伤寒沙门菌中，约有 10% 的菌株不产生鞭毛，患者也不产生抗鞭毛（H）抗体，因此在进行肥达试验时，不出现 H 凝集或凝集效价很低，影响试验结果的判断。所以在临床细菌学检查中不仅要熟悉细菌的典型特性，还要了解其变异规律，这样才能做出正确的诊断。

（二）疾病治疗

由于抗生素的广泛使用，耐药菌株日益增多，甚至出现了多重耐药菌株。而且有些耐药性质粒同时带有编码毒力的基因，使其致病性增强。这些变异的后果给疾病的治疗带来了很大的困难。为此，对临床分离的致病菌，应根据药物敏感试验结果合理选择药物，并应足量、全程用药，对于易发生耐药性变异的细菌或某些慢性传染病需要长期用药者，应考虑几种药物联合应用，以避免耐药性的产生。

（三）疾病预防

将毒力减弱而保留免疫原性的菌株制成减毒活疫苗，已成功地用于某些传染病的预防。

二、在检测致癌物质方面的应用

基因突变是导致人体细胞恶性转化的重要原因，能诱导细菌突变的物质也可能诱发人体细胞基因突变。因此，凡能诱导细菌基因突变的物质均被视为可疑致癌物，据此可利用细菌为实验对象，筛选可疑致癌物。例如：利用鼠伤寒沙门菌的组氨酸营养缺陷型（His⁻）作试验菌，以被检化学物质作为诱变剂，His⁻ 菌在组氨酸缺乏的培养基上不能生长，在诱变剂的作用下，若细菌发生基因突变成为 His⁺ 菌则能生长，表明作为诱变剂的物质则为可疑致癌物，称为 Ames 实验。

三、在基因工程方面的应用

基因工程是根据细菌可通过基因转移和重组获得新性状的原理而设计的。其主要步骤是：①从供体细胞（细菌或其他生物细胞）的 DNA 上切取一段需要表达的基因，即目的基因。②将目的基因结合在合适的载体（如质粒或噬菌体）上。③通过载体将目的基因转移到受体菌（工程菌）内，随着细菌的大量繁殖表达出大量的目的基因产物。目前通过基因工程已能大量生产胰岛素、干扰素、生长激素、白介素等生物活性物质和乙肝疫苗等生物制品。目前已在探索用基因工程技术治疗基因缺陷型疾病。随着医学和生命科学的发展，基因工程技术必将在医学领域和生命科学中得到更广泛的应用，创造出更多的生命奇迹。

本章小结

　　常见的细菌变异现象有形态结构的变异（细胞壁、荚膜、鞭毛、芽胞）、菌落的变异（S-R 变异）、毒力的变异和耐药性变异。

　　细菌遗传变异的物质基础包括细菌染色体、质粒和噬菌体 DNA。变异的机制是细菌的基因发生了突变或基因转移与重组。基因突变是细菌的基因结构发生了突然而稳定的改变，外源性遗传物质转入受体菌细胞内并与其 DNA 整合在一起的过程称为基因转移与重组，细菌基因转移和重组的方式包括转化、转导、接合和溶原性转换。

思考题

1. 常见的细菌变异现象有哪些？有何意义？
2. 何谓质粒？其主要特性有哪些？
3. 简述细菌基因转移与重组的四种方式。

（曹德明）

第六章　细菌的感染与免疫

学习目标

通过本章内容的学习，学生应能：

1. 掌握：细菌的致病因素；医院感染的概念。
2. 熟悉：感染的来源及类型。
3. 了解：机体抗菌免疫的机制。

感染（infection）指细菌在一定条件下，突破宿主防御功能、侵入机体并定居、生长繁殖、扩散、释放毒性物质，从而引起机体不同程度的病理损伤过程。细菌能否侵入机体引起感染，取决于细菌的致病性和机体的免疫力。

第一节　细菌的致病性

细菌的致病性（pathogenicity）是指细菌引起疾病的性能。细菌的致病性是对特定宿主而言的，有的细菌只对人有致病性，有的仅对动物有致病性，有的既对人致病又对动物致病。不同的细菌可引起宿主不同的病理变化及不同的疾病，例如结核分枝杆菌引起结核，伤寒沙门菌则引起伤寒。细菌的致病性与其本身的毒力、侵入的数量和侵入途径等密切相关。

一、细菌的毒力

细菌的毒力（virulence）是指细菌致病性的强弱程度。通常用半数致死量（median lethal dose，LD_{50}）或半数感染量（median infective dose，ID_{50}）作为毒力的测定指标，指在一定条件下，引起 50% 实验动物死亡或 50% 组织培养细胞发生感染的最小细菌量或毒素剂量。细菌毒力越强，则 LD_{50} 或 ID_{50} 越小。细菌的毒力物质主要包括侵袭力和毒素。

（一）侵袭力

侵袭力是指病原菌突破机体防御功能，在体内定植、繁殖及扩散的能力。侵袭力与细菌的表面结构、侵袭性物质相关。

1. **菌体表面结构**

（1）荚膜：细菌的荚膜具有抗吞噬和抗杀菌物质的作用，使细菌形成免疫逃逸，进而在宿主体内迅速繁殖和扩散。另外，A 群链球菌的 M 蛋白、伤寒沙门菌的 Vi 抗原等位于细菌细胞壁外层的结构，称为微荚膜，其功能与荚膜相似。

（2）黏附素：细菌的黏附素是指细菌表面与黏附相关的蛋白质，主要包括菌毛黏附素和非菌毛黏附素。菌毛黏附素由细菌菌毛分泌产生，例如淋病奈瑟菌的菌毛黏附素。非菌毛黏附素则为细菌表面的某些成分，如 A 群链球菌的脂磷壁酸等。不同的黏附素与宿主细胞表面黏附素受体发生特异性结合，使细菌黏附于宿主细胞而引起感染。

2. **侵袭性物质**　某些细菌在代谢过程中，常产生一些对宿主细胞有损伤作用的侵袭性物质。如金黄色葡萄球菌产生的血浆凝固酶，能使血浆中的纤维蛋白原转变为纤维蛋白，纤维蛋白包绕在菌体表面，从而保护细菌不易被吞噬细胞吞噬；A 群链球菌产生的透明质酸酶，能分解宿主细胞间质的透明质酸，使细菌易在组织中扩散，链激酶能使血液中纤维蛋白酶原转变为纤维蛋白酶，溶解血块或阻止血浆凝固，亦利于细菌在组织中扩散。

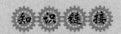

细菌生物被膜

细菌生物被膜是指大量细菌附着在有生命或无生命材料表面，分泌多种胞外多聚物（如多糖、蛋白质）将自身包绕其中而形成的膜状物，是细菌的群体结构。生物被膜的形成是细菌适应环境有利于其生存的一种状态。当细菌在体内黏附于黏膜表面或各种人工植入的医用材料（如人工心脏瓣膜、气管插管、人工关节等）时，均易形成生物被膜。相对于游离细菌，被膜菌对抗生素和机体免疫系统具有很强的抵抗力，并且被膜菌之间易发生毒力基因和耐药基因的转移和传递，一方面增强了细菌的致病力，另一方面也给疾病的治疗带来较大困难。

（二）毒素

毒素（toxin）是细菌在代谢过程中产生和释放的毒性成分，可直接或间接损伤宿主组织细胞和器官，干扰其生理功能。按照来源和作用特点不同分为外毒素（exotoxin）和内毒素（endotoxin）。

1. **外毒素**　是细菌在代谢过程中产生并分泌到菌体外的毒性物质。外毒素主要来源于革兰氏阳性菌，如破伤风梭菌、肉毒梭菌、产气荚膜梭菌、白喉棒状杆菌、金黄色葡萄球菌等；也可来自于部分革兰氏阴性菌，如产毒性大肠埃希菌、鼠疫耶尔森菌、霍乱弧菌、铜绿假单胞菌等。大多数外毒素在细菌细胞内合成并分泌至菌体细胞外，但少数外毒素存在于菌体内，只有当菌体裂解后才释放出来。外毒素的特性如下：

（1）化学成分：为蛋白质，性质不稳定，可被蛋白酶分解，易被酸和热等理化因素破坏，例如破伤风痉挛毒素在 60℃ 经 20min 即可被破坏。多数外毒素由 A、B 两个亚单位组成，A 亚单位是毒性成分，决定其毒性效应；B 亚单位无毒性，是外毒素分子与靶细胞结合的部位，可介导 A 亚单位进入靶细胞。A 或 B 亚单位单独存在时均无致病作用，必须同时存在才能发挥毒性作用。

（2）毒性作用：外毒素毒性作用强，且具有组织选择性。如由肉毒梭菌产生的肉毒毒素毒性十分强烈，比氰化钾的毒性强 1 万倍，1mg 肉毒毒素可杀死 2 亿只小白鼠，是目前发现的最剧毒物质。外毒素对组织器官具有选择性，通过与靶细胞表面受体结合，引起特征性的病变。根据外毒素对宿主细胞的亲和性及作用机制不同，可将其分为神经毒素、细胞毒素和肠毒素三大类，其作用机制见表 6-1。

（3）免疫原性：外毒素免疫原性强，可刺激机体产生抗体，称为抗毒素，可中和相应外毒素的毒性。外毒素经 0.3% ～ 0.4% 甲醛作用后可脱去毒性，但保留免疫原性，从而制成类毒素（toxoid），类毒素刺激机体亦可产生抗毒素，故类毒素可用于人工主动免疫预防相应疾病。

表6-1 常见细菌外毒素及作用机制

类别	外毒素	产生的细菌	作用机制	所致疾病	症状和体征
神经毒素	肉毒毒素	肉毒梭菌	抑制胆碱能运动神经释放乙酰胆碱	肉毒中毒	肌肉松弛性麻痹
	破伤风痉挛毒素	破伤风梭菌	阻断抑制性神经递质甘氨酸的释放	破伤风	骨骼肌强直性痉挛
细胞毒素	白喉毒素	白喉棒状杆菌	抑制细胞蛋白质的合成	白喉	肾上腺出血，心肌损伤，外周神经麻痹
	致热外毒素	A群链球菌	破坏毛细血管内皮细胞	猩红热	皮疹
肠毒素	肠毒素	霍乱弧菌	激活腺苷酸环化酶，提高细胞 cAMP 水平	霍乱	小肠上皮细胞内水及电解质丢失，腹泻、呕吐
		金黄色葡萄球菌	作用于呕吐中枢	食物中毒	呕吐、腹泻

2. 内毒素 是革兰氏阴性细菌细胞壁中的脂多糖（LPS）成分，当细菌裂解后才释放出来。衣原体、立克次体、螺旋体等胞壁中也具有内毒素样物质，具有内毒素的活性。内毒素的特性如下：

（1）化学成分：内毒素的化学成分为脂多糖，由特异性多糖、非特异性核心多糖、脂质 A 三部分组成。其化学性质稳定，耐热，加热 100℃ 1h 不失活，需加热到 160℃ 2~4h 或用强碱、强酸、强氧化剂煮沸 30min 才被破坏。

（2）毒性作用：内毒素的主要毒性成分是脂质 A，其毒性相对弱，且对组织无选择性。不同细菌产生的内毒素毒性作用相似，其生物学作用有：①发热反应：微量内毒素进入血液后即可引起发热反应。其机制是 LPS 激活巨噬细胞、血管内皮细胞，使其释放 IL-1、IL-6、TNF-α 等细胞因子，这些细胞因子作为内源性致热原作用于下丘脑体温调节中枢，引起发热反应。②白细胞反应：内毒素能激活毛细血管内皮细胞，表达一系列黏附分子，使大量白细胞黏附于微血管壁，并游出血管进入组织，使循环血液中白细胞急剧减少。数小时后，由于脂多糖诱生中性粒细胞释放因子刺激骨髓，使骨髓中的中性粒细胞大量释放入血，继而导致血循环中的白细胞数增高，12~24h 达高峰。但伤寒沙门菌的内毒素则使循环血中白细胞减少，其机制尚不清楚。③内毒素血症与内毒素休克：当血液中有革兰氏阴性菌大量繁殖或病灶内细菌释放大量内毒素入血，即可导致内毒素血症。内毒素作用于单核巨噬细胞、中性粒细胞、血小板、内皮细胞、补体系统、激肽系统、凝血系统等，诱生 TNF-α、IL-1、IL-6、组胺、5-羟色胺、前列腺素、激肽等血管活性介质，使全身小血管功能紊乱而出现微循环障碍，组织器官毛细血管灌注不足、缺氧、酸中毒等，严重者可导致以微循环衰竭和低血压为特征的内毒素休克。④弥散性血管内凝血（DIC）：高浓度的内毒素活化凝血系统，引起血液凝固，广泛性血管内凝血致使大量凝血因子消耗，进而引起皮肤和黏膜出血、渗血及内脏广泛性出血，严重者可致死亡。

（3）免疫原性：内毒素的免疫原性弱，不能脱毒成为类毒素。

内毒素不同于外毒素，两者区别见表6-2。

表6-2 细菌外毒素与内毒素的主要区别

区别	外毒素	内毒素
来源	革兰氏阳性菌及部分革兰氏阴性菌，活菌分泌至菌体外，少数细菌裂解后释放	革兰氏阴性菌细胞壁中的脂多糖，菌体裂解后释放
化学成分	蛋白质	脂多糖
稳定性	加热 60~80℃ 30min 被破坏	加热 160℃ 2~4h 被破坏

续表

区别	外毒素	内毒素
免疫原性	强，易刺激机体产生抗毒素；经甲醛处理后脱毒形成类毒素	较弱，刺激机体产生中和抗体，中和抗体作用弱；经甲醛处理后不能形成类毒素
毒性作用	毒性强，各种外毒素对组织器官有选择性毒性作用，引起特殊临床症状	毒性较弱，各种内毒素毒性反应大致相同，引起发热、白细胞反应、微循环障碍、休克、DIC等

二、细菌的侵入数量

细菌引起机体感染，除必须具有一定的毒力外，还需达到足够的数量。一般情况下，细菌的毒力越强，其引起感染所需菌量越少；毒力越小，其引起感染所需菌量越大。例如毒力强的鼠疫耶尔森菌，在无特异性免疫力的机体中只需数个细菌侵入就可引起鼠疫，而毒力较弱的沙门菌则需要数亿个细菌侵入才引起急性胃肠炎。

三、细菌的侵入途径

具有一定毒力及足够数量的病原菌，还需要经特定途径侵入机体才可引起感染。如痢疾志贺菌必须经口侵入肠道繁殖才能引起痢疾，破伤风梭菌必须侵入窄而深的伤口才能引起破伤风。但有的细菌可通过多种途径侵入机体，如结核分枝杆菌可通过呼吸道、消化道、皮肤创伤等多途径侵入机体引起感染。

第二节　机体的抗菌免疫

抗菌免疫是指机体抵抗细菌感染的能力。在抗感染免疫过程中，机体的非特异性免疫首先发挥抗感染作用，一般经 7～10 天，当机体产生特异性免疫后，非特异性免疫与特异性免疫相互配合，共同发挥抗菌免疫效应而杀灭病原菌。

一、非特异性免疫

非特异性免疫又称先天性免疫或固有免疫，是机体在种系发育和进化过程中逐渐建立起来的天然防御功能。非特异性免疫受遗传基因控制，生来就有，并能遗传，无特异性，对各种细菌均有一定的抵御能力，应答迅速，其主要通过屏障结构、吞噬细胞和体液中的抗微生物物质发挥免疫防御作用。

（一）屏障结构

1. 皮肤与黏膜　皮肤与黏膜是保护机体的外部屏障，是阻止细菌侵入的第一道防线。当皮肤与黏膜受损时，易受病原菌的感染；皮肤和黏膜能分泌多种杀菌物质。例如皮肤汗腺分泌的乳酸、皮脂腺分泌的脂肪酸以及黏膜分泌的溶菌酶、胃酸、蛋白酶等均有杀灭细菌等微生物的作用。

2. 血脑屏障　血脑屏障由软脑膜、脉络丛、脑毛细血管及星状胶质细胞等组成。可阻挡微生物、毒素及大分子物质从血液进入脑组织或脑脊液，具有保护中枢神经系统的作用。由于婴幼儿血脑屏障发育不完善，故易发生中枢神经系统的感染。

3. 胎盘屏障　胎盘屏障由母体子宫内膜的基蜕膜和胎儿绒毛膜组成，能阻挡细菌等病原体及其有害产物从母体进入胎儿体内。在妊娠 3 个月内，胎盘屏障尚未发育完善，若母体发生感染，细菌等病原体可经胎盘侵入胎儿，影响胎儿正常发育，导致胎儿畸形甚至死亡。

（二）吞噬细胞

吞噬细胞分为小吞噬细胞和大吞噬细胞两类，前者主要是血液中的中性粒细胞，后者包括血液中的单核细胞和组织中的巨噬细胞。吞噬细胞吞噬杀菌过程分为以下三个阶段。

1．接触　吞噬细胞与细菌的接触可以是随机相遇，或通过趋化因子的吸引。趋化因子包括补体活化产物（如 C_{3a}、C_{5a}、C_{567}）、细菌的成分或其代谢产物、某些细胞因子等。这些趋化因子能促使吞噬细胞向感染部位移行聚集，使吞噬细胞与细菌接触。

2．吞入　吞噬细胞与细菌接触部位的细胞膜发生内陷，同时伸出伪足将细菌包围并摄入吞噬细胞内，形成部分细胞膜包绕的吞噬体，此为吞噬。对于病毒等较小的微生物，吞噬细胞则内陷形成吞饮小泡，将病毒包绕在小泡中，此为吞饮。

3．杀灭消化　当吞噬体形成后，吞噬细胞内溶酶体向吞噬体靠近，融合形成吞噬溶酶体，溶酶体内的溶酶体酶（如溶菌酶、髓过氧化物酶、碱性磷酸酶等）可杀死细菌，而蛋白酶、多糖酶、酯酶、核酸酶等可分解细菌的蛋白、多糖、脂类、核酸，最后吞噬细胞将不能消化的残渣排到细胞外。吞噬细胞吞噬病原菌后，可出现两种不同的吞噬后果。

（1）完全吞噬：有些细菌（如细胞外寄生的化脓性球菌等）被吞噬后，5～10min 内死亡，30～60min 内被消化分解。

（2）不完全吞噬：有些细菌（如细胞内寄生的结核分枝杆菌、嗜肺军团菌等），在无特异性免疫的机体内被吞噬后，不能被杀死，称为不完全吞噬。此种吞噬对机体不利，因病原菌在吞噬细胞内繁殖，可使吞噬细胞死亡破裂，未破裂的吞噬细胞还可成为这些细菌的保护体，使其避免药物及血清中抗菌物质的作用，并随游走的吞噬细胞经淋巴道、血液扩散到其他部位，引起感染的扩散。

（三）体液中的抗微生物物质

1．溶菌酶　溶菌酶主要来源于吞噬细胞，是一种低分子碱性蛋白质，广泛分布于血清、唾液等体液中。溶菌酶能裂解革兰氏阳性细菌细胞壁肽聚糖，使细胞壁损伤而溶菌。革兰氏阴性菌对溶菌酶不敏感，但如果有抗体的参与，也可发挥溶菌作用。

2．补体　补体被激活后，通过发挥趋化、免疫调理及免疫黏附等作用而杀灭细菌。

3．防御素　防御素是一类富含精氨酸的小分子多肽，主要杀灭胞外感染的细菌。

二、特异性免疫

特异性免疫又称后天性免疫或获得性免疫，是指人出生后，在生活过程中与病原体及其代谢产物等抗原分子接触后产生的免疫。特异性免疫的作用具有高度特异性和记忆性，仅对相应的病原体发挥免疫作用，并且当机体再次接触相同抗原时，免疫效应显著增强。特异性免疫包括体液免疫和细胞免疫。

（一）体液免疫

体液免疫是由 B 淋巴细胞介导的免疫应答，其效应产物是抗体。特异性抗体的作用有：①抗毒素能中和细菌的外毒素；② IgG 类抗体通过调理作用促进吞噬细胞对细菌的吞噬作用；③ IgM、IgG 类抗体与病原菌形成的复合物，可激活补体经典途径而溶解细菌；④ SIgA 可阻挡病原菌定植于黏膜表面。

（二）细胞免疫

细胞免疫是由 T 淋巴细胞介导的免疫应答，通过产生效应 T 细胞（CTL）及细胞因子而发挥免疫效应。当效应 T 细胞再次接触相同病原菌时，CTL 可直接杀伤该菌。CD_4^+Th 细胞产生多种细胞因子，这些细胞因子可通过趋化、活化吞噬细胞而吞噬消化病原菌。

（三）抗感染免疫的特点

1．抗胞外菌感染的免疫　大多数病原菌都寄居在细胞外，机体抗感染免疫以体液免疫为主，通过抗体、补体的调理作用以及抗毒素对外毒素的中和作用而发挥免疫效应，达到抗胞外菌感染的目的。

2. 抗胞内菌感染的免疫　有的病原菌（如伤寒沙门菌、结核分枝杆菌等）侵入机体后，进入宿主细胞内繁殖而致病。这些细菌被吞噬细胞吞入后产生不完全吞噬，体液免疫产生的抗体对此类细菌免疫作用不大，主要依靠细胞免疫发挥免疫效应。

第三节　感染的来源与类型

一、感染的来源

按照感染的来源不同，可将感染分为外源性感染和内源性感染。

（一）外源性感染

外源性感染的传染源包括患者、带菌者和带菌动物。

1. 患者　是感染的主要来源，从疾病的潜伏期到恢复期，病原菌可通过多种途径在人与人之间传播。因此对传染病及早做出诊断，隔离和治疗患者对控制外源性感染有重要意义。

2. 带菌者　是指携带病原菌但未出现临床症状并能不断向体外排菌者。带菌者因无临床症状，不易被人们发觉。在疾病的传播方面，其危害性高于患者。

3. 病畜与带菌动物　有些细菌如鼠疫耶尔森菌、炭疽芽胞杆菌、牛型结核分枝杆菌等可引起人畜共患病，因而患病或带菌动物所带的病原菌可传染人。

（二）内源性感染

内源性感染的病原菌来源于患者自身体内或体表，大多由体内正常菌群引起，少数由某些曾感染过而潜伏下来的病原体引起。引起内源性感染的细菌多为条件病原菌。当机体长期大量使用广谱抗生素以及各种原因使机体免疫力下降时，常发生内源性感染，如晚期癌症患者、AIDS 患者、器官移植使用免疫抑制剂者、老年人等均易发生内源性感染。

二、感染的类型

感染的发生、发展和结局是机体与病原菌在一定条件下相互作用和较量的复杂过程。随着双方力量的变化，出现不同的感染类型及临床表现。

（一）隐性感染

当机体免疫力较强，侵入机体的病原菌数量较少、毒力较弱时，细菌感染对机体造成的病理损害较轻微，不出现明显的临床症状时，称隐性感染（亦称为亚临床感染）。大多数传染病的流行过程中，感染人群 90% 以上出现隐性感染。隐性感染后机体可产生特异性免疫力，可防御同种病原菌再次感染。

（二）显性感染

当机体抗感染免疫力较弱，或侵入机体的病原菌毒力强、数量多，机体组织和细胞受到不同程度的损害，生理功能亦发生改变，并出现明显的临床症状或体征时，为显性感染。

1. 根据病情缓急、病程长短分类

（1）急性感染：发病急，常表现为突然发作，症状明显，病程较短，一般为数日至数周，病愈后病原菌从体内消失。如脑膜炎奈瑟菌、霍乱弧菌等引起的感染。

（2）慢性感染：发病缓慢，病程长，可持续数月或数年。引起慢性感染的病原菌多为胞内寄生菌，如结核分枝杆菌、麻风分枝杆菌等。

2．根据感染的部位和性质分类

（1）局部感染：病原菌侵入机体后，局限在一定部位生长繁殖，引起局部病变。如化脓性球菌引起的疖、痈、甲沟炎等。

（2）全身感染：病原菌侵入机体后，病原菌及其毒性代谢产物通过血液向全身扩散引起全身症状。常见的全身感染有：①菌血症（bacteremia）：病原菌由局部一时性或间断性侵入血流，但未在血流中繁殖，随血液到达适宜的组织器官后再生长繁殖，引起相应的症状，如伤寒的早期可出现菌血症。②毒血症（toxemia）：病原菌在局部组织生长繁殖，不侵入血液，但其释放的外毒素进入血液，到达特定的组织细胞，引起特殊的毒性症状，如白喉、破伤风等。③内毒素血症（endotoxemia）：革兰氏阴性菌侵入血液并在其中大量生长繁殖，崩解后释放出大量内毒素引起中毒症状，或是病灶内大量革兰氏阴性菌死亡裂解，释放的内毒素进入血液引起中毒症状。严重的革兰氏阴性菌感染时，常发生内毒素血症。④败血症（septicemia）：病原菌侵入血流，并在其中大量生长繁殖，产生外毒素或内毒素等毒性产物，引起全身性中毒症状，表现为高热、皮肤黏膜瘀斑、肝脾大等。如鼠疫耶尔森菌、炭疽芽胞杆菌等可引起败血症。⑤脓毒血症（pyemia）：化脓性细菌侵入血液后在其中大量繁殖，并通过血液扩散到其他组织器官（如肝、肾、肺等），产生新的化脓性病灶。如金黄色葡萄球菌引起的脓毒血症，可导致多发性肝脓肿、皮下脓肿和肾脓肿等。

（三）带菌状态

有时在隐性或显性感染后，病原菌并未立即消失，而是在体内存留一定时间，与机体免疫力处于相对平衡状态，称为带菌状态。处于带菌状态的人称为带菌者，带菌者没有临床症状，但会经常或间歇排出病原菌，成为重要的传染源，因此及时发现带菌者并对其进行有效治疗，对控制传染病的流行具有重要意义。

三、医院感染

医院感染（hospital infection，nosocomial infection）又称医院内感染，广义指各类人群在医院内所获得的感染，主要指患者和医务人员在医院内发生的感染。

案例 6-1

1998 年 4 月开始，某市妇儿医院发生严重的医院感染暴发事件，该院在 2 个多月内，共计手术 292 例，发生感染 166 例，切口感染率为 56.85%。

问题与思考：

1．什么是医院感染？

2．医院感染常见的微生物有哪些？

3．如何预防和控制医院感染？

（一）医院感染概述

医院感染的对象是所有在医院内活动的人群，包括患者、陪护人员、探视者及医院工作人员等，但主要是患者。感染发生的地点是在医院内，发生的时间是患者在医院期间或出院后不久的时间内，不包括入院前已发生或已处于潜伏期的感染。

随着各种药物、侵入性诊疗措施的广泛应用，伴之耐药菌株、机会致病性微生物感染率的增加、患者免疫功能下降，致使医院感染率升高。医院感染严重影响医疗质量，增加了患者和国家的经济负担。根据近年我国全国医院感染监控监测统计报告，我国每年发生医院感染的病例约500万，医院感染率约4.6%。可见，医院感染已成为当前医院面临的突出公共卫生问题，必须引起高度重视。

（二）医院感染常见的微生物

引起医院感染的微生物种类多，包括细菌、支原体、衣原体、病毒、真菌等，但以机会致病性微生物为主。引起医院感染常见的微生物见表6-3。

表6-3　医院感染常见的微生物

感染类型	微生物名称
呼吸道感染	流感嗜血杆菌、肺炎链球菌、鲍曼不动杆菌、分枝杆菌、肠杆菌科细菌、呼吸道病毒等
泌尿道感染	大肠埃希菌、变形杆菌、克雷伯菌、沙雷菌、铜绿假单胞菌、白假丝酵母菌等
胃肠道感染	沙门菌、宋内志贺菌、病毒等
伤口和皮肤感染	金黄色葡萄球菌、大肠埃希菌、变形杆菌、厌氧菌、凝固酶阴性葡萄球菌等

（三）预防和控制医院感染的措施

预防和控制医院感染的措施包括：①健全和完善预防医院感染的管理制度，进行广泛宣传，提高医务人员对医院感染的认识，增强医务人员的责任心；②进行隔离预防，防止病原微生物从患者或带菌者传给其他人群；③在医院的各项诊疗过程中，严格执行无菌操作技术，加强消毒灭菌；④合理使用抗菌药物，降低医院感染率；⑤对急诊室、重症监护室、婴儿室、手术室、治疗室、供应室等部门应进行医院感染密切监测和预报。对一次性使用的医疗器具及医院污物等，应按照有关部门规定和要求进行规范化管理或销毁处理。

本章小结

感染是指在一定条件下，细菌突破机体的防御功能，侵入体内并定居、繁殖、扩散、释放毒性物质，从而引起机体不同程度的病理过程。感染的发生取决于细菌的致病性和机体的免疫力。

细菌的致病性与细菌的毒力、侵入的数量、侵入途径密切相关。毒力包括侵袭力和毒素。侵袭力由菌体表面结构和侵袭性物质决定。毒素分为外毒素和内毒素，外毒素主要来源于革兰氏阳性菌，毒性强，并有组织选择性；内毒素是革兰氏阴性菌细胞壁中的脂多糖，毒性相对较弱，不同内毒素的毒性作用相似。

抗菌免疫包括非特异性免疫与特异性免疫，二者相辅相成，共同发挥免疫作用而杀灭清除致病菌。

根据细菌的致病性与机体免疫力不同，感染后出现不同的感染类型，包括隐性感染、显性感染及带菌状态等。

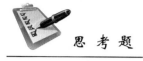

思 考 题

1．细菌的致病因素有哪些？
2．比较细菌内毒素与外毒素的异同。
3．细菌引起的全身感染有哪些类型？
4．什么是医院感染？医院感染的病原体有什么特点？

（李剑平）

第七章 细菌感染的检查方法与防治原则

学习目标

通过本章内容的学习，学生应能：
1. 掌握：细菌感染的标本采集和送检原则。
2. 熟悉：细菌感染的防治原则。
3. 了解：细菌感染的病原学检查和血清学诊断方法；常用抗菌药物的种类及杀菌机制。

细菌感染的实验室检查对细菌感染性疾病的诊断具有重要意义。其中病原学检查是对标本中的病原菌进行分离鉴定和药物敏感试验、毒力试验、检测细菌抗原及其核酸等，有助于感染性疾病的病因诊断、指导合理用药及观察疗效，也可为流行病学调查提供可靠依据。血清学诊断是用已知的细菌抗原检测患者血清中特异性抗体，可用于疾病的辅助诊断。

细菌感染性疾病的预防除了控制传染源、切断传播途径外，重点是进行特异性预防，即通过接种疫苗、类毒素等生物制剂使机体获得特异性免疫力。细菌感染的治疗常用各种抗菌药物，但需注意细菌的耐药性变异。

第一节　细菌感染的检查方法

细菌感染的检查需根据感染情况采集适宜标本，检查方法包括病原学检查和血清学诊断（图7-1）。

一、标本的采集和送检原则

标本的采集与送检方法正确与否直接影响检测结果的准确性。为提高检出率，避免诊断错误或漏检，标本采集与送检过程应遵循下列原则：

1. 应在疾病早期、急性期、使用抗菌药物之前采集标本。

2. 严格无菌操作，避免正常菌群或外界环境中杂菌污染标本，怀疑为厌氧菌感染的标本应尽量避免接触空气。

3. 根据感染的部位、病程不同采集适当标本，尽可能采集病变明显部位的标本。例如流行性脑膜炎患者取脑脊液、血液或出血瘀斑；伤寒患者在病程第 1～2 周内取血液，第 2～3 周时可取粪便。

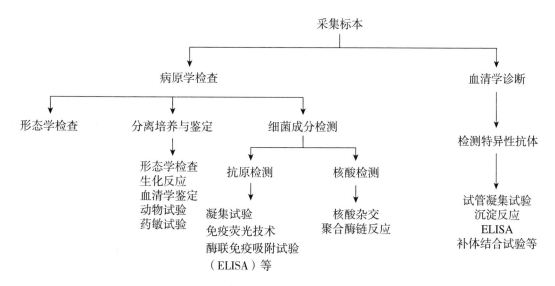

图 7-1 细菌感染的实验检查方法

4．采集标本后做好标记，尽快送检。若不能立即送检，应将标本置于特殊的运送培养基中，大多数标本应冷藏送检，但某些细菌（如脑膜炎奈瑟菌、淋病奈瑟菌）对低温和干燥敏感，应注意保温保湿，最好床边接种。

5．进行血清学诊断应采集急性期和恢复期双份血清，若恢复期抗体效价比急性期效价增高超过 4 倍以上有诊断价值。

6．注意生物安全防护，防止病原菌污染环境或感染人体，标本需置于密闭、防渗漏的无菌容器中，烈性传染病患者标本需专人送检。

二、细菌感染的病原学检查

细菌感染的病原学检查主要包括形态学检查、分离培养和鉴定、药物敏感试验，有的尚需作动物试验。此外，还可通过检查细菌抗原或核酸进行快速诊断。

（一）形态学检查

细菌形态学检查包括不染色标本检查和染色标本检查法。

1．不染色标本检查法　主要用于观察细菌的动力。

（1）压滴法：将标本滴于载玻片中央，将盖玻片轻轻覆盖于标本上，避免产生气泡，置于暗视野显微镜下观察。有鞭毛的细菌运动活泼，可向不同方向迅速运动；无鞭毛细菌则无明显位置移动。

（2）悬滴法：在凹玻片的凹窝四周涂少许凡士林，将标本滴于盖玻片中央，将凹玻片的凹窝对准盖玻片的标本处，反扣覆盖在盖玻片上，迅速翻转，使菌液悬滴于盖玻片下，静置片刻后于暗视野显微镜下观察。

2．染色标本检查法　将标本涂片后染色，可观察到细菌的形态、大小、排列及染色性，可对标本中的细菌进行初步鉴别。常用的染色方法有革兰氏染色、抗酸染色等，其他还有荧光染色、特殊染色（如鞭毛、荚膜、异染颗粒染色等），根据细菌种类和实验目的选择不同方法。

（1）革兰氏染色：是细菌形态学检查中最常用的染色方法。标本经涂片、干燥、固定后，再用结晶紫初染、卢戈碘液媒染、95% 乙醇脱色、稀释复红（或沙黄）复染，染成紫色者为革兰氏阳性菌，染成红色者为革兰氏阴性菌。革兰氏染色对鉴别细菌、指导用药、分析细菌的致病性等均有重要意义。

（2）抗酸染色：主要用于分枝杆菌的鉴别。标本经涂片、干燥、固定后，再用 5% 苯酚复红初染、3% 盐酸乙醇脱色、亚甲蓝复染，由于分枝杆菌细胞壁脂类含量多，着色后能抵抗盐酸乙醇的脱色，故染成红色，称为抗酸菌；而其他细菌易被盐酸乙醇脱色，故染成蓝色，称为非抗酸菌。

　　形态学检查法操作简便、快速，凡在形态和染色性上具有特征的病原菌或从无菌标本（如脑脊液）中发现细菌，直接涂片染色后镜检有助于初步诊断。例如痰中查见抗酸杆菌、脑脊液中发现革兰氏阴性成双排列的球菌、脓液中找到革兰氏阳性葡萄串状球菌、咽喉假膜中查到有异染颗粒的棒状杆菌时，可分别初步诊断为结核分枝杆菌、脑膜炎奈瑟菌、葡萄球菌或白喉棒状杆菌感染。特别是不易进行人工培养或培养周期较长的细菌，通过形态学检查并结合临床有助于病原学诊断。但是，形态学检查的敏感性和准确性不及分离培养法。

（二）细菌的分离培养和鉴定

　　有很多细菌在形态和染色性上不能区分，需进行细菌的分离培养和鉴定，这是确诊细菌感染性疾病最可靠的方法，并有助于正确选用抗菌药物及评价疗效。

　　1. 分离培养　根据病情采集不同的临床标本，将标本接种至适宜培养基中进行分离培养，分离出单个菌落，观察菌落的大小、形状、颜色、表面性状、透明度、溶血等特点，再结合形态学检查结果，有助于细菌的初步鉴定。

　　2. 生化反应　因不同细菌具有不同的代谢酶，对营养物质的分解能力及其代谢产物不尽相同，检测细菌对各种基质（如糖类和蛋白质）的代谢产物可用于鉴定细菌，称为细菌的生化反应。例如幽门螺杆菌具有尿素酶，可分解尿素产生氨，故可用尿素酶试验进行鉴定；肠道杆菌的菌体形态和菌落特征相似，需通过多种生化反应进行鉴别。

　　3. 血清学鉴定　用已知的特异性抗体检测病原菌的特异性抗原，可对病原菌做出最终鉴定。如用志贺菌属、沙门菌属的特异性抗体，与分离的待测菌做玻片凝集试验，可确定其群和型。

　　4. 药物敏感试验　是体外测定抗菌药物对病原菌的抑菌或杀菌作用的方法，对指导临床用药、控制感染、避免细菌的耐药性具有重要意义。常用方法有纸片扩散法（K-B 法）和稀释法，前者是将含定量抗菌药物的纸片贴在接种了待测菌的琼脂平板上，培养后，根据药物纸片周围的抑菌环直径判断待测菌对该药物敏感或耐药；后者是将待测菌接种至含不同浓度的抗菌药物培养基中，根据最低抑菌浓度或最低杀菌浓度判断结果。

　　5. 动物实验　动物实验主要用于病原菌的研究和细菌毒力的检测等。常用实验动物有小鼠、豚鼠和家兔等，接种途径有注射（皮内、皮下、腹腔、肌肉、静脉、脑内）和灌胃等。动物实验一般不用于常规细菌学诊断。

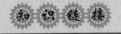

自动化微生物鉴定和药敏分析系统

　　目前半自动或自动化的细菌生化鉴定和药敏分析系统在临床实验室的应用日益广泛。自动微生物鉴定系统是基于微生物编码鉴定技术，该技术综合了数学、电子、信息和自动分析技术，将细菌的生化反应模式转换为数学模式，构建细菌生化反应模式的数据库，对待测菌鉴定后对比数据库进行分析，得出鉴定结果。自动化药敏分析系统是基于微量化的肉汤稀释法，能快速、准确、定量测定药物对待测菌的最低抑菌浓度。自动化鉴定和药敏分析系统使细菌的鉴定和药敏试验实现了微量化、快速化、自动化和标准化，细菌鉴定水平明显提高，鉴定时间大为缩短。

6．毒力检测 细菌的毒力可通过动物实验检测，以半数感染量（median infective dose，ID_{50}）或半数致死量（median lethal dose，LD_{50}）表示，即在一定时间内，通过一定途径使一定体重的实验动物半数感染或半数死亡所需的最小毒素量或细菌数量。内毒素常用鲎试验检测，外毒素测定方法包括动物实验、ELISA 法、Elek 平板毒力试验（检测白喉毒素）等。

（三）细菌抗原的检测

其原理是用已知的特异性抗体检测临床标本或培养物中的待测菌抗原成分。常用方法有玻片凝集试验、协同凝集试验、酶免疫技术、免疫荧光技术、对流免疫电泳等，常用于脑膜炎奈瑟菌、肺炎链球菌、沙门菌、大肠埃希菌、流感嗜血杆菌等多种细菌的检测。

（四）细菌核酸的检测

不同细菌具有不同的基因结构，通过检测细菌的特异基因序列可对细菌进行鉴定和分型。此类技术可直接检出标本中的致病菌，不受标本中的杂质干扰，对培养困难或培养周期长的病原菌尤为适用，还可用于细菌毒素基因的检测。检测方法包括：①聚合酶链反应（polymaerase chain reaction，PCR）：是一种体外扩增特异性 DNA 片段的技术，具有快速、灵敏度高和特异性强等特点，还有由此发展而来的逆转录 PCR（reverse transcriptase PCR，RT-PCR）、实时荧光定量 PCR（real-time PCR）等技术；②核酸杂交技术：如原位杂交（in situ hybridization）、斑点杂交（dot blot）、Southern 印迹、Northern 印迹等；③ 16SrRNA 基因序列分析：原核细胞型微生物的 16SrRNA 基因由可变区和保守区组成，保守区为所有细菌共有，可变区具有属或种特异性；④生物芯片技术：该技术可将许多不同类型的探针同时固定于一张芯片上，一次可对样品中可能存在的多种致病菌进行系统检测分析，可用于病原菌的基因分型与鉴定以及耐药性、毒力基因的检测，具有高通量、多样性、微型化、自动化等特点。

三、血清学诊断

用已知的细菌或其特异性抗原检测患者血清或其他体液中有无相应特异性抗体及其效价的动态变化，可作为细菌感染性疾病的辅助诊断，称为血清学诊断。通常采取患者急性期和恢复期双份血清标本检测特异性抗体效价，若抗体效价明显高于健康人群的水平，或恢复期抗体效价比急性期升高 ≥ 4 倍时才有诊断价值。常用于细菌感染性疾病的血清学诊断方法见表 7-1。

表 7-1 细菌感染性疾病的常用血清学试验

血清学试验	应用举例
直接凝集试验	伤寒、副伤寒（肥达试验）、立克次体病（外斐试验）、波浪热、钩端螺旋体病（显微镜凝集试验）、支原体引起的原发性非典型肺炎（冷凝集试验）
胶乳凝集试验	流感嗜血杆菌和脑膜炎奈瑟菌感染引起的脑膜炎、梅毒、新生隐球菌感染
沉淀试验	梅毒（VDRL、RPR 试验）、白喉毒素（Elek 平板毒力试验）
对流免疫电泳	流行性脑脊髓膜炎
补体结合试验	Q 热
中和试验	风湿热（抗 O 试验）
免疫印迹试验	莱姆病
免疫荧光试验	梅毒（FTA-ABS 试验）
ELISA	多种病原菌感染的特异性抗体检测

第二节 细菌感染的特异性预防

细菌感染的预防原则主要包括发现和控制传染源、切断传播途径、保护易感人群几个方面。其中保护易感人群的关键措施是特异性预防，分为人工主动免疫（artificial active immunization）和人工被动免疫（artificial passive immunization），二者区别见表7-2。

表7-2　人工主动免疫与人工被动免疫的区别

区别要点	人工主动免疫	人工被动免疫
免疫物质	抗原	抗体或细胞因子等
免疫出现时间	慢（数天～4周）	快（立即）
免疫维持时间	长（数月～数年）	短（2～3周）
主要用途	预防	治疗或紧急预防

一、人工主动免疫

人工主动免疫是将疫苗或类毒素接种于人体，使之产生特异性免疫的方法，主要用于疾病的预防。

（一）疫苗

是用微生物或其有效抗原成分制备而成的生物制剂，包括死疫苗、减毒活疫苗、亚单位疫苗、核酸疫苗等。

1. 死疫苗（killed vaccine） 用理化方法杀死病原微生物，但仍保留抗原性而制成的生物制品，也称为灭活疫苗。常用的有百日咳、伤寒、霍乱、鼠疫、钩端螺旋体病等疫苗。其优点是易于制备和保存、稳定性高、安全性好，缺点是接种剂量大、不良反应较大、免疫维持时间短、需多次接种。

2. 减毒活疫苗（attenuated vaccine） 是通过毒力变异或人工筛选得到的弱毒株或无毒株，可诱发理想的免疫应答而又不产生临床症状的疫苗，常用的有卡介苗、炭疽、脊髓灰质炎疫苗等。其优点是：能模拟自然感染过程，诱发全面、稳定、持久的体液免疫、细胞免疫和黏膜免疫应答，剂量较小，免疫力持久，一般只需接种1次。其缺点是：存在毒力回复突变危险，需冷藏保存。死疫苗和减毒活疫苗的区别见表7-3。

表7-3　死疫苗和减毒活疫苗的区别

区别点	死疫苗	减毒活疫苗
制品特点	死菌，保持免疫原性	减毒或无毒的活菌
制备方法	用理化方法使病原菌失活	通过非正常培养减毒株
接种量和次数	量多，2～3次	量少，1次
接种反应	在体内不能增殖，可出现发热、全身或局部肿痛等反应	可在体内增殖，类似轻度或隐性感染
免疫应答类型	体液免疫	体液免疫和细胞免疫
免疫维持时间	0.5～1年	1～5年或更长时间
安全性	好，不发生毒力回升	对免疫缺陷者有危险，可毒力回升
稳定性	相对稳定	相对不稳定
保存	易保存，4℃可保存1年以上	不易保存，4℃保存2周，真空冻干可长期保存

3．亚单位疫苗（subunit vaccine）　是指不含病原体核酸、仅含能诱发机体产生免疫应答的有效抗原成分的疫苗。如肺炎链球菌、脑膜炎奈瑟菌和流感嗜血杆菌的荚膜多糖疫苗。

4．核酸疫苗（nucleic acid vaccine）　又称 DNA 疫苗，是指将编码病原体保护性抗原的基因片段克隆到真核表达载体上，再直接导入体内，以持续表达目的抗原，进而诱发机体产生免疫应答的新型疫苗。核酸疫苗具有制备简单、表达稳定、免疫效果好等优点，但其免疫机制和安全性问题尚在研究中。

5．转基因植物疫苗（plant vaccine）　又称植物疫苗，是指将有效免疫原编码基因导入植物细胞并在其中表达和积累，通过食用已表达目的抗原的转基因植物后，可诱发机体产生特异性免疫应答的新型疫苗。目前此类疫苗正在研制中。

（二）类毒素

是用 0.3% ～ 0.4% 甲醛处理外毒素，使其脱毒但仍保留免疫原性的生物制品。将类毒素与死疫苗制成联合疫苗，具有良好的免疫效果，如 DPT 三联疫苗，可同时预防白喉、百日咳、破伤风三种疾病。

二、人工被动免疫

人工被动免疫是将含有特异性抗体的免疫血清、纯化免疫球蛋白、细胞因子或致敏的免疫细胞等输入机体使其立即获得特异性免疫，主要用于感染性疾病的紧急预防和治疗。

1．抗毒素（antitoxin）　通常用类毒素或外毒素多次免疫马，即可从马血清中分离出抗毒素制剂。抗毒素能中和相应外毒素的毒性作用，可用于相应疾病的治疗和紧急预防。常用的有白喉、破伤风和肉毒抗毒素等。在使用时需注意避免 I 型超敏反应。

2．免疫球蛋白（immunoglobulin）　包括胎盘丙种球蛋白和血清丙种球蛋白，前者是从健康产妇的胎盘和婴儿脐带血中提取而制成，后者是从正常成人血清中提取的，含有多种微生物的特异性抗体。主要用于麻疹、甲型肝炎、脊髓灰质炎等病毒性疾病的紧急预防，也可用于丙种球蛋白缺乏症、肿瘤及烧伤患者，以预防常见致病菌的感染。

3．抗菌血清（antiserum）　抗菌免疫血清是指用细菌免疫动物而制成的含有特异性抗体的血清。因制备繁琐、菌型多、可能引发超敏反应等，目前已基本淘汰。但对某些多重耐药菌（如铜绿假单胞菌）感染可考虑使用。

4．细胞因子制剂（cytokine）　常用的有干扰素、白细胞介素、集落刺激因子等。

第三节　细菌感染的防治原则

细菌感染的治疗可用多种抗菌药物，主要包括由微生物合成的抗生素类药物和人工合成的抗菌化学药物。但随着抗菌药物的广泛使用，细菌的耐药问题日益严重，故正确、合理选用抗菌药物非常重要。

一、抗菌药物的种类

按化学结构和性质可将抗菌药物分为以下几类：①β- 内酰胺类：包括青霉素类、头孢菌素类药物、碳青霉烯类、单环 β- 内酰胺类、β- 内酰胺酶抑制剂等；②大环内酯类：如红霉素、螺旋霉素、阿奇霉素等；③氨基糖苷：如阿米卡星、链霉素、庆大霉素、妥布霉素、卡那霉素等；④四环素类：如四环素、土霉素、多西环素等；⑤氯霉素；⑥人工合成的抗菌药物：包括喹诺酮类、磺胺类；⑦其他：如多肽类、万古霉素、林可霉素、异烟肼、利福平等。

二、抗菌药物的杀菌机制

抗菌药物的杀菌机制主要包括：①抑制细胞壁的合成：如 β- 内酰胺类药物；②抑制蛋白质的合成：如氨基糖苷类、四环素类、大环内酯类药物；③抑制核酸的合成：如喹诺酮类、利福平、磺胺类药物；④影响细胞膜的功能：如多黏菌素。

本章小结

细菌感染的实验检查有助于感染性疾病的病因诊断、指导用药及流行病学调查。主要包括标本的采集、细菌的分离培养和鉴定、细菌抗原和核酸的检测、血清学诊断等。细菌感染的预防关键是特异性预防，包括人工自动免疫和人工被动免疫，细菌感染的治疗有多种抗菌药物可选择，但需注意合理用药，避免细菌的耐药性变异。

思考题

1. 简述细菌感染的细菌学检查标本采集与送检原则。
2. 常用的细菌感染检查方法有哪些？
3. 何谓人工自动免疫和人工被动免疫？二者有何区别？

第八章 病原性球菌

学习目标

通过本章内容的学习，学生应能：
1. 掌握：葡萄球菌属、链球菌属、脑膜炎奈瑟菌和淋病奈瑟菌的致病物质及所致疾病。
2. 熟悉：病原性球菌的主要种类；上述细菌的主要生物学性状。
3. 了解：上述细菌的微生物学检查及防治原则。

球菌是细菌中的一大类，种类繁多，广泛分布于自然界和人体，大多数为非致病菌，少数对人有致病性的球菌称为病原性球菌，因其能引起各种化脓性炎症，故又称化脓性球菌。根据革兰氏染色将病原性球菌分为两大类：革兰氏阳性球菌主要有葡萄球菌、化脓性链球菌、肺炎链球菌和肠球菌等；革兰氏阴性球菌主要有脑膜炎奈瑟菌和淋病奈瑟菌等。

第一节 葡萄球菌属

案例 8-1

患者，女，65岁，左足红肿、疼痛、破溃溢脓半个月，为黄色脓性分泌物。行抽脓切开引流处理，将采集的脓液标本做细菌培养：检出金黄色葡萄球菌，血培养阴性。

问题与思考：
1. 金黄色葡萄球菌引起的化脓性感染有何特点？该特点与其产生的哪种致病物质有关？
2. 引起伤口化脓性感染的病原菌还有哪些？

葡萄球菌属（*Staphylococcus*）的细菌因堆积成葡萄状而得名，广泛分布于自然界、人和动物的体表及与外界相通的腔道中。大多数葡萄球菌为非致病菌，少数对人致病，是最常见的化脓性球菌，80%以上的化脓性感染由此类细菌引起。某些人的皮肤和鼻咽部可携带致病的金黄色葡萄球菌，一般人群的带菌率为20%～30%，但医务人员的带菌率可达80%～85%，是医院内交叉感染的重要来源。

一、生物学特性

（一）形态与染色

革兰氏阳性，菌体呈球形或椭圆形，直径约 $1\mu m$，常呈葡萄状排列（图8-1），在脓液或液体标本中也可散在或短链状排列。无鞭毛，无芽胞，一般无荚膜，但某些致病菌株在体内可形成荚膜。葡萄球菌在衰老、死亡、陈旧培养物中或被中性粒细胞吞噬后可转为革兰氏阴性。

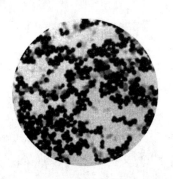 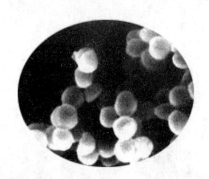

图 8-1　葡萄球菌形态

（二）培养特性与生化反应

葡萄球菌的营养要求不高，在普通培养基上生长良好，需氧或兼性厌氧，最适温度为37℃，最适 pH 为7.4。耐盐性强，能在含 10% ~ 15% NaCl 培养基中生长。在液体培养基中呈均匀混浊生长；在普通琼脂平板上的菌落呈圆形、光滑、凸起、不透明，不同菌种可产生金黄色、白色、柠檬色等脂溶性色素；在血液琼脂平板上多数致病菌株菌落周围有透明溶血环（β溶血）。触酶试验阳性，可与链球菌鉴别；多数菌株能发酵葡萄糖、麦芽糖和蔗糖，产酸不产气，金黄色葡萄球菌能分解甘露醇。

（三）抗原构造

葡萄球菌的抗原结构复杂，有 30 多种抗原，其中两种抗原有重要医学意义。

1. 葡萄球菌 A 蛋白（staphylococcal protein A，SPA）　90% 以上金黄色葡萄球菌细胞壁表面有此抗原，SPA 能与人和多种哺乳动物的 IgG 分子 Fc 段（除 IgG3 外）非特异性结合，而 IgG 的 Fab 段仍能特异性结合抗原。SPA 具有以下作用：① SPA 通过与吞噬细胞竞争结合 IgG 的 Fc 段，有效降低抗体的调理作用，从而帮助细菌抗吞噬；② SPA 与 IgG 结合后，具有促细胞分裂、引起超敏反应、损伤血小板等多种生物学活性。临床上利用 SPA 与 IgG 结合的特性，将特异性抗体结合于 SPA 作为诊断试剂，广泛用于多种微生物抗原的检测，操作简便、快速，称为协同凝集试验。

2. 多糖抗原　为细胞壁中的核糖醇磷壁酸，是一种具有型特异性的半抗原。检测其特异性抗体可辅助诊断金黄色葡萄球菌引起的活动性心内膜炎。

（四）分类

1. 根据色素和生化反应分类　可将葡萄球菌分为三种：金黄色葡萄球菌、表皮葡萄球菌、腐生葡萄球菌。金黄色葡萄球菌致病性强，表皮葡萄球菌为条件致病菌，腐生葡萄球菌为非致病菌，三种葡萄球菌的主要性状区别见表8-1。

2. 根据是否产生血浆凝固酶分类　将葡萄球菌分为凝固酶阳性菌株和凝固酶阴性菌株两类，前者是引起临床各类化脓性感染的常见致病菌，后者为条件致病菌。

表 8-1　三种葡萄球菌的主要区别

性状	金黄色葡萄球菌	表皮葡萄球菌	腐生葡萄球菌
色素	金黄色	白色	白色或柠檬色
血浆凝固酶	+	−	−
α 溶血素	+	−	−
耐热核酸酶	+	−	−
SPA	+	−	−
分解甘露醇	+	−	−
致病性	强	弱	无

（五）抵抗力

葡萄球菌在无芽胞菌中抵抗力最强。耐热，加热 60℃ 1h 或 80℃ 30min 才被杀灭。耐干燥，在干燥脓液、痰液中可存活 2 ~ 3 个月。在 2% 苯酚、1% 升汞中 10 ~ 15min 死亡。对甲紫敏感，1 ：（100 000 ~ 200 000）稀释的甲紫可抑制其生长。对青霉素、红霉素、磺胺、金霉素、庆大霉素等抗菌药物敏感，但易发生耐药性变异。近年来，由于抗生素的广泛使用，耐药菌株迅速增多，如耐青霉素 G 的金黄色葡萄球菌菌株在 90% 以上，耐甲氧西林的金黄色葡萄球菌（MRSA）现已成为医院内感染最常见的致病菌。

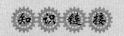

耐甲氧西林的金黄色葡萄球菌

自 1961 年首次发现 MRSA 以来，至今其感染已遍及全球，成为严重的临床及公共卫生问题。MRSA 除对甲氧西林耐药外，对其他所有与甲氧西林具有相同结构的 β - 内酰胺类和头孢类抗生素均耐药，还可通过改变抗生素作用的靶位、产生修饰酶、降低膜通透性等不同机制，对氨基糖苷类和大环内酯类抗生素耐药，通常对万古霉素、替考拉宁、磺胺类等抗菌药物敏感，但现在已经出现对万古霉素耐药的 MRSA，为临床治疗带来极大困难。

二、致病性与免疫性

（一）致病物质

1. 毒素　致病性葡萄球菌可产生多种毒素，主要有：

（1）葡萄球菌溶素（staphylolysin）：分为 α、β、γ、δ、ε 五类，对人致病的主要是 α 溶素。α 溶素为一种外毒素，不耐热，抗原性强，对人和多种哺乳动物的红细胞、白细胞、血小板、肝细胞、成纤维细胞、血管平滑肌细胞等均有毒性作用。经甲醛处理可制成类毒素，用于葡萄球菌感染的预防和治疗。

（2）杀白细胞素（leukocidin）：大多数金黄色葡萄球菌能产生杀白细胞素，该毒素能破坏中性粒细胞和巨噬细胞，增强细菌的侵袭力；同时，细胞的死亡成分可形成脓栓，加重组织损伤。其特异性抗体具有抵抗葡萄球菌再感染的作用。

（3）肠毒素（enterotoxin）：约 50% 临床分离的金黄色葡萄球菌可产生肠毒素，共有 9 个血清型。葡萄球菌肠毒素是一种对热稳定的蛋白质，100℃ 30min 仍保持部分活性。该毒素是超抗原，能非特异性激活 T 细胞，释放大量细胞因子而引起组织损伤。若食用被葡萄球菌肠毒素污染的食品，该毒素作用于肠道神经细胞受体，刺激呕吐中枢引起以呕吐为主要症状的急性胃肠炎，即食物中毒。

（4）毒性休克综合征毒素 -1（toxic shock syndrome toxin-1，TSST-1）：曾称为肠毒素 F，约20% 从临床分离的金黄色葡萄球菌可产生此毒素。可引起机体发热、毛细血管通透性增加，增加机体对内毒素的敏感性，导致多组织、器官功能紊乱或毒性休克综合征（TSS）。

（5）表皮剥脱毒素（exfoliative toxic，exfoliatin）：又称表皮溶解毒素，为蛋白质。能裂解表皮组织的棘状颗粒层，使表皮与真皮脱离，引起剥脱性皮炎（又名葡萄球菌烫伤样皮肤综合征）。

2．侵袭性酶

（1）血浆凝固酶（coagulase）：金黄色葡萄球菌可产生血浆凝固酶，能使人或兔血浆发生凝固，增强细菌的侵袭力。血浆凝固酶有两种：①游离凝固酶：是分泌至菌体外的蛋白质，可被血浆中的协同因子激活成为凝血酶样物质，使液态的纤维蛋白原变为固态的纤维蛋白，从而使血浆凝固；②结合凝固酶：位于菌体表面不释放，能与血浆中的纤维蛋白原结合，使纤维蛋白原变为纤维蛋白并沉积在菌体表面，引起细菌凝集，帮助细菌抵抗吞噬细胞的吞噬以及体液中杀菌物质的作用。同时，由于纤维蛋白沉积在细菌表面，限制了细菌向周围组织扩散，故葡萄球菌感染易局限化和形成血栓。血浆凝固酶仅来源于金黄色葡萄球菌，故可作为金黄色葡萄球菌的重要鉴别指标。

（2）其他酶类：致病性葡萄球菌还可产生纤维蛋白溶解酶（即葡激酶）、耐热核酸酶、透明质酸酶、脂酶等，可增强细菌在体内扩散的能力。

（二）所致疾病

1．化脓性感染　根据感染部位分为：

（1）皮肤软组织感染：如疖、痈、毛囊炎、蜂窝织炎、伤口化脓等。其感染特点是：脓汁黄而黏稠，病灶局限，与周围组织界限清楚。

（2）内脏器官感染：如肺炎、气管炎、脓胸、中耳炎、脑膜炎、心包炎等。

（3）全身性感染：若皮肤化脓灶受外力挤压或机体免疫力下降，可引起败血症、脓毒血症。

2．毒素性疾病　由葡萄球菌产生的外毒素引起毒素性疾病。

（1）食物中毒：在食入被葡萄球菌肠毒素污染的食物 1～6h 后，患者出现恶心、呕吐、腹痛、腹泻等急性胃肠炎症状，以呕吐症状最突出，预后良好，大多数患者于 1～2 天内可自行恢复好转。

（2）烫伤样皮肤综合征：由产生表皮剥脱毒素的金黄色葡萄球菌引起，多见于婴幼儿和免疫力低下的成人。发病初期皮肤出现弥漫性红斑，1～2 天表皮起皱，继而出现清亮的水疱，最后表皮上层大片脱落。若治疗不及时，死亡率可达 20%。

（3）毒性休克综合征：由产生 TSST-1 的金黄色葡萄球菌引起。表现为突发的高热、呕吐、腹泻、弥漫性红疹伴脱屑（以掌和足底明显）、低血压，严重者出现心、肾衰竭或休克。

某些患者由于长期使用广谱抗生素，出现菌群失调引起的假膜性肠炎，现认为主要由艰难梭菌所致，金黄色葡萄球菌仅为其伴随菌。

此外，凝固酶阴性的葡萄球菌（主要是表皮葡萄球菌）是一种条件致病菌，近年来，由此类细菌引起的感染发病率逐年增高，已成为医院内感染的重要病原菌之一。多见于各种人工植入手术（如安装人工心脏瓣膜或心脏起搏器、人工关节植入术）和免疫力低下患者，常引起尿路感染、细菌性心内膜炎、静脉导管感染、腹膜透析性腹膜炎、菌血症或败血症等。

（三）免疫性

人体对葡萄球菌具有一定的天然免疫力。只有在皮肤黏膜损伤、慢性消耗性疾病（如糖尿病、肿瘤、结核）或免疫力低下时，才易发生葡萄球菌感染。病后虽可产生特异性免疫，但维持时间短，难以防止再感染。

三、微生物学检查

根据疾病类型不同采集不同标本，如化脓性病灶取脓液，败血症取血液，食物中毒取可疑食物或呕吐物，假膜性肠炎取粪便等。

（一）直接涂片染色镜检

取标本直接涂片，经革兰氏染色后镜检，根据细菌形态、染色性、排列方式可做出初步诊断。

（二）分离培养与鉴定

脓汁标本直接接种于血液琼脂平板进行分离培养，血液标本需先用液体培养基增菌后再进行分离培养。经 37℃培养 18～24h，观察菌落特征，并挑取可疑菌落涂片染色镜检，通过生化反应做进一步鉴定。致病性葡萄球菌的主要鉴定依据是：①产生金黄色色素；②菌落周围有透明溶血环；③血浆凝固酶试验和耐热核酸酶试验阳性；④发酵甘露醇产酸。此外，因凝固酶阴性的葡萄球菌也可致病，在分析结果时需结合临床症状综合判断。

（三）葡萄球菌肠毒素检查

取食物中毒患者的呕吐物、粪便或可疑食物进行细菌的分离培养和鉴定。用 ELISA 法检测肠毒素，敏感快速；也可用 PCR 技术检测葡萄球菌是否为产毒菌株。

四、防治原则

注意个人卫生，对皮肤创伤及时消毒处理。加强医院管理，严格无菌操作，防止医源性感染。加强食品和饮食行业的监督管理，皮肤（尤其是手部）有化脓性感染者，在治愈前不能从事餐饮工作，防止食物中毒。

由于葡萄球菌易发生耐药性变异，因此应根据药物敏感试验合理选择抗生素，防止滥用抗生素。对反复发作的皮肤感染，可试用自身菌苗或类毒素进行人工自动免疫。

第二节　链球菌属

案例 8-2

患者，男，8 岁，恶心、呕吐、头痛、乏力，四肢及眼睑水肿。查体：T 36.5 ℃，P 80 次/分，R 20 次/分，BP 140/90 mmHg。尿常规：尿蛋白＋＋＋。潜血＋＋＋，肾功能：血肌酐 117 μmol/L，尿素氮 10.5 mmol/L，血清白蛋白 37.9 g/L，尿蛋白 2.8g/d。既往史：大约 1 个月前曾患化脓性扁桃体炎。

问题与思考：

1. 据以上资料可初步考虑为哪种疾病？可进一步做哪种实验室检查以明确诊断？
2. 与该疾病有关的病原菌是哪种？分析其发病机制。

　　链球菌属（*Streptococcus*）是一类常见的化脓性球菌，广泛分布于自然界和人体上呼吸道、胃肠道，大多数是人或动物体内的正常菌群，少数致病菌可引起多种化脓性炎症和超敏反应性疾病。

一、化脓性链球菌

（一）生物学特性

　　1. 形态与染色　革兰氏阳性，菌体呈球形或卵圆形，直径 0.6 ~ 1μm，呈链状排列（图8-2）。链的长短与菌种和生长环境有关，在固体培养基中呈短链状，在液体培养基中呈长链状，临床标本中常成对或短链状。无芽胞，无鞭毛，有菌毛样结构。多数 A 群链球菌在培养早期可形成透明质酸荚膜，但随着培养时间的延长，因菌体产生透明质酸酶而溶解消失。

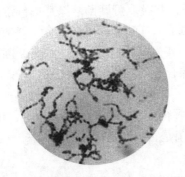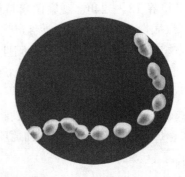

图 8-2　链球菌形态

　　2. 培养特性与生化反应　营养要求较高，必须在含有血液、血清、葡萄糖的培养基中才能生长，需氧或兼性厌氧。最适生长温度 37℃，最适 pH 7.4 ~ 7.6。在血清肉汤中易形成长链，呈絮状沉于管底。在血液琼脂平板上菌落呈圆形、细小、灰白色、光滑、凸起、透明或半透明，不同菌种有不同溶血现象。触酶试验阴性，可与葡萄球菌鉴别。链球菌不分解菊糖、不被胆汁溶解，可用于鉴别甲型溶血性链球菌与肺炎链球菌。

　　3. 分类

　　（1）按溶血现象分类：根据链球菌在血平板上的溶血情况将其分为三类。

　　1）甲型溶血性链球菌（α-hemolytic streptococcus）：菌落周围有狭窄草绿色溶血环，称为甲型溶血或 α 溶血，故亦称草绿色链球菌。草绿色溶血环是细菌产生的过氧化氢使血红蛋白氧化成正铁血红蛋白所致。该菌是人体上呼吸道的正常菌群，属于条件致病菌。

　　2）乙型溶血性链球菌（β-hemolytic streptococcus）：菌落周围有宽而透明的溶血环，是细菌产生的溶血素溶解破坏红细胞所致，称为 β 溶血，故亦称溶血性链球菌。该菌致病性强，可引起多种疾病。

　　3）丙型链球菌（γ-streptococcus）：不产生溶血素，菌落周围无溶血环，亦称不溶血性链球菌。该菌常存在于乳类和粪便中，一般不致病。

　　（2）按抗原结构分类：根据细胞壁中的多糖抗原（C 抗原）不同，将链球菌分为 A ~ H、K ~ V 20 个血清群，对人致病的链球菌 90% 属于 A 群。根据菌体表面的 M 蛋白质抗原分型，如 A 群链球菌可分为 150 个型、B 群分 4 个型、C 群分 13 个型等。

　　4. 抵抗力　链球菌的抵抗力不强，不耐热，加热 60℃ 30min 被杀灭。在干燥的痰液、尘埃中可生存数周至数月，对一般消毒剂敏感。乙型溶血性链球菌对青霉素、红霉素、磺胺等抗菌药敏感，极少有耐药菌株。

（二）致病性与免疫性

1. 致病物质 A群链球菌致病性强，其致病物质主要有菌体表面结构、多种外毒素和侵袭性酶等。

（1）菌体表面结构：A群链球菌细胞壁中具有一些能增强细菌侵袭力的菌体表面结构，主要有：

1）黏附素：包括脂磷壁酸和F蛋白，能使细菌黏附于多种具有相应受体的细胞（如皮肤的细胞和呼吸道黏膜上皮细胞），有利于细菌在机体内定植和繁殖。

2）M蛋白：具有抗吞噬和抗杀菌物质的作用。M蛋白与人肾小球基膜细胞和心肌细胞具有共同抗原，可诱发超敏反应，引起风湿热和急性肾小球肾炎。M蛋白刺激机体产生的抗体对同型细菌感染有保护作用。

（2）外毒素：

1）致热外毒素：又称为红疹毒素或猩红热毒素。能促进吞噬细胞释放内源性致热原，作用于下丘脑体温中枢引起发热；此外还具有细胞毒作用，引起皮疹，是引起猩红热的主要毒素。抗原性强，具有超抗原作用，刺激机体产生的抗毒素具有中和作用。

2）链球菌溶素：根据对氧的敏感性不同分为两种。①链球菌溶素O（streptolysin O，SLO）：是一种含 —SH 的蛋白质，对氧敏感，遇氧时 —SH 被氧化成 —S—S— 而失去溶血活性，若加入亚硫酸钠或半胱氨酸等还原剂，即可恢复其溶血活性。SLO 中的 —SH 能与细胞膜上的胆固醇结合，使细胞膜出现微孔，导致细胞裂解。SLO 对红细胞的溶解作用最强，对中性粒细胞、血小板、巨噬细胞、神经细胞、心肌细胞等也具有毒性作用。SLO 抗原性强，在链球菌感染后 2～3 周至病愈后数月到 1 年内，85%～90% 的患者血液中均可检出 SLO 抗体，该抗体可中和溶血素的毒性作用。②链球菌溶素S（streptolysin S，SLS）：是一种小分子糖肽，对氧不敏感，无抗原性，乙型溶血性链球菌在血平板上产生的溶血环即由此毒素所致。SLS 对白细胞、血小板和多种组织细胞均有破坏作用。

（3）侵袭性酶：A群链球菌可产生多种侵袭性酶，有利于细菌的扩散，均为扩散因子，包括：

1）透明质酸酶：能水解细胞间质中的透明质酸，有利于细菌在组织中的扩散。

2）链激酶（streptokinase，SK）：又称链球菌溶纤维蛋白酶，能使血液中的纤维蛋白酶原转变为纤维蛋白酶，溶解血块或阻止血浆凝固，有利于细菌的扩散。临床上将链激酶用于治疗急性心肌梗死、早期肺栓塞、冠状动脉及静脉血栓等疾病。

3）链道酶（streptodornase，SD）：又称DNA酶，能分解脓汁中高度黏稠性的DNA，使脓液稀薄，利于细菌的扩散。将 SD 和 SK 制剂联合用于化脓性伤口的清创、脓胸、输卵管炎的治疗，可使脓液变稀薄，有利于抗菌药物的杀菌作用，解除组织粘连。此外，由于 SK 和 SD 能使T淋巴细胞致敏，故可用皮肤试验，通过迟发型超敏反应原理检测机体的细胞免疫功能，称为SK-SD皮试。

2. 所致疾病 约90%的链球菌感染是由A群链球菌引起的，分为化脓性、毒素性、超敏反应性疾病三类。

（1）化脓性感染：

1）皮肤和皮下组织感染：如丹毒、脓疱疮、蜂窝织炎、痈等。其特点是：病灶与周围组织界限不清，脓汁稀薄、带血性，细菌有扩散倾向。

2）其他系统感染：经呼吸道感染可引起扁桃体炎、咽喉炎、鼻窦炎，扩散后引起中耳炎、脑膜炎等；经产道感染引起产褥热；经淋巴管或血液扩散后引起淋巴管炎、淋巴结炎、败血症等。

　（2）毒素性疾病——猩红热：是由产生致热外毒素的 A 群链球菌引起的急性呼吸道传染病，多见于 10 岁以下儿童。临床特征为：发热、咽炎、全身弥漫性红疹，皮疹消退后出现明显脱屑。少数患者可因超敏反应出现心脏、肾损害。

　（3）超敏反应性疾病：

　1）风湿热：多继发于 A 群链球菌引起的咽炎，易感人群为 10 岁以下儿童。其发病机制不十分清楚，可能是链球菌的 M 蛋白与心肌具有共同抗原引起的 II 型或 III 型超敏反应所致，表现为发热、关节炎、心肌炎。

　2）急性肾小球肾炎：多由 A 群链球菌 12 型引起，好发于儿童和青少年，表现为蛋白尿、水肿、高血压。因链球菌的 M 蛋白抗原与肾小球基膜细胞具有共同抗原，故机体产生的链球菌抗体可与肾小球基膜细胞结合，引起 II 型超敏反应；也可是链球菌 M 蛋白与相应抗体结合后形成的免疫复合物沉积于肾小球基膜，引起 III 型超敏反应，最终导致肾小球基膜的损伤。

　此外，其他链球菌在一定条件下也可致病，如：甲型溶血性链球菌可引起亚急性细菌性心内膜炎；B 群链球菌可引起新生儿肺炎、败血症、脑膜炎；变异链球菌与龋齿密切相关。

　3．免疫性　机体感染链球菌后可获得一定免疫力。链球菌感染后几周至几个月内可在血清中检出 M 蛋白抗体，能增强吞噬细胞的吞噬功能，防止同型菌株再次感染，该抗体可维持 1 ～ 2 年甚至更长时间。但因链球菌型别多，各型之间无交叉免疫力，故仍可发生其他型别的反复感染。猩红热患者可产生致热外毒素的抗体，对同型菌株具有较牢固的免疫力。

　（三）微生物学检查

　1．病原学检查　根据病情采取不同标本，如脓汁、鼻咽拭子、血液等。

　（1）直接涂片染色镜检：脓汁标本可直接涂片，革兰氏染色后镜检，发现典型链状排列的革兰氏阳性球菌可做出初步判断。

　（2）分离培养与鉴定：脓汁标本可直接接种于血液琼脂平板进行分离培养，血液标本需先增菌后再分离培养。根据菌落形态、溶血情况、菌体形态及相关鉴定试验做出最终鉴定，若为 α 溶血菌落需与肺炎链球菌鉴别。

　2．抗链球菌溶血素 O 试验（antistreptolysin O test，ASO test）　简称抗 O 试验，是用链球菌 SLO 抗原检测患者血清中的抗溶血素 O 抗体（ASO）效价，常用于风湿热和链球菌感染后肾小球肾炎等超敏反应性疾病的辅助诊断。风湿热患者血清中 ASO 效价显著增高，一般在 250 单位以上，活动性风湿热患者的 ASO 常超过 400 单位。

　（四）防治原则

　积极治疗患者和带菌者，以减少传播机会。对急性咽喉炎和扁桃体炎患者（特别是儿童）的治疗一定要及时彻底，以防止链球菌感染后肾小球肾炎和风湿热等超敏反应性疾病。治疗 A 群链球菌感染的首选药是青霉素 G，也可选用磺胺、红霉素等，长效青霉素可用于预防链球菌感染。

　二、肺炎链球菌

　肺炎链球菌（*S.pneumoniae*）简称肺炎球菌（pneumococcus），广泛分布于自然界以及人体上呼吸道，多数不致病，少数可引起大叶性肺炎、脑膜炎、支气管炎、中耳炎、鼻窦炎等疾病。

　（一）生物学特性

　1．形态与染色　革兰氏阳性球菌，呈矛头状，直径 0.5 ～ 1.5μm，常成双排列，平端相对，尖端向外，在痰液、脓汁标本中可呈单个或短链状排列（图 8-3）。无鞭毛、无芽胞，有毒菌株在人体内可形成较厚的荚膜，人工培养后荚膜消失。

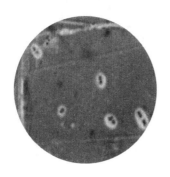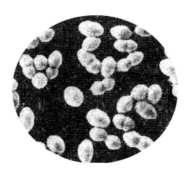

图 8-3　肺炎链球菌形态

2．培养特性与生化反应　肺炎链球菌为兼性厌氧菌，营养要求高，必须在含有血液或血清的培养基上才能生长。在血平板上的菌落细小、圆形、光滑、扁平、透明或半透明，菌落周围有狭窄草绿色溶血环，与甲型溶血性链球菌相似。因该菌在繁殖过程中可产生自溶酶，故培养48h后，菌落发生部分自溶使中央凹陷呈脐状。在血清肉汤培养基中呈均匀混浊生长，培养时间稍长后因细菌溶解而使培养基变澄清。胆汁溶菌试验、菊糖发酵试验、Optochin试验均为阳性，可与甲型溶血性链球菌鉴别。

3．抗原构造与分型

（1）荚膜多糖抗原：存在于细菌的荚膜中，具有型特异性，据此抗原不同可分为90多个血清型，其中1～3型致病力较强。

（2）C多糖抗原：存在于细菌的细胞壁中，具有种特异性，可与血清中C反应蛋白结合而沉淀。因C反应蛋白在炎症活动期时含量显著增高，故常用肺炎链球菌C多糖测定血清中C反应蛋白的含量，用于活动性风湿热和急性炎症性疾病的辅助诊断。

4．抵抗力　抵抗力较弱，56℃加热15～30min可被杀死，有荚膜菌株耐干燥，在干燥痰中可存活1～2个月。对一般消毒剂、青霉素、红霉素、林可霉素等抗生素敏感。

（二）致病性与免疫性

1．致病性

（1）致病物质：其致病物质主要是荚膜，荚膜具有抗吞噬和抗杀菌物质的作用。一旦失去荚膜，其毒力即减弱或消失。该菌还可产生肺炎链球菌溶素O，能溶解破坏红细胞和呼吸道表面纤毛细胞；产生的神经氨酸酶能水解细胞膜糖蛋白和N-乙酰神经氨酸，可能与细菌的定居、繁殖和扩散有关。

（2）所致疾病：肺炎链球菌正常情况下可寄居在人体的口腔和鼻咽腔，为条件致病菌。若机体抵抗力下降，如麻疹病毒等呼吸道病毒感染后、营养不良、老年人等抵抗力低下者，细菌经支气管侵入至肺组织，引起大叶性肺炎。表现为恶寒、高热、胸痛、咳嗽、铁锈色痰。可继发胸膜炎、脓胸，也可引起中耳炎、乳突炎、败血症、脑膜炎等。

2．免疫性　病后可获得对同型菌株较牢固的免疫力，机体产生的荚膜多糖抗体可发挥调理作用，增强吞噬细胞的吞噬功能。

（三）微生物学检查

根据感染部位不同采取不同标本，如痰液、脓汁、血液、脑脊液等。将标本（除血液外）直接涂片、染色、镜检，如发现典型革兰氏阳性球菌、矛头状、成双排列，可做出初步诊断。痰液、脓汁直接接种于血液琼脂平板进行分离培养，血液、脑脊液需先用肉汤增菌后再分离培养，37℃培养24h后，取可疑菌落做进一步鉴定，因肺炎链球菌菌落与甲型溶血性链球菌相似，需通过生化反应鉴别。小鼠对肺炎链球菌高度敏感，必要时做小鼠毒力试验鉴别。

三、防治原则

肺炎链球菌对多种抗生素敏感，治疗常用青霉素 G 或林可霉素，但现已发现对青霉素、红霉素、四环素耐药的菌株，需通过药物敏感试验选择用药。

多价肺炎链球菌荚膜多糖疫苗用于预防肺炎链球菌感染，接种后效果较好，对儿童、老年人及免疫力低下人群具有一定保护作用。

第三节　奈瑟菌属

奈瑟菌属（*Neisseria*）是一群革兰氏阴性球菌，常成双排列，无鞭毛、无芽胞、有菌毛。该菌属包括 23 个种和亚种，其中对人致病的只有脑膜炎奈瑟菌和淋病奈瑟菌。除淋病奈瑟菌寄居在泌尿生殖道外，其他奈瑟菌多为人体鼻、咽喉和口腔黏膜的正常菌群。

一、脑膜炎奈瑟菌

脑膜炎奈瑟菌（*N.meningitidis*）俗称脑膜炎球菌（meningococcus），是流行性脑脊髓膜炎（简称流脑）的病原菌。

（一）生物学特性

1. 形态与染色　革兰氏阴性球菌，呈肾形或豆形，直径 0.6 ~ 0.8μm，常成双排列，凹面相对。人工培养后多呈卵圆形或球形，排列不规则。在脑脊液标本中的细菌形态典型，多位于中性粒细胞内。新分离的菌株有荚膜和菌毛。

2. 培养特性与生化反应　营养要求较高，必须在含血液或血清的培养基上才能生长。最常用的分离培养基是巧克力色血琼脂平板，该培养基是血液琼脂培养基加热至 80℃ 制备而成，因血液经加热后颜色变为巧克力色而得名。专性需氧，初次分离培养需提供 5% ~ 10% CO_2。经 37℃ 培养 24h 后，形成圆形、细小、直径 1 ~ 1.5mm、无色透明、光滑、露滴状的菌落，在血液琼脂平板上不溶血。在血清肉汤培养基中呈均匀混浊生长。可产生自溶酶，培养至 48h 后菌体发生自溶，因此培养物应及时转种。该菌一般能分解葡萄糖和麦芽糖，产酸不产气，氧化酶试验阳性。

3. 抗原结构与分类　脑膜炎奈瑟菌有荚膜多糖抗原、外膜蛋白抗原、脂寡糖抗原和核蛋白抗原等四种抗原，其中荚膜多糖抗原具有群特异性，据此抗原可将其分为 A、B、C、D、H、I、K、L、X、Y、Z、29E 和 W135 等 13 个群，对人致病的多为 A、B、C 三群，我国以 A 群为主。外膜蛋白抗原和脂寡糖抗原可用于分型。

4. 抵抗力　对理化因素抵抗力弱，对热、干燥、冷、紫外线等都敏感，室温环境中 3h 即死亡，55℃ 加热 30min 可被杀死。对常用消毒剂敏感，如 75% 乙醇、0.1% 苯扎溴铵、1% 苯酚可迅速杀灭该菌。对磺胺、青霉素、链霉素、金霉素等抗生素敏感，对磺胺易产生耐药性。

（二）致病性与免疫性

1. 致病物质　有菌毛、荚膜和内毒素。荚膜和菌毛能增强细菌的侵袭力。内毒素是其主要致病物质，可引起发热、小血管和毛细血管内皮细胞损伤、局部血管栓塞和出血，表现为皮肤出血性瘀斑，严重时可致 DIC 和中毒性休克。

2. 所致疾病　引起流行性脑脊髓膜炎，多见于 6 个月至 2 岁儿童。传染源是患者和带菌者，该菌正常情况下可寄居在人体鼻咽部，特别是流行性脑脊髓膜炎流行期间，人群带菌率可高达 20% ~ 70%，经飞沫传播。细菌侵入机体后，首先在鼻咽部繁殖，潜伏期 2 ~ 3 天。根据细菌毒力、侵入数量和机体免疫力不同，病情轻重不一。免疫力强者无症状或仅有轻微呼吸道炎症；若机体免疫力低下，则细菌大量繁殖后侵入血液引起菌血症或败血症，患者突发恶寒、高热、恶心、呕吐，皮肤黏膜有出血点或瘀斑，少数患者体内细菌可突破血脑屏障到达脑脊髓膜，引起化脓性炎症，表现为剧烈头痛、喷射状呕吐、颈项强直等脑膜刺激症状，严重者有微循环障碍、DIC、肾上腺出血，导致中毒性休克，预后不良。

3．免疫性　机体对脑膜炎奈瑟菌的免疫力以体液免疫为主。群特异性抗体 IgG、IgM 和 IgA 可促进吞噬细胞的吞噬作用，并可激活补体发挥溶菌和杀菌作用。母体内的 IgG 类抗体可通过胎盘进入胎儿体内，故 6 个月内的婴儿极少患病。6 个月～ 2 岁的婴幼儿是流行性脑脊髓膜炎的易感人群。

（三）微生物学检查

1．标本采集　根据病情采取脑脊液、血液或瘀斑渗出液等标本，带菌者取鼻咽拭子。因本菌对温度和干燥敏感，故标本采集后应注意保温保湿、及时送检，最好是床边接种。

2．直接涂片镜检　脑脊液标本经离心后，取沉淀直接涂片染色镜检，如发现中性粒细胞内有革兰氏阴性双球菌，可初步诊断。出血点或瘀斑渗出液可制成印片，革兰氏染色后镜检，检出率较高。

3．分离培养与鉴定　脑脊液和血液标本先用血清肉汤增菌，然后接种到巧克力色血琼脂平板进行分离培养；鼻咽拭子、瘀斑渗出液、脑脊液离心沉淀物可直接接种到卵黄双抗血平板（含多黏菌素 B 和万古霉素）或巧克力色血琼脂平板，置 37℃ 5% ～ 10% CO_2 环境中培养 24h，挑取可疑菌落涂片染色镜检，并通过生化反应、血清凝集试验做进一步鉴定。

4．快速诊断法　本菌易自溶，在脑脊液或血清标本中常具有该菌的可溶性抗原，因此可用已知特异性抗体检测有无相应抗原，用于疾病的快速诊断。如对流免疫电泳、SPA 协同凝集试验、ELISA 等，不但方法简便、快速，而且敏感性高、特异性强。

（四）防治原则

及时发现并隔离治疗患者和带菌者，治疗首选药是青霉素 G 和磺胺药，对青霉素过敏者可用氯霉素、红霉素或头孢曲松、头孢唑啉等第三代头孢菌素。流行期间成年人可短期服用磺胺类药物进行预防，对易感儿童可接种疫苗进行特异性预防，多采用 A、C 二价或 A、C、Y 和 W135 四价混合荚膜多糖疫苗。

二、淋病奈瑟菌

案例 8-3

患者，男，35 岁，尿后疼痛并有痒感，伴有尿频、尿急，曾有不洁性交史。查体：T 37℃，尿道口红肿，有脓性分泌物流出。取分泌物涂片，在中性粒细胞内发现大量革兰氏阴性双球菌。

问题与思考：

1．根据症状、接触史和实验室检查结果可初步诊断为何种疾病？

2．该病的病原体是什么？有哪些传播途径？怎样预防感染？

淋病奈瑟菌（*N.gonorrhoeae*）俗称淋球菌（gonococcus），是淋病的病原菌，人是该菌的唯一宿主，引起泌尿生殖道黏膜的化脓性感染。淋病是我国发病率较高的一种性传播疾病，危害较大。

（一）生物学特性

1. 形态与染色　形态与脑膜炎奈瑟菌相似，为革兰氏阴性双球菌，两菌接触面平坦，形似一对咖啡豆。在急性淋病患者的脓汁标本中，该菌常位于中性粒细胞内，但慢性淋病时多在细胞外。无芽胞、无鞭毛，从患者体内新分离的菌株有荚膜和菌毛。

2. 培养特性与生化反应　专性需氧菌，营养要求高，常用的分离培养基为巧克力色血琼脂平板，初次分离培养需提供 5% ~ 10% CO_2。经 37℃培养 24 ~ 48h 后，形成圆形、较小、凸起、灰白色、光滑型菌落。只分解葡萄糖，产酸不产气，不分解其他糖类，氧化酶试验和触酶试验阳性。

3. 抗原构造与分类　淋病奈瑟菌的抗原有菌毛蛋白抗原、脂寡糖抗原和外膜蛋白抗原三种，其中外膜蛋白抗原又分为Ⅰ、Ⅱ、Ⅲ三类，Ⅰ类蛋白为主要蛋白，据此抗原可分为 46 个血清型，有助于流行病学调查。

4. 抵抗力　对理化因素抵抗力弱，对干燥、冷、热和一般消毒剂均敏感。在干燥环境中仅存活 1 ~ 2h，55℃湿热 5min 死亡，室温下可存活 1 ~ 2 天，在患者的衣物、被褥、毛巾、厕所坐垫上可存活 18 ~ 24h。1% 苯酚 1 ~ 3min、1：4000 硝酸银 2min 可将其杀灭。对青霉素、金霉素、磺胺类药敏感，但易发生耐药性变异。

（二）致病性与免疫性

1. 致病物质　主要是菌体表面结构，如菌毛、外膜蛋白、脂多糖（即内毒素）等。菌毛能使细菌黏附到泌尿生殖道黏膜上皮细胞；外膜蛋白可破坏中性粒细胞，并具有黏附作用；内毒素能使黏膜上皮细胞坏死脱落、中性粒细胞聚集等。

2. 所致疾病　人是淋病奈瑟菌的唯一宿主。主要经性接触传播，也可通过污染的衣物、毛巾、浴盆等间接接触的方式传播。潜伏期 2 ~ 5 天，在男性主要引起尿道炎，尿道口流出脓性分泌物，伴有尿频、尿急、尿痛、排尿困难等症状，还可引起前列腺炎、附睾炎等；在女性可引起阴道炎、宫颈炎、尿道炎，排出黏液性、脓性分泌物，可继发盆腔炎或导致不育症。若孕妇感染淋病奈瑟菌，在分娩时可经产道感染新生儿，患儿眼部有大量脓性分泌物流出，称为淋菌性眼结膜炎，俗称"脓漏眼"。

3. 免疫性　人类对淋病奈瑟菌无天然免疫力。病后虽可产生细胞免疫和体液免疫，但免疫力弱，维持时间短，可再次感染。

（三）微生物学检查

用无菌棉拭子采集泌尿生殖道脓性分泌物。由于本菌抵抗力弱，故采集标本后应注意保温保湿，迅速送检，最好床边接种。将脓性分泌物直接涂片，革兰氏染色镜检，若在中性粒细胞内观察到典型的革兰氏阴性双球菌，有初步诊断价值。进一步将标本接种至预温的巧克力色血琼脂平板或含抗生素的选择培养基，置于 5% ~ 10% CO_2 环境中、37℃培养 24 ~ 48h，取可疑菌落涂片染色镜检，同时做生化反应鉴定。此外，还可采用核酸杂交技术或核酸扩增技术检测标本中的淋病奈瑟菌核酸，用于快速诊断和流行病学调查。

（四）防治原则

淋病是一种常见的性传播疾病，目前尚无疫苗进行特异性预防，因此，预防本病的主要措施是广泛开展性病防治知识宣传教育，防止不正当的两性关系，加强社会管理，禁止卖淫嫖娼。对淋病患者（包括其性接触者）要及时彻底治疗，治疗首选药是青霉素 G，但由于耐药菌株增加，应通过药敏试验指导合理用药。婴儿出生时，应立即用 1% 硝酸银滴眼，以预防新生儿淋菌性眼结膜炎。

本章小结

　　根据革兰氏染色不同，将病原性球菌分为两大类：革兰氏阳性球菌包括葡萄球菌、化脓性链球菌、肺炎链球菌，革兰氏阴性球菌包括脑膜炎奈瑟菌和淋病奈瑟菌。

　　1. 葡萄球菌属　根据色素和生化反应分为金黄色葡萄球菌、表皮葡萄球菌和腐生葡萄球菌三种。其中金黄色葡萄球菌可产生血浆凝固酶和多种外毒素，故致病性强，引起化脓性感染、毒素性疾病和菌群失调症。表皮葡萄球菌只在机体抵抗力下降时才致病，可引起尿路感染、细菌性心内膜炎、菌血症等。腐生葡萄球菌一般不致病。

　　2. 链球菌属　据溶血不同分为甲型溶血性链球菌、乙型溶血性链球菌和丙型链球菌三种，致病力最强的乙型溶血性链球菌；根据抗原结构不同分为 20 个血清群，对人致病的大多属 A 群。A 群链球菌致病物质包括 M 蛋白、多种侵袭性酶和外毒素，可引起化脓性、中毒性、超敏反应性三类疾病。肺炎链球菌为条件致病菌。在免疫力低下者引起大叶性肺炎，还可引起胸膜炎、中耳炎、败血症、脑膜炎等疾病。

　　3. 奈瑟菌属　是一类革兰氏阴性球菌，对人致病的是脑膜炎奈瑟菌和淋病奈瑟菌，两种细菌的镜下形态和培养特性相似，前者经呼吸道传播，引起流行性脑脊髓膜炎；后者经性接触传播或垂直传播，引起淋病或新生儿淋菌性眼结膜炎。

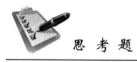

思考题

　　1. 列表比较金黄色葡萄球菌、乙型溶血性链球菌、肺炎链球菌、脑膜炎奈瑟菌、淋病奈瑟菌的形态、抵抗力、致病物质及所致疾病。

　　2. 葡萄球菌和链球菌引起的化脓性炎症有何不同？为什么？

（桂　芳）

第九章　肠道杆菌

第一节　概　述

肠道杆菌是一大群寄居在人和动物肠道中生物性状相近的革兰氏阴性杆菌，常随人和动物粪便排出体外而广泛分布于土壤、水和腐物中。该类细菌种类繁多，但大多不致病，为肠道正常菌群，当机体免疫力下降或细菌转移至肠外组织器官时，则可引起疾病。少数为致病菌，如伤寒沙门菌、志贺菌、致病性大肠埃希菌等可引起某些肠道传染病。

一、共同特征

（一）形态染色

大小为（1～3）μm×（0.3～1）μm，革兰氏阴性杆菌，无芽胞，多有周鞭毛（志贺菌属、克雷伯菌属等除外），少数有荚膜，致病菌多数有菌毛。

（二）培养特性

需氧或兼性厌氧，营养要求不高。在普通琼脂培养基上生长良好，形成圆形、中等大小、湿润、灰白色光滑型菌落。

（三）生化反应

生化反应活泼，触酶阳性，氧化酶阴性，还原硝酸盐为亚硝酸盐，能分解多种糖类和蛋白质，形成不同的代谢产物，有助于鉴别（见表9-1）。乳糖发酵试验可初步鉴别肠道致病菌和非致病菌，前者一般不分解乳糖，后者大多能分解乳糖。

（四）抗原结构

1. **菌体（O）抗原**　为细菌细胞壁中的脂多糖，耐热，100℃数小时不被破坏，具有属、种特异性。主要刺激机体产生 IgM 类抗体。

2. **鞭毛（H）抗原**　为细菌鞭毛蛋白质，不耐热，60℃ 30min 即被破坏。主要刺激机体产生 IgG 类抗体。

表 9-1　肠杆菌科常见菌属及代表菌的主要生化反应特性

菌属	代表菌种	KIA（克氏双糖铁培养基）				MIU（动力 - 靛基质 - 尿素酶试验）		
		乳糖	葡萄糖	产气	H₂S	动力	靛基质	尿素
埃希菌属	大肠埃希菌	+	+	+	–	+	+	–
志贺菌属	福氏志贺菌	–	+	–	–	–	+/–	–
沙门菌属	伤寒沙门菌	–	+	–	+/–	+	–	–
变形杆菌属	普通变形杆菌	–	+	+	+/–	+	+/–	+

注：+ 产酸或阳性；– 不产酸或阴性；+/– 多数阳性，少数阴性

3．包膜抗原　位于 O 抗原外围，可阻止 O 抗原凝集，为多糖类物质或蛋白质，不耐热，60℃ 30min 可被去除。重要的包膜抗原有大肠埃希菌的 K 抗原、伤寒沙门菌 Vi 抗原等。

（五）抵抗力

对理化因素的抵抗力不强，60℃加热 30min 即被杀死，易被一般化学消毒剂杀灭。胆盐、煌绿等可抑制非致病性肠道杆菌生长，但对致病菌无影响，故常用于肠道杆菌选择培养基。

二、分类

肠道杆菌的种类多，据生化反应、抗原构造以及 DNA 同源性等进行分类，目前至少有 44 个菌属，170 多个菌种，与人类感染有关的主要肠道杆菌见表 9-2。

表 9-2　常见的引起人类感染的肠道杆菌

菌属	常见菌种
埃希菌属	大肠埃希菌
沙门菌属	伤寒沙门菌、甲型副伤寒沙门菌等
志贺菌属	宋氏志贺菌、福氏志贺菌、痢疾志贺菌、鲍氏志贺菌
克雷伯菌属	肺炎克雷伯菌等
肠杆菌属	产气肠杆菌、阴沟肠杆菌等
变形杆菌属	奇异变形杆菌、普通变形杆菌等
沙雷菌属	黏质沙雷菌等

第二节　埃希菌属

埃希菌属（Escherichia）包括 6 个种，其中，大肠埃希菌（E.coli）是临床最常见的分离菌。大肠埃希菌俗称大肠杆菌，婴儿出生数小时后定居肠道，并伴随终生。该菌是肠道中重要的正常菌群，但当宿主免疫力降低或侵入肠外组织器官时，可引起肠道外感染。有些特殊菌株毒力较强能引起腹泻，称致病性大肠埃希菌。此外，在环境卫生和食品卫生学中，大肠埃希菌常被用作粪便污染的卫生学检测指标。

案例 9-1

患者，女，37 岁，因尿频、尿急、排尿时有烧灼感入院。检查：白细胞 $12×10^9$/L；尿液沉渣镜检，白细胞＞ 100/HP，红细胞（0 ～ 2）/HP，尿蛋白阴性；尿液细菌培养检出革兰氏阴性杆菌，该菌生化反应 IMViC（靛基质、甲基红、VP 和枸橼酸盐利用试验）试验结果为 ++--，H_2S 试验 -，中段尿培养菌落计数＞ 10^5cfu/ml。

问题与思考：

1. 该患者可能患什么疾病？

2. 该病可能的病原体是什么？该病原体主要通过何种途径感染？

一、生物学特性

（一）形态与染色

为革兰氏阴性杆菌，无芽胞，多数菌株有周身鞭毛，有菌毛，某些菌株有微荚膜。

（二）培养特性与生化反应

兼性厌氧，营养要求不高，在普通琼脂培养基上形成中等大小、圆形、凸起、灰白色光滑型菌落，某些菌株在血平板上可呈 β 溶血，在液体培养基中呈混浊生长。能发酵葡萄糖、乳糖等多种糖类产酸产气。在 SS 琼脂或中国蓝琼脂平板上因分解乳糖形成有色菌落，IMViC 试验（吲哚、甲基红、VP 和枸橼酸盐试验）结果为 ++--，不产生硫化氢。

（三）抗原构造

大肠埃希菌有 O、H、K 三种抗原，是血清学分型的基础。现已知有 O 抗原 170 余种，H 抗原 50 余种，K 抗原 100 余种。其血清型的表示方式是按 O ∶ K ∶ H 的顺序排列，字母后加数字表示，如 O8 ∶ K40 ∶ H9 或 O157 ∶ H7 等。

（四）抵抗力

该菌对热的抵抗力比其他肠道杆菌强，加热 60℃ 15min 仍有部分细菌存活。在自然界中生存力较强，在土壤、水中可存活数周至数月。对胆盐、煌绿及磺胺、链霉素、庆大霉素、氯霉素等抗菌药物敏感，但易产生耐药性。

二、致病性

（一）致病物质

1. 黏附素 包括定植因子抗原和多种特殊菌毛，如 P 菌毛、I 型菌毛、P 菌毛、Dr 菌毛、集聚黏附菌毛等。黏附素可使细菌黏附于泌尿道或肠道黏膜表面而定植，避免被尿液冲刷或肠蠕动作用而排出，是引起泌尿道感染的大肠埃希菌最重要的毒力因子。

2. 外毒素 致病性大肠埃希菌可产生肠毒素、志贺样毒素、肠集聚耐热毒素、溶血素等多种外毒素。肠毒素分为不耐热肠毒素（heat labile enterotoxin，LT）和耐热肠毒素（heat stable enterotoxin，ST）两种，分别激活肠黏膜细胞内的腺苷酸环化酶和鸟苷酸环化酶，使细胞内的 cAMP 或 cGMP 水平增高，均能引起肠液大量分泌而导致腹泻。志贺样毒素是由肠出血型大肠埃希菌产生的一种细胞毒素，可致血性腹泻，并能破坏肾内皮细胞，引起溶血性尿毒综合征。

此外，大肠埃希菌的致病物质还包括内毒素、细菌表面的 K 抗原、载铁蛋白等。

（二）所致疾病

1. **肠道外感染** 多数大肠埃希菌在肠道内不致病，但若侵入肠外组织器官则可致病，以泌尿道感染和化脓性感染最常见。泌尿道感染如尿道炎、膀胱炎、肾盂肾炎，某些特殊的血清型易引起此类感染，称为尿路致病性大肠埃希菌，常见的有 O1、O2、O4、O6、O7、O16、O18、O75 等。化脓性感染如腹膜炎、阑尾炎、手术创口感染、新生儿腹膜炎等。婴儿、老年人或免疫力低下者可引起败血症。

2. **肠道感染** 致病性大肠埃希菌可引起人类胃肠炎，为外源性感染。根据致病机制分为五种类型（见表9-3）。

表9-3 常见引起肠道感染的致病性大肠埃希菌

菌株	致病机制	症状	感染类型
肠产毒型大肠埃希菌（ETEC）	肠毒素 LT 和 ST、黏附素	大量水样便、腹痛、恶心脱水等	婴幼儿、旅行者腹泻
肠侵袭型大肠埃希菌（EIEC）	侵袭和破坏结肠黏膜上皮细胞	水样便、继以少量血便、发热、腹痛等	较大儿童、成人，志贺样腹泻
肠致病型大肠埃希菌（EPEC）	黏附小肠上皮细胞，破坏上皮细胞微绒毛结构，致吸收受损	水样便或黏液便、发热、呕吐等	婴儿腹泻
肠出血型大肠埃希菌（EHEC）	志贺样毒素 Stx-1 或 Stx-2，中断蛋白质合成；损伤、破坏小肠微绒毛，致吸收受损	水样便伴剧烈腹痛、大量出血、发热等	腹泻、出血性结肠炎
肠集聚型大肠埃希菌（EAggEC）	集聚性黏附上皮细胞，伴绒毛变短，阻断液体吸收	持续水样便、呕吐、脱水等	婴儿腹泻

三、微生物学检查

（一）临床标本细菌学检查

1. **标本** 肠外感染根据感染部位取尿液（中段尿）、脓液、分泌物、血液、胆汁、穿刺液、痰液、脑脊液等标本。肠道感染可采粪便标本。

2. **分离培养与鉴定** 血液标本先接种肉汤增菌，再用血琼脂平板做分离培养；尿液取离心沉淀物，脓液、分泌物、穿刺液、脑脊液等直接划接种于血琼脂平板，粪便标本接种在肠道选择培养基上，35℃孵育 18～24h，观察菌落特征。挑取可疑菌落涂片，染色镜检，并做生化反应加以鉴定。致病性大肠埃希菌需进行血清学分型，用 ELISA、核酸杂交、PCR 等方法检测其肠毒素和毒力因子。尿路感染应计数尿液中菌落总数，尿液中细菌数 ≥ 10^5CFU/ml 才有诊断价值。

（二）卫生细菌学检查

大肠埃希菌可随宿主粪便排出污染周围环境、水源、饮料、食品等。样品中的大肠埃希菌越多，说明被粪便污染程度越严重，并间接表明有肠道致病菌污染的可能性。故卫生细菌学以大肠菌群数作为饮用水、食品等被粪便污染的指标之一。大肠菌群是指在 37℃ 24h 内发酵乳糖产酸产气的肠道杆菌，包括埃希菌属、枸橼酸杆菌属、克雷伯菌属、肠杆菌属等。我国卫生标准规定，每 100ml 饮用水中不得检出大肠菌群，每 100ml 瓶装汽水、果汁中不得超过 5 个。

四、防治原则

预防人类感染的疫苗正在研究中。严格无菌操作可防止尿道插管和膀胱镜中的医源性感染。良好的卫生习惯有益于防止尿路感染。保证饮食卫生安全是防止肠道感染的重要措施。大肠埃希菌易产生耐药性，应根据药物敏感试验选择有效药物进行治疗。

第三节　志贺菌属

志贺菌属（*Shigella*）是人类细菌性痢疾最为常见的病原菌，通常称为痢疾杆菌。

案例 9-2

　　患者，男，11 岁，下午食入凉拌生蔬菜，晚间呕吐、腹泻，里急后重。伴发热、头痛、乏力。粪便为黏液脓血便，镜下可见大量红细胞和中性粒细胞，取粪便做细菌培养，检出革兰氏阴性杆菌，该菌不发酵乳糖，无鞭毛。

　　问题与思考：

　　1. 该患者可能患什么疾病？

　　2. 该病由哪种病原体引起？判断依据是什么？

　　3. 该病原体的致病物质有哪些？

一、生物学特性

（一）形态与染色

为革兰氏阴性短小杆菌，有菌毛，无荚膜，无鞭毛。

（二）培养特性与生化反应

需氧或兼性厌氧，在普通培养基上生长良好，可形成中等大小、半透明的光滑型菌落，但宋氏志贺菌常出现扁平粗糙型菌落。在肠道菌鉴别培养基上形成无色菌落。能分解葡萄糖产酸不产气，除宋氏志贺菌能迟缓发酵乳糖外，均不分解乳糖，不分解尿素，H_2S 试验阴性。

（三）抗原构造与分类

志贺菌属具有 O 抗原和 K 抗原，O 抗原具有群和型的特异性。按 O 抗原及生化反应的不同，可将志贺菌属分为 4 群、40 多个血清型（见表 9-4）。

表 9-4　志贺菌属的分类及生化反应

菌种	群	型	亚型	乳糖	甘露醇	鸟氨酸脱羧酶
痢疾志贺菌	A	1～10	8a, 8b, 8c	-	-	-
福氏志贺菌	B	1～6, x, y 变型	1a, 1b, 1c, 2a, 2b, 3a, 3b, 3c, 4a, 4b, 4c, 5a, 5b	-	+	-
鲍氏志贺菌	C	1～18		-	+	-
宋氏志贺菌	D	1		-/L	+	+

注：+ 产酸或阳性；- 不产酸或阴性；L 迟缓发酵产酸

（四）抵抗力

志贺菌的抵抗力比其他肠道杆菌弱，加热 60℃ 10min、1% 苯酚 15min 可被杀死。对酸敏感，在粪便中受产酸细菌影响，于数小时内死亡，故粪便标本应立即送检。但在蔬菜、瓜果上可存活 10～20天，在适宜温度下可在水、食物中繁殖，有重要的流行病学意义。对多种抗生素敏感但易产生耐药性。

二、致病性与免疫性

（一）致病物质

1. 侵袭力　菌毛能黏附于回肠末端和结肠黏膜上皮细胞表面，继而侵入上皮细胞内生长繁殖，并扩散至邻近细胞，引起炎症反应。

2. 内毒素　内毒素作用于肠黏膜可使其通透性增高，促进毒素吸收，引起发热、神志障碍甚至中毒性休克等一系列中毒症状。内毒素可破坏肠黏膜，形成炎症、溃疡，出现脓血黏液便。内毒素还可作用于肠壁自主神经，使肠道功能紊乱，肠蠕动失调和痉挛，尤其是直肠括约肌痉挛最明显，因而临床表现腹痛、里急后重等症状。

3. 外毒素　A 群志贺菌 I 型和 II 型可产生毒性很强的外毒素，称为志贺毒素。该毒素具有神经毒性、细胞毒性和肠毒性等多种生物活性，可作用于中枢神经系统，引起致死性感染；使肠黏膜细胞变性坏死，并可导致肠黏膜细胞分泌大量肠液而致水样泻。少数志贺毒素可介导肾小球内皮细胞损伤，导致溶血性尿毒综合征。

（二）所致疾病

传染源是患者和带菌者，经粪 - 口途径传播，引起细菌性痢疾。志贺菌只在肠黏膜局部繁殖，一般不侵入血液。细菌性痢疾可分为以下三种感染类型：

1. 急性菌痢　潜伏期 1 ~ 3 天，起病急，常有发热、腹痛、里急后重、脓血黏液便等症状。经合理治疗后，预后良好，但有的病例可出现溶血性尿毒综合征，老年人、儿童和体弱者可出现脱水、酸中毒，甚至死亡。

2. 慢性菌痢　若急性菌痢治疗不彻底或因误诊而延误治疗，患者营养不良、胃酸过低、伴有肠道寄生虫病或免疫功能低下时可转为慢性，病程在两个月以上，常反复发作。

3. 中毒性菌痢　多见于幼儿。因幼儿对内毒素非常敏感，大量内毒素吸收入血导致微循环功能紊乱，多无明显的消化道症状，而表现为全身中毒症状，如高热、休克、多器官功能衰竭、脑水肿等，若抢救不及时，往往造成死亡。

（三）免疫性

病后可获得一定程度的免疫力，主要是肠道黏膜表面的 SIgA 发挥作用。

三、微生物学检查

（一）标本

在发病早期、用药前取黏液脓血便，立即送检，若不能及时送检，宜将标本置 30% 甘油缓冲盐水中保存。中毒性菌痢取肛门拭子。

（二）培养与鉴定

将标本接种于肠道选择培养基上，37℃培养 18 ~ 24h，取可疑菌落进行生化反应和血清学鉴定，以确定菌群和菌型。

（三）快速诊断

1. 免疫荧光菌球法　将标本接种于含有荧光素标记的志贺菌诊断血清液体培养基中，37℃培养 4 ~ 8h。若标本中有相应型别的志贺菌，则生长繁殖后与荧光素标记抗体凝集成为带荧光的菌球，可在低倍或高倍荧光显微镜下观察。

2. 协同凝集试验　用志贺菌的 IgG 抗体与葡萄球菌 A 蛋白结合成为检测试剂，以此测定患者粪便中有无志贺菌的可溶性抗原。

此外，尚有乳胶凝集试验、PCR 技术、基因探针等快速检测技术。

四、防治原则

应采取综合性防治措施，对患者及带菌者要早发现、早隔离、早治疗。加强食品卫生管理。治疗可选用环丙沙星、呋喃唑酮、磺胺等，但易出现多重耐药菌，因此，必须根据药敏试验选择用药。接种多价减毒活疫苗（如链霉素依赖株活疫苗），预防效果较好。

第四节 沙门菌属

沙门菌属（*Salmonella*）是一群寄居于人和动物肠道中，生化反应和抗原构造相关的革兰氏阴性杆菌。目前已被确定的沙门菌有 2500 多个血清型，仅少数致病，如伤寒沙门菌、甲型副伤寒沙门菌、肖沙门菌和希沙门菌对人致病；猪霍乱沙门菌、鼠伤寒沙门菌、肠炎沙门菌等十余种对人和动物均能致病。

案例 9-3

患者，男，34 岁，持续发热 1 周，全身不适、乏力、纳差、腹泻、腹胀入院就诊。查体：患者表情淡漠，体温 39℃，相对缓脉，肝脾大，皮肤出现淡红色玫瑰疹。实验室检查：血常规：白细胞 $3.0×10^9/L$，中性粒细胞占 70%，淋巴细胞占 30%；粪便常规：镜下见少许白细胞及脓细胞；血液细菌培养：麦康凯琼脂平板上发现无色、透明菌落，H_2S 试验阳性。

问题与思考：

1. 该患者最可能患什么疾病？
2. 该病可能由哪种病原体引起？判断依据是什么？
3. 该病原体的致病机制是什么？

一、生物学特性

（一）形态与染色

革兰氏阴性杆菌，除鸡沙门菌和雏鸭沙门菌外，都有周身鞭毛，一般无荚膜，多数有菌毛。

（二）培养特性与生化反应

兼性厌氧，营养要求不高，在普通培养基上可生长，在 SS 琼脂、麦康凯琼脂或中国蓝琼脂等肠道选择培养基上，形成中等大小、无色半透明的光滑型菌落。

其生化反应见表 9-5。

（三）抗原构造

1. O 抗原　是细菌细胞壁上的脂多糖，耐热，性质稳定，至少有 58 种，以阿拉伯数字 1、2、3……顺序排列。每个沙门菌含有一种或多种 O 抗原。把具有相同 O 抗原的沙门菌归为一个组，可将沙门菌分为 A ~ Z，O51 ~ O63，O65 ~ O67 等 42 个组。引起人类疾病的大多数属于 A ~ F 组。

表 9-5　常见致病性沙门菌的生化反应

菌种	葡萄糖	乳糖	麦芽糖	甘露醇	硫化氢	靛基质	甲基红	VP	尿素	枸橼酸盐利用	赖氨酸脱羧酶	鸟氨酸脱羧酶
伤寒沙门菌	+	-	+	+	-/+	-	+	-	-	-	+	-
甲型副伤寒沙门菌	⊕	-	⊕	⊕	-/+	-	+	-	-	-	-	+
肖沙门菌	⊕	-	⊕	⊕	+++	-	+	-	-	-/+	+	+
希沙门菌	⊕	-	⊕	⊕	-	-	+	-	-	-	+	+
鼠伤寒沙门菌	⊕	-	⊕	⊕	+++	-	+	-	-	+	+	+
肠炎沙门菌	⊕	-	⊕	⊕	+++	-	+	-	-	+	+	+

注：⊕ 产酸产气；+ 产酸或阳性；- 不分解或阴性

2．H抗原　为蛋白质，性质不稳定，加热60℃15min即被破坏。H抗原有两相，第Ⅰ相特异性高，用a、b、c……表示，第Ⅱ相特异性低，用1、2、3……表示。同时具有第Ⅰ相和第Ⅱ相H抗原的称双相菌，仅有一相者称单相菌。每一组沙门菌根据H抗原不同，可进一步分成不同的菌型。

3．表面抗原　主要是Vi抗原，见于新分离的伤寒沙门菌和希沙门菌。Vi抗原存在于菌体表面，它可阻止O抗原与相应抗体的凝集反应。

（四）抵抗力

沙门菌不耐热，加热60℃15min即死亡，对一般消毒剂敏感，如70%乙醇或5%苯酚作用5min可被杀死，但对煌绿、胆盐具有较强的耐受性，常用于选择培养基。在水中能生存2～3周，粪便中可存活1～2个月。

二、致病性与免疫性

（一）致病因素

1．侵袭力　沙门菌借助菌毛吸附于肠黏膜上，穿过上皮细胞层至黏膜下组织，被吞噬细胞吞噬，但不被杀灭，在吞噬细胞中生长繁殖，由吞噬细胞将其携带至机体的其他部位。Vi抗原具有抗吞噬，阻挡抗体与补体等杀菌作用。

2．内毒素　内毒素可致机体发热、白细胞减少，大剂量时可导致中毒性休克等。

3．肠毒素　某些沙门菌，如鼠伤寒沙门菌能产生肠毒素，可导致腹泻。

（二）所致疾病

1．肠热症（伤寒或副伤寒）　伤寒沙门菌引起伤寒，甲型副伤寒沙门菌、肖沙门菌和希沙门菌引起副伤寒。伤寒、副伤寒致病机制和临床症状基本相似，副伤寒的病情较轻，病程较短。传染源是患者及带菌者，病菌进入消化道后，侵入小肠壁和肠系膜淋巴组织大量繁殖，再经胸导管进入血流，引起第一次菌血症，此时，患者有发热、乏力、全身酸痛等症状。病菌再经血流侵入肝、脾、肾、骨髓、胆囊等器官，在上述器官内繁殖后再次进入血液，导致第二次菌血症，此时，患者持续高热、相对缓脉、肝脾大、皮肤玫瑰疹、外周血白细胞减少，全身中毒症状明显。胆囊内细菌可随胆汁进入肠道，一部分随粪便排出，另一部分细菌能再次侵入肠壁淋巴组织，使已致敏的组织发生Ⅳ型超敏反应，导致局部坏死、溃疡，严重的有出血或肠穿孔等并发症。

2．食物中毒　是最常见的沙门菌感染，因食入含有大量鼠伤寒沙门菌、猪霍乱沙门菌、肠炎沙门菌的食物所致。潜伏期为6～24h，起病急，患者表现为发热、恶心、呕吐、腹痛、水样泻等急性胃肠炎症状。严重者可因迅速脱水导致休克、肾衰竭而死亡，多见于婴儿、老人及体弱者。多在2～3天自愈。

3．败血症　多由猪霍乱沙门菌、希沙门菌、鼠伤寒沙门菌、肠炎沙门菌等引起。细菌经口进入肠道后很快侵入血流，肠道病变不明显，但全身中毒症状严重，有高热、寒战、厌食和贫血等，有的患者可出现脑膜炎、骨髓炎、胆囊炎、心内膜炎、肾盂肾炎及内脏脓肿等。

（三）免疫性

病后患者可获得一定程度的免疫力。机体细胞免疫发挥主要防御作用，而存在于细胞外和血流中的细菌，则由特异性抗体发挥免疫作用。胃肠炎的恢复则与肠道局部生成的 SIgA 有关。

三、微生物学检查

（一）细菌分离与鉴定

1．标本采集　根据伤寒、副伤寒病程的变化取不同的标本，发病第 1 周取外周血，第 2～3 周取粪便和尿液，全程均可取骨髓。食物中毒者取粪便、呕吐物或可疑食物。败血症患者取血液。

2．分离培养与鉴定　骨髓和血液需先增菌培养，再用血琼脂平板分离培养，粪便或尿液沉淀物可接种 SS 等肠道选择培养基，培养后再挑取无色可疑菌落进行系列生化反应，并用沙门菌多价抗血清做玻片凝集予以确定。

3．快速诊断　常用 SPA 协同凝集试验、乳胶凝集试验及 ELISA 等方法来快速检测血液、粪便或尿液标本中沙门菌可溶性抗原。亦可采用 PCR 技术和核酸杂交技术检查标本中沙门菌的 DNA。

（二）血清学实验

常用肥达试验（Widal test）辅助诊断伤寒和副伤寒。即用已知的伤寒沙门菌 H、O 抗原，甲型副伤寒沙门菌、肖沙门菌和希沙门菌的 H 抗原分别与患者血清做定量凝集试验，测定患者血清中相应抗体的效价，以辅助诊断肠热症。肥达试验结果判定必须结合临床表现、病程、病史以及地区流行情况。

1．正常值　因隐性感染或预防接种，正常人血清中可含有一定量的有关抗体，其效价随地区而有差异。通常伤寒沙门菌 O 抗体效价 ≥ 1 ∶ 80，H 抗体效价 ≥ 1 ∶ 160，甲型副伤寒沙门菌、肖沙门菌和希沙门菌 H 凝集效价 ≥ 1 ∶ 80 时才有诊断价值。

2．动态观察　发病第一周末，抗体开始产生，以后逐渐增多，故在病程中应逐周复查，若效价逐次增强或恢复期效价比早期效价增高 4 倍或 4 倍以上时，即有诊断意义。

3．O 与 H 抗体的诊断意义　患肠热症后，O 与 H 抗体在体内的消长情况不同。O 抗体为 IgM 类，出现较早，维持时间短（约半年），而 H 抗体多为 IgG 类，出现较晚，但维持时间可长达数年。因此，若 O、H 凝集效价均高，则患肠热症的可能性大；若二者均低，患病可能性小；若 O 高 H 不高，则可能是感染早期或是与伤寒沙门菌 O 抗原有交叉反应的其他沙门菌感染；若 O 不高 H 高，有可能是预防接种或非特异性回忆反应。

四、防治原则

及时发现并治疗患者及带菌者。加强食品、饮水卫生监督及管理。接种伤寒 Vi 荚膜多糖疫苗，可提高人群免疫力。治疗用的药物有环丙沙星、氨苄西林等。

第五节　其他肠道杆菌

一、克雷伯菌属

克雷伯菌属（*Klebsiella*）共有 7 个种。为革兰氏阴性球杆菌，无鞭毛，有较厚的荚膜，多数菌株有菌毛。营养要求不高，在普通培养基上形成较大、灰白色、呈黏液状菌落。在肠道杆菌选择培养基上，因能发酵乳糖，形成有色菌落。与人类关系密切的主要是肺炎克雷伯菌（*K.pneumoniae*），可分为肺炎克雷伯菌肺炎亚种、肺炎克雷伯菌鼻炎亚种、肺炎克雷伯菌鼻硬结亚种等。

肺炎克雷伯菌为条件致病菌，也是医源性感染的常见细菌。当机体免疫功能下降、应用免疫抑制剂或长期大量应用抗菌药物导致菌群失调时致病，常引起肺炎、支气管炎、泌尿道和创伤感染，有时也可导致严重的败血症、脑膜炎、腹膜炎等。肺炎克雷伯臭鼻亚种能引起慢性萎缩性鼻炎。肺炎克雷伯菌鼻硬节亚种可引起鼻腔、咽喉及其他呼吸道硬节病。

二、变形杆菌属

变形杆菌属（*Proteus*）是人和动物肠道中正常菌群，包括 8 个菌种。变形杆菌为革兰氏阴性杆菌，呈多形性，无荚膜，有周身鞭毛，运动活泼。需氧或兼性厌氧，营养要求不高，在普通琼脂培养基上常呈扩散生长，形成以接种部位为中心的厚薄交替、同心圆形的波状菌苔，称为迁徙生长现象。不分解乳糖，迅速分解尿素，苯丙氨酸脱氨酶阳性，大多能产生 H_2S。

普通变形杆菌 X_{19}、X_2、X_K 菌株的 O 抗原与某些立克次体有共同抗原成分，故可替代立克次体抗原与相应患者血清进行凝集反应，用于辅助诊断立克次体病，称为外斐试验（Weil-felix test）。

变形杆菌为条件致病菌，其中普通变形杆菌与奇异变形杆菌可引起人的原发和继发感染，是仅次于大肠埃希菌的泌尿系感染病原菌。本菌产生的尿素酶可分解尿素产氨，使尿液 pH 增高，碱性条件利于变形杆菌的生长，并可促进肾结石和膀胱结石的形成。有的变形杆菌亦可引起创伤感染、慢性中耳炎、肺炎、腹膜炎、脑膜炎、败血症及食物中毒等。

本章小结

1. 肠道杆菌是一大群寄居在人和动物肠道、生物性状相近的革兰氏阴性杆菌。无芽胞，多数有鞭毛。生化反应活泼，有鉴别意义。抗原构造复杂，是分类、分型和鉴定肠杆菌的重要依据。

2. 大肠埃希菌是肠道正常菌群，可引起肠道外感染，致病性大肠埃希菌引起人类腹泻。在环境卫生和食品卫生学中，大肠埃希菌常被作为粪便污染的卫生学检测指标。

3. 志贺菌属是人类细菌性痢疾的病原体，分为痢疾志贺菌、福氏志贺菌、鲍氏志贺菌、宋氏志贺菌四群。通过菌毛的吸附作用及产生内外毒素而导致细菌性痢疾，临床分为急性细菌性痢疾、慢性细菌性痢疾及中毒性细菌性痢疾。

4. 沙门菌属中致病的主要有伤寒沙门菌、甲型副伤寒沙门菌、肖沙门菌、希沙门菌、猪霍乱沙门菌、鼠伤寒沙门菌、肠炎沙门菌等，可引起肠热症、食物中毒、败血症等疾病。肥达反应可辅助诊断肠热症。

5. 肺炎克雷伯菌和变形杆菌都是重要的条件致病菌，也是引起医院感染的常见细菌，可引起呼吸道感染、泌尿系感染、脑膜炎、败血症等多种疾病。

思 考 题

1．何谓肠道杆菌？有哪些共同生物学特征？

2．大肠埃希菌可引起哪些疾病？

3．简述志贺菌属的致病物质及致病机制。

4．沙门菌属包括哪些常见致病菌？各引起什么疾病？

（李剑平）

第十章　弧菌属与弯曲菌属

学习目标

通过本章内容的学习，学生应能：
1. 掌握：霍乱弧菌的致病性与防治原则。
2. 熟悉：霍乱弧菌的一般生物学性状。
3. 了解：副溶血性弧菌、空肠弯曲菌、幽门螺杆菌的致病性。

第一节　弧　菌　属

案例 10-1

患者，男，28 岁，腹泻十余次，为黄色水样便，伴有喷射性呕吐。无发热、腹痛及里急后重感。病前 1 天曾食用海鲜。查体：T 36.7℃，P 93 次 / 分，R 21 次 / 分，BP 85/60mmHg，神志清，皮肤弹性差，口唇干燥，眼窝凹陷，腹部轻度凹陷，无压痛。肝脾未触及，肠鸣音活跃。实验室检查：血常规：白细胞 9.8×10^9/L，中性粒细胞 79%，血红蛋白 165g/L。大便常规：白细胞 0～3/HP，红细胞 0～2/HP。

问题与思考：
1. 可初步诊断为何种疾病？其病原体是什么？如需确诊还需做哪些实验室检查？
2. 该病如何防治？

弧菌属（*Vibrio*）是一大类短小、弯曲呈弧形的革兰氏阴性菌，广泛分布于自然界，以水表面最多。本菌属共有 56 种，其中 12 种与人类疾病有关，尤以霍乱弧菌和副溶血性弧菌最为重要。

一、霍乱弧菌

霍乱弧菌（*Vibrio cholerae*）是烈性肠道传染病霍乱的病原体。霍乱属于我国法定的甲类传染病之一，两千多年前就有该病的记载。自 1817 年以来，共发生过 7 次世界性大流行，前 6 次均由霍乱弧菌古典生物型引起，1961 年开始的第 7 次大流行，由霍乱弧菌 El Tor 生物型引起。

1992 年新的非 O1 群霍乱弧菌流行株 O139（Begal）出现于沿孟加拉湾的印度和孟加拉一些城市，并很快波及亚洲、欧洲和美洲。

（一）生物学特性

1. 形态与染色　革兰氏阴性，呈弧形或逗点状，大小为（0.5～0.8）μm×（1.5～3.0）μm。有菌毛，无芽胞，有些菌株（包括 O139）有荚膜。菌体一端有单鞭毛，运动非常活泼，取患者米泔水样粪便或培养物直接镜检，可见细菌做穿梭样或流星状运动。粪便涂片染色镜检，可见细菌呈"鱼群"样排列。经人工培养后的细菌常呈杆状而不易与肠道杆菌区别。

2. 培养特性与生化反应　兼性厌氧，但在氧气充分的条件下生长更好。生长所需的温度范围广（18～37℃），营养要求不高。耐碱不耐酸，在 pH8.4～9.2 的碱性蛋白胨水或碱性琼脂平板上生长良好，在碱性琼脂平板上培养 24h 后，形成圆形、无色、透明或半透明、光滑、扁平的菌落；在选择培养基 TCBS（硫代硫酸钠 - 枸橼酸盐 - 胆盐 - 蔗糖琼脂）平板上呈黄色菌落。本菌可在无盐环境中生长，而其他致病性弧菌则不能。能发酵多种单糖、双糖和醇类，如葡萄糖、蔗糖和甘露醇，产酸不产气；不分解阿拉伯糖；硝酸盐还原试验、吲哚试验、过氧化氢酶和氧化酶试验均为阳性。

3. 抗原结构与分型　有耐热的 O 抗原和不耐热的 H 抗原。H 抗原无特异性。O 抗原特异性强，用于分群，现已发现 155 个血清群，其中 O1 群和 O139 群引起霍乱，其他群分布于地面水中，可引起胃肠炎等疾病。O1 群霍乱弧菌的菌体抗原又有 A、B、C 三种抗原组分，故 O1 群又可分为小川型（含 A、B）、稻叶型（含 A、C）和彦岛型（含 A、B、C）三个血清型。此外，根据表型差异，又可将 O1 群的每一个血清型分为古典生物型和 El Tor 生物型。古典生物型不溶解羊红细胞，不凝集鸡红细胞，对 50U 的多黏菌素敏感，可被第Ⅳ群噬菌体裂解，而 El Tor 生物型则完全相反。O139 群在免疫原性方面与 O1 群之间无交叉反应。

4. 抵抗力　El Tor 生物型和其他非 O1 群霍乱弧菌的生存力较强。在河水、井水及海水中可存活 1～3 周甚至更久，在各种食品和海产品上可存活 7 天，有时还可越冬。霍乱弧菌不耐酸，在正常胃酸中仅能存活 4min。55℃湿热 15min、100℃煮沸 1～2min、0.5mg/L 氯作用 15min 能杀死霍乱弧菌。漂白粉按 1∶4 比例处理患者排泄物或呕吐物，经 1h 可达到消毒目的。

（二）致病性与免疫性

1. 致病物质

（1）霍乱肠毒素：是目前已知的最强烈的致泻毒素，为不耐热的多聚体蛋白，由 1 个 A 亚单位和 5 个相同的 B 亚单位结合而成。B 亚单位是结合单位，可与小肠黏膜上皮细胞 GM1 神经节苷脂受体结合，形成亲水性跨膜孔道，介导 A 亚单位进入细胞。A 亚单位是霍乱肠毒素的毒性物质，在蛋白酶的作用下裂解为 A1 和 A2 两条多肽。A1 可使细胞内的 cAMP 水平升高，肠黏膜上皮细胞分泌功能亢进，导致 Na^+、K^+、HCO_3^- 和水向肠道大量分泌，引起剧烈的腹泻与呕吐。

（2）鞭毛、菌毛等：鞭毛有助于细菌穿过肠壁的黏液层，普通菌毛有利于细菌在肠上皮细胞的黏附定居与繁殖，其他毒力因子还有辅助定居因子、多糖荚膜等。

2. 所致疾病　霍乱弧菌引起烈性肠道传染病霍乱，人类是其唯一的易感者。传染源包括患者和无症状带菌者，主要通过污染的水源或食物等经口感染。正常胃酸条件下需大量细菌（10^8 个）进入方可感染，当胃酸低时，少量细菌（10^3～10^5 个）即可感染。在一定条件下，病菌通过胃酸屏障进入小肠，在小肠黏膜上皮细胞刷状缘的微绒毛上繁殖，产生肠毒素而致病。但霍乱弧菌不侵入肠上皮细胞和肠腺，也不侵入血液。霍乱潜伏期一般 1～4 天，患者多突然发病，表现为剧烈的腹泻与呕吐，腹泻物为黄水样或米泔水样；呕吐物先为食物残渣，后为水样。因大量水和电解质丧失而引起严重的脱水、电解质紊乱（低钾、低钠、低钙）、代谢性酸中毒、微循环衰竭、休克，严重者可致死亡。如未经治疗，死亡率可达 60%，但若及时对患者补充液体及电解质，死亡率可低于 1%。O139 群霍乱弧菌感染比 O1 群严重，表现为严重脱水和高死亡率，以成人多见。

病愈后一些患者可短期带菌，一般不超过 2 周。感染 El Tor 生物型的个别患者病后带菌可达数月或数年，病菌主要存在于胆囊中。

3．免疫性　病后可获得牢固免疫力，主要是体液免疫，包括肠毒素抗体、抗菌抗体和肠道黏膜表面的 SIgA 的中和作用，再感染者少见。感染 O139 群的患者大多为成年人，表明以前感染 O1 群获得的免疫对 O139 群无交叉免疫。动物实验证明，O139 群的保护性免疫以针对脂多糖和荚膜多糖的抗菌免疫为主，抗毒素免疫为辅。

（三）微生物学检查

霍乱是烈性传染病，对首例患者的病原学诊断应快速、准确并及时报告疫情。

1．标本　采集患者的吐泻物或肛拭子，流行病学调查还可采集水样。可将粪便标本置于 Cary-Blair 保存液中，及时送检。

2．直接镜检　取患者吐泻物做悬滴法镜检，见细菌呈穿梭样运动；涂片染色见革兰氏阴性、"鱼群"样排列弧菌，有助于初步诊断。

3．分离培养　将标本接种至碱性蛋白胨水增菌→选择培养基（TCBS）分离培养→取可疑菌落做进一步鉴定，可作为确诊依据。

4．快速诊断试验　可用荧光菌球试验或协同凝集试验等。

（四）防治原则

加强国境检疫，防止传入。加强水源和粪便管理，严格隔离患者。预防接种霍乱疫苗。治疗应及时补充液体和电解质，合理使用抗生素。

二、副溶血性弧菌

副溶血性弧菌（V.parahaemolyticus）常存在于近海的海水、海底沉积物和鱼类、贝壳等海产品中，据菌体 O 抗原分为 13 个群。主要引起食物中毒，以日本、东南亚、美国以及中国台北、大陆沿海地区多见。

（一）生物学特性

为革兰氏阴性菌，呈弧形、杆状、丝状等多种形态，单鞭毛，运动活泼。营养要求不高，具有嗜盐性，在含 3.5% NaCl 的培养基中生长良好，但 NaCl 浓度高于 8% 时则不能生长，无盐也不能生长。该菌抵抗力较弱，不耐热，90℃加热 1min 即被杀死；不耐酸，在 1% 醋酸或 50% 食醋中 1min 死亡。在海水中可存活 47 天或更长。

该菌在普通血液琼脂平板（含羊、兔或马等血液）上不溶血或只产生 α 溶血。但在特定条件下，某些菌株在含 7% 高盐、人 O 型血或兔血及以 D- 甘露醇为碳源的琼脂平板上可产生 β 溶血，称为神奈川现象（Kanagawa phenomenon，KP）。日本学者检测了 3370 株副溶血性弧菌，来自患者的菌株中 96.5% 为 KP⁺，而来自海产品及海水的菌株仅 1% 阳性。

（二）致病性

KP⁺ 菌株可产生耐热直接溶血素和耐热相关溶血素，有溶血作用；此外，还能产生黏附素和黏液素酶等致病物质。人因食入未煮熟的海产品或被污染的盐腌制品而感染，引起食物中毒。该病常年均可发生，多发生在夏秋季。潜伏期平均 24h，主要症状有腹痛、腹泻、呕吐、脱水和发热，粪便多为水样，少数为血水样。病程 1 ～ 7 天，恢复较快。病后免疫力短暂，可重复感染。

（三）微生物学检查与防治原则

微生物学检查：取患者的粪便、肛拭子或剩余食物，接种 SS 平板或嗜盐菌选择平板分离培养，取可疑菌落进一步鉴定。也可用基因探针杂交、PCR 法进行快速诊断，或直接检测耐热毒素基因。

防治原则：预防关键是注意饮食卫生；治疗可用抗菌药物，防止产生耐药性；严重病例需输液和补充电解质。

第二节　空肠弯曲菌

空肠弯曲菌属于弯曲菌属，该菌属是一类弯曲呈逗点状或 S 形的革兰氏阴性菌，现发现有 30 个种和亚种，有广泛的动物宿主，尤以禽类、家畜带菌率高。少数菌种可引起人类的胃肠炎、败血症或肠道外感染，其中以空肠弯曲菌最常见。

一、生物学特性

革兰氏阴性，菌体细长弯曲，呈弧形、逗点状、S 形及海鸥状或螺旋形，一端或两端有单鞭毛，运动活泼。无荚膜，无芽胞。微需氧，在 5%O_2、10%CO_2 和 85%N_2 的环境中生长良好，最适温度为 42℃，25℃ 则不能生长。营养要求高，营养培养基中需加入血液或血清。初次分离可见两种菌落，一种为细小、凸起、半透明、光滑型；另一种为扁平、灰白、湿润、边缘不整齐。生化反应不活泼。

该菌抵抗力弱，易被直射阳光、干燥及一般消毒剂杀灭。在室温保存的培养物中可存活 2 ~ 20 周，在潮湿环境中 4℃ 下可存活 3 ~ 4 周，在干燥环境中仅存活 3h，56℃ 加热 5min 即可杀死。

二、致病性与免疫性

空肠弯曲菌是禽类和家畜肠道的正常菌群，人通过其污染的食物、牛奶和水源等经消化道感染。因该菌对胃酸敏感，至少需食入 10^4 个活菌才可能致病。细菌通过其鞭毛运动侵入肠黏膜上皮细胞，大量繁殖并产生霍乱样肠毒素，菌体裂解后又可释放内毒素，引起炎症反应。临床表现为痉挛性腹痛、腹泻、血便或果酱样便，量多；伴有头痛、全身不适、发热等症状。本病具有自限性，病程约 1 周。此外，也可引起败血症或肠道外感染，如脑膜炎、关节炎、肾盂肾炎等。孕妇感染本菌可导致流产或早产，而且可使新生儿受感染。

机体感染空肠弯曲菌后体内可产生特异性抗体，能通过调理作用和激活补体作用增强吞噬细胞的吞噬功能。

三、微生物学检查及防治原则

微生物学检查：取患者新鲜粪便、剩余食物等标本，直接涂片染色查找弧菌或海鸥状弯曲菌，或悬滴法观察细菌的动力，有助于初步诊断；同时将标本接种于选择培养基分离培养，并做进一步鉴定。快速检测常用 PCR 法直接检出粪便中的弯曲菌特异性 DNA，还可用间接血凝试验及间接免疫荧光试验等检测特异性抗体效价，急性期患者抗体效价可达 1∶8 ~ 1∶320 以上，或取双份血清检测，抗体效价增高 4 倍以上有诊断意义。

防治原则：目前尚无特异性疫苗，预防以加强水源和饮食卫生的管理、切断传播途径为主。本菌对多种抗生素敏感，治疗常用红霉素、氯霉素、四环素、氨基糖苷类抗生素等。

第三节　幽门螺杆菌

幽门螺杆菌（*Helicobacter pylori*，HP）是螺杆菌属的代表菌种，于1982年首次从慢性活动性胃炎患者的黏膜活检标本中分离成功。

一、生物学特性

革兰氏阴性，大小为（0.5～1.0）μm×（2.5～4.0）μm，菌体长短不一，弯曲呈弧形、螺旋形、S形或海鸥形，常呈鱼群状排列或聚集成团状，传代培养后变为杆状或球形。菌体一端有2～6根鞭毛，运动活泼。营养要求高，生长需5%～10%CO_2和5%O_2，在含血液、血清或心脑浸液琼脂培养基上，生长缓慢，培养3～6天后形成细小、针尖状、无色透明菌落。

生化反应不活跃，不分解糖类，氧化酶和过氧化氢酶试验均阳性。脲酶丰富，快速脲酶试验呈强阳性，可作为本菌的主要鉴定依据之一。另外，具有碱性磷酸酶、DNA酶、亮氨酰肽酶等，也可与其他弯曲菌相区别。

二、致病性与免疫性

幽门螺杆菌的传染源是人，主要经粪—口途径传播。其在人群中的感染非常普遍，在发展中国家，10岁以下儿童的感染率已达70%～90%。临床证据表明，幽门螺杆菌感染是大多数慢性胃炎、胃和十二指肠溃疡的重要病因，在胃炎和胃溃疡患者的胃黏膜活检标本中，其检出率高达80%～100%。此外，本菌与胃腺癌、胃黏膜相关淋巴组织（MALT）淋巴瘤也密切相关。

幽门螺杆菌在上消化道尤其是胃窦部寄居，感染后引起胃部炎症、胃酸产生的改变和组织破坏等病理变化。其致病机制可能为：①损伤胃黏膜屏障和抑制胃酸分泌。细菌通过鞭毛、黏附素穿透胃黏液层，定居于黏膜表面，进而产生酸抑制蛋白封闭胃酸的产生，同时，脲酶分解尿素产生NH_3，NH_3中和胃酸使局部pH增高，形成碱性环境，既有利于本菌生存，又对胃黏膜有毒性作用；②细菌的黏液酶、磷脂酶、分解尿素产生的NH_3、空泡毒素及脂多糖等均可引起局部组织的损伤。③在空泡毒素、脲酶、脂多糖等因素的共同刺激下引起胃部炎症反应，导致胃黏膜的增生和萎缩。④细菌产生的超氧化物歧化酶、过氧化氢酶等可抵抗吞噬细胞的吞噬和杀伤作用。

感染本菌后，胃液和血清中可出现特异性抗体，抗体含量与胃炎的严重程度无明显关系，对机体的保护作用不清楚。还可产生多种细胞因子，其作用是双向的，除抗感染外，也参与炎症发生。

三、微生物学检查及防治原则

微生物学检查：①用纤维胃镜采取胃、十二指肠处黏膜组织，直接涂片并进行革兰氏染色镜检，镜下查到典型的细长弯曲菌即可初步诊断；或采用Warthin-tarry银染法观察细菌，其特异性和敏感性可达100%。②将活检组织接种于选择培养基上，根据菌落特点结合尿素酶试验进行鉴定。③快速诊断法：快速尿素酶试验、血清中抗幽门螺杆菌抗体与抗尿素酶抗体的检测、16SrRNA寡核苷酸探针或PCR等。

防治原则：目前幽门螺杆菌疫苗正在试用阶段。治疗可用多种抗菌药物，常用胶体铋制剂或抑酸剂为基础，加两种抗生素联合用药。

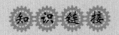

幽门螺杆菌与肿瘤

　　1994年，WHO将幽门螺杆菌确定为人类Ⅰ类致癌因子。大量流行病学调查显示，HP是非贲门胃腺癌和胃黏膜相关淋巴组织淋巴瘤最重要的危险因子，实验室中也成功建立了HP诱发蒙古沙鼠胃腺癌的模型，但其致癌机制尚不清楚。地区、饮食、遗传易感性、早期生活环境等是HP感染与胃部恶性肿瘤的重要相关因素。目前普遍认为HP根除治疗是肠化生发生之前行之有效的治疗手段，但HP根除在胃癌防治中的确切作用及与其他方法的协同作用仍有待进一步研究。

 本章小结

　　霍乱弧菌引起烈性肠道传染病霍乱，主要经污染的水源传播。霍乱毒素与鞭毛是其重要的致病物质，引起剧烈的腹泻与呕吐，导致电解质紊乱、脱水与低血容量性休克等，故纠正水、电解质紊乱是治疗霍乱的关键。

　　副溶血性弧菌可因食用海产品导致食物中毒。空肠弯曲菌的主要传染源为禽类与家畜，可引起人类的胃肠炎、败血症或肠道外感染。幽门螺杆菌是慢性胃炎、消化性溃疡的主要病因。

 思 考 题

1．简述霍乱毒素的作用机制、霍乱的主要表现及预防原则。
2．简述空肠弯曲菌、幽门螺杆菌的主要生物学特性与所致疾病。

（向秋玲）

第十一章 厌氧性细菌

厌氧性细菌（anaerobic bacteria）是指一大群专性厌氧、必须在无氧条件下才能生长的细菌。种类繁多，分布广泛，根据有无芽胞分为厌氧芽胞梭菌和无芽胞厌氧菌两大类，前者主要分布于自然界，引起外源性感染；后者多为人体或动物体内的正常菌群，当机体抵抗力下降或菌群失调时引起内源性感染。

第一节 厌氧芽胞梭菌属

有芽胞的厌氧菌只有一个菌属，即厌氧芽胞梭菌属（*Clostridium*），简称梭菌属。均为革兰氏阳性菌，芽胞比菌体横径大，使菌体膨大呈梭状，故名。本菌属共 130 个种，分布广泛，常存在于土壤、人和动物肠道，其中多数为腐生菌，少数为致病菌，能分泌外毒素和侵袭性酶，引起破伤风、气性坏疽、肉毒中毒等疾病。

案例 11-1

患者，男，55 岁，农民。入院前 24h 出现张口困难，逐渐加重，不能进食，颈项发硬，不能弯腰。入院后开始出现牙关紧闭，苦笑，颈项强直，全身抽搐，呈角弓反张。查体：T 38℃，P 80 次/分。神志清楚，检查合作，心肺无异常，左足底有一个 2～3cm 大的伤口，轻度化脓感染。病史：一周前在地里劳动时，不慎被一锈铁钉刺破左足底，伤口立即由"赤脚医生"处理包扎，但至今未愈。

问题与思考：
1. 该患者可能患什么疾病？为什么？
2. 该病的病原菌是什么？怎样感染机体？
3. 如何预防该疾病？

一、破伤风梭菌

破伤风梭菌（*C.tetani*）主要分布于土壤、人或动物的肠道中，经无氧伤口感染机体，引起破伤风。全世界每年有100万病例发生，病死率30% ~ 50%。

（一）生物学特性

破伤风梭菌为革兰氏阳性细长杆菌，有周身鞭毛，无荚膜，芽胞正圆形、直径比菌体大，位于菌体顶端，使菌体呈鼓槌状。本菌为专性厌氧菌，营养要求不高，在普通平板上形成中心紧密、周边疏松似羽毛状的不规则形菌落；在血液琼脂平板上呈移行生长，伴β溶血；在疱肉培养基中生长后肉汤变浑浊，肉渣微变黑，有腐败臭味。

本菌芽胞对外界环境抵抗力很强，在土壤中可存活数十年，5%苯酚经15h、100℃煮沸1h才能杀死。对青霉素、红霉素、四环素等药物敏感。

（二）致病性与免疫性

1. 致病条件　破伤风梭菌的芽胞广泛分布于自然界，经伤口感染机体，感染的重要条件是在伤口局部形成厌氧微环境，常见于：①伤口窄而深，混有泥土或有异物；②大面积创伤或烧伤，坏死组织多，造成局部组织缺血、缺氧；③同时伴有需氧或兼性厌氧菌混合感染等。

2. 致病过程　本菌无侵袭力，其致病物质主要为破伤风痉挛毒素（tetanospasmin），属神经毒素，对脑干和脊髓前角运动细胞有高度亲和力。毒性强，对人的致死量小于1μg。化学成分为蛋白质，不耐热，并可被肠道中的蛋白酶破坏，故经口感染不致病。破伤风梭菌感染后，在伤口局部大量繁殖，产生的破伤风痉挛毒素可通过周围神经轴突或淋巴液、血液到达中枢神经系统，与神经节苷脂结合，封闭抑制性中间神经元，阻止其释放抑制性神经递质，导致屈肌、伸肌同时发生强烈收缩而痉挛。

破伤风潜伏期不定，多数7 ~ 14天，潜伏期越短，病死率越高。初期有轻度发热、头痛、不适、肌肉酸痛等前驱症状，然后局部肌群抽搐、咀嚼肌和表情肌痉挛，表现为张口困难、牙关紧闭、苦笑面容，继而颈部躯干及四肢肌肉发生强直性痉挛，身体呈角弓反张，同时呼吸困难，可因窒息而死亡。新生儿破伤风俗称脐带风，主要因使用污染的手术器械导致脐带残端感染，病死率可高达90%。

3. 免疫性　破伤风免疫主要是抗毒素发挥中和作用。因破伤风痉挛毒素毒性很强，少量毒素即可致病，并且毒素易与神经细胞结合，故病后不能有效刺激机体产生抗毒素。获得抗毒素需通过人工免疫。

（三）微生物学检查

破伤风的诊断主要根据病史、感染致病条件，结合破伤风特有的临床症状即可做出诊断，一般不需做微生物学检查。

（四）防治原则

破伤风一旦发病，疗效不佳，应以预防为主。

1. 人工自动免疫　对易感人群注射破伤风类毒素。①儿童（3个月 ~ 6岁）：接种白百破三联疫苗，出生后第3、4、5月连续免疫3次，2岁、6岁时各加强1次；②部队战士、建筑工人等高危人群接种2次类毒素作为基础免疫，1年后加强1次，以后每5 ~ 10年再强化接种1次。

2. 紧急预防和治疗　发生外伤时应做好：①正确处理创口，清创扩创，阻止厌氧微环境的形成；②对伤口污染严重而又未经过基础免疫者，应立即注射破伤风抗毒素（TAT）或人抗破伤风免疫球蛋白进行紧急预防，使用TAT前需先做皮肤试验，防止过敏性休克；③抗菌治疗：大剂量青霉素可有效抑制细菌的繁殖，阻止毒素的释放；④一旦发病，应立即早期、足量注射破伤风抗毒素（剂量10万 ~ 20万单位），同时采取对症治疗，如给予镇静剂、肌肉松弛剂等。

二、产气荚膜梭菌

产气荚膜梭菌（*C.perfringens*）广泛分布于土壤、人和动物肠道中。根据产生外毒素的种类不同，分为 A、B、C、D、E 五个血清型，对人致病的主要是 A 型，引起气性坏疽和胃肠炎型食物中毒，C 型可引起坏死性肠炎。

（一）生物学特性

产气荚膜梭菌为革兰氏阳性粗短大杆菌，两端钝圆，单个或成双排列。芽胞卵圆形，位于菌体中央或次极端，小于菌体横径。无鞭毛，在体内形成明显荚膜。本菌厌氧程度不高，20～50℃均可生长。在血液琼脂平板上可见双层溶血环，内环完全溶血，外环为不完全溶血。在蛋黄琼脂平板上，菌落周围出现乳白色混浊圈，是由于细菌产生的卵磷脂酶分解蛋黄中的卵磷脂所致，若在培养基中加入特异性抗体，则不出现混浊，此现象称为 Nagler 反应。在牛乳培养基中能分解乳糖产酸产气，使其中的酪蛋白凝固，同时产生大量气体（H_2 和 CO_2），将凝固的酪蛋白冲成蜂窝状，甚至冲开管口棉塞，气势凶猛，称"汹涌发酵"现象。

（二）致病性

1. 致病物质　该菌可产生多种外毒素和侵袭性酶，并具有荚膜，侵袭力强。①外毒素：有十余种，其中最重要的是 α 毒素，为卵磷脂酶，能分解细胞膜上的卵磷脂，破坏红细胞、白细胞、血小板和内皮细胞，引起溶血、组织坏死、水肿，肝、心功能受损，还能促使血小板凝聚，形成血栓，导致局部组织缺血，在气性坏疽的形成中起主要作用。β 毒素可引起人类坏死性肠炎。有的菌株可产生肠毒素，引起腹泻，并可作为超抗原大量激活 T 淋巴细胞释放细胞因子，参与致病过程。②侵袭性酶：如透明质酸酶、DNA 酶、胶原酶、明胶酶等。

2. 所致疾病

（1）气性坏疽：气性坏疽的病原菌有 6～9 种，常为混合感染，以产气荚膜梭菌最多见。本病致病条件与破伤风芽胞梭菌相同，多见于战伤，是战伤截肢的主要原因，也可见于平时创口有污染的大面积开放性骨折及软组织损伤。潜伏期短，一般为 8～48h，病原菌在局部大量繁殖并产生多种毒素和侵袭性酶，发酵组织中的糖类产生大量气体，造成气肿；同时血管通透性增加，导致局部水肿，进而压迫组织和血管，造成局部缺血坏死，触摸有"捻发感"。患者疼痛剧烈，严重者病变蔓延迅速，最后造成大块组织坏死，并有恶臭，毒素入血后引起毒血症、休克，死亡率高达 40%～100%（图 11-1）。

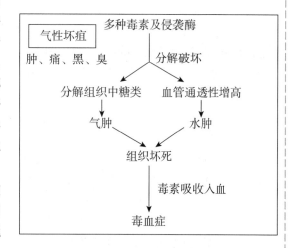

图 11-1　气性坏疽形成机制

（2）食物中毒：由 A 型菌株引起，因食入被大量（10^8～10^9）细菌污染的食物所致，潜伏期约 10h，表现为腹痛、腹胀、水样腹泻，一般无发热和呕吐，1～2 天自愈。

（3）坏死性肠炎：由 C 型菌株引起，潜伏期不超过 24h，出现剧烈腹痛、腹泻、血便，可并发周围循环衰竭、肠梗阻、腹膜炎等，死亡率高达 40%。

（三）微生物学检查

因气性坏疽病情凶险，应尽快确诊。

1. 直接涂片镜检　取创伤深部的分泌物、穿刺物、坏死组织块，其中坏死组织应研磨成悬液。将标本直接涂片镜检，可见革兰氏阳性有荚膜粗大杆菌，白细胞甚少，并伴有其他杂菌，可初步报告结果。

2．分离培养与鉴定　取坏死组织悬液接种于血琼脂平板或疱肉培养基，厌氧培养，观察生长现象，取培养物涂片染色镜检，进一步通过生化反应鉴定。必要时可取培养液 0.5 ～ 1ml 注射小鼠，10min 后处死，置 37℃ 5 ～ 8h，如动物躯体膨胀，取肝或腹腔液涂片镜检，并分离培养鉴定。疑为产气荚膜梭菌引起的食物中毒，可取剩余食物或粪便做细菌学检查，若每克食品检出大于 10^5 个病菌或每克粪便达 10^6 个病菌即可确诊。

（四）防治原则

及时清创、扩创，用过氧化氢冲洗伤口。切除感染和坏死组织，感染难以控制或危及生命时，要考虑截肢，并且残端不缝合，以利引流。尽早使用多价抗毒素血清，同时使用大剂量青霉素进行抗菌治疗。有条件的可采用高压氧舱疗法，可使血液和组织中的氧含量提高约 15 倍，能抑制厌氧菌的生长。

三、肉毒梭菌

肉毒梭菌（*C.botulinum*）是腐物寄生菌，广泛分布于自然界，偶尔存在于动物粪便。可产生毒性极强的肉毒毒素引起食物中毒。

（一）生物学特性

肉毒梭菌为革兰氏阳性粗大杆菌，单独或成双排列，有周身鞭毛，无荚膜。芽胞椭圆形，位于菌体次极端，大于菌体，使菌体呈汤匙状或网球拍状。严格厌氧，营养要求不高。在血液琼脂平板上形成直径 3 ～ 5mm、不规则形菌落，有 β 溶血；在疱肉培养基消化肉渣而变黑，并有恶臭，分解多种糖类，产酸产气。

本菌芽胞的抵抗力很强，可耐受 100℃ 1h 以上，高压蒸汽灭菌法 30min 才能杀死芽胞。但肉毒毒素不耐热，煮沸 1min 即可破坏；耐酸，在胃酸中 24h 不被破坏。

（二）致病性

1．致病物质　主要为肉毒毒素，为神经毒素，毒性比氰化钾强 1 万倍，对人的致死量约为 0.1μg。与其他外毒素不同，该毒素在细菌细胞内形成无毒的前体毒素，当菌体死亡裂解后释放，经肠道中胰蛋白酶或细菌的蛋白激酶作用后才具有毒性，并能抵抗胃酸和蛋白酶的破坏。根据所产生毒素的抗原性不同，分为 8 个型，其中 A、B、E、F 型对人致病，以 A、B 型最常见。该毒素经小肠吸收后，进入淋巴液和血液，作用于脑神经核、周围神经肌肉接头处及自主神经末梢，阻止乙酰胆碱的释放，导致肌肉弛缓性麻痹。

2．所致疾病

（1）食物中毒：因食入被肉毒毒素污染的罐头、香肠、腊肠、发酵豆制品等食物所致，主要表现为神经末梢麻痹。潜伏期可短至数小时，先有乏力、头痛等一般症状，接着出现复视、斜视、眼睑下垂等眼肌麻痹症状，继而出现吞咽、咀嚼困难、口齿不清等咽部肌肉麻痹症状，严重者出现膈肌、心肌麻痹、呼吸困难而导致死亡。

（2）婴儿肉毒病：多见于 1 岁以内的婴儿，因其肠道内缺乏拮抗肉毒梭菌的正常菌群，食入被肉毒梭菌芽胞污染的食物而致病。表现为便闭、吮吸和啼哭无力、吞咽困难、全身肌张力减退等，严重者因呼吸困难而死亡。

（3）创伤性肉毒中毒：肉毒梭菌的芽胞侵入伤口，在厌氧环境中发芽繁殖并释放肉毒毒素所致。潜伏期 10 ～ 14 天，症状与肉毒毒素食物中毒相似。

（三）微生物学检查

取可疑食物、患者粪便或血液，用 ELISA、反向间接血凝试验或小白鼠体内中和试验检测肉毒毒素。标本经 80℃ 加热 20min 后，再进行细菌的分离培养和鉴定。

（四）防治原则

加强食品卫生监督和管理，低温保存食品，将食物加热 80℃ 20min 可破坏毒素。对患者尽早根据症状做出诊断，迅速注射 A、B、E 三型多价抗毒素（各型毒素只能被同型抗毒素中和），同时加强护理和对症治疗，特别是维持呼吸功能，可以显著降低死亡率。

四、艰难梭菌

艰难梭菌（*C.difficile*）是人体肠道正常菌群。当长期使用或不规范使用某些抗生素（如氨苄西林、头孢菌素或红霉素等）后，引起肠道菌群失调，耐药的艰难梭菌大量繁殖引起抗生素相关性结肠炎（假膜性结肠炎）。治疗需及时停用相关抗生素，改用本菌敏感的万古霉素或甲硝唑。但由于芽胞不易被杀灭，复发率为 20% ~ 30%。

第二节　无芽胞厌氧菌

无芽胞厌氧菌是人和动物体内的正常菌群，如肠道和口腔中，无芽胞厌氧菌数量占绝对优势，对维持人体微生态平衡和内环境稳定具有重要作用。但在特定情况下可引起内源性感染，其感染率高达 90% 以上，并以混合感染多见。

一、主要种类

无芽胞厌氧菌有 30 多个菌属，200 余菌种，其中与人类疾病相关的主要有 10 个菌属（表 11-1）。

表 11-1　与疾病相关的无芽胞厌氧菌

革兰氏阴性		革兰氏阳性	
杆菌	球菌	杆菌	球菌
类杆菌属	韦荣菌属	丙酸杆菌属	消化链球菌属
普雷沃菌属		双歧杆菌属	
紫单胞菌属		真杆菌属	
梭杆菌属		放线菌属	

（一）革兰氏阴性厌氧杆菌

以类杆菌属中的脆弱类杆菌最重要，在厌氧菌中分离率最高。形态呈多形性，两端钝圆而浓染，中间色浅似空泡状，有荚膜。梭杆菌属菌体形态两端尖细呈梭形，多寄居于口腔、上呼吸道、肠道和泌尿生殖道，临床较常见的是核梭杆菌和坏死梭杆菌。

（二）革兰氏阴性厌氧球菌

以韦荣球菌最重要。形态较小，常成双、成簇或短链状排列，是咽喉部主要厌氧菌。但临床分离率较低，且为混合感染菌。

（三）革兰氏阳性厌氧杆菌

以丙酸杆菌属最常见，主要分布于皮肤。为小杆菌，常呈链状或成簇排列，无鞭毛，因能发酵糖类产生丙酸而得名。丙酸杆菌属中最常见的是痤疮丙酸杆菌。双歧杆菌属呈多形态，无鞭毛，耐酸，为婴儿、成人肠道的正常菌群，在肠道中起重要的调节作用，已研制成生物制剂用于防治菌群失调。其中致病的是齿双歧杆菌。真杆菌属中最常见的是迟钝真杆菌。

（四）革兰氏阳性厌氧球菌

以消化链球菌属最重要，主要寄居于阴道。在临床厌氧菌分离株中占20% ~ 35%，仅次于脆弱类杆菌，常和其他菌混合感染，可引起菌血症、女性生殖道感染等。

二、致病性

无芽胞厌氧菌作为条件致病菌，其致病物质包括菌毛、荚膜等表面结构，以及产生的多种毒素、胞外酶和可溶性代谢物等。

1. 致病条件　①因手术、拔牙、肠穿孔等原因，使屏障作用受损，致细菌侵入非正常寄居部位；②长期应用抗生素治疗使正常菌群失调；③机体免疫力减退；④局部供血不足、组织坏死、或有异物及需氧菌混合感染，使局部厌氧微环境形成等。

2. 感染特征　①常为内源性感染；②无特定病型，多为化脓性感染，感染部位广泛，如口腔、鼻窦、胸腔、腹腔、盆腔和肛门会阴附近的炎症、脓肿及其他深部脓肿；③分泌物多为血性或黑色，并有恶臭；④标本直接涂片可见细菌，但普通培养无菌生长；⑤长期使用氨基糖苷类抗生素治疗无效。

三、微生物学检查

标本应从感染深部吸取渗出物或脓汁，注意避免接触空气，防止正常菌群污染。脓汁或穿刺液标本可直接涂片染色后观察细菌的形态，并立即接种适宜的培养基，厌氧培养，再进行生化反应、核酸杂交、PCR及气液相色谱鉴定。

四、防治原则

提高机体的免疫力，外科清创引流、去除坏死组织，维持局部良好的血液循环，预防局部形成厌氧环境，正确选用抗生素治疗。注意耐药菌株的出现，脆弱类杆菌能产生β-内酰胺酶，破坏青霉素和头孢菌素，故对此类药物耐药，需通过药敏试验选择用药。

厌氧芽胞梭菌属和无芽胞厌氧菌的区别见表11-2。

表11-2　厌氧芽胞梭菌属及无芽胞厌氧菌的区别

区别	厌氧芽胞梭菌属	无芽胞厌氧菌
分布	自然界、人和动物肠道	人和动物体内
感染来源	外源性感染为主	内源性感染为主
感染条件	外伤、食入污染食物	免疫力下降、菌群失调等
致病物质	外毒素、侵袭性酶	侵袭性酶与内毒素
临床病型	创伤感染、食物中毒等	无特定表现，慢性化脓性感染
感染比例	约占10%	约占90%
预防原则	类毒素	防止微生态失调
治疗原则	抗毒素、抗生素	抗生素、微生态制剂

本章小结

　　厌氧性细菌是一类必须在无氧条件下才能生长的细菌，包括厌氧芽胞梭菌属和无芽胞厌氧菌。前者引起外源性感染，后者引起内源性感染。

　　厌氧芽胞梭菌属均为革兰氏阳性杆菌，通常以芽胞存在于自然界。对人致病的主要有破伤风梭菌、产气荚膜梭菌、肉毒梭菌等，可产生外毒素和侵袭性酶，引起破伤风、气性坏疽、肉毒中毒等疾病。防治破伤风、气性坏疽时需注意对伤口做清创扩创，早期使用抗毒素和抗生素治疗，破伤风可用类毒素进行特异性预防。肉毒中毒的防治主要是加强食品卫生监督和管理，用抗毒素治疗。

　　无芽胞厌氧菌多为人和动物体内的正常菌群，属条件致病菌，当寄居部位改变、免疫力下降或菌群失调时引起全身各处的化脓性感染、败血症等。其防治原则主要是提高机体免疫力、防止局部形成厌氧微环境、合理用药等。

　　对厌氧菌的微生物学检查，可取感染部位标本，如脓液、可疑食物、粪便、血液、穿刺液等，尤其要注意标本的采集和运送不能被正常菌群污染，并且不能接触空气。

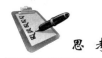

思 考 题

　　1．常见的厌氧芽胞梭菌有哪几种？简述各菌的形态特点、致病性物质、所致疾病与防治原则。

　　2．简述无芽胞厌氧菌的感染特点、细菌类型与所致疾病。

（徐群芳）

第十二章　分枝杆菌属、放线菌属与诺卡菌属

学习目标

通过本章内容的学习，学生应能：

1. 掌握：结核分枝杆菌的主要生物学特性和致病性。
2. 熟悉：结核分枝杆菌的微生物学检查与防治原则，麻风分枝杆菌的生物学特性和致病性。
3. 了解：放线菌属和诺卡菌属的生物学特性、致病性。

　　分枝杆菌属（*Mycobacterium*）是一类细长稍弯曲的杆菌，因具有分枝生长的趋势而得名。本属细菌的特点有：①细胞壁中脂类含量多，与其染色性、生长特性、致病性、抵抗力等有密切关系。用一般染色方法很难着色，若经加温或延长染色时间使其着色后，能抵抗盐酸乙醇的脱色，故又名抗酸杆菌。②无鞭毛和芽胞，也不产生内、外毒素，其致病物质主要是菌体成分。③所致疾病多为慢性感染，常有破坏性组织病变。分枝杆菌种类多，有致病性和非致病性两大类，对人致病的主要有结核分枝杆菌和麻风分枝杆菌，另有少数非结核分枝杆菌也可致病。

第一节　结核分枝杆菌

案例 12-1

　　患者，男，20岁，经常性低热、无力、咳嗽，近2个月内体重减轻5kg。查体：T 38.3℃，P 110次/分，R 22次/分，BP 131/83mmHg，皮肤巩膜无黄染，浅表淋巴结未扪及明显肿大，双肺呼吸音粗糙，未闻及干湿啰音，HR 80次/分，律齐，各瓣膜区未闻及病理性杂音。X线胸片无明显异常。取痰标本经抗酸染色显示有大量细长、粉红色杆菌。

　　问题与思考：

1. 此患者可能为何种病原菌感染？该菌有哪些传播途径？
2. 通过哪些实验室检查可以确诊？
3. 简述该疾病的防治原则？

结核分枝杆菌（*M.tuberculosis*），俗称结核杆菌，为结核病的病原菌。可侵犯全身各器官，但以肺结核最为多见。自 20 世纪 90 年代以后，由于多重耐药菌株的出现、艾滋病的流行、人群流动性的增加、环境和社会因素等多方面原因，结核病的发病率呈不断上升趋势，尤其在发展中国家，已成为严重威胁人类健康的重要传染病之一。WHO 估算目前全球共有结核患者约 2000 万，每年新增约 800 万病例，死亡人数超过 300 万人。中国是全球 22 个结核高负担国家之一，发病数居全球第二位，现有活动性肺结核患者 500 多万，并且多重耐药菌株流行广泛。经过积极防治，2010—2014 年全球结核病的发病率有所下降，但防治工作仍然任重而道远。

一、生物学特性

（一）形态与染色

结核分枝杆菌为细长略微弯曲的杆菌，大小为（1 ~ 4）μm×0.4μm，无鞭毛、无芽胞，有微荚膜。用齐尼（Ziehl-Neelsen）抗酸染色法染色时，可抵抗盐酸乙醇脱色，被染成红色，而其他非分枝结核杆菌和背景则被染成蓝色。

（二）培养特性

结核分枝杆菌为专性需氧，营养要求高，最适生长温度为 37℃，最适 pH6.5 ~ 6.8。常用含蛋黄、甘油、马铃薯、无机盐和孔雀绿等的罗氏培养基分离培养。其中蛋黄可促进其生长，孔雀绿可抑制杂菌生长。由于结核分枝杆菌细胞壁的脂质含量较高，影响营养物质的吸收，故生长缓慢，一般要 2 ~ 4 周才可观察到菌落，菌落呈颗粒、结节或菜花状，乳白色或米黄色，不透明。在液体培养基中由于细胞壁脂类多，疏水性强，同时为需氧菌，故易形成菌膜。

（三）抵抗力

结核分枝杆菌抵抗力较强，耐干燥，怕热不怕冷，在湿润或干燥痰中可存活 6 ~ 8 个月，在尘埃中 8 ~ 10 天仍可保持传染性；能耐受 3% 盐酸、6% 硫酸、4% 氢氧化钠，因而常用酸碱处理标本以杀死杂菌和消化标本中的黏稠物质，提高检出率；对湿热、紫外线、乙醇敏感，在液体中 62 ~ 63℃加热 15min、日光直射下 2 ~ 7h、75% 乙醇内数分钟即死亡。

（四）变异性

结核分枝杆菌的形态、菌落、毒力及耐药性等均可发生变异。例如在溶菌酶、异烟肼作用下可形成 L 型细菌。1908 年 Calmette 和 Guerin 两位学者将有毒的牛型结核分枝杆菌接种于含有胆汁、甘油、马铃薯的培养基中，经 230 次传代，历时 13 年，使其毒力减弱，即制成用于预防结核病的卡介苗。结核分枝杆菌对链霉素、利福平、异烟肼等抗结核药物较易产生耐药性，并且可形成多重耐药菌株。

二、致病性

（一）致病物质

结核分枝杆菌不产生内、外毒素，也无侵袭性酶，其致病主要与菌体成分及其诱发的超敏反应、细菌繁殖引起的炎症反应有关。

1. 脂质　脂质含量与细菌的毒力密切相关，包括：①磷脂：能促使单核细胞增生，引起结核结节和干酪样坏死；②索状因子：是分枝菌酸和海藻糖结合的一种糖脂，能使细菌在液体培养基中呈索状排列，能破坏细胞线粒体膜，影响细胞呼吸，抑制白细胞游走和引起慢性肉芽肿；③蜡质 D：是一种肽糖脂和分枝菌酸的复合物，具有佐剂作用，可激发机体产生迟发型超敏反应；④硫酸脑苷脂：有抗吞噬作用，可抑制吞噬细胞中吞噬体与溶酶体的结合，使结核分枝杆菌能在吞噬细胞中长期存活。

2. 蛋白质　其中重要的是结核菌素，与蜡质 D 结合后能使机体发生迟发型超敏反应，引起组织坏死和全身中毒症状，并在形成结核结节中发挥一定作用。

3. 荚膜　荚膜的主要成分为多糖、部分脂质和蛋白质。其致病作用有：①能与吞噬细胞表面的补体受体 3（CR3）结合，有助于结核分枝杆菌在宿主细胞上的黏附与入侵；②荚膜中有多种酶可降解宿主组织中的大分子物质，为细菌繁殖提供营养；③荚膜可保护细菌，防止宿主的有害物质进入菌体内。

（二）所致疾病

结核分枝杆菌可通过呼吸道、消化道或破损的皮肤黏膜等多途径侵入机体，引起多种组织器官的结核病，其中以肺结核最多见。肺结核可分为以下两种感染类型。

1. 原发感染　指结核分枝杆菌初次感染机体，常见于儿童。当结核分枝杆菌侵入肺泡后被巨噬细胞吞噬，由于菌体内脂类含量多，能抵抗巨噬细胞的杀菌作用而大量生长繁殖，导致巨噬细胞死亡裂解，释出的结核分枝杆菌再次被吞噬而重复上述过程，引起肺泡渗出性炎症，称为原发灶。原发灶内的结核分枝杆菌常沿淋巴管扩散到肺门淋巴结，引起淋巴管炎和肺门淋巴结肿大，X 线胸片可见哑铃状阴影，称为原发综合征。随着机体抗结核免疫的建立，原发综合征可逐渐纤维化和钙化而自愈，但原发灶内可潜伏少量细菌，不断刺激机体维持特异性免疫，并作为以后内源性感染的来源。极少数免疫力低下者，结核分枝杆菌可经血液、淋巴液扩散侵入肺外组织器官（如脑、肾、骨、关节、生殖器官等），引起相应部位感染，严重时可导致全身粟粒性结核。

2. 原发后感染　常见于成年人，多为内源性感染，少数为外源性感染。由于机体已形成了对结核分枝杆菌的特异性细胞免疫，因此，对再次入侵的结核分枝杆菌控制在局部，病灶多局限，一般不累及邻近淋巴结。表现为慢性肉芽肿性炎症，若及时合理治疗，形成的干酪样坏死可钙化而痊愈。若干酪样坏死液化，排入邻近支气管，大量细菌随痰排出体外，形成空洞型肺结核，传染性极强。抵抗力低下患者体内的细菌还可经血液播散，引起肺外感染，痰被咽入消化道可引起肠结核、结核性腹膜炎等。

三、免疫性与超敏反应

（一）免疫性

人群中结核分枝杆菌的感染率很高，但发病率却较低，这表明人体感染结核分枝杆菌可获得一定的免疫力。因结核分枝杆菌是胞内感染菌，感染后机体虽可产生多种抗体，但抗体无保护作用，抗感染免疫主要是细胞免疫。致敏的 T 淋巴细胞可直接杀死带有结核分枝杆菌的靶细胞，同时可释放多种细胞因子（如 TNF-α、IFN-γ、IL-2、IL-6 等），可使 NK 细胞、T 细胞、巨噬细胞等聚集在病灶周围，并极大增强巨噬细胞对结核分枝杆菌的吞噬和杀菌作用。

抗结核的免疫依赖于体内结核分枝杆菌或其组分的存在，一旦体内的细菌消亡，则抗结核免疫力也随之消失，这种免疫称为有菌免疫或传染性免疫。

（二）超敏反应

当结核分枝杆菌感染机体时，细胞免疫与超敏反应同时存在。从郭霍现象可以看到，将结核分枝杆菌初次注入健康豚鼠皮下，10 ~ 14 天后局部溃烂不愈，附近淋巴结肿大，细菌扩散至全身，表现为原发感染的特点。若以结核分枝杆菌对以前曾感染过结核的豚鼠进行再感染，则于 1 ~ 2 天内局部迅速产生溃烂，且附近淋巴结不肿大，细菌亦很少扩散，表现为原发后感染的特点。可见再感染时溃疡浅，易愈合，不扩散，表明机体已有一定免疫力。但再感染时溃疡发生快，说明在产生免疫的同时有超敏反应的参与。

近年来研究表明结核分枝杆菌诱导机体产生细胞免疫和超敏反应的抗原成分不同。超敏反应主要由结核菌素蛋白和蜡质 D 共同引起，而细胞免疫则由结核分枝杆菌核糖体 RNA 引起。两类不同的抗原成分激活不同的 T 细胞亚群释放出不同的淋巴因子出现不同结果。

（三）结核菌素试验

结核菌素试验是应用结核菌素来测定机体对结核分枝杆菌是否有细胞免疫及超敏反应的一种

Ⅳ型超敏反应皮肤试验。

1．结核菌素试剂　一种是旧结核菌素（old tuberculin，OT），是将结核分枝杆菌接种于甘油肉汤培养基，培养4～8周后加热浓缩过滤制成，主要成分为结核杆菌蛋白，也含有细菌生长过程中产生的代谢产物和培养基成分；另一种是纯蛋白衍生物（purified protein derivative，PPD），根据来源分两种：人结核分枝杆菌制成的PPD-C和卡介苗制成的BCG-PPD。目前常用的是PPD-C。

2．方法　常规试验分别取PPD-C和BCG-PPD5个单位分别注入受试者两前臂皮内，48～72h后红肿硬结直径＜5mm为阴性，≥5mm为阳性，≥15mm为强阳性。若PPD-C侧红肿大于BCG-PPD侧为感染。反之则可能是接种卡介苗所致。

3．结果分析　阳性反应说明机体感染过结核分枝杆菌或接种过卡介苗，对结核分枝杆菌有免疫力，也有超敏反应。强阳性提示可能有活动性结核，尤其是婴儿，应进一步检查。阴性反应一般表示未受结核分枝杆菌感染，机体无免疫力，应接种卡介苗，但还应考虑以下情况：①感染初期；②老年人；③严重结核病患者或正患有其他传染病，如麻疹导致的细胞免疫低下；④细胞免疫低下，如细胞免疫缺陷、艾滋病、应用免疫抑制剂者等。

4．应用　①选择卡介苗的接种对象并测定其免疫效果；②婴幼儿（未接种过卡介苗者）结核病的诊断参考；③测定肿瘤患者的细胞免疫功能；④在未接种过卡介苗的人群中进行结核杆菌感染的流行病学调查。

四、微生物学检查

（一）标本采集

根据感染部位可取患者的痰、支气管灌洗液、尿、粪、脑脊液、胸腔积液、腹水等标本。痰、尿和粪便等含杂菌多的标本需用酸碱处理，浓缩集菌后进行检测。

（二）直接涂片镜检

标本可以直接涂片或集菌后涂片，抗酸染色镜检，如查到抗酸染色阳性菌可以初步诊断。也可用金胺荧光染色，在荧光显微镜下可见结核分枝杆菌发出金黄色荧光，敏感性较高。

（三）分离培养

将处理后的标本接种于固体培养基上，以蜡封口防止干燥。37℃培养4～6周后检查结果。根据菌落特点、镜下形态、生化反应进行鉴定。如菌落、菌体染色都不典型，则可能为非典型分枝杆菌，应进一步做鉴别。

（四）动物实验

将浓缩集菌处理的标本注射于豚鼠腹股沟皮下，经3～4周饲养观察，如出现局部淋巴结肿大、消瘦或结核菌素试验转阳，可及时剖检。若观察6～8周后，仍未见发病者，也要剖检。剖检时应注意观察淋巴结、肝、脾、肺等脏器有无结核病变。

（五）快速诊断

目前已将PCR技术应用于结核分枝杆菌DNA鉴定，标本中只需含几个细菌即可获得阳性结果，该法对含菌量少或细菌发生L型变异不易培养的标本有较大实用价值，但需注意防止标本和实验器材的污染，避免出现假阳性。

五、防治原则

（一）预防

加强宣传教育，对结核病患者早发现、隔离治疗。推广接种卡介苗是预防结核病的最有效措施，主要接种对象是新生儿。我国规定新生儿出生后进行初次免疫，7岁时复种，农村12岁儿童再加强免疫一次。对1岁以上者应先做结核菌素试验，阴性者接种，接种后2～3个月应再做结核菌素试验，以确定免疫效果。接种后免疫力可维持 3～5 年。

（二）治疗

结核病的治疗原则是早期、联合、足量、全程用药。常用一线药物有利福平、异烟肼、乙胺丁醇、链霉素等。利福平与异烟肼合用可以减少耐药性的产生。对严重感染，可以吡嗪酰胺与利福平、异烟肼合用。

第二节　麻风分枝杆菌

麻风分枝杆菌（*M.leprae*）俗称麻风杆菌，引起麻风，是一种慢性传染病，流行广泛。目前全世界约有病例 1200 万，主要分布在亚洲、非洲和拉丁美洲。新中国成立前曾广泛流行，目前发病率已大幅度下降，近年来每年病例约 2000 例，但治愈后有一定复发率（约 3.7%），应予重视。

一、生物学特性

麻风分枝杆菌的形态、染色与结核分枝杆菌相似。抗酸染色为红色，细长、略带弯曲，常呈束状排列。无荚膜和鞭毛，不形成芽胞。麻风分枝杆菌是一种典型胞内菌，患者渗出物标本涂片中可见大量麻风分枝杆菌存在于细胞内。这种细胞的胞浆呈泡沫状，称麻风细胞。这与结核分枝杆菌有重要鉴别意义。

麻风分枝杆菌在体外人工培养至今仍未成功。有人将麻风分枝杆菌注入小鼠足垫，并将小鼠足垫的温度降低，即可见麻风分枝杆菌繁殖并能传代。此法可供药物筛选和免疫及治疗研究之用。

二、致病性与免疫性

传染源是麻风病患者，主要通过呼吸道、破损的皮肤黏膜和密切接触等方式传播，以家庭内传播多见。人对麻风分枝杆菌的抵抗力较强，主要靠细胞免疫。根据机体的免疫状态、病理变化和临床表现可将大多数患者分为结核样型和瘤型两型。少数患者处于两型之间的界线类和未定类，该两类可向两型转化。

（一）结核样型

该型占 60%～70%，患者的细胞免疫功能正常，麻风菌素试验多呈阳性。此型传染性小，属闭锁性麻风。病变都发生于皮肤和周围神经，不侵犯内脏。早期皮肤出现斑疹，周围神经由于细胞浸润变粗变硬，感觉功能障碍。该型稳定，极少演变为瘤型，故亦称良性麻风。

（二）瘤型

该型占 20%～30%，患者有细胞免疫缺损，巨噬细胞功能低下，但体液免疫正常。此型传染性强，为开放性麻风。细菌主要侵犯皮肤、黏膜，严重时累及神经系统及内脏。患者血清内有大量自身抗体，自身抗体和受损组织释放的抗原结合，形成免疫复合物，沉淀在皮肤或黏膜下，形成红斑和结节，称为麻风结节，是麻风的典型病灶。面部结节融合可呈狮面状。

（三）界线类

兼有瘤型和结核样型的特点，但程度可以不同，能向两型分化。大多数患者麻风菌素试验阴性，但也有阳性。病变部位可找到含菌的麻风细胞。

（四）未定类

属麻风病的前期病变，病灶中很少能找到麻风分枝杆菌。麻风菌素试验大多阳性，大多数病例最后转变为结核样型。

三、微生物学检查

可从患者皮肤和黏膜上取材，必要时可做淋巴结穿刺查菌。标本涂片抗酸染色镜检，欲提高检出率，也可以用金胺染色后用荧光显微镜检查。一般瘤型和界线类患者标本中可检到麻风分枝杆菌，有诊断意义。结核样型患者中很少找到细菌。因与结核分枝杆菌有交叉反应，麻风菌素试验无诊断意义，但可用于麻风的分型和预后。

四、防治原则

目前尚无特异性预防方法。由于麻风分枝杆菌和结核分枝杆菌有共同抗原，曾试用卡介苗来预防麻风取得一定效果。对患者应早发现、早治疗、隔离治疗，治疗药物主要有砜类、利福平、氯法齐明等。多采用联合用药以防止产生耐药性。

第三节 放线菌属和诺卡菌属

放线菌（actinomyces）是介于真菌与细菌之间的一类原核细胞型微生物。广泛分布于土壤、空气和水中，种类繁多，大多数不致病。对人致病的放线菌可分为不含分枝菌酸的放线菌属（actinomyces）和含分枝菌酸的诺卡菌属（nocardia）。

一、放线菌属

放线菌属广泛分布于自然界，也可寄居于正常人和动物的口腔、呼吸道、消化道和泌尿生殖道等部位。对人和动物致病的主要是衣氏放线菌。

（一）生物学特性

为革兰氏阳性丝状菌，无芽胞、荚膜和鞭毛。常形成分枝状无隔营养菌丝，有时断裂成短杆状或球状，不形成孢子。在患者的病灶组织和脓汁中肉眼可见黄色小颗粒，称为"硫磺样颗粒"，是放线菌在组织中形成的菌落。将硫磺样颗粒制成压片或组织切片并做革兰氏染色，显微镜下观察呈菊花状，中心部分由分枝菌丝交织成团，革兰氏阳性；周围部分菌丝细长，放射状排列，末端膨大呈棒状，为革兰氏阴性。

放线菌培养较困难，厌氧或微需氧，初次分离加5%CO$_2$可促进其生长。在血液琼脂平板上，37℃培养4～6天后，可形成灰白色或淡黄色的粗糙型小菌落，不溶血。在牛心脑浸液琼脂培养基上，经37℃厌氧培养18～24h形成微菌落。显微镜观察可见菌落由长度不等的蛛网状菌丝所构成，称蛛网状菌落。

（二）致病性与免疫性

放线菌大多为人体正常菌群，存在于口腔或与外界相通腔道。在机体抵抗力减弱、口腔卫生不良、拔牙或外伤时引起内源性感染，导致软组织的化脓性炎症。若无继发感染则大多呈慢性无痛性过程，并常伴有多发性瘘管形成，排出黄色硫磺样颗粒，此即为放线菌病。最常见的是面颈部感染，约占患者的60%。也可引起腹部或胸部感染，继发盆腔感染。

抗感染免疫主要靠细胞免疫。产生的抗体可与分枝杆菌、棒状杆菌有交叉反应。

（三）微生物学检查

取患者局部病灶、窦腔、瘘管的脓汁、痰液或活检组织等标本。首先在标本中仔细寻找有无"硫磺样颗粒"，发现可疑颗粒制成压片，革兰氏染色，镜下检查是否有呈放射状排列的菌丝。必要时将标本做厌氧培养，放线菌生长缓慢，于5%CO$_2$37℃培养2周以上，观察菌落，并进行生化反应鉴定。

（四）防治原则

注意口腔卫生，牙病早日治疗。脓肿和瘘管应进行外科清创处理，同时应用大剂量青霉素较长时间治疗，也可用甲氧苄啶 - 磺胺甲基异噁唑（TMP-SMZ）、克林霉素、红霉素或林可霉素等治疗。

二、诺卡菌属

诺卡菌属是一群需氧性放线菌，广泛分布于土壤中。多数为腐物寄生性非病原菌。对人致病的主要有星形诺卡菌、豚鼠诺卡菌和巴西诺卡菌。在我国最常见的是星形诺卡菌。

（一）生物学特性

形态与衣氏放线菌相似，但在分枝末端不膨大呈棍棒状，革兰氏染色阳性。部分诺卡菌抗酸染色也呈阳性反应，但如延长脱色时间则变为阴性，据此与典型的结核分枝杆菌相区别。

诺卡菌属为专性需氧菌。营养要求不高，在沙保培养基上生长良好，繁殖速度较慢，一般需5～7天始见菌落。菌落可呈干燥或蜡样，颜色有红、粉红、黄、白或紫色不等；在液体培养基中形成菌膜，液体澄清。

（二）致病性与免疫性

星形诺卡菌主要引起外源性感染，多见于 T 细胞缺陷（如白血病或艾滋病患者）及使用免疫抑制剂的患者。主要引起原发性、化脓性肺部感染，症状类似肺结核。从肺部病灶可转移至皮下组织，引起脓肿和多发性瘘管，也可扩散至其他脏器，引起腹膜炎、脑膜炎、脑脓肿等。

巴西诺卡菌可因外伤侵入皮下组织，形成结节、脓肿或慢性瘘管。从瘘管中可流出许多小颗粒，即诺卡菌的菌落。好发于足部和腿部，又称足菌肿。

（三）微生物学检查

采集患者的脓、痰、支气管灌洗液、脑脊液、活检组织等标本，涂片或压片检查，可见有革兰氏阳性和部分抗酸性分枝菌丝。若见散在的抗酸性杆菌，应与结核分枝杆菌相区别。将标本接种于沙保培养基或血液琼脂平板分离培养，可疑菌落涂片染色镜检，并做生化反应鉴定。诺卡菌入侵肺部后可变为 L 型，常需反复检查才能证实。

（四）防治原则

诺卡菌的感染无特异性预防方法。对脓肿和瘘管局部治疗主要为手术清创，切除坏死组织。各种感染应用磺胺药治疗，有时还可加用环丝氨酸。一般治疗时间不少于 6 周。

本章小结

结核分枝杆菌为抗酸菌，形态细长或略带弯曲，有时呈分枝状，是结核病的病原体。其致病物质主要是菌体成分（脂类、蛋白质、荚膜等），可通过呼吸道、消化道或皮肤损伤等多途径传播，引起多种组织器官的结核病，以肺结核最常见。给新生儿接种卡介苗是预防结核病的最有效的措施，治疗必须早期、联合、足量、全程用药。

麻风分枝杆菌是麻风病的病原菌。人类是本菌的唯一自然宿主。经破损的皮肤黏膜、密切接触或呼吸道传播。麻风病可分为结核样型、瘤型、界线类、未定类等不同临床类型。

放线菌是介于细菌与真菌之间的原核细胞型微生物。分布广泛，种类多，放线菌属中致病的主要是衣氏放线菌，诺卡菌属中致病的主要是星形诺卡菌等。

思　考　题

1．试述结核菌素试验的原理和结果分析。
2．试述结核分枝杆菌的致病物质及所致疾病。
3．简述放线菌属和诺卡菌属的形态染色特征和所致疾病。

（徐群芳）

第十三章　动物源性细菌

学习目标

通过本章内容的学习，学生应能：
1. 掌握：布鲁菌、鼠疫耶尔森菌、炭疽芽胞杆菌的致病性。
2. 熟悉：动物源性细菌的概念及主要种类；布鲁菌、鼠疫耶尔森菌、炭疽芽胞杆菌的主要生物学特性与防治原则。
3. 了解：布鲁菌、鼠疫耶尔森菌、炭疽芽胞杆菌的微生物学检查法。

动物源性细菌是指以动物作为传染源，可引起人畜共患病的病原菌。人类通过接触病畜或其污染物及媒介节肢动物的叮咬等途径感染而致病，主要发生在畜牧区或自然疫源地。常见的动物源性细菌主要有布鲁菌、鼠疫耶尔森菌和炭疽芽胞杆菌等。

第一节　布鲁菌属

布鲁菌属（*Brucella*）是一类人畜共患传染病的病原菌，因最早由美国医师 David Bruces 首先分离出而得名。有 6 个生物种、20 个生物型，对人致病的有牛布鲁菌（*B.abortus*）、羊布鲁杆菌（*B.melitensis*）、猪布鲁杆菌（*B.suis*）和犬布鲁杆菌（*B.canis*），我国最常见的是羊布鲁菌病，其次为牛布鲁菌，引起动物流产及人的"波浪热"。

一、生物学特性

（一）形态与染色
为革兰氏阴性、球杆状或球形，传代培养后呈短杆状。无芽胞，无鞭毛，有毒菌株有微荚膜。

（二）培养特性与生化反应
营养要求较高，需氧菌，初次分离时需 5% ~ 10%CO_2，最适 pH 为 6.6 ~ 6.8。在普通培养基上生长缓慢，加入血清、肝浸液、硫胺、烟酸或生长素等可促进生长。经 37℃ 培养 48h 可见透明、无色的光滑型小菌落，经传代培养后可转变成粗糙型菌落。在血液琼脂平板上不溶血，在液体培养基中可形成轻度混浊并有沉淀。

布鲁菌大多能分解尿素和产生 H_2S。根据产生 H_2S 的多少和在含碱性染料培养基中的生长情况，可鉴别羊、牛、猪等三种布鲁菌。

（三）抗原构造与分型
布鲁菌含有两种抗原物质，即 A 抗原和 M 抗原。两种抗原在不同的布鲁菌中含量比例不同,如牛布鲁菌Ａ∶Ｍ比例为20∶1,而羊布鲁菌Ａ∶Ｍ为1∶20,猪布鲁菌Ａ∶Ｍ为2∶1,用Ａ与Ｍ因子血清进行凝集试验可鉴别三种布鲁菌。

（四）抵抗力

布鲁菌抵抗力较强,在水中可存活4个月,在土壤、毛皮、病畜的脏器和分泌物、肉和乳制品中可生存数周至数月。对热、紫外线、常用消毒剂敏感,加热60℃或日光照射10～20min死亡,3%来苏作用数分钟可杀死。对链霉素、氯霉素、四环素等敏感。

二、致病性与免疫性

（一）致病物质

主要致病物质是内毒素。荚膜与侵袭性酶（如透明质酸酶、过氧化氢酶等）增强了该菌的侵袭力,使细菌能通过完整皮肤、黏膜进入宿主体内,并在机体脏器内大量繁殖和快速扩散入血。

（二）所致疾病

布鲁菌感染家畜可引起母畜流产,随流产的胎畜和羊水排出大量病原菌;隐性感染的动物也可经乳汁、粪便、尿液等长期排菌。人类主要通过接触病畜及其分泌物或接触被污染的畜产品,经皮肤、黏膜、眼结膜、消化道、呼吸道等多途径感染。

布鲁菌侵入机体后,首先被中性粒细胞和巨噬细胞吞噬,成为胞内寄生菌,随淋巴液到达局部淋巴结生长繁殖形成感染灶,此为潜伏期（1～6周）。当细菌繁殖到一定数量后释放并侵入血流,出现菌血症。由于内毒素的作用致患者发热,随后细菌进入肝、脾、骨髓和淋巴结等脏器,血液中的细菌逐渐消失,发热也渐消退。当细菌在细胞内繁殖到一定程度可再度入血,又出现菌血症而引起发热。如此反复形成的菌血症,使患者的热型呈波浪式,临床上称为波浪热。布鲁菌感染易转为慢性,在全身各处引起迁徙性病变,伴发热、关节痛和全身乏力等症状,并有肝脾大。

（三）免疫性

由于布鲁菌为细胞内寄生,抗感染免疫以细胞免疫为主,同时抗体可发挥免疫调理作用,各菌种和生物型之间有交叉免疫。一般认为是有菌免疫,即当体内有布鲁菌存在时,对再次感染有较强免疫力。但近年来认为随着病程的延续,机体免疫力不断增强,病菌不断被消灭,最终可变为无菌免疫。

三、微生物学检查

（一）标本

最常用的标本是血液,急性期血培养阳性率高达70%。急性期、亚急性期均可取骨髓。

（二）分离培养与鉴定

将标本接种于双相肝浸液培养基（液相为肝浸液的琼脂斜面）,置37℃、5%～10%CO_2培养,菌落大多在4～7天形成,若30天时仍无菌生长可报告为阴性。若有菌生长,可根据涂片染色镜检、CO_2的要求、H_2S产生、染料抑菌试验、玻片凝集等确定型别。

（三）血清学试验

抗体自病后1周出现,可用凝集试验、抗球蛋白试验（Coomb试验）、补体结合试验等血清学方法检测。

（四）皮肤试验

取布鲁菌素或布鲁菌蛋白提取物0.1ml做皮内注射,24～48h后观察结果。局部红肿浸润直径1～2cm者为弱阳性,2～3cm为阳性,3～6cm为强阳性。若红肿在4～6h内消退者为假阳性。皮试阳性可诊断慢性或曾患过布鲁菌病。

四、防治原则

主要的预防措施包括：控制和消灭家畜布鲁菌病，切断传播途径和免疫接种。免疫接种以畜群为主，疫区人群也应接种减毒活疫苗，有效期约一年。急性患者用抗生素治疗，慢性感染者除继续用抗生素治疗外，应采用综合疗法以增强机体免疫力，也可用特异性疫苗进行脱敏治疗。

第二节　耶尔森菌属

耶尔森菌属（*Yersinia*）是一类革兰氏阴性小杆菌，属于肠杆菌科。本属细菌包括 13 个种和亚种，动物是其主要自然宿主。对人致病的包括鼠疫耶尔森菌、小肠结肠炎耶尔森菌和假结核耶尔森菌。本属细菌通常先引起啮齿动物、家畜和鸟类等动物感染，人类通过接触动物、被节肢动物叮咬或食入污染食物等途径感染。

一、鼠疫耶尔森菌

鼠疫耶尔森菌（*Y.pestis*）俗称鼠疫杆菌，是鼠疫的病原菌。鼠疫是一种自然疫源性烈性传染病，历史上曾发生过三次世界性大流行，是我国法定的甲类传染病。人类鼠疫多为带菌鼠蚤叮咬而感染。

（一）生物学特性

1．形态与染色　为革兰氏阴性短小杆菌，菌体两端钝圆且浓染，一般单个散在，偶尔成双或呈短链排列。有荚膜，无鞭毛，无芽胞。在陈旧培养物或在含 3% NaCl 的高盐培养基中，菌体呈明显多形性，有球形、杆形、哑铃形等。

2．培养特性　兼性厌氧，最适宜生长温度 27 ～ 30℃，最适 pH 为 6.9 ～ 7.2。在含血液或组织液的营养培养基中，经 24 ～ 48h 形成柔软、黏稠的粗糙型菌落，菌落细小、圆形、无色半透明，中央厚而致密，边缘薄而不规则。有毒菌株形成灰白色、黏液型菌落。在肉汤培养基中开始呈混浊，24h 后表现为沉淀生长，48h 后逐渐形成菌膜，稍加摇动菌膜呈"钟乳石"状下沉，此特征有一定鉴别意义。

3．抗原结构　鼠疫耶尔森菌的抗原结构复杂，至少有 18 种抗原，重要的有 F1（荚膜抗原）、V-W 抗原、外膜蛋白和鼠毒素等四种抗原。

4．抵抗力　对理化因素抵抗力较弱，70 ～ 80℃湿热 10min 或 100℃加热 1min 死亡。5% 来苏或 5% 苯酚 20min 内可将痰液中病菌杀死，但在自然环境中的痰液中能存活 36 天，在蚤粪和土壤中能存活 1 年左右。

（二）致病性

1．致病物质　致病物质主要是 F1 抗原、V-W 抗原、外膜蛋白及鼠毒素。鼠毒素主要对鼠类致病，具外毒素性质，但只有当细菌自溶裂解后才释放。鼠疫耶尔森菌的毒力很强，少数几个细菌即可使人患病。

2．所致疾病　鼠疫是自然疫源性传染病，啮齿类动物是其储存宿主，鼠蚤是其传播媒介。鼠疫一般先在鼠类间发病和流行，通过鼠蚤的叮咬而传染人类，尤其当大批病鼠死亡后，失去宿主的鼠蚤转向人群。人患鼠疫后，又可通过人蚤或呼吸道等途径在人群间流行。临床常见有腺鼠疫、肺鼠疫和败血症型鼠疫。

（1）腺鼠疫：最常见，多发生于流行初期。主要表现为急性淋巴结炎。鼠疫耶尔森菌被吞噬细胞吞噬后在细胞内生长繁殖，并沿淋巴液到达局部淋巴结，引起严重的淋巴结炎。好发于腹股沟淋巴结，一般为单侧，并引起肿胀、出血和坏死，称为腺鼠疫。

（2）肺鼠疫：由于吸入病原菌造成原发性肺部感染，也可由腺鼠疫、败血症型鼠疫继发而致。患者高热、寒战、咳嗽，痰中带血及大量病菌，可在 2 ～ 4 天内死于休克、心力衰竭等。

（3）败血症型鼠疫：腺鼠疫或肺鼠疫患者体内的病原菌侵入血液所致。此型病情凶险，患者高热、休克、DIC，皮肤黏膜出现出血点与广泛瘀斑，死者皮肤常呈黑紫色，故有"黑死病"之称。若抢救不及时，可在数小时至 2 ～ 3 天发生休克而死亡。

（三）免疫性

病后能获得牢固免疫力，再次感染罕见。主要产生针对 F1 抗原、V-W 抗原的抗体等，具有调理促吞噬、凝集细菌及杀菌等作用。另外，尚依赖于吞噬细胞吞杀细菌等细胞免疫的作用。

（四）微生物学检查

1. 标本采集　按不同病型分别采取淋巴结穿刺液、痰、血液等。人或动物尸体取肝、脾、肺、肿大淋巴结和心内血等。陈旧尸体取骨髓。因鼠疫为法定甲类烈性传染病，其传染性极强，除标本采取时要严格无菌操作和控制外，标本必须送指定的具有严格防护措施的专门实验室，并按严格操作规程进行。

2. 直接涂片镜检　检材直接涂片或印片，染色后镜检观察细菌形态。免疫荧光试验用于快速诊断。

3. 分离培养与鉴定　将检材接种于血琼脂平板或亚硫酸钠琼脂平板，培养后观察菌落形态。在液体培养基中孵育 48h 可形成"钟乳石"现象。取培养物做涂片镜检、噬菌体裂解试验、血清凝集试验等进一步鉴定。

（五）防治原则

灭鼠灭蚤是切断鼠疫传播环节、消灭鼠疫源的根本措施。我国目前应用 EV 无毒株活菌苗，可采用皮下、皮内接种或皮上划痕，免疫力可维持 8 ～ 10 个月。此外，应加强国境、海关检疫。治疗必须早期足量用药，用磺胺类、链霉素、氯霉素、氨基糖苷类抗生素等均有效。

二、小肠结肠炎耶尔森菌

小肠结肠炎耶尔森菌（Y.enterocolitica）是人类小肠结肠炎的病原菌。本菌天然寄居在多种动物体内，如鼠、兔、猪等，通过污染食物（牛奶、肉类等）和水，经粪口途径感染或因接触染疫动物而感染。近年来本菌中某些血清型引起的肠道感染呈逐渐上升趋势。

（一）生物学特性

1. 形态与染色　本菌为革兰氏阴性小杆菌，有毒株多呈球杆状，偶见两端浓染。无荚膜，无芽胞。25℃培养时有周身鞭毛，但 37℃培养时则很少或无鞭毛。

2. 培养特性　兼性厌氧，营养要求不高。耐低温，4℃可生长，最适温度为 20 ～ 28℃。某些菌株在血液琼脂平板上可出现溶血环，在肠道选择培养基上形成不发酵乳糖的无色半透明、扁平的小菌落。

3. 血清型　根据菌体 O 抗原可分为 50 多种血清型，但仅几种血清型与致病有关，且致病型别各地区也不同。我国主要为 O_9、O_8、O_5 和 O_3 等血清型。有毒力菌株大多数具有 V 和 W 抗原、外毒素蛋白等。

（二）致病性

致病物质包括侵袭力、肠毒素、O 抗原等。人类通过食用污染的食物和水而受染，潜伏期 3 ～ 7 天，引起小肠结肠炎，症状为发热，腹泻，黏液或水样便，常为自限性。有些患者因自身免疫而发展为肠道外感染，如关节炎、结节性红斑等。少数免疫力低下者也可导致败血症。

（三）微生物学检查

根据病情采取粪便、血液、可疑食物等标本。将标本置 pH7.4 ～ 7.8 的磷酸盐缓冲盐水中，于 4℃增菌 2 ~ 3 周；再用耶尔森菌选择培养基置 25℃培养 24 ~ 48h，挑取可疑菌落进行鉴定。主要鉴定试验有 25℃培养时动力阳性、嗜冷性、脲酶阳性、H₂S 阳性等，还可进行血清学鉴定。

病情较轻时无需抗菌治疗。严重者治疗可选用卡那霉素、庆大霉素和磺胺类等药物。

第三节　炭疽芽胞杆菌

炭疽芽胞杆菌（*B.anthracis*）俗称炭疽杆菌，是人类历史上第一个被发现的病原菌，能引起羊、牛、马等动物及人类的炭疽病。

一、生物学特性

（一）形态与染色

为革兰氏阳性粗大杆菌，是最大的致病菌，大小 （5 ~ 10） μm×（1 ~ 3） μm，两端平切，呈竹节样排列，有氧时形成芽胞，椭圆形，位于菌体中央，无鞭毛。有毒菌株在机体内或含血清的培养基中可形成荚膜。

（二）培养特性与生化反应

需氧或兼性厌氧，在普通琼脂平板上形成灰白色粗糙型菌落，边缘不整齐，在低倍镜下观察边缘呈卷发状。在血液琼脂平板上不溶血。在明胶培养基中经 37℃培养 24h 可使表面液化呈漏斗状，由于细菌沿穿刺线向四周扩散成倒松树状。有毒菌株在含碳酸氢钠的血液琼脂平板上，置 5% CO₂ 孵箱 37℃孵育 24 ~ 48h 可产生荚膜，变为黏液性菌落，用接种针挑取时可见拉丝状。而无毒株仍形成粗糙型菌落。

（三）抗原结构

炭疽芽胞杆菌的抗原有三种：①荚膜抗原：由 D- 谷氨酸多肽组成，具有抗吞噬作用，与细菌毒力有关；②菌体抗原：由 D- 葡萄糖胺和 D- 半乳糖组成，与毒力无关，耐热，加热后仍可与相应抗体发生沉淀反应，称为 Ascoli 试验；③炭疽毒素：由保护性抗原、致死因子和水肿因子组成，可引起实验动物出现炭疽病的典型中毒症状。

（四）抵抗力

芽胞对理化因素的抵抗力很强。在室温干燥环境中能存活 20 余年，在皮革中能存活数年。牧场一旦被污染，可保持传染性数十年。对化学消毒剂抵抗力也很强，如 5% 苯酚需 5 天才可杀死芽胞。100℃湿热 10min、140℃干热 3h、高压蒸汽灭菌 15min、1：2500 碘液作用 10min、0.5% 过氧乙酸作用 10min 可杀死芽胞。对青霉素、红霉素、链霉素、卡那霉素等敏感。

二、致病性与免疫性

（一）致病物质

主要致病物质是荚膜和炭疽毒素。荚膜有抗吞噬作用，有利于细菌在宿主组织内繁殖扩散。炭疽毒素是造成感染者致病和死亡的主要原因，毒性作用直接损伤微血管内皮细胞，增加血管通透性而形成水肿。由于有效循环血量不足，微循环障碍致感染性休克和 DIC，甚至致死。

（二）所致疾病

炭疽芽胞杆菌主要为食草动物（牛、羊、马等）炭疽病的病原菌，人因接触患病动物或受污染毛皮而引起皮肤炭疽，食入未煮熟的病畜肉类、奶或被污染食物引起肠炭疽，或吸入含有大量病菌芽胞的尘埃可发生肺炭疽。上述三型均可并发败血症，偶见引起炭疽性脑膜炎，死亡率极高（图 13-1）。

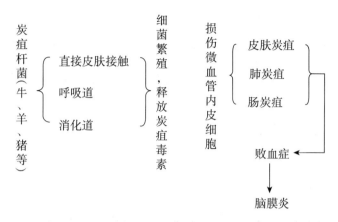

图 13-1　炭疽病发病过程

皮肤炭疽最多见，细菌由颜面、四肢等皮肤小伤口侵入，经一天左右局部出现小疱，继而周围形成水疱、脓疱、最后形成坏死、溃疡并形成特有的黑色焦痂，故名炭疽。肠炭疽出现连续性呕吐、肠麻痹及血便，但以全身中毒为主，2 ～ 3 天死于毒血症。肺炭疽出现呼吸道症状，很快也出现全身中毒症状而死亡。

（三）免疫性

病后可获得持久免疫力。主要是由于产生特异性抗体和吞噬细胞的吞噬作用增强。

三、微生物学检查

（一）标本

根据炭疽的不同类型分别采取渗出液、脓液、痰、粪便及血液送检。采集标本时需注意个人防护，避免芽胞污染环境，炭疽动物尸体严禁剖检，必要时可割取耳或舌尖组织送检。

（二）直接涂片镜检

将标本直接涂片、干燥、固定后，再用 1 ∶ 1000 升汞固定 5min 以杀死芽胞，革兰氏染色镜检，若发现有荚膜、典型竹节状的革兰氏阳性粗大杆菌，结合临床症状即可初步诊断。

（三）分离培养与鉴定

将标本接种于普通琼脂平板、血液琼脂平板和碳酸氢钠平板上，37℃培养24h后，根据炭疽杆菌菌落特征，挑取可疑菌落进一步做青霉素串珠试验及动物试验等进行鉴定。

四、防治原则

预防炭疽病的关键是加强病畜的管理及牧场防护。炭疽为乙类传染病，但肺炭疽应按甲类传染病进行防控。一旦发现病例应及时上报，城镇的报告时间在 6h 内，农村在 12h 内。病畜的尸体必须焚毁或深埋于 2m 以下。特异性预防可接种炭疽减毒活疫苗，采取皮肤划痕接种，免疫力维持 1 年，接种对象主要是牧民、屠宰工人、兽医、皮毛加工工人等易感人群。青霉素是治疗炭疽的首选药物。

本章小结

　　动物源性细菌是指以动物作为传染源，可引起人畜共患病的病原菌，主要有布鲁菌、鼠疫耶尔森菌和炭疽芽胞杆菌等。

　　布鲁菌是一类革兰氏阴性短小杆菌，引起动物流产，人通过接触病畜分泌物或污染的畜产品，经皮肤、黏膜、眼结膜、消化道、呼吸道等多途径感染，引起波浪热。鼠疫耶尔森菌为革兰氏阴性球杆菌，是鼠疫的病原菌，传染源为啮齿类动物，传播媒介是鼠蚤，通过鼠-蚤-人传播。炭疽芽胞杆菌为革兰氏阳性大杆菌，两端平切呈竹节状排列，有芽胞，传染源主要为食草动物，经皮肤、呼吸道、消化道等多途径传播，引起羊、牛、马等动物及人类的炭疽病。

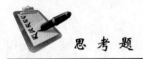

思考题

1. 何谓动物源性细菌？其主要有哪些种类？各引起哪些疾病？
2. 简述炭疽病的防治原则。

（徐群芳）

第十四章 其他致病菌

学习目标

通过本章内容的学习，学生应能：
1. 掌握：白喉棒状杆菌、百日咳鲍特菌、铜绿假单胞菌、流感嗜血杆菌、嗜肺军团菌的致病性。
2. 熟悉：白喉棒状杆菌、百日咳鲍特菌、铜绿假单胞菌、流感嗜血杆菌、嗜肺军团菌的主要生物学特性。
3. 了解：以上细菌的微生物学检查及防治原则。

第一节 白喉棒状杆菌

案例 14-1

患者，男，9岁，以"咽痛、犬吠样咳嗽、声嘶3天，呼吸困难2小时"入院，曾在当地按"化脓性扁桃体炎"抗炎治疗，生后未进行预防接种。查体：T 37℃，R 56/min，吸气性呼吸困难。唇绀，双侧扁桃体肿大，扁桃体上覆有一层灰白色膜状物，不易拭去。双肺呼吸音清，心率110/min，律齐，心音低钝，未闻及杂音。四肢末端轻度发绀，冰冷，办理入院手续后突然呼吸心搏停止。

问题与思考：
1. 该患者初步考虑为何种病原体感染？为确诊需做哪些实验室检查？
2. 如何防治该疾病？

白喉棒状杆菌（*Corynebacterium diphtheriae*）属棒状杆菌属，是白喉的病原菌。

一、生物学特性

（一）形态与染色

革兰氏阳性，菌体细长稍弯，一端或两端膨大呈棒状，排列不规则，常呈"V""Y"等字母形或栅栏状，无荚膜，无鞭毛，不产生芽胞。用奈瑟或美蓝染色后可见着色较深的异染颗粒，有鉴定意义。

（二）培养特性

需氧或兼性厌氧，营养要求较高，在含有血清的吕氏培养基上生长迅速，12～18h即形成细小、灰白色、湿润、圆形突起的菌落，镜下形态典型，异染颗粒明显。根据在亚碲酸盐培养基上的菌落特征、溶血及淀粉分解情况可将其分为三种类型：重型、轻型和中间型。

（三）抵抗力

白喉棒状杆菌对干燥、寒冷和日光的抵抗力较其他无芽胞细菌强。但对湿热的抵抗力不强，加热100℃ 1min或60℃ 10min即可将其杀死。对青霉素及常用广谱抗生素敏感，但对磺胺不敏感。

二、致病性与免疫性

（一）致病物质

包括白喉毒素、索状因子和K抗原三种致病物质。其中以白喉毒素最重要，其结构由A、B两个亚单位组成，通过B亚单位与细胞上的受体结合，然后A亚单位进入细胞，抑制细胞蛋白质的合成，引起细胞变性坏死。

（二）所致疾病

白喉棒状杆菌存在于患者或带菌者鼻咽腔内，经飞沫或污染物品传播。细菌侵入机体后在鼻咽部大量繁殖并产生毒素，破坏局部黏膜上皮细胞，引起炎症反应、血管扩张、组织水肿，局部血管渗出液中的纤维蛋白质将炎症细胞、坏死组织和细菌聚集在一起，形成灰白色膜状物，即假膜。假膜可扩展至气管、支气管黏膜，因黏膜上纤毛的作用，假膜容易脱落而引起气管、支气管阻塞，导致呼吸困难或窒息而死亡，这是白喉早期致死的主要原因。

（三）免疫性

白喉的免疫主要靠抗毒素。通过显性感染、隐性感染及预防接种均可获得免疫力。新生儿可从母亲体内获得抗毒素，出生后抗体逐渐消失，故易感人群为1～5岁儿童。由于婴幼儿及学龄前儿童普遍接种过疫苗，故儿童与少年发病率降低，近年来发病年龄有推迟现象。

三、微生物学检查

（一）直接镜检

取患者咽部棉拭子涂片，用亚甲蓝、Neisser或Albert染色后镜检。如有典型形态的白喉棒状杆菌，结合临床症状可做初步诊断。

（二）分离培养

将标本接种于吕氏血清斜面上，培养18h即可见灰白色小菌落，再涂片染色镜检。必要时用生化反应和毒力试验进一步鉴定。

四、防治原则

预防的关键是接种疫苗，目前我国应用白喉类毒素、百日咳菌苗、破伤风类毒素的混合制剂"白百破"三联疫苗进行人工自动免疫，出生后3个月初次接种，3～4岁、6～8岁时分别加强免疫一次，效果良好。与白喉患者密切接触的易感儿童需肌内注射1000～2000U白喉抗毒素进行紧急预防，注射前做皮肤试验，同时注射白喉类毒素以延长免疫力。

对白喉患者的治疗要早期、足量注射白喉抗毒素，同时应用青霉素、红霉素等抗生素，不仅能抑制白喉杆菌，还能抑制混合感染的细菌生长，预防继发感染及恢复期带菌者的出现。

第二节　百日咳鲍特菌

百日咳鲍特菌（*Bordetella pertussis*）简称百日咳杆菌，属鲍特菌属，是百日咳的病原菌。

一、生物学特性

为革兰氏阴性卵圆形短小杆菌，无鞭毛和芽胞，有毒菌株有荚膜和菌毛。专性需氧，初次分离培养时营养要求较高，需用含有甘油、马铃薯、血液的鲍 - 金培养基培养。经37℃培养2～3天后，可见细小、圆形、光滑、凸起、银灰色、不透明的菌落，周围有狭窄溶血环。

百日咳杆菌含有耐热的菌体（O）抗原和不耐热的荚膜（K）抗原。前者为鲍特菌属共同抗原，后者仅存于百日咳杆菌。本菌常发生光滑型到粗糙型的相变异：Ⅰ相为光滑型菌落，有荚膜，毒力强；Ⅳ相为粗糙型菌落，无荚膜，无毒力。Ⅱ相和Ⅲ相为过渡相，毒力介于Ⅰ相和Ⅳ相之间。

本菌抵抗力弱。加热56℃ 30min、日光照射1h可致死亡。对氯霉素、红霉素、氨苄青霉素等多种抗生素敏感，但对青霉素不敏感。

二、致病性与免疫性

致病物质有荚膜、菌毛、内毒素、百日咳毒素、腺苷酸环化酶毒素、血凝素等。其中百日咳外毒素是主要的致病因子，可引起纤毛上皮细胞的炎症和坏死。

传染源为患者和带菌者，经飞沫传播。细菌侵入机体后首先黏附于呼吸道上皮细胞，在局部繁殖并产生毒素，引起局部炎症和细胞坏死。因上皮细胞的纤毛运动失调，大量黏稠分泌物不能排出，刺激感觉神经末梢引起剧烈持续性咳嗽。

百日咳潜伏期7～14天，发病早期（卡他期）仅有轻度咳嗽，细菌此时在气管和支气管黏膜上大量繁殖并随飞沫排出，传染性最强。1～2周后出现阵发性痉挛性咳嗽（痉咳期），伴有特殊的高音调鸡鸣样吼声。2～5周后进入恢复期，咳嗽症状减轻，鸡鸣样吼声消失。本病病程约3个月，故名百日咳。

病后或预防接种后，机体可出现多种特异性抗体，免疫力较为持久。呼吸道黏膜局部的SIgA具有阻止细菌黏附气管黏膜上皮细胞的作用。

三、微生物学检查

发病初期取鼻咽拭子，痉咳期用咳皿法采集标本，接种至鲍 - 金培养基上分离培养，根据菌落形态、镜下形态做出初步诊断。确诊可用分离菌与Ⅰ相免疫血清做玻片凝集试验或免疫荧光检测。此外，用ELISA法检测患者血清特异性抗体可辅助诊断。

四、防治原则

预防百日咳的关键是接种疫苗。我国常用白百破三联疫苗，接种对象为1岁以下幼儿。治疗可用红霉素、氨苄青霉素等抗生素。

第三节　流感嗜血杆菌

流感嗜血杆菌（*Haemophilus influenzae*）简称流感杆菌，属嗜血杆菌属，是呼吸道病毒感染后引起继发感染的常见细菌。

一、生物学特性

为革兰氏阴性短小杆菌，具有多形性。无鞭毛和芽胞，多数菌株有菌毛。有毒菌株有荚膜，但在陈旧培养物中往往丧失荚膜。

需氧或兼性厌氧，营养要求高，生长需要 X 因子和 V 因子，在巧克力血平板上生长良好。培养 24h，可形成无色透明、露滴状小菌落，48h 后菌落增大，呈灰白色，光滑型，无溶血。如将流感嗜血杆菌与金黄色葡萄球菌共同培养于血琼脂平板，由于金黄色葡萄球菌能合成 V 因子，可促进前者生长，因此，在金黄色葡萄球菌菌落附近的流感嗜血杆菌菌落较大，随距离加大，菌落逐渐变小，此现象称为"卫星现象"，有助于流感嗜血杆菌的鉴定。

根据荚膜多糖抗原，将流感嗜血杆菌分为 a～f 共 6 个血清型，其中 b 型致病力最强。肺炎链球菌荚膜多糖与本菌有部分共同抗原，两者之间有交叉反应。

本菌抵抗力较弱，对热、干燥、常用消毒剂敏感，加热 50～55℃ 30min 可被杀死。在干燥痰中存活不超过 48h。

二、致病性与免疫性

致病物质有菌毛、荚膜、IgA 蛋白酶、内毒素等，以内毒素最重要。传染源包括患者和带菌者，尤其是冬季带菌率高，经呼吸道传播。可引起原发感染和继发感染。①原发感染：多由 b 型菌株引起，表现为急性化脓性感染，以小儿多见，如鼻咽炎、化脓性脑膜炎、咽喉炎、化脓性关节炎、心包炎等，严重者可发生菌血症；②继发感染：常继发于流感、麻疹、百日咳、结核病等，多由呼吸道寄居无荚膜菌株引起，如慢性支气管炎、鼻窦炎、中耳炎等，成人多见。

流感嗜血杆菌为胞外菌，抗感染免疫以体液免疫为主。3 个月以内的婴儿可从母亲体内获得抗体，故很少感染，随年龄增长抗体逐渐减少，易感染性增加。

三、微生物学检查

根据临床病型采取相应标本，如痰、脑脊液、鼻咽分泌物等。直接涂片镜检、乳胶凝集试验、免疫荧光及荚膜肿胀试验检测荚膜抗原，可做出初步、快速诊断。将标本接种于巧克力平板分离培养，根据菌落形态、卫星现象、生化反应、荚膜肿胀试验等进行鉴定。

四、防治原则

接种 b 型流感杆菌荚膜多糖疫苗，对 18 个月以上儿童免疫效果较好。纯化多糖与蛋白载体偶联制备的疫苗，可对 6 周龄婴儿进行预防接种，能有效降低儿童化脓性脑膜炎发病率。治疗可用磺胺类药物、氨苄西林（氨苄青霉素）、氯霉素等。

第四节　铜绿假单胞菌

铜绿假单胞菌俗称绿脓杆菌，由于产生水溶性色素，感染时脓汁呈绿色而得名。本菌为条件致病菌，广泛分布于自然界以及医院环境，免疫力低下者及住院患者检出率高，是医院内感染的主要细菌之一。

一、生物学特性

铜绿假单胞菌为直或稍弯、两端钝圆的革兰氏染色阴性杆菌。有 1 ~ 3 根单端鞭毛，运动活泼。临床分离的菌株常有菌毛和微荚膜，不形成芽胞。

专性需氧，营养要求不高，菌落大小不一，扁平，边缘不整齐，且常呈相互融合状态，其产生的色素将培养基染成蓝绿色或黄绿色。在血琼脂平板上菌落较大，有金属光泽和生姜气味，菌落周围形成透明溶血环。铜绿假单胞菌可产生多种水溶性色素，可用于本菌的鉴别和分型。

本菌抵抗力较强，在潮湿环境中能较长期存活，加热 56℃ 1h 才可杀死该菌。易发生耐药性变异。

二、致病性与免疫性

致病物质主要是内毒素，此外还有菌毛、荚膜和外毒素等多种致病因子。本菌可存在于人体皮肤、呼吸道、肠道等处，为人体正常菌群，也可广泛分布于医院环境中。当机体免疫力下降时引起感染，多为继发感染，常见于皮肤黏膜受损部位（如烧伤、烫伤），常表现为皮肤和皮下组织感染，也可引起中耳炎、脑膜炎、呼吸道感染、尿道感染、败血症等。

患者感染后可产生特异性抗体，有一定的抗感染作用。

三、微生物学检查

根据感染部位采取患者脓汁、创面渗出液、痰、尿、血液等标本，分离培养后根据菌落特点、色素、生化反应等进行鉴定。

四、防治原则

在提高机体免疫力的同时，预防医院内感染十分重要。应加强病房及检查室、诊疗器械的消毒管理，同时要避免医务人员与患者之间的交叉感染。该菌易发生耐药性变异，应合理选择抗生素。

第五节　嗜肺军团菌

嗜肺军团菌属于军团菌属（*Legionella*）。军团菌属包括 39 个菌种和 61 个血清型，是自然界普遍存在的一群细菌。嗜肺军团菌是本属细菌中的主要致病菌。

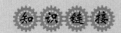

1976 年 7 月在美国费城退伍军人协会会议上，暴发了原因不明的急性呼吸道传染病，发病的 221 人中，34 人死于肺炎和其他并发症。1977 年 1 月从死者肺组织中分离到一种革兰氏阴性菌，用间接荧光技术证实，90% 以上患者的恢复期血清对本菌出现阳性反应，后被命名为嗜肺军团菌。嗜肺军团菌也是医院内感染的病原菌之一，医院中央空调冷却塔污染的循环水气溶胶是病菌的主要来源。

一、生物学特性

本菌为革兰氏阳性小杆菌，有时呈多形态。但一般染色法很难着色，通常用镀银染色或 Giemsa 染色。无芽胞、无荚膜，有菌毛和鞭毛。

本菌为专性需氧菌，营养要求特殊，普通培养基或血液琼脂培养基均不生长，培养基中必须含半胱氨酸和铁，$2.5\% \sim 5\%CO_2$ 能促进生长。生长缓慢，3 天后才可见圆形、灰白色、有光泽、黏稠、光滑、半透明菌落，有特殊臭味。

军团菌在自然界中生存力很强，在污水中可生存一年以上。对酸有抵抗力，对 pH 为 2 的盐酸可耐受 30min。对一般消毒剂敏感，如 1% 甲醛、0.03% 戊二醛、70% 乙醇等可杀死该菌。

二、致病性

致病物质有微荚膜和菌毛等结构，能抵抗宿主吞噬细胞内杀菌物质的作用，并在其中生长繁殖，产生多种酶、外毒素及内毒素样物质。本菌常存在于人工管道，可从冷、热水管，空调冷凝水，呼吸机等产生的气溶胶中检出，经呼吸道侵入机体，黏附于肺泡和细支气管，被吞噬细胞吞噬后不能被杀灭，并在吞噬细胞内大量繁殖，导致细胞裂解死亡。军团菌病临床表现有肺炎型、流感样型和肺外感染型。流感样型为轻症感染，表现为发热、寒战、肌肉酸痛等症状，3 ~ 5 天后缓解；肺炎型多见于中老年人，起病急，出现高热、寒战、头痛、肌肉痛、咳嗽、咯血，并伴有中枢神经系统和消化道症状，不及时治疗死亡率可达 15% ~ 20%；肺外感染型多为继发感染，出现肝、肾、脑等多脏器感染症状。

三、微生物学检查

采集患者的痰、胸水、血液或肺活检组织标本。可用镀银法染色直接镜检，也可用特异性荧光抗体染色后镜检。用特异性核酸探针和聚合酶链式反应（PCR）方法可快速诊断。

四、防治原则

至今尚无嗜肺军团菌疫苗可用于特异性预防。治疗军团菌病首选红霉素，必要时可联合使用利福平或其他药物。

本章小结

　　白喉杆菌为革兰氏阳性细长棒状杆菌，有异染颗粒，经呼吸道传播，引起白喉。百日咳杆菌为卵圆形短小杆菌，经呼吸道感染，引起百日咳。流感嗜血杆菌为革兰氏阴性短小球杆菌，营养要求高，多引起继发感染。铜绿假单胞菌为革兰氏阴性小杆菌，能产生水溶性色素，是引起医院内感染的常见细菌，当机体抵抗力下降（如烧伤、烫伤、长期放化疗或使用免疫抑制剂）时致病，多引起皮肤和皮下组织化脓性感染。嗜肺军团菌是革兰氏阴性短小球杆菌，经呼吸道传播，引起军团菌病，有肺炎型、流感样型和肺外感染型。

思 考 题

1. 简述白喉棒状杆菌的形态特征、致病物质及所致疾病，怎样预防白喉？
2. 百日咳杆菌如何传播？引起何种疾病？怎样防治？
3. 铜绿假单胞菌在什么情况下对人致病？怎样预防感染？

（王小莲）

第十五章　其他原核细胞型微生物

学习目标

通过本章内容的学习，学生应能：
1. 掌握：支原体、立克次体、衣原体、螺旋体的主要生物学性状。
2. 熟悉：支原体、立克次体、衣原体、螺旋体的致病物质及所致疾病。
3. 了解：支原体、立克次体、衣原体、螺旋体的微生物学检查方法及防治原则。

第一节　支　原　体

支原体（*Mycoplasma*）是一类无细胞壁，可通过除菌滤器，能在无生命培养基中生长繁殖的最小的原核细胞型微生物。支原体在自然界分布广泛，种类多，其中致病性支原体主要有肺炎支原体（*M. pneumoniae*）、人型支原体（*M. hominis*）、生殖支原体（*M. genitalium*）、穿透支原体（*M. penetrans*）及解脲脲原体（*Ureaplasma urealyticum*）等。

一、生物学特性

（一）形态与结构

支原体大小为 0.2 ~ 0.3μm，因缺乏细胞壁而呈高度多形性，有球形、杆状、丝状和分枝状等多种形态。革兰氏阴性，但不易着色，常用 Giemsa 染色呈淡紫色。支原体细胞膜分三层，内外层为蛋白质及糖类，中层为脂质，其中胆固醇含量较多。某些致病支原体还具有荚膜或微荚膜。肺炎支原体、穿透支原体等有特殊的顶端结构，可黏附于宿主细胞表面，与致病有关。

（二）培养特性

支原体兼性厌氧，大多数最适 pH 为 7.6 ~ 8.0，营养要求较高，培养基中须添加10% ~ 20% 人或动物血清等才能生长。支原体以二分裂繁殖为主，生长较慢，经 37℃ 2 ~ 7 天培养后，形成"油煎蛋"样菌落。

（三）生化反应

根据支原体分解葡萄糖、精氨酸及尿素的能力，可对支原体进行鉴别。如肺炎支原体、生殖支原体、穿透支原体能分解葡萄糖，人型支原体、穿透支原体能分解精氨酸，解脲脲原体能水解尿素。

（四）抗原构造

支原体抗原主要由细胞膜上的蛋白质和糖脂组成。各种支原体均有型特异性抗原，很少有交叉反应，可用于支原体鉴定。

（五）抵抗力

支原体对理化因素较敏感，加热 50℃ 30min 可被灭活，对消毒剂敏感，但对结晶紫、醋酸铊、亚碲酸钾具有抵抗力，可用于去除杂菌。对干扰细胞壁合成的抗生素如青霉素、头孢菌素等不敏感，对干扰蛋白质合成的抗生素如红霉素、多西环素等敏感。

（六）支原体与 L 型细菌的区别

支原体和 L 型细菌生物学性状方面有某些共同特点，如无细胞壁、呈多形性、对渗透压敏感、形成"荷包蛋"状菌落等。但 L 型细菌在去除抗生素等诱因后，易返祖为原菌，支原体则在遗传上与细菌无关；支原体细胞膜中含高浓度的胆固醇，L 型细菌则不含胆固醇。

二、主要病原性支原体

（一）肺炎支原体

肺炎支原体主要通过飞沫传播，主要引起支原体肺炎（又称原发性非典型肺炎），也可引起上呼吸道感染和慢性支气管炎等。临床症状为头痛、发热、咳嗽等，其病理变化以间质性肺炎为主，X 线检查肺部有明显浸润。偶有严重者，表现为顽固性咳嗽、胸痛、淋巴结肿大等，可伴有心血管、神经系统症状等。

（二）解脲脲原体

又称溶脲脲原体，可分解尿素产氨，使培养基 pH 升高而导致自身死亡。主要经性接触传播，引起非淋菌性尿道炎、前列腺炎、盆腔炎、阴道炎、输卵管炎等。亦可通过胎盘感染胎儿，引起早产、死胎，或分娩时经产道引起新生儿呼吸道感染。解脲脲原体感染还可引起不孕症。

案例 15-1

患者，男，61 岁，因尿急、尿频及排尿时尿道刺痛入院检查，发现尿道口轻度红肿，并有少量稀薄脓性分泌物。取分泌物涂片和培养未发现淋病奈瑟菌。取小便离心沉淀镜检发现高倍镜下每视野有 15 个以上多形核白细胞。分泌物和尿液培养检出解脲脲原体。

问题与思考：

1. 该患者可能患什么疾病？

2. 该病原体的传播途径是什么？

3. 如何预防该疾病？

（三）其他致病性支原体

1. 人型支原体 寄居于泌尿生殖道，主要通过性接触传播，引起宫颈炎、输卵管炎、盆腔炎、附睾炎等。

2. 生殖支原体 通过性接触传播，黏附于泌尿生殖道上皮细胞上，主要引起尿道炎、宫颈炎、子宫内膜炎、盆腔炎等，可引起男性不育。

3. 穿透支原体 通过顶端结构黏附并侵入红细胞、单核吞噬细胞、CD4$^+$T 细胞及人尿道上皮细胞，并在细胞内大量繁殖，使细胞受损并死亡。穿透支原体为条件致病菌，可能是艾滋病发病的一个辅助因素。

三、微生物学检查

（一）分离培养

肺炎支原体感染可取患者痰液或咽拭子进行分离培养，根据菌落特点、生化反应、生长抑制试验、代谢抑制试验等可对肺炎支原体做出鉴定。解脲脲原体感染可取患者中段尿、宫颈分泌物、前列腺液等接种于尿素培养基中，若分解尿素，再取培养物转种固体培养基上，根据菌落特点，再做血清学试验鉴定。

（二）血清学试验

1. 生长抑制试验　将支原体培养液涂布于专用固体平板上，待稍干后，再贴上浸有特异性支原体抗体的滤纸片，37℃孵育，平板上出现抑制生长环者为阳性。

2. 代谢抑制试验　解脲脲原体能分解尿素，当加入特异性抗血清后，可抑制相对应支原体生长，不能分解尿素，培养基中指示剂酚红不变色。

（三）PCR 技术

用 PCR 技术可检测患者痰液标本中肺炎支原体的 DNA，亦可检测泌尿生殖道标本中解脲脲原体的尿素酶基因。

四、防治原则

目前尚无有效疫苗。加强宣传教育，注意性卫生宣传教育，切断传播途径是预防解脲脲原体感染的重要措施。治疗可用大环内酯类、四环素类、喹诺酮类等药物。

第二节　立克次体

立克次体（*Rickettsia*）是一类以节肢动物为传播媒介，严格细胞内寄生的原核细胞型微生物，可引起斑疹伤寒、恙虫病等疾病。1909 年，美国病理学家 Howard Taylor Ricketts 首先发现立克次体，在研究斑疹伤寒时不幸感染而为医学科学献身，为纪念他而将此类微生物命名为立克次体。

常见立克次体所致疾病和流行环节见表 15-1。

表 15-1 常见立克次体所致疾病和流行环节

属	群	种	所致疾病	传播媒介	储存宿主
立克次体属	斑疹伤寒群	普氏立克次体	流行性斑疹伤寒	人虱	人
		斑疹伤寒立克次体	地方性斑疹伤寒	鼠蚤	鼠
	斑点热群	立氏立克次体	洛杉矶斑点热	蜱	狗和野鼠等
东方体属	恙虫病群	恙虫病立克次体	恙虫病	恙螨	野鼠等
埃立克体属		查菲埃克体	人单核细胞埃立克体病、猫抓病	蜱	啮齿类

一、生物学特性

（一）形态与结构

立克次体大小介于细菌与病毒之间，呈多形性，以球杆状多见。革兰氏阴性，但不易着色，用 Giemsa 染色呈紫色或蓝色，用 Gimenez 染色呈红色。立克次体结构与革兰氏阴性菌相似，其细胞壁最外层是由多糖组成的微荚膜样黏液层，具有黏附宿主细胞和抗吞噬作用，与致病性有关。

（二）培养特性

专性活细胞内寄生，以二分裂法繁殖，繁殖速度较慢，繁殖一代需要 9～12h。常用细胞培养、鸡胚卵黄囊接种及动物接种分离培养立克次体。

（三）抗原构造

立克次体有群特异性抗原（脂多糖）和种特异性抗原（外膜蛋白）两种。其脂多糖与普通变形杆菌 X_{19}、X_2、X_K 菌株有共同抗原，因此，用变形杆菌的 O 抗原（OX_{19}、OX_2、OX_K）代替立克次体抗原进行交叉凝集反应（见表 15-2），以检测患者血清中立克次体的抗体，此称外-斐反应，可辅助诊断某些立克次体病。但由于敏感性、特异性较低，目前已较少应用。

表 15-2 常见立克次体与变形杆菌菌体抗原交叉反应

立克次体种名	变形杆菌菌株		
	OX_{19}	OX_2	OXk
普氏立克次体	+++	+	–
斑疹伤寒立克次体	+++	+	–
恙虫病立克次体	–	–	+++

（四）抵抗力

立克次体抵抗力均较弱，加热至 56℃、0.5% 苯酚和 75% 乙醇数分钟可灭活立克次体。在节肢动物粪便中可存活一年以上。对四环素、氯霉素等抗生素敏感，磺胺类药物则可刺激其生长繁殖。

二、致病性与免疫性

（一）致病物质

致病物质主要有脂多糖和磷脂酶 A。脂多糖具有与细菌内毒素相同的毒性，磷脂酶 A 可破坏红细胞膜而导致溶血，并能促使立克次体从细胞内的吞噬体中释放到细胞质中繁殖。

（二）致病机制

立克次体侵入人体后，先在局部小血管内皮细胞中繁殖，进入血液引起第一次菌血症，再经血流扩散至全身器官的小血管内皮细胞中繁殖后，大量立克次体释放入血流，引起第二次菌血症，导致脏器功能紊乱和皮疹。晚期机体出现免疫病理损害。

（三）所致疾病

1. 流行性斑疹伤寒　由普氏立克次体引起。患者是唯一的传染源，传播媒介是人虱，传播方式为虱-人-虱。感染后经 2 周左右潜伏期，起病急，出现高热、头痛、皮疹，可伴有神经系统、心血管系统的损伤。

2. 地方性斑疹伤寒　由斑疹伤寒立克次体（又称莫氏立克次体）引起，主要储存宿主是鼠，传播媒介是鼠蚤和鼠虱，经鼠蚤叮咬传染人。发病缓慢，主要症状为发热和皮疹，皮疹持续时间短，很少累及神经系统和心血管系统。

3. 恙虫病　由恙虫病东方体引起，属自然疫源性疾病，主要在啮齿类动物间流行。鼠类感染后常无症状，但可长期携带而成为主要传染源，恙螨是储存宿主和传播媒介。人被恙螨幼虫叮咬后感染，临床表现为突然高热和剧烈头痛，可出现耳聋，被叮咬处出现红斑样皮疹，形成水疱，破裂后发生溃疡，周围红润，上覆黑色痂皮（焦痂），此为恙虫病特征之一。

4. Q 热　由贝纳柯克斯体（亦称 Q 热柯克斯体）引起，Q 热柯克斯体以前归类于立克次体目的立克次体科，现归类于军团菌目的柯克斯体科。Q 热柯克斯体在动物间的传播媒介是蜱，感染动物的尿及粪便污染环境，经呼吸道或消化道感染人体而引起 Q 热。临床表现为高热、寒战，常伴剧烈头痛、肌痛及食欲减退，有的患者合并心包炎、心内膜炎及精神和神经等症状。

（四）免疫性

病后多数患者可获得牢固的免疫力，以细胞免疫为主，体液免疫为辅。

三、微生物学检查

（一）标本采集

采集患者血液进行分离培养和血清学试验。做病原体分离的标本应在发病急性期、用抗菌药物之前采集，血清学试验时应在急性期和恢复期采集双份血清标本。

（二）分离培养

将待检标本接种至易感动物腹腔（恙虫病立克次体用小鼠，其他用雄性豚鼠）培养。若接种后动物体温＞40℃，表示可能发生感染，取动物睾丸鞘膜、肝、脾等涂片染色镜检，并用免疫学实验进行鉴定。

（三）血清学试验

外斐反应抗体效价在 1：160 以上，或恢复期效价比急性期增高 4 倍以上时有诊断意义。也可用补体结合试验、免疫荧光法、ELISA 等检测血清抗体。

四、防治原则

改善环境条件，灭鼠、灭蚤、灭虱、灭螨、灭蜱，注意个人卫生，加强个人防护是预防立克次体感染的有效措施。接种灭活疫苗或减毒活疫苗可进行特异性预防。治疗可用四环素、多西环素（强力霉素）等抗生素。

第三节　衣　原　体

衣原体（*Chlamydia*）是一类能通过细菌滤器，严格在真核细胞内寄生，有独特发育周期的原核细胞型微生物。衣原体广泛寄生于人、哺乳动物及禽类，大多数不致病，仅少数具有致病性。与人类疾病有关的衣原体主要有沙眼衣原体、肺炎嗜衣原体、鹦鹉热衣原体等。

一、生物学特性

（一）形态染色与发育周期

衣原体在宿主细胞内增殖，有独特的发育周期，用光学显微镜可观察到两种形态，即原体（elementary body，EB）和始体（initial body）。原体呈球形，体积小，直径 0.2～0.4μm，有细胞壁，是发育成熟的衣原体，Giemsa 染色呈紫色，Macchiavello 染色为红色。原体有高度传染性，但无繁殖能力。原体感染宿主细胞后，被细胞膜包围形成空泡，原体在空泡内体积逐渐增大发育为始体。始体呈球形，无胞壁，体积较大，直径 0.5～1.0μm、电子致密度低、呈纤维网状结构，故又称为网状体（reticulate body，RB），Macchiavello 染色呈蓝色。始体无感染性，以二分裂方式繁殖后形成子代原体，子代原体成熟后从宿主细胞中释放出来，再感染新的易感细胞，开始新的发育周期。

（二）培养特性

大多数衣原体可在 6～8 日龄鸡胚卵黄囊中生长繁殖，形成始体、原体和包涵体。性病淋巴肉芽肿衣原体可接种于小鼠脑内培养，鹦鹉热衣原体可接种于小鼠腹腔内培养。衣原体亦可在传代细胞株中生长繁殖，形成包涵体，引起细胞病变。

（三）抗原构造与分类

衣原体主要有属特异性抗原、种特异性抗原和型特异性抗原。据此可将衣原体分为不同的属、种及血清型。如沙眼衣原体可分为 19 个血清型，包括沙眼生物亚种 15 个血清型，性病淋巴肉芽肿亚种 4 个血清型。

（四）抵抗力

衣原体不耐热，60℃仅能存活 5 ～ 10min，0.5% 苯酚 30min 或 2% 来苏 5min 可灭活衣原体。大环内酯类、四环素、红霉素等抗生素可抑制衣原体的繁殖。

二、致病性与免疫性

（一）致病物质

衣原体能产生与革兰氏阴性菌内毒素相似的毒性物质，可抑制宿主细胞代谢。衣原体主要外膜蛋白能阻止吞噬体与溶酶体的融合，有助于衣原体在宿主细胞内繁殖并破坏宿主细胞。

（二）所致疾病

1. 沙眼　由沙眼亚种 A、B、Ba 和 C 血清型引起。主要经眼 - 眼或眼 - 手 - 眼方式传播。沙眼衣原体侵入眼结膜上皮细胞，引起炎症，早期出现流泪、结膜充血、滤泡增生和黏液脓性分泌物等。后期炎症灶出现纤维组织增生，结膜瘢痕，引起眼睑内翻、倒睫及角膜血管翳，视力下降，严重者甚至失明。

2. 包涵体结膜炎　由沙眼亚种 B、Ba、D ～ K 血清型引起。婴儿经产道感染，引起化脓性结膜炎（包涵体脓漏眼）。成人经手 - 眼途径，或因污染的游泳池水而感染，引起滤泡性结膜炎。

3. 泌尿生殖道感染　由沙眼亚种 D ～ K 血清型引起。男性大多表现为非淋球菌性尿道炎，亦可合并附睾炎、直肠炎等。女性表现为尿道炎、宫颈炎、盆腔炎及输卵管炎，如输卵管炎反复发作，可导致不孕或宫外孕等严重并发症。

4. 性病淋巴肉芽肿　由性病淋巴肉芽肿生物型引起。通过性接触传播，主要侵犯淋巴组织。在男性常侵犯腹股沟淋巴结，引起化脓性淋巴结炎和慢性淋巴肉芽肿，常形成瘘管。女性则常侵犯会阴、肛门及直肠组织，引起会阴 - 肛门 - 直肠狭窄。

5. 呼吸道感染　主要由鹦鹉热衣原体和肺炎嗜衣原体引起。经呼吸道传染，常可引起肺炎、支气管炎、鼻咽炎等。沙眼衣原体亦可引起婴幼儿肺炎。近年发现，肺炎嗜衣原体的感染与动脉粥样硬化及冠心病密切相关。

（三）免疫性

衣原体感染后，宿主可获得以细胞免疫为主的短暂免疫力，故常可造成持续感染和反复感染。

三、微生物学检查

（一）直接镜检

根据不同疾病采集不同标本，如取患者眼穹窿或眼结膜分泌物、痰液或咽拭子、尿液、宫颈分泌物或刮取物、淋巴结抽取液等涂片，采用 Giemsa 染色或荧光抗体染色镜检，观察有无包涵体及衣原体。

（二）分离培养

将分泌物、刮取物、感染的组织匀浆等标本接种于鸡胚卵黄囊、传代细胞或敏感动物，分离培养后用免疫学方法鉴定。

（三）血清学试验

用微量免疫荧光试验、ELISA 等血清学试验可检测患者的特异性抗体，以辅助诊断肺炎衣原体及鹦鹉热衣原体的感染。

（四）核酸检测

用 PCR 技术可直接检测衣原体核酸，此方法快速，敏感性和特异性高。

四、防治原则

预防沙眼需注意个人卫生，不共用毛巾、浴巾和脸盆，避免直接或间接接触传染。预防泌尿生殖道衣原体感染应广泛开展卫生宣教，积极治疗患者和带菌者。治疗药物可选用利福平、四环素、红霉素、诺氟沙星等。

第四节　螺 旋 体

螺旋体（*Spirochete*）是一类细长、柔软、弯曲呈螺旋状、运动活泼的原核细胞型微生物，其基本结构与细菌相似。螺旋体广泛存在于自然界和动物体内，种类繁多，包括3个科13个属。与人类疾病有关的主要有3个属：①钩端螺旋体属：螺旋细密、规则，一端或两端弯曲呈钩状，对人有致病性的主要有问号钩端螺旋体等；②密螺旋体属：螺旋细密、规则，两端尖直，对人致病的主要有梅毒螺旋体等；③疏螺旋体属：螺旋稀疏，不规则，呈波浪状，对人有致病性的主要有回归热螺旋体、伯氏螺旋体等。

一、钩端螺旋体

钩端螺旋体（*Leptospira*）简称钩体，种类多，包括问号钩端螺旋体和双曲钩端螺旋体等。致病的主要是问号钩端螺旋体，该螺旋体引起人畜共患的钩端螺旋体病。

案例 15-2

患者，男，53岁，农民。2周前参加抗洪抢险，近日畏寒、发热、四肢肌肉酸痛。到医院就诊，查体：T 38.5℃，P 105次/分，R 22次/分，BP 120/78mmHg。心、肺无异常，肝、脾肋下未扪及，下肢无水肿。眼结膜充血，腓肠肌有明显压痛。从患者血液中检测到高效价钩端螺旋体特异性抗体。

问题与思考：

1. 该患者可能感染什么疾病？引起该疾病的病原体可能是什么？

2. 该病原体通过什么途径进入人体？

3. 怎样防治该疾病？

（一）生物学特性

1. **形态与染色**　菌体长 6～20μm，宽 0.1～0.2μm，一端或两端弯成钩状，常呈 C、S 或 8 字形。螺旋盘曲细密、规则，形似一串细小珠粒，运动活泼。革兰氏阴性，但不易着色，常用 Fontana 镀银染色法，菌体染成棕褐色。

2. **培养特性**　需氧或微需氧，营养要求较高，常用含 10% 兔血清、蛋白胨、磷酸盐缓冲液的柯索夫（korthof）培养基培养。最适 pH 为 7.2～7.4，最适生长温度为 28～30℃。生长缓慢，在液体培养基中 1～2 周可见半透明云雾状生长。

3. **抗原构造与分类**　包括属特异性抗原、群特异性抗原和型特异性抗原。目前全世界发现的问号钩端螺旋体至少有 25 个血清群，273 个血清型，其中我国已发现 19 个血清群，161 个血清型。

4．抵抗力　在湿土或水中可存活数周至数月，4℃可存活 1～2 周。对干燥、热、紫外线抵抗力较弱，加热 56℃、5% 来苏尔、1% 漂白粉、1% 碳酸可被杀灭。对青霉素、多西环素等敏感。

（二）致病性与免疫性

1．致病物质　①溶血素：能破坏红细胞膜而溶血，注入小羊体内可引起贫血、肝大、出血、黄疸与血尿；②内毒素样物质：能引起动物发热、炎症和坏死；③细胞毒因子：可致小鼠肌肉痉挛、呼吸困难、死亡。

2．所致疾病　钩端螺旋体病属于人畜共患病，动物感染后呈带菌状态，钩端螺旋体可在动物肾内大量繁殖，并不断随尿排出，污染水源和土壤。人与污染的水或泥土接触而感染，亦可通过胎盘而感染胎儿。钩端螺旋体能穿透破损甚至完整的皮肤、黏膜进入人体，在局部迅速生长繁殖，进入血液而引起钩端螺旋体血症。临床表现主要为发热、恶寒、全身酸痛、头痛、乏力、眼结膜充血、腓肠肌压痛、浅表淋巴结肿大等。随后钩端螺旋体随血液侵入肝、脾、肺、心、淋巴结及中枢神经系统等组织器官，引起相关脏器和组织的损害。根据损伤的脏器不同将钩体病分为流感伤寒型、黄疸出血型、肺出血型、脑膜脑炎型、肾衰竭型及胃肠炎型等。

3．免疫性　病后机体可获得对同型钩端螺旋体的持久免疫力，以体液免疫为主。

（三）微生物学检查

1．病原学检查　发病第 1 周内取血液，2 周后取尿液，有脑膜刺激征者取脑脊液检查。将标本离心后用暗视野显微镜检查，或镀银染色、免疫荧光法检查。用柯索夫培养基分离培养钩体，结合血清学方法可定群和型。也可接种豚鼠或地鼠做动物试验。

2．血清学试验　一般在发病初期及病后 2～3 周各采血一次。做显微镜凝集试验，若单份血清凝集效价在 1∶400 以上或双份血清效价增长 4 倍以上，有诊断意义。亦可用间接凝集试验或 ELISA 检测血清中相应钩端螺旋体抗体。

（四）防治原则

防鼠灭鼠，管理好家畜，保护水源，避免或减少与污染的水和土壤接触。对易感人群接种钩端螺旋体多价全细胞死疫苗，近年我国研制的钩端螺旋体外膜疫苗获得了满意的效果。治疗首选青霉素，也可用庆大霉素、多西环素等。

二、梅毒螺旋体

梅毒螺旋体（*Treponema pallidum*，TP）又称苍白密螺旋体，是引起人类梅毒的病原体。

案例 15-3

患者，男，39 岁。因外生殖器不适到医院就诊，医生检查发现其外生殖器有暗红色肿块，浅表有溃疡，触之有软骨样硬度，周围淋巴结肿大。该患者有不洁性性生活史。取患者血清标本做不加热血清反应素试验（USR），结果为阳性。

问题与思考：

1．该患者可能患什么疾病？该疾病的病原体可能是什么？

2．该病原体由什么途径传入人体？

3．如何预防该疾病？

（一）生物学特性

1. 形态与染色　螺旋致密规则，两端尖直，运动活泼。长与宽分别为 6 ～ 15μm 和 0.1 ～ 0.2μm。普通染料不易着色，用 Fontana 镀银染色呈棕褐色。

2. 培养特性　梅毒螺旋体的人工培养到目前仍未成功，有些菌株能在家兔睾丸或眼前房内缓慢生长。

3. 抗原结构　梅毒螺旋体主要有表面特异性抗原，能刺激机体产生特异性抗体，该抗体对机体有保护作用。梅毒螺旋体侵入机体破坏组织后，组织中磷脂黏附于螺旋体表面形成复合抗原，刺激机体产生抗磷脂的自身抗体，该抗体称为反应素，可用于梅毒的血清学诊断。

4. 抵抗力　抵抗力极弱，离开宿主后，干燥 1 ～ 2h、血液中 4℃ 放置 3 天、加热 50℃ 5min 即死亡。对化学消毒剂敏感，对砷剂、青霉素、红霉素、四环素等敏感。

（二）致病性与免疫性

1. 致病物质　主要有荚膜样物质和透明质酸酶。荚膜样物质具有黏附宿主细胞、阻止补体和吞噬细胞的杀菌作用。透明质酸酶可分解组织、细胞基质内和血管基底膜的透明质酸，有利于梅毒螺旋体的扩散。

2. 所致疾病　在自然情况下，梅毒螺旋体只感染人而引起梅毒，故患者是梅毒唯一的传染源。根据感染方式不同，梅毒可分获得性和先天性两种。

获得性梅毒通过性接触传播，分为三期。

（1）一期梅毒：梅毒螺旋体侵入机体 3 周左右，患者外生殖器出现无痛性硬性下疳，其溃疡渗出物中含大量梅毒螺旋体，传染性极强。1 个月后下疳常自愈，经 2 ～ 3 个月无症状的潜伏期后进入第二期。

（2）二期梅毒：全身皮肤黏膜常出现梅毒疹，淋巴结肿大，也可累及骨、关节、眼及其他器官。在梅毒疹及淋巴结中有大量梅毒螺旋体，如不治疗，一般 1 ～ 3 个月后症状消退，但常发生复发性二期梅毒。

（3）三期梅毒：一般发生在感染后的两年。患者皮肤黏膜出现溃疡性坏死病灶，梅毒螺旋体侵犯内脏组织或器官，严重者经 10 ～ 15 年后，心血管及中枢神经系统出现病变，导致动脉瘤、脊髓痨或全身麻痹等，肝、脾及骨骼常被累及。此期病灶中不易找到梅毒螺旋体，传染性小，但病程长，破坏性大，可危及生命。

孕妇体内的螺旋体通过胎盘传给胎儿，引起先天性梅毒，导致流产、早产或死胎。出生的梅毒儿表现为锯齿形牙、间质性角膜炎、鞍形鼻、神经性耳聋等特殊症状。

3. 免疫性　抗梅毒免疫为传染性免疫，体液免疫和细胞免疫均发挥作用，但以细胞免疫为主。

（三）微生物学检查

1. 病原学检查　取梅毒硬性下疳的渗出物、梅毒疹渗出物或局部淋巴结的抽取液，在暗视野显微镜下检查或镀银染色后镜检，若发现密螺旋体有助于诊断。

2. 血清学试验

（1）非螺旋体抗原试验：用正常牛心肌的心脂质作为抗原，测定患者血清中的反应素。国内常用不加热血清反应素试验（USR）和快速血浆反应素环状卡片试验（RPR）。

（2）螺旋体抗原试验：用梅毒螺旋体或重组蛋白作抗原，测定患者血清中梅毒螺旋体特异性抗体。常用方法有荧光密螺旋体抗体吸收试验及梅毒螺旋体血凝试验等。

（四）防治原则

预防的主要措施是加强性卫生宣传教育和严格社会管理。梅毒确诊后，应及早予以彻底治疗，治疗时首选青霉素，需足量、全程用药，以患者反应素转阴为治愈指标。

三、伯氏疏螺旋体

伯氏疏螺旋体（*Borrelia burgdor feri*）是莱姆病的病原体，因 1977 年在美国康涅狄格州莱姆镇首次发现而得名。

（一）生物学特性

1. 形态与染色　螺旋稀疏不规则，两端稍尖，运动活泼。革兰氏阴性，但不易着色。Giemsa 染色为淡紫色，镀银染色呈棕褐色。

2. 培养特性　营养要求高，常用 BSK 培养基（含有牛血清白蛋白和加热灭活的兔血清等），最适生长温度 32 ～ 34℃，pH7.5,5% ～ 10%CO_2 可促进其生长，生长速度缓慢，一般需培养 2 ～ 3 周才长出小菌落。

（二）致病性与免疫性

1. 致病性　硬蜱为主要传播媒介，引起莱姆病。蜱叮咬人后，螺旋体随其唾液侵入皮肤，在局部繁殖，叮咬部位可出现一个或数个慢性游走性红斑，一般经 2 ～ 3 周自行消退。螺旋体也可通过血液或淋巴液扩散至全身多器官，早期表现为发热、头痛、乏力、肌肉及关节炎等，如不经治疗，大约 80% 的患者可发展为晚期，主要表现为慢性关节炎、心内膜炎、神经系统与皮肤异常等。

2. 免疫性　抗感染免疫以体液免疫为主。

（三）微生物学检查

由于伯氏疏螺旋体在致病的过程中数量较少，直接镜检和分离培养阳性率低，因此，主要通过血清学试验和分子生物学技术检测其特异性抗体和 DNA 来诊断莱姆病。如用 ELISA 和免疫荧光法检测特异性抗体，用 PCR 技术检查伯氏疏螺旋体的 DNA 片段。

（四）防治原则

加强对疫区人员的防护，避免硬蜱叮咬。感染早期可口服四环素、阿莫西林及多西环素等，晚期一般使用青霉素联合头孢曲松等静脉滴注。

四、回归热螺旋体与奋森螺旋体

（一）回归热螺旋体

回归热螺旋体是引起回归热的病原体。回归热是一种以周期性反复发作为特征的急性传染病。按传播媒介不同分为两类：一类是回归热螺旋体，通过人虱传播，引起流行性回归热；另一类是赫姆斯疏螺旋体，通过软蜱传播，引起地方性回归热。

回归热螺旋体侵入人体后，在血液中大量繁殖，患者出现高热、头痛、肝脾大，持续 3 ～ 4 天后退热，间隔 1 周左右，又出现高热，如此反复发作 3 ～ 9 次或更多。

发热期间采集患者血液，涂片后用 Giemsa 染色，在光学显微镜下观察到疏螺旋体即可诊断。

（二）奋森螺旋体

奋森螺旋体与梭形杆菌一起寄居在人体口腔牙龈部，为条件致病菌。当机体免疫力下降时，两种微生物大量繁殖，协同引起樊尚咽峡炎、牙龈炎、口腔坏疽等。

取患者局部病变材料直接涂片后进行革兰氏染色镜检，可观察到革兰氏阴性螺旋体和革兰氏阴性梭杆菌。

本章小结

支原体缺乏细胞壁，呈高度多形性，能在无生命培养基中生长繁殖，形成"荷包蛋"状菌落。常见病原性支原体有：肺炎支原体，可引起支原体肺炎；解脲脲原体、人型支原体和生殖支原体引起泌尿生殖道感染。

立克次体严格活细胞内寄生。常见的病原性立克次体有普氏立克次体、斑疹伤寒立克次体、恙虫病东方体、贝纳柯克斯体，它们通过虱、鼠蚤、恙螨、蜱等节肢动物传播，分别引起流行性斑疹伤寒、地方性斑疹伤寒、恙虫病、Q热等。

衣原体专性活细胞内寄生，有独特的发育周期，包括原体和始体两个阶段。原体具有感染性，始体以二分裂方式进行繁殖，无感染性。最常见的致病种类是沙眼衣原体，其沙眼亚种可引起沙眼、包涵体结膜炎、泌尿生殖道感染等，另外，性病淋巴肉芽肿亚种通过性传播引起性病淋巴肉芽肿。

螺旋体是细长、柔软、弯曲呈螺旋状、运动活泼的原核细胞型微生物，基本结构与细菌相似。常见的病原性螺旋体有问号钩端螺旋体、梅毒螺旋体、伯氏螺旋体、回归热螺旋体等。问号钩端螺旋体引起钩体病，梅毒螺旋体通过性传播引起获得性梅毒，通过胎盘传播引起先天性梅毒，伯氏疏螺旋体引起莱姆病，回归热螺旋体引起回归热。

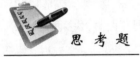

思 考 题

1. 支原体主要生物学性状有哪些？常见病原性支原体有哪些，各引起什么疾病？

2. 立克次体的传播媒介有哪些？致病机制是什么？

3. 常见病原性衣原体有哪些？各引起什么疾病？

4. 钩端螺旋体和梅毒螺旋体的致病物质有哪些？感染途径是什么？如何防治其引起的感染？

（李剑平）

第十六章 真 菌

学习目标

通过本章内容的学习，学生应能：
1. 掌握：真菌的主要生物学性状、致病性。
2. 熟悉：真菌的感染类型和所致疾病。
3. 了解：病原性真菌的微生物学检查方法与防治原则。

真菌（fungus）属于真菌界真菌门，为真核细胞型微生物。具有比较完整的细胞结构，有典型的细胞壁和细胞核。细胞壁由几丁质或纤维素组成，不含叶绿素，无根、茎、叶的分化。细胞核分化程度高，有核膜、核仁。真菌分布广，种类多，目前已有数十万种之多，大部分对人类有益，如酿酒、发酵、生产抗生素等；少数能引起人类及动、植物疾病，某些真菌甚至可诱发肿瘤。

传统分类法将真菌界分为黏菌门和真菌门。真菌门又根据其生物学性状分为五个亚门，其中与医学有关的有四个亚门：①接合菌亚门：多为条件致病性真菌，如毛霉属、根霉属等；②子囊菌亚门：大多数为腐生性真菌，少数为条件致病性真菌，如组织胞浆菌属、芽生菌属、小孢子菌属、酵母菌属等；③担子菌亚门：多为食用或药用真菌，少数为致病性真菌，如新生隐球菌；④半知菌亚门：大多数对人致病的真菌属此亚门，如各种皮肤癣菌和假丝酵母菌属等。目前最新的分类是将真菌界分为四个门，即接合菌门、担子菌门、子囊菌门和壶菌门，将原来的半知菌亚门划分到前三个门中。

第一节 真菌概述

一、真菌的生物学性状

（一）形态与结构

真菌与细菌相比，大小、形态、结构和化学组成等都有很大差异。真菌比细菌大几倍甚至几十倍，用普通光学显微镜放大几百倍就能观察到。真菌有细胞壁，但细胞壁中不含肽聚糖。真菌按形态特征，可分为单细胞真菌和多细胞真菌两大类。

1. 单细胞真菌 包括酵母型真菌和类酵母型真菌。菌体呈圆形或卵圆形，以出芽方式繁殖，芽生孢子成熟后脱落成独立个体。如新生隐球菌、白假丝酵母菌等。

2. 多细胞真菌 多细胞真菌也称霉菌或丝状菌，由菌丝（hypha）和孢子（spore）组成。

（1）菌丝：呈管状，直径一般为 2 ～ 10μm，长度因生长条件而异。在适宜的环境条件下，由孢子长出芽管而形成菌丝。菌丝可长出许多分枝，并交织成团，成为菌丝体。

菌丝按功能不同可分为：①营养菌丝，是能伸入培养基中或被寄生的组织中吸取营养物质的菌丝；②气中菌丝，是向空气中生长的菌丝；③生殖菌丝，是可产生孢子的气中菌丝。菌丝按结构不同可分为：①有隔菌丝，大部分真菌的菌丝在一定的间距形成横隔，称为隔膜，将菌丝分为一连串细胞。②无隔菌丝，菌丝中无横隔将其分段，整个菌丝就是一个细胞。

不同真菌的菌丝形态有所不同，可见螺旋状、球拍状、结节状、鹿角状、梳状和关节状菌丝等。菌丝形态有助于鉴别真菌（图 16-1）。

（2）孢子　是真菌的繁殖器官，可分为有性孢子和无性孢子。大多数非致病性真菌产生有性孢子，有性孢子是由同一菌体或不同菌体上的两个细胞融合形成，包括接合孢子、担孢子、子囊孢子、卵孢子四种。大多数病原性真菌产生无性孢子，无性孢子是菌丝上的细胞分化生成，不发生细胞融合，可分为以下三种（图 16-1）：

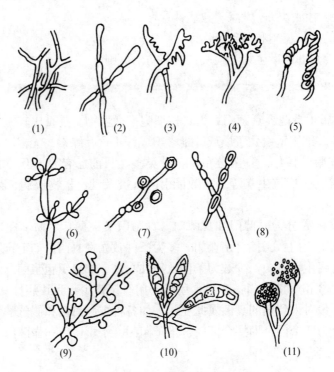

图 16-1　真菌的菌丝及孢子形态
（1）有隔菌丝；（2）球拍状菌丝；（3）梳状菌丝；（4）鹿角状菌丝；（5）螺旋状菌丝；（6）芽生菌丝；
（7）厚膜孢子；（8）关节孢子；（9）小分生孢子；（10）大分生孢子；（11）孢子囊孢子

1）分生孢子：是最常见的一种无性孢子。由生殖菌丝末端的细胞分裂或收缩形成，也可由菌丝侧面出芽形成，有两种类型：①大分生孢子，由多个细胞组成，体积较大，多呈梭状、棒状或梨状，有助于鉴别真菌；②小分生孢子，仅由一个细胞构成，体积小，有球形、卵形、梨形和棍棒状，由于大部分多细胞真菌均可产生小分生孢子，故无鉴别意义。

2）叶状孢子：是由生殖菌丝内直接形成，有三种：①芽生孢子，是由生殖菌丝体以细胞出芽方式生成的，多数芽生孢子生长到一定大小即与母体脱离；若不脱离，则形成菌丝状，称为假菌丝。②厚膜孢子，由生殖菌丝内胞浆浓缩、胞壁增厚形成，是大多数真菌在不利环境中形成的一种孢子形式，具有抵抗力强、代谢率低的特点，是真菌的一种休眠形态，条件适宜时厚膜孢子可再次进行出芽繁殖。③关节孢子，多出现于陈旧的培养物中，由生殖菌丝细胞分隔所形成的长方形片段，呈链状排列，菌丝的细胞壁也变厚。

3）孢子囊孢子：由菌丝末端膨大而形成的囊状结构，内含许多孢子称为孢子囊孢子，孢子成熟后则破囊而出，如毛霉菌、根霉菌等能形成孢子囊孢子。

真菌的双相性：随着环境条件（如营养、温度、化学因素等）的变化，部分真菌的形态可在单细胞真菌与多细胞真菌间进行形态转换，称为真菌的双相性或二相性。如组织胞浆菌、球孢子菌、芽生菌等，这些真菌在普通培养基上 25℃ 条件下为丝状菌，而在宿主体内或在含有动物蛋白的培养基上 37℃ 培养时则呈酵母菌型。

（二）培养特性

1．培养条件　真菌的营养要求不高，常用的培养基是沙保弱培养基，主要含葡萄糖、蛋白胨和琼脂，为防止污染，可在培养基中加入放线菌酮和氯霉素，前者抑制污染真菌的生长，后者可抑制细菌的生长。真菌的最适 pH 为 4 ~ 6，最适温度一般为 22 ~ 28℃，深部感染真菌一般为 37℃，同时需较高的湿度和氧气。大多数致病性真菌生长较慢，常需 1 ~ 4 周才长出典型的菌落，但酵母型真菌一般在 24 ~ 48h 就可形成肉眼可见的菌落。

2．繁殖方式　真菌的繁殖方式有无性繁殖和有性繁殖。大多数病原性真菌进行无性繁殖，指通过无性孢子形成新个体的繁殖方式，如断裂、分裂、出芽、生隔繁殖等。少数病原性真菌（如皮炎芽生菌、组织胞浆菌等）进行有性繁殖，指通过两性细胞的结合而产生新个体的繁殖方式，如质配、核配、减数分裂等。

3．菌落特征

（1）酵母型菌落：为单细胞真菌的菌落。菌落形态与一般细菌菌落相似。镜下观察可见单细胞真菌的芽生孢子，无菌丝形成。如隐球菌的菌落。

（2）类酵母型菌落：菌落外观与酵母型菌落相似。部分单细胞真菌出芽繁殖后，芽管延长不与母细胞脱离，形成假菌丝，假菌丝由菌落向下生长，可伸入培养基中。如白假丝酵母菌的菌落。

（3）丝状菌落：为多细胞真菌的菌落，由许多疏松的菌丝体构成。菌落呈绒毛状、棉絮状和粉末状等，颜色多样。菌落与培养基连接紧密，不易挑起。

（三）变异性

真菌易发生变异，在人工培养基上培养时间过久或多次传代，其培养特性、形态、结构、毒力均可发生改变。

（四）抵抗力

真菌对干燥、日光、紫外线及一般化学消毒剂均有较强的抵抗力，但对热的抵抗力不强。菌丝与孢子加热 60℃ 1h 均可被杀死；对 1% ~ 2% 苯酚、10% 甲醛溶液、0.1% 升汞和 2.5% 碘酊等都比较敏感；对常用的抗生素都不敏感。灰黄霉素、制霉菌素、两性霉素 B、克霉唑等对多种真菌均有抑制作用。

二、真菌的致病性与免疫性

（一）真菌的致病性

真菌的致病类型有下列几种：

1．致病性真菌感染　主要是一些外源性真菌感染，根据感染部位可分为浅部真菌感染和深部真菌感染。浅部真菌如皮肤癣菌仅侵犯皮肤、毛发和指（趾）甲，由于有嗜角质蛋白的特性，可分解细胞的脂质和角蛋白，其在局部大量繁殖后的代谢产物作用和机械刺激可引起局部的炎症和病变。而深部真菌能侵犯人体皮肤、黏膜、深部组织和内脏，甚至引起全身播散性感染。其可在吞噬细胞内生存、繁殖，引起慢性肉芽肿炎症和组织溃疡坏死。

2．条件致病性真菌感染　主要由一些内源性真菌引起，如念珠菌、假丝酵母菌、曲霉菌、毛霉菌，这些真菌的致病性不强，多在菌群失调或机体免疫力降低时才感染。如长期使用广谱抗生素、皮质激素、免疫抑制剂的患者、免疫缺陷病患者，放疗或化疗的患者等。

3. 真菌超敏反应性疾病   某些真菌的菌丝或孢子可作为过敏原，当接触、吸入或食入这些真菌的菌丝和孢子时，可引起各种类型的超敏反应，如皮肤过敏反应（荨麻疹、过敏性皮炎），呼吸道过敏反应（过敏性哮喘和过敏性鼻炎），消化道过敏反应等。常见的有青霉菌、镰刀菌、曲霉菌、着色真菌等。

4. 真菌毒素中毒症   一些真菌污染了粮食、饲料后可产生真菌毒素，食入后可引起急、慢性中毒，可引起肝、肾、血液系统、神经系统损害。如河南、河北的霉甘蔗中毒，主要由节菱孢菌引起，可引起抽搐、昏迷，死亡率在 20% 左右；长江流域等地的赤霉病麦中毒，主要由镰刀菌引起，可引起肝、肾、心脏、脑等器官病变。

5. 真菌毒素与肿瘤   一些真菌毒素与肿瘤的发生有关，如黄曲霉产生的黄曲霉毒素和赭曲霉产生的黄褐毒素可诱发肝癌，镰刀菌 T-2 毒素可诱发大鼠胃癌、胰腺癌、垂体和脑肿瘤等。

（二）真菌的免疫性

1. 非特异性免疫   机体的皮肤黏膜屏障、皮脂腺分泌的不饱和脂肪酸均具有抗真菌作用。儿童皮脂腺发育不全，分泌的脂肪酸量比较少，所以儿童易患头癣。成人的趾间、足底缺乏皮脂腺，故成人易患足癣。此外，机体正常菌群的拮抗作用、中性粒细胞和单核巨噬细胞的吞噬作用、补体等体液因子在限制真菌的扩散和清除真菌方面均有作用。

2. 特异性免疫   真菌感染的特异性免疫以细胞免疫为主。真菌抗原可刺激特异性淋巴细胞增殖，释放 IFN-γ 和 IL-2 等激活巨噬细胞、NK 细胞和 CTL 等，通过调理作用、ADCC 作用及特异性细胞毒作用参与对真菌的杀伤。同时，T 细胞也可介导迟发型超敏反应。体液免疫对部分真菌感染有一定保护作用。

三、真菌感染的微生物学检查及防治原则

（一）微生物学检查

1. 标本采集   根据感染部位采集不同的标本，浅部真菌感染可取病变部位的毛发、甲屑及皮屑等，深部真菌感染可采集血液、脑脊液、分泌物、排泄物及痰液等。应采取病变部位或含菌量多的标本，取材后立即送检，最长时间不能超过 2h，以免标本变质污染。

2. 直接镜检   皮屑或甲屑标本先用 10%KOH 消化后再镜检，如发现有菌丝或孢子，则可初步诊断为真菌感染。痰、脓、分泌物等标本可直接涂片，革兰氏染色后镜检。若疑为新生隐球菌感染，可将标本做墨汁负染色后镜检，见有菌体外围绕着宽厚的荚膜即可做出诊断。

3. 分离培养   直接镜检不能确诊或需要确定感染真菌的种类时应做真菌培养。皮肤、毛发和甲屑等标本，需先经过 70% 乙醇或 2% 苯酚浸泡 2～3min，杀死杂菌后再接种于含抗生素和放线菌酮的沙保弱培养基上。血液和脑脊液标本则需要先增菌再分离培养。浅部感染真菌于 22～28℃、深部感染真菌于 37℃ 培养数日至数周，观察菌落特征和镜下形态，进一步通过生化反应鉴定。

4. 血清学检查   用乳胶凝集、补体结合试验、ELISA 等方法检测血清中的真菌抗原，可辅助诊断部分真菌感染。

5. 核酸检测   如核酸杂交、核酸探针技术、真菌（G+C）mol% 测定、PCR 限制性酶切片长度多态性分析（PCR-RFLP）、随机扩增多态性 DNA（RAPD）等技术用于真菌鉴定，快速、敏感、特异性高。

（二）防治原则

1. 浅部真菌感染   注意皮肤卫生，保持鞋袜清洁、干燥，防止真菌繁殖；避免与患者及其污染的物品直接或间接接触。治疗可用酮康唑、咪康唑霜、克霉唑霜等。

2. 深部真菌感染   主要以提高机体的免疫力为主，避免外源性感染。治疗可口服抗真菌药

物，如两性霉素 B、制霉菌素、咪康唑、酮康唑、伊曲康唑等。

3．真菌引起的食物中毒　加强食品卫生管理，加强卫生宣传，严禁销售和食用发霉的食品。

第二节　常见病原性真菌

案例 16-1

　　患者，女，34 岁，双脚脚趾间发痒、疼痛、起水疱、流水月余。曾有在外足浴史。查体：双脚第 3、4、5 脚趾间有水疱、糜烂、渗出、浸渍呈白色，足底及足跟部皮肤发红、瘙痒，可见抓痕。足底还可见针尖大小的水泡，足底脱皮严重，双脚均伴有异味。

　　问题与思考：

　　1．该患者可能患什么疾病？

　　2．该病可能的病原体是什么？

　　3．如何鉴定该病原体？

病原性真菌按其侵犯的部位和临床表现，可分为浅部感染真菌、皮下组织感染真菌和深部感染真菌三类。

一、浅部感染真菌

浅部感染真菌主要侵犯人和动物的表皮角质层、毛发、指甲，一般不侵犯皮下等深部组织和内脏，不引起全身性感染。浅部感染真菌包括皮肤癣菌和角层癣菌两类。

（一）皮肤癣菌

皮肤癣菌具有嗜角质蛋白特性，引起各种癣病。包括毛癣菌属、表皮癣菌属和小孢子癣菌属。

1．生物学性状　皮肤癣菌可在沙保弱培养基上生长，形成丝状菌落。根据菌落的形态、颜色、菌丝和所产生的大、小分生孢子的形态特征，可以对皮肤癣菌作初步鉴定。

（1）毛癣菌属：本属有 20 多种真菌，代表菌种有红色毛癣菌、紫色毛癣菌、须毛癣菌、石膏样毛癣菌、断发毛癣菌等，其中最常见的是红色毛癣菌。本菌属在沙保弱培养基上因菌种不同菌落性状及色泽也各不相同，可呈颗粒状、粉末状、绒毛状或羊毛状等，颜色为红色、白色、黄色、棕色等。镜下可见细长棒状的薄壁大分生孢子，葡萄状、梨状的小分生孢子。菌丝可有螺旋状、球拍状和鹿角状等。

（2）表皮癣菌属：本属对人致病的只有絮状表皮癣菌。菌落开始如白色鹅毛状，后呈黄绿色粉末状，镜下可见粗棒状或椭圆形、壁薄的大分生孢子，陈旧培养物中有很多厚膜孢子；菌丝为球拍和螺旋状。

（3）小孢子癣菌属：本属对人致病的有 8 种，如铁锈色小孢子癣菌、石膏样小孢子菌、犬小孢子菌等。菌落由绒毛状逐渐变至粉末状，颜色有灰色、橘红或棕黄色，表面粗糙。镜下可见厚壁梭形大分生孢子和卵圆形小分生孢子；菌丝有隔，呈结节状、梳状和球拍状等。

2．致病性　传染源为患者或患病动物（如狗、猫、牛、马等），经接触感染。毛癣菌属、表皮癣菌属和小孢子癣菌属均可侵犯皮肤，引起体癣、手足癣、股癣等；毛癣菌属、表皮癣菌属还可侵犯指（趾）甲，引起甲癣（俗称灰指甲）；毛癣菌属、小孢子癣菌属还可侵犯毛发，引起头癣、须癣等。

（二）角层癣菌

角层癣菌是指寄生于表皮角质或毛干表面，主要侵犯皮肤或毛干浅表的一些真菌。主要有糠秕孢马拉色菌、白吉利毛孢子菌和何德毛结节菌等。糠秕孢马拉色菌可引起皮肤表面出现黄褐色的花斑癣，好发于颈、胸、腹、背和上臂等部位皮肤角质层，形如汗渍斑点，俗称汗斑；还可能与脂溢性皮炎有关。白吉利毛孢子菌可引起毛干感染，主要在毛发周围形成白色小结节。何德毛结节菌可引起毛发感染，形成硬的黑色结节，呈砂粒状。

二、皮下组织感染真菌

皮下组织感染真菌主要包括着色真菌和孢子丝菌，经外伤感染，一般在皮下组织繁殖，也可向周围组织扩散。

（一）着色真菌

着色真菌是在分类上近似、引起的症状也相似的一大类真菌。多为腐生菌，分布广泛。代表菌种有卡氏枝孢霉、裴氏丰萨卡菌、紧密丰萨卡菌、疣状瓶霉等，我国以卡氏枝孢霉最多见。通常经外伤侵入人体，多侵犯皮肤暴露部位，以四肢多见，病变部位皮肤变黑或呈暗红色，称为着色真菌病。早期皮肤形成小丘疹，丘疹增大形成疣状结节，伴随病情发展，老病灶结瘢愈合，新病灶又在四周产生，日久瘢痕广泛，影响淋巴回流，形成肢体象皮肿。免疫功能低下时可侵犯脑组织及内脏。

（二）申克孢子丝菌

申克孢子丝菌是一种双相性真菌，广泛存在于土壤、木材及植物表面等处，为腐生性真菌。常因伤口接触染菌土壤或植物而感染，多见于农民及从事园林工作者。申克孢子丝菌可引起皮肤、皮下组织及其附近淋巴管的慢性炎症，也可引起深部感染，可致化脓、溃疡渗出及亚急性或慢性肉芽肿，典型损害是沿淋巴管发生呈串状分布的结节。

三、深部感染真菌

深部感染真菌是一类能侵犯机体深部组织和内脏器官的真菌，包括致病性真菌和条件致病性真菌。致病性真菌属外源性、双相性真菌，侵入机体后可致病，如组织胞浆菌、副球孢子菌等，我国较少见。条件致病性真菌多为人体正常菌群，只有当机体免疫力降低时才致病，主要有白假丝酵母菌、新生隐球菌、曲霉、毛霉、卡氏肺孢子菌等。

（一）白假丝酵母菌

白假丝酵母菌（*Canidia albicans*）也称白念珠菌，通常存在于人体表及与外界相通的腔道，属于条件致病性真菌，当机体抵抗力下降或抗生素使用不当导致菌群失调时对人致病。

1. 生物学性状　菌体呈圆形或卵圆形，直径 3～6μm。革兰氏阳性，着色不均。孢子可伸长形成芽管，不与母细胞脱离而形成假菌丝，芽生孢子多集中在假菌丝的连接部位。

本菌在血琼脂和沙保弱培养基上，37℃或室温培养 2～3 天长出类酵母型菌落，呈灰白色或奶油色，光滑、湿润，有浓厚的酵母气味。在玉米粉培养基上形成厚膜孢子。假菌丝和厚膜孢子有助于鉴定。（图 16-2）。

2. 致病性　白假丝酵母菌可侵犯机体多部位，主要引起以下几类感染：

（1）皮肤、黏膜念珠菌病：皮肤感染好发于皮肤潮湿、皱褶部位，如腋窝、腹股沟、乳房下、会阴部、肛门周围及指（趾）间等处。可引起湿疹样皮肤白假丝酵母病、指间糜烂症等。黏膜感染常见的有鹅口疮、口角糜烂、外阴与阴道炎等，以鹅口疮最常见。

（2）内脏念珠菌病：可引起支气管炎、肺炎、肠炎、膀胱炎、肾盂肾炎、心内膜炎及心包炎，也可引起败血症。

（3）中枢神经念珠菌病：可引起脑膜炎、脑膜脑炎、脑脓肿等，常由原发病灶转移所致。

（二）新生隐球菌

新生隐球菌为腐生菌，广泛分布于自然界中，尤其在鸽粪中大量存在，也存在于正常人的体表、口腔和消化道中。当机体抵抗力降低时致病。

1. 生物学性状　菌体为圆形，直径 4 ～ 20μm，其外周有肥厚的荚膜，折光性强，一般染色不易着色而难以被发现，故称隐球菌。用墨汁负染后镜检，可见黑色背景中有圆形或卵圆形的透亮菌体，外包有一层透明的荚膜，非致病性隐球菌无荚膜。不形成假菌丝。

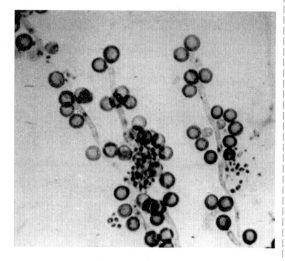

图 16-2　白假丝酵母菌的假菌丝和厚膜孢子

新生隐球菌在沙保弱培养基和血琼脂培养基上，于 25℃ 和 37℃ 均能生长，非致病性隐球菌则在 37℃ 不能生长。培养数日形成酵母型菌落，表面黏稠，初为乳白色，后转变成淡黄色、橘黄色，最后变成棕褐色。尿素酶试验为阳性，可与白假丝酵母菌鉴别。

2. 致病性　荚膜多糖是其主要的致病物质。通常经呼吸道感染，少数经破损皮肤或消化道感染。大多数感染者表现为肺部轻度炎症，症状不明显，且能自愈。免疫功能低下者经血行播散至其他部位，最易侵犯中枢神经系统，引起亚急性和慢性脑膜炎、脑炎、脑肉芽肿等，如不及时治疗，死亡率高；还可侵犯骨骼、肌肉、淋巴结、皮肤黏膜等处，引起慢性炎症和脓肿。近年来，由于抗生素、激素和免疫抑制剂的广泛使用，本菌感染率呈上升趋势。

（三）曲霉

曲霉是自然界分布最广泛的真菌之一，种类多，致病菌主要有烟曲霉、黄曲霉、土曲霉、黑曲霉、构巢曲霉等，以烟曲霉最多见。主要由呼吸道侵入，能侵犯机体多个部位，引起以下几类疾病：

1. 肺曲霉病　分为肺炎型曲霉病和真菌球型曲霉菌病。肺炎型曲霉病表现为坏死性肺炎或咯血，并可播散至其他器官，多见于免疫功能低下患者；真菌球型曲霉菌病常在支气管扩张、肺结核等慢性肺疾患基础上发生，不侵犯其他组织，多数患者无症状或表现原发病症状。

2. 过敏性曲霉病　吸入含有大量曲霉孢子的尘埃，引起支气管哮喘、过敏性鼻炎、支气管炎。大多数患者在 3 ～ 4 天后症状自行缓解。

3. 全身性曲霉菌病　多见于原发性和继发性免疫缺陷者。原发病灶主要在肺部，然后经过血液循环播散至全身多个脏器。其临床表现根据侵犯的脏器不同而异，临床上以发热、全身中毒症状和栓塞最常见。

4. 中毒与致癌　有些曲霉能产生毒素，可引起急、慢性中毒和恶性肿瘤。如黄曲霉产生的黄曲霉毒素可诱发肝癌。

（四）毛霉

广泛存在于自然界，在粮食和水果上尤为多见，可引起食物霉变。毛霉感染多见于重症疾病患者或免疫力低下者。可经多种途径侵入人体，主要为呼吸道。毛霉感染多先发生于鼻或耳部，进而侵入上颌窦和眼眶，引起炎症和肉芽肿，再经血液扩散至脑部，引起脑膜炎，也可扩散至肺、胃肠道等全身各处。通常发病急、病情发展较为迅速，死亡率较高。

（五）肺孢子菌

肺孢子菌为单细胞真菌，兼有原虫与酵母菌的特点。分布于自然界、人和哺乳动物体内，种类多，常见的有卡氏肺孢子菌和伊氏肺孢子菌。

本菌为机会致病性真菌，经呼吸道感染，多为隐性感染。当机体免疫力下降时，可引起肺孢子菌肺炎，多见于艾滋病、先天性免疫缺陷、长期使用免疫抑制剂、恶性肿瘤、早产儿、体质虚弱的婴幼儿等免疫力低下者，是艾滋病患者常见的并发症。本菌也可侵入其他组织或器官，或经血液扩散至全身，引起肺外感染，如肝炎、结肠炎、中耳炎等。

本章小结

1. 真菌按形态特征可分为单细胞和多细胞真菌两大类。单细胞真菌包括酵母型和类酵母型真菌，多细胞真菌也称霉菌或丝状菌，由菌丝和孢子组成。

2. 真菌的致病类型有：致病性真菌感染、条件致病性真菌感染、真菌超敏反应性疾病、真菌毒素中毒及真菌毒素的致癌作用等。病原性真菌按其侵犯的部位和临床表现，可分为浅部感染真菌、皮下组织感染真菌和深部感染真菌三类。

3. 真菌性疾病的微生物学检查方法有：直接镜检、分离培养、血清学检查、核酸检测等。其防治原则主要是提高机体免疫力，避免接触患者及污染的物品，治疗可用两性霉素 B、制霉菌素、咪康唑等抗真菌药物。

思考题

1. 简述真菌的培养特性及所致疾病的类型。

2. 皮肤癣菌可引起哪些疾病？

3. 真菌感染的微生物学检查方法有哪些？

4. 深部感染真菌主要包括哪些？分别指出其感染途径与所致疾病。

（谭　潇）

第十七章 病毒的基本性状

学习目标

通过本章内容的学习，学生应能：
1. 掌握：病毒的概念、特点；病毒的结构及功能；病毒的复制周期、干扰现象。
2. 熟悉：病毒的大小、形态；病毒的化学组成；病毒的异常增殖。
3. 了解：理化因素对病毒的影响，病毒的变异，病毒的分类。

病毒（virus）是一类体积微小、结构简单、只含一种核酸、严格细胞内寄生、以复制方式增殖的非细胞型微生物。其特点有：①体积微小，可通过细菌滤菌器，需借助电子显微镜观察；②结构简单，无完整的细胞结构；③一种病毒只含有一种类型核酸（DNA 或 RNA）；④因缺乏产生能量的酶系统，必须在易感的活细胞内寄生；⑤以复制的方式增殖；⑥对抗生素不敏感，但对干扰素敏感。

病毒与人类疾病的关系密切，在微生物所致的疾病中，病毒性疾病约占75%，主要有肝炎、流行性感冒、腹泻、艾滋病等，其传染性强，流行广泛，且有效药物少，临床治疗比较困难。一些过去认为是非传染性疾病如糖尿病、高血压、心肌病、肿瘤等，现发现也与病毒有关，近年又陆续出现了禽流感、严重急性呼吸综合征（SARS）等严重的病毒性疾病，病毒已成为医学界关注的热点。

第一节 病毒的形态与结构

一、病毒的形态和大小

完整成熟的病毒颗粒称为病毒体（virion）。病毒体是病毒在细胞外的存在形式，具有典型形态结构和感染性。病毒体的测量单位为纳米（nanometer，nm）。各种病毒的大小差异悬殊，大型病毒大小200～300nm，中型病毒80～150nm，小型病毒20～30nm。多数病毒属中型病毒，主要测量方法有电镜测量法、超滤膜法、超速离心法、X线晶体衍射法等。病毒与其他微生物的大小比较见图17-1。

病毒的形态各异，多数病毒呈球形或近似球形，少数呈杆状、丝状、弹状、砖形或蝌蚪状。

135

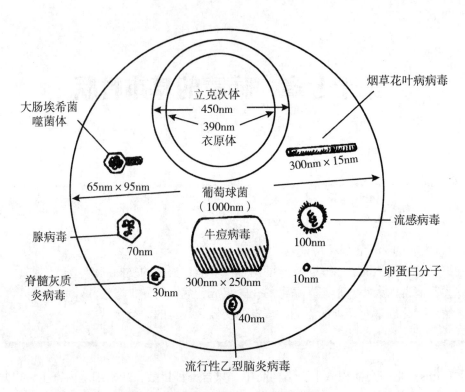

图 17-1 病毒与其他微生物的大小比较图

二、病毒的结构和化学组成

病毒的基本结构是由核心（core）和衣壳（capsid）共同构成的核衣壳（nucleocapsid），有些病毒在衣壳外尚有包膜和包膜子粒，称为辅助结构（图 17-2）。有包膜的病毒称为包膜病毒，没有包膜的病毒体称为裸病毒。

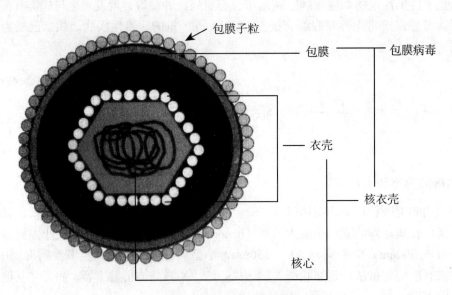

图 17-2 病毒的结构示意图

（一）病毒的结构

1. **核心** 位于病毒的中心，含一种核酸，构成病毒的基因组，其主要功能有：①是病毒复制的模板；②决定病毒的特性；③部分核酸具有感染性；用化学方法除去病毒衣壳后，若裸露核酸仍能进入宿主细胞并复制病毒，则称为感染性核酸。感染性核酸因不受宿主细胞受体限制，故感染宿主范围更广，但由于缺乏衣壳保护，易被核酸酶破坏，所以感染性较病毒体低。

2．衣壳　是包绕在病毒核酸外的蛋白质，由一定数量的亚单位壳粒聚合而成。根据壳粒的数量及排列方式不同，病毒衣壳有三种对称类型：①螺旋对称型：壳粒沿核酸走向形成螺旋对称排列，如正黏病毒、负黏病毒、弹状病毒等；②二十面体立体对称型：病毒核酸浓集成球形或近似球形，外周壳粒排列成二十个等边三角形，构成立体对称的球形体，见于大多数球形病毒；③复合对称型：既有螺旋对称又有二十面体立体对称，如痘类病毒和噬菌体（图17-3）。

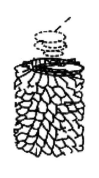

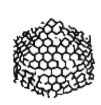
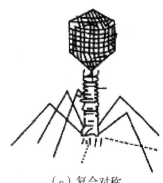

（a）螺旋对称　　　　（b）二十面体对称　　　　（c）复合对称

图 17-3　病毒衣壳构型示意图

衣壳的主要功能有：①保护病毒核酸，避免受核酸酶和其他理化因素的破坏；②参与感染过程：通过衣壳蛋白与易感细胞表面的受体结合，介导病毒进入宿主细胞；③具有抗原性：衣壳蛋白通过其免疫原性能刺激机体产生特异性免疫应答。

3．包膜（envelope）　又称囊膜，是病毒在成熟过程中穿过宿主细胞，以出芽方式向细胞外释放时获得的一层膜结构，包膜中的蛋白几乎是由病毒基因编码的，但脂质和多糖成分则源于宿主细胞膜和核膜。包膜表面常有不同形状的呈放射状排列的钉状突起，称为包膜子粒或刺突，主要成分是糖蛋白。脂溶剂可破坏病毒包膜，使其灭活而失去感染性，常用于鉴定病毒有无包膜。

包膜的主要功能有：①保护病毒的核衣壳，维护病毒结构的完整性；②参与感染过程：包膜中的糖蛋白可以与宿主细胞膜上的受体结合，有助于病毒的吸附和融合；③具有抗原性。包膜具有病毒种和型特异性，可用于病毒的鉴定和分型。

（二）病毒的化学组成

1．核酸　位于核心，为 DNA 或 RNA，据此可分为 DNA 和 RNA 病毒两大类。病毒核酸具有多样性，可为线形或环形，单链或双链。DNA 病毒大多为双链（微小 DNA 病毒和环状病毒除外），RNA 病毒大多为单链（呼肠病毒和博尔纳病毒除外）。根据在复制中能否作为 mRNA，单链 RNA 又有正链与负链之分。

2．蛋白质　约占病毒体总重量的 70%，由病毒基因编码。病毒蛋白可分为结构蛋白和非结构蛋白，前者为组成病毒体的蛋白成分，主要分布于衣壳、包膜和基质中；后者是指病毒基因编码但不参与病毒体构成的蛋白多肽，如蛋白水解酶、DNA 聚合酶、反转录酶、胸腺嘧啶核苷酸酶和抑制宿主细胞生物合成的蛋白等，已广泛用作抗病毒药物的作用靶点。

3．脂类和糖类　主要存在于包膜中。

第二节　病毒的增殖

病毒缺乏增殖所需的酶系统，只能在易感的活细胞内进行增殖。病毒的增殖以自我复制的方式进行，即以病毒基因组为模板，在 DNA 聚合酶或 RNA 聚合酶作用下，利用宿主细胞提供的原料、能源、场所等，经过复杂的生物合成过程，复制出病毒基因组，再经转录、翻译过程，合成大量的病毒结构蛋白，最后装配成熟释放出子代病毒。

一、病毒的复制周期

从病毒进入宿主细胞开始，经过基因组复制，到最后释放出子代病毒，称为一个复制周期（图 17-4），包括吸附、穿入、脱壳、生物合成、组装和释放等步骤。

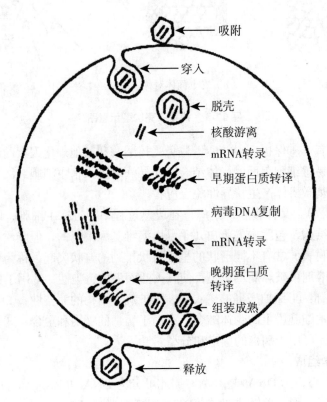

图 17-4　病毒复制周期示意图

（一）吸附

病毒吸附于宿主细胞是病毒增殖的第一步。主要通过病毒包膜或衣壳表面的吸附蛋白与宿主细胞表面的特异性受体结合。不同细胞表面有不同受体，这决定了病毒的嗜组织特征和感染宿主的范围。如脊髓灰质炎病毒的衣壳蛋白可与灵长类动物细胞表面脂蛋白受体结合，但不吸附兔或小鼠的细胞；流感病毒包膜上的血凝素蛋白只与宿主呼吸道黏膜细胞表面唾液酸寡糖支链结合。因此可利用消除细胞表面的病毒受体，或利用与受体类似的物质阻止病毒与受体的结合，以开发抗病毒药物。

（二）穿入

吸附在易感细胞上的病毒，由细胞外进入细胞内的过程称为穿入。穿入的方式主要有三种：①胞饮：病毒与宿主细胞结合后，细胞膜内陷形成类似吞噬泡的结构，使病毒体完整进入胞质内，多见于无包膜病毒；②融合：病毒包膜与宿主细胞密切接触，在融合蛋白的作用下，病毒包膜与宿主细胞膜融合，使病毒的核衣壳释放入细胞质内，多见于有包膜病毒；③直接穿入：如噬菌体吸附于细菌后，在细菌的酶类作用下使噬菌体脱壳，导致噬菌体头部的核酸通过尾髓直接进入胞质内。

（三）脱壳

穿入胞质中的核衣壳脱去蛋白质衣壳，使基因组核酸裸露的过程为脱壳。多数病毒穿入细胞后，在细胞溶酶体的作用下衣壳蛋白水解，释放出基因组核酸。少数病毒，如痘病毒，则分两步法脱壳，先由溶酶体酶作用脱去外壳蛋白，病毒核心（含核酸和内层衣壳）释放入胞质中，然后再经病毒编码产生一种脱壳酶，脱去内层衣壳释放出核酸。

（四）生物合成

病毒基因组释放后，利用宿主细胞提供的低分子物质和能量合成子代病毒核酸及结构蛋白的过程为生物合成。在此阶段在宿主细胞内检测不到完整的病毒颗粒，故称隐蔽期。病毒在细胞内生物合成的部位因病毒种类而异。多数 DNA 病毒在细胞核内合成 DNA，在细胞质内合成蛋白质；绝大部分 RNA 病毒的各种组分均在细胞质内合成。

病毒的生物合成主要包括核酸、结构蛋白和非结构蛋白的合成，可分为早期和晚期两个阶段。首先病毒核酸在细胞内转录、翻译出早期蛋白，它是功能性蛋白，可抑制宿主细胞自身的代谢过程并为复制子代病毒核酸提供酶类；其后在早期蛋白作用下，复制子代病毒核酸，并转录、翻译出晚期蛋白，主要为病毒的结构蛋白。

不同病毒因核酸类型不同，其生物合成的方式各异。

1. DNA 病毒　DNA 病毒多为双链 DNA（dsDNA），其生物合成按照遗传学中心法则进行。首先以病毒 DNA 为模板，在宿主细胞核内的依赖 DNA 的 RNA 聚合酶作用下，转录出早期 mRNA，继而在胞质核糖体翻译早期蛋白。早期蛋白为非结构蛋白，主要是合成子代病毒 DNA 所需的 DNA 聚合酶和脱氧胸腺嘧啶激酶。在此酶的作用下，按半保留复制原则复制子代病毒 DNA，再以子代病毒 DNA 为模板转录出晚期 mRNA，并翻译出晚期蛋白即病毒的结构蛋白。

2. RNA 病毒　RNA 病毒多为单链 RNA，分为单正链 RNA（+ssRNA）和单负链 RNA（-ssRNA）。单正链 RNA 病毒不含 RNA 聚合酶，但其 RNA 本身就具有 mRNA 的功能，可直接附于宿主细胞核糖体上翻译出早期蛋白，即依赖 RNA 的 RNA 聚合酶。在此酶作用下，以病毒正链 RNA 为模板复制出互补的负链 RNA，形成双链 RNA，即复制中间体。其中正链 RNA 起 mRNA 作用，翻译晚期蛋白，为病毒的衣壳蛋白和其他结构蛋白；负链 RNA 起模板作用，转录与负链 RNA 互补的子代病毒 RNA。单负链 RNA 病毒的核酸不具有 mRNA 功能，此类病毒含有依赖 RNA 的 RNA 聚合酶，在此酶作用下，首先转录出互补正链 RNA，形成 RNA 复制中间体，再以其中的正链 RNA 为模板，转录出与其互补的子代负链 RNA，同时翻译出病毒的结构蛋白和酶。

3. 反转录病毒　反转录病毒是含有反转录酶（依赖 RNA 的 DNA 聚合酶）的 RNA 病毒。在反转录酶作用下，以病毒 RNA 为模板合成互补负链 DNA，形成 RNA：DNA 中间体。其中的 RNA 被 RNA 酶 H 降解后，在 DNA 聚合酶作用下，复制形成双链 DNA。该双链 DNA 以前病毒的形式整合于宿主细胞的 DNA 上。当前病毒被激活后，再由其转录出子代病毒 RNA 和 mRNA，并翻译子代病毒蛋白。

（五）组装与释放

病毒的核酸和蛋白质合成后，在宿主细胞的一定部位组装成子代病毒。大多数 DNA 病毒在细胞核内组装，RNA 病毒则多在细胞质内组装。组装后，通过如下方式从细胞中释放。

1. 破胞释放　无包膜病毒在宿主细胞内增殖后使细胞破裂，一次性将子代病毒全部释放到胞外。

2. 出芽释放　有包膜病毒在宿主细胞内复制时，病毒基因编码的特异性蛋白插入细胞膜或核膜的特定部位，其所在部位是核衣壳出芽的位置。在子代病毒核衣壳移向细胞膜边缘出芽时，可包上核膜或细胞膜而获得子代病毒的包膜。故包膜中的蛋白质是病毒基因编码合成的，而脂质和糖类来源于宿主细胞。病毒出芽释放，细胞一般不死亡，仍可分裂繁殖。

3. 其他方式　有些病毒可通过细胞间桥或细胞融合在细胞间传播，如巨细胞病毒。有些致癌病毒的核酸可与宿主细胞 DNA 整合，随宿主细胞的分裂出现在子代细胞中，这种细胞常出现一些新的抗原。

病毒复制周期长短与病毒种类有关，如小 RNA 病毒一般为 6～8h，正黏病毒为 15～30h。每个细胞产生病毒的数量也因病毒和宿主细胞不同而异，多者可产生 10 万个病毒。

二、病毒的异常增殖

病毒在细胞内复制时，可因病毒本身基因组发生改变或感染细胞的环境不利其复制，不能复制出完整的病毒体，出现异常增殖的现象。如出现空心的衣壳或包裹着宿主基因片段的核衣壳（称假病毒）。

（一）顿挫感染

病毒进入宿主细胞，若细胞缺乏病毒复制所需的酶、能量和原料等，不能复制出有感染性的病毒颗粒，称为顿挫感染（abortive infection）。这种不能为病毒增殖提供必要条件的细胞称为非容纳细胞，在非容纳细胞内病毒可以存在，但不完成复制周期。例如人腺病毒感染人肾细胞能正常复制，但感染猴肾细胞则形成顿挫感染。

（二）缺陷病毒

因病毒基因组不完整或某一基因位点改变，不能进行正常增殖，不能复制出完整的有感染性的病毒颗粒，称为缺陷病毒（defective virus）。当缺陷病毒与另一病毒共同感染细胞时，若后者能为前者提供所缺乏的物质，就能完成其正常增殖，这种具有辅助作用的病毒称为辅助病毒。例如丁型肝炎病毒为缺陷病毒，必须在乙型肝炎病毒辅助下才能进行复制。

三、病毒的干扰现象

当两种病毒同时或先后感染同一宿主细胞时，可发生一种病毒抑制另一种病毒增殖的现象，称为病毒的干扰现象（interference）。干扰现象可发生在不同病毒之间，也可发生在同种、同型、甚至同株病毒间。通常是先进入的干扰后进入的，灭活的干扰活的，缺陷病毒干扰完整病毒。

病毒间干扰的机制可能与下列因素有关：①病毒诱导宿主细胞产生干扰素，抑制另一种病毒的生物合成；②竞争干扰：一种病毒破坏宿主细胞的表面受体，阻止另一种病毒的吸附或穿入，或两种病毒竞争同一作用底物；③改变宿主细胞代谢途径：一种病毒的感染可能改变宿主细胞代谢或消耗了宿主细胞的生物合成原料、酶等，从而抑制另一种病毒的生物合成。

病毒之间的干扰现象能阻止发病，也可使感染终止。如减毒活疫苗诱生干扰素，能阻止毒力较强的病毒感染；毒力较弱的呼吸道病毒感染后，机体在一定时间内对呼吸道病毒不易感。机体同时使用两种或以上的病毒疫苗时，病毒的干扰现象可影响疫苗的接种效果，故需注意合理使用疫苗。

第三节　病毒的变异

病毒的变异是指病毒的某些生物学性状发生了改变。根据其发生原因可分为遗传型变异和非遗传型变异，前者是因基因改变而引起，可遗传给子代病毒；后者基因组未发生改变，故变异的性状不遗传。病毒变异的类型有多种，如抗原性变异、毒力变异、耐药性变异、温度敏感性变异等，其变异机制包括基因突变和基因重组。

一、基因突变

基因突变是由于病毒基因组中核苷酸链发生碱基置换、缺失或插入而引起的改变。基因突变可导致病毒的形态、抗原性、感染宿主范围、致病性和耐药性等特性发生相应变化。据发生原因不同，可分为自发突变和诱发突变二种，前者指病毒在自然条件下发生的突变，其突变率一般为 $10^{-11} \sim 10^{-3}$；后者指病毒受理化因素（如温度、紫外线、亚硝基胍、5-氟尿嘧啶等）诱发的突变。

二、基因重组

当两种病毒感染同一细胞时，病毒的基因发生交换，产生具有两个亲代特征的子代病毒，称为基因重组。基因重组不仅发生在两种活病毒之间，也可发生于一种活病毒与另一种灭活病毒之间，甚至两种灭活病毒之间。通常基因分节段的 RNA 病毒（如流感病毒）发生基因重组的概率明显高于其他病毒。

三、病毒的变异在医学中的应用

研究病毒的变异特性和变异机制，对病毒性疾病的诊断、治疗和预防都具有重要意义。如利用病毒的减毒株、基因重组株等制备特异性疫苗是预防病毒性疾病的最有效措施，在疾病治疗中则需注意病毒的耐药性变异。

第四节　理化因素对病毒的影响

病毒受理化因素作用而失去感染性，称为病毒的灭活。灭活的病毒仍能保留其他特性，如抗原性、红细胞吸附、血凝和细胞融合等。不同病毒对理化因素的敏感性各异。

一、物理因素对病毒的影响

1. 温度　大多数病毒耐冷不耐热，在 0℃ 以下特别是干冰温度（-70℃）和液氮温度下可长期保持其活性，但反复冻融可使病毒感染性下降甚至灭活。56℃ 30min 或 100℃ 几秒钟即可灭活大多数病毒，但有的病毒如乙型肝炎病毒需 100℃ 10min 以上才能灭活。高温主要使病毒的衣壳蛋白和包膜病毒的糖蛋白刺突变性，阻止病毒吸附宿主细胞，同时高温也能破坏病毒复制所需的酶。

2. pH　大多数病毒在 pH5.0 ~ 9.0 的范围内比较稳定，而在 pH5.0 以下或 pH9.0 以上迅速灭活。但不同病毒对 pH 的耐受程度有很大不同，pH3.0 ~ 5.0 时肠道病毒稳定，而鼻病毒很快被灭活。

3. 射线和紫外线　X 线、γ 射线、紫外线等均可使病毒灭活。X 线与 γ 射线等能引起核苷酸链发生致死性断裂，而紫外线照射可使核苷酸链形成胸腺嘧啶二聚体，抑制病毒核酸的复制。但有些病毒经紫外线灭活后，再经可见光照射可激活酶，使病毒很快复活，故不宜用紫外线来制备灭活病毒疫苗。

4. 干燥　病毒在常温干燥下易灭活，但若冷冻后再真空干燥则可使病毒长期存活，常用于保存病毒毒种或制备干冻疫苗。

二、化学因素对病毒的影响

1. 脂溶剂　包膜病毒因包膜富含脂类，对乙醚、氯仿、去氧胆酸盐等脂溶剂敏感，常用乙醚灭活实验鉴别病毒有无包膜。

2. 酚类　酚及其衍生物为蛋白变性剂，可作为病毒的消毒剂。

3. 氧化剂、卤素及其化合物　病毒对 H_2O_2、漂白粉、高锰酸钾、碘和碘化物及其他卤素化合物很敏感，可用作病毒灭活剂。70% 乙醇能使大多数病毒灭活，但对乙肝病毒无效。次氯酸盐、过氧乙酸等对肝炎病毒有较好的消毒作用。

4. 抗生素和中草药　现有抗生素对病毒无抑制作用。近年来研究发现有些中草药，如板蓝根、大青叶、大黄、黄芪等，对某些病毒有一定的抑制作用。

第五节　病毒的分类

一、病毒的分类依据

常用的分类依据有：①核酸类型和结构；②病毒体的形状和大小；③衣壳对称性和壳粒数目；④有无包膜；⑤对理化因素的敏感性；⑥抗原性；⑦生物学特性。常见病毒的分类见表 17-1 和表 17-2。

表 17-1　DNA 病毒科分类及常见病毒

病毒科名	分类的主要特点	主要成员
痘病毒科	dsDNA，有包膜	天花病毒，痘苗病毒，传染性软疣病毒
疱疹病毒科	dsDNA，有包膜	单纯疱疹病毒 I/II 型，水痘带状疱疹病毒，EB 病毒，巨细胞病毒
腺病毒科	dsDNA，无包膜	腺病毒
嗜肝病毒科	dsDNA，复制过程有反转录	乙型肝炎病毒
乳多空病毒科	dsDNA，环状，有包膜	乳头瘤病毒
小 DNA 病毒科	+ssDNA，无包膜	细小 B19 病毒

表 17-2　RNA 病毒科分类及常见病毒

病毒科名	分类的主要特点	主要成员
正黏病毒科	-ssRNA，分节，有包膜	流感病毒 A、B、C 型
副黏病毒科	-ssRNA，不分节，有包膜	副流感病毒，麻疹病毒，腮腺炎病毒，呼吸道合胞病毒
反转录病毒科	两条相同的 +ssRNA，不分节，有包膜	HIV，HTLV
小 RNA 病毒科	+ssRNA，不分节，无包膜	ECHOV
冠状病毒科	+ssRNA，不分节，有包膜	冠状病毒，SARS 冠状病毒
沙粒病毒科	-ssRNA，分节，有包膜	拉沙热病毒
弹状病毒科	-ssRNA，不分节，有包膜	狂犬病病毒
纤丝病毒科	-ssRNA，不分节，有包膜	埃博拉病毒

二、病毒的临床分类法

临床常用的分类方法是根据病毒感染途径和与宿主的关系及临床特征分类，可分为：

1．呼吸道病毒 经呼吸道传播，引起呼吸道感染或全身多组织感染的病毒，如流感病毒。

2．肠道病毒 经粪-口途径传播，在消化道增殖后，进而侵犯神经组织等其他器官，如脊髓灰质炎病毒；还有引起胃肠道疾病的胃肠炎病毒，如轮状病毒。

3．肝炎病毒 为嗜肝病毒，引起人类各种类型的肝炎，常见的有甲、乙、丙、丁、戊型肝炎病毒。

4．虫媒病毒 以昆虫为媒介传播，多为嗜神经病毒，如乙型脑炎病毒。

5．出血热病毒 以节肢动物或啮齿类动物为传播媒介，可引起出血和发热等症状的病毒，如汉坦病毒。

6．皮肤黏膜感染病毒 经直接或间接接触传播的病毒，包括血液传播病毒和性传播病毒，如疱疹病毒。

7．肿瘤病毒 病毒感染后引起良性或恶性肿瘤的病毒，如人类 T 细胞白血病病毒等。

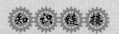

亚病毒

亚病毒（subvirus）属于非典型病毒，是比病毒更小更简单的传染因子，主要包括：①类病毒（viroid）：单链杆状 RNA，无包膜和衣壳，不含蛋白质；②卫星病毒：分为可编码自身的衣壳蛋白和卫星病毒 RNA 分子，又称拟病毒；③朊粒（prion）：是一种正常宿主细胞基因编码的、结构异常的朊蛋白，现已知朊粒可引起人的震颤病、克雅病、致死性家族性不眠症等。另外人类慢性退化性功能紊乱病，如老年性痴呆、多发性硬化症、脑组织海绵状淀粉样变（疯牛病）等，也与朊粒感染有关。

 本章小结

1．病毒是一类非细胞型微生物，其特征主要有：①体积微小；②结构简单，无完整的细胞结构；③一种病毒只含有一种类型核酸（DNA 或 RNA）；④专性寄生，必须在易感的活细胞内寄生；⑤以复制的方式增殖；⑥对抗生素不敏感，但对干扰素敏感。

2．病毒的基本结构是核心和衣壳构成的核衣壳，辅助结构有包膜。

3．病毒在易感细胞内以复制方式增殖，包括吸附、穿入、脱壳、生物合成、组装与释放等五个阶段。病毒在复制过程中可出现异常增殖，如缺陷病毒、顿挫感染等。两种病毒同时或先后感染同一宿主细胞时可出现干扰现象。

4．病毒对多种理化因素敏感，在高温、紫外线、脂溶剂、化学消毒剂、中草药等作用下可被灭活。

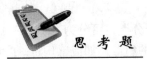

思 考 题

1．病毒有哪些主要特征？
2．简述病毒的复制周期。
3．比较病毒与细菌的生物学性状有哪些差异？

（向秋玲）

第十八章 病毒的感染与免疫

学习目标

通过本章内容的学习，学生应能：
1. 掌握：病毒的传播方式和感染类型。
2. 熟悉：病毒的致病机制。
3. 了解：机体的抗病毒免疫机制。

病毒侵入机体并在易感细胞内增殖，与机体相互作用的过程称为病毒感染。病毒感染的结果取决于宿主、病毒和其他影响免疫应答的因素，宿主因素包括基因背景、免疫状态、年龄以及个体的一般健康状况；病毒因素包括病毒株、病毒剂量、感染途径等与病毒毒力相关的因素。

第一节 病毒的感染

一、病毒的传播方式

病毒的传播方式有水平传播和垂直传播两种。

（一）水平传播

指病毒在人群不同个体之间或动物与人之间的传播，为大多数病毒的传播方式。常见的传播途径包括经黏膜传播、经皮肤传播和医源性传播。

1. 经黏膜传播 多种病毒可经呼吸道、消化道、泌尿生殖道、眼结膜等黏膜表面侵入机体。多数病毒经黏膜侵入机体后，在局部黏膜细胞内增殖引起相应部位感染，如流感病毒；某些病毒可经黏膜扩散至血液、淋巴液或其他组织，引起全身或其他部位感染，如麻疹病毒；某些病毒可通过接触传播，包括直接接触、间接接触或性接触，如疱疹病毒、人类免疫缺陷病毒等。

2. 经皮肤传播 某些病毒通过昆虫叮咬、动物咬伤或破损的皮肤侵入机体而引起感染，如流行性乙型脑炎病毒、狂犬病毒等。

3. 医源性传播 某些病毒经注射、输血、拔牙、手术、器官移植等方式传播，如乙型肝炎病毒、丙型肝炎病毒、人类免疫缺陷病毒等。

（二）垂直传播

指病毒经胎盘、产道或哺乳等途径由亲代传播给子代的方式。垂直传播是病毒感染的特点之一，多种病毒可通过此种方式传播，以乙型肝炎病毒、风疹病毒、巨细胞病毒及人类免疫缺陷病毒多见，可引起流产、死胎、早产及先天畸形等。被感染的子代也可没有任何症状而成为病毒携带者，如乙型肝炎病毒。常见病毒的感染途径与方式见表18-1。

表 18-1　常见病毒的感染途径

传播方式	感染途径	病毒种类
水平传播	呼吸道	流感病毒、副流感病毒、冠状病毒、鼻病毒、麻疹病毒、腮腺炎病毒等
	消化道	脊髓灰质炎病毒、轮状病毒、甲型肝炎病毒、戊型肝炎病毒、其他肠道病毒等
	输血、注射	人类免疫缺陷病毒、乙型肝炎病毒、丙型肝炎病毒、巨细胞病毒等
	泌尿生殖道、眼结膜	人类免疫缺陷病毒、单纯疱疹病毒 I、II 型、肠道病毒 70 型、腺病毒、人乳头瘤病毒
	昆虫叮咬、动物咬伤或破损皮肤	乙脑病毒、登革病毒及其他脑炎病毒、狂犬病毒、出血热病毒等
垂直传播	胎盘、产道	乙型肝炎病毒、人类免疫缺陷病毒、巨细胞病毒、风疹病毒等

二、病毒的感染类型

病毒侵入机体后，因病毒种类、毒力和机体免疫力的不同，可表现出不同的感染类型。根据有无临床症状分为隐性感染和显性感染，按病毒在体内的感染过程和滞留时间可分为急性感染和持续性感染。

（一）隐性感染

病毒侵入机体不引起临床症状的感染称为隐性感染，又称亚临床感染。因病毒毒力弱或机体免疫力较强，病毒在体内不能大量增殖，细胞组织损伤轻微；也可能因病毒不能到达靶细胞，故不出现临床症状。隐性感染者虽不出现临床症状，但仍可使机体获得特异性免疫力。有些隐性感染者一直不产生免疫力，不能清除病毒，成为病毒携带者，成为重要的传染源。

（二）显性感染

病毒在宿主细胞内大量增殖，引起细胞破坏和组织损伤，机体出现明显症状，即显性感染。显性感染可以是局部感染，如腮腺炎、单纯疱疹，也可以是全身感染，如麻疹。显性感染根据潜伏期长短、发病缓急、病程长短可分为急性感染和持续性感染。

1. 急性感染　一般潜伏期短，发病急，病程仅数日至数周，恢复后机体内不再存在病毒，例如流行性感冒、乙型脑炎、急性病毒性肝炎等。

2. 持续性感染　病毒可在机体内持续存在数月至数年，甚至数十年。可出现症状，也可不出现症状，但长期带病毒，成为重要传染源。形成持续性病毒感染的原因有：①机体免疫力弱，不能完全清除抗原；②病毒存在于受保护部位，可逃避宿主的免疫作用；③某些病毒的抗原性太弱，难以诱导机体产生有效的免疫应答清除病毒；④有些病毒在感染过程中产生缺损性干扰颗粒，干扰病毒复制，改变了病毒感染过程，形成持续性感染；⑤某些病毒基因整合在宿主细胞基因组中，长期与宿主细胞共存。根据病毒持续感染的发生机制不同可分为慢性感染、潜伏感染和慢发病毒感染。

（1）慢性感染：显性或隐性感染后，病毒未完全清除，长期存在于血液或组织中，并不断排出体外。患者可出现轻微临床症状或无临床症状，但常反复发作，迁延不愈，病程可达数月至数年，如 HBV 引起的慢性肝炎和巨细胞病毒感染引起的传染性单核细胞增多症等。

（2）潜伏感染：显性或隐性感染后，病毒基因潜伏于组织或细胞中，不产生感染性病毒体，也不出现临床症状，但某些条件下病毒可被激活而增殖，感染急性发作而出现症状。一般在急性发作期可以检测出病毒，潜伏期检测不到病毒。例如单纯疱疹病毒感染后，潜伏于三叉神经节，此时机体既无临床症状也无病毒排出。在机体免疫力低下、劳累、环境、内分泌和辐射等因素作用下，潜伏的病毒被激活，沿感觉神经到达皮肤和黏膜，引起口唇单纯疱疹。

（3）慢发病毒感染：显性或隐性感染后，病毒经很长的潜伏期，达数月、数年甚至数十年，一旦发病，呈进行性加重，最终导致死亡。如人类免疫缺陷病毒引起的艾滋病、麻疹病毒引起的亚急性硬化性全脑炎（subacute sclerosing panencephalitis，SSPE）。近年来发现，多发性硬化、动脉硬化症和糖尿病等疾病也与慢发病毒感染有关。

第二节 病毒的致病机制

一、病毒对宿主细胞的直接作用

（一）杀细胞效应

病毒在感染细胞内增殖并引起细胞溶解死亡，称为杀细胞效应。在体外试验时，病毒可使感染细胞变圆、聚集、脱落、坏死，称为细胞病变效应（cytopathic effect，CPE）。主要见于无包膜、杀伤性强的病毒，如脊髓灰质炎病毒、腺病毒等。其机制是：①病毒在增殖过程中，核酸编码产生的早期蛋白抑制宿主细胞的核酸复制和蛋白质合成，使细胞新陈代谢功能紊乱，造成细胞病变与死亡；②病毒感染可致细胞溶酶体破坏，释放出溶酶体酶而致细胞自溶；③病毒蛋白毒性作用，如腺病毒蛋白可使细胞团缩、死亡；④病毒增殖过程中损伤内质网、线粒体、核糖体等。

（二）稳定状态感染

某些病毒在感染细胞内增殖不引起细胞裂解死亡，称为稳定状态感染。多见于有包膜的病毒。此类病毒复制后，子代病毒以出芽方式缓慢释放，不阻碍细胞代谢，不破坏溶酶体膜，因此不引起细胞死亡，但病毒可引起宿主细胞膜的改变，表现有：①细胞膜出现新抗原：由病毒基因编码的抗原可以出现在细胞膜表面，引起免疫病理损伤，如流感病毒感染的细胞可出现病毒的血凝素抗原；②细胞融合：有些病毒在感染细胞内增殖，由于病毒酶或宿主细胞内溶酶体的作用，使细胞膜互相融合，形成多核巨细胞，如麻疹病毒。由于感染细胞可与未感染细胞融合，有利于病毒在细胞间扩散。

（三）包涵体形成

某些病毒感染细胞后，在胞浆或胞核内出现光镜下可见的圆形或椭圆形斑块状结构，称为包涵体。病毒包涵体对诊断某些病毒感染具有重要意义。如从可疑狂犬病的脑组织切片或涂片中发现细胞内有嗜酸性包涵体，即内基小体，可诊断为狂犬病。

（四）细胞凋亡

细胞凋亡是一种由基因控制的程序性细胞死亡。有些病毒感染细胞后，在病毒或病毒编码蛋白的诱导下，启动凋亡基因，引起细胞凋亡。这一过程可促进细胞内的病毒释放，但也限制了病毒的增殖。

（五）整合感染与细胞转化

某些DNA病毒或反转录病毒可将其基因整合于宿主细胞染色体中，整合后的病毒核酸不再复制，但可随宿主细胞的分裂传给子代细胞。整合可使细胞增殖加速，失去细胞间接触抑制，引起细胞转化，与肿瘤形成密切相关。目前已知与人类肿瘤密切相关的病毒有人乳头瘤病毒、乙型肝炎病毒、EB病毒、人类嗜T淋巴细胞病毒Ⅰ型等。

二、病毒感染的免疫病理损伤

病毒侵入机体后，病毒感染细胞表面除表达病毒抗原外，还会出现自身抗原，诱导机体产生免疫应答，既可清除病毒，也可引起免疫病理损伤。此外有些病毒可直接侵犯免疫细胞或免疫器官，破坏其免疫功能。

（一）体液免疫介导的损伤

病毒感染细胞后，可在细胞表面出现病毒基因编码的新抗原，诱导机体产生特异性抗体并与这些抗原结合，在补体的参与下，引起细胞的裂解（Ⅱ型超敏反应）；有些病毒抗原与相应抗体结合形成免疫复合物，长期存在于血液循环中，当免疫复合物沉积在某些器官的毛细血管基底膜时可激活补体，造成组织损伤（Ⅲ型超敏反应）。

（二）细胞免疫介导的损伤

特异性细胞免疫是机体清除胞内病毒的重要机制。Tc 细胞对靶细胞膜上的病毒抗原识别后发挥杀伤效应，可终止细胞内病毒的复制，但也损伤了宿主细胞。Th 细胞通过释放多种淋巴因子（如 TNF 和 IFN 等）引起组织损伤和炎症反应。

（三）免疫抑制

某些病毒可抑制机体的免疫功能。如人类免疫缺陷病毒、麻疹病毒、风疹病毒、巨细胞病毒等。这些病毒感染所致的免疫抑制，可激活体内潜伏的病毒或促进某些肿瘤的生长，亦可成为病毒持续感染的原因之一。

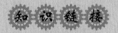

病毒感染与免疫抑制

已发现多种病毒可直接侵犯免疫细胞而影响其免疫功能。如麻疹病毒可侵入巨噬细胞及 T、B 细胞，并可致淋巴组织中出现多核巨细胞；EB 病毒可侵入单核细胞，使细胞形态发生变化，细胞数量也显著增多，引起传染性单核细胞增多症；HIV 侵犯具有 CD4$^+$ 分子的 T 细胞和单核巨噬细胞，引起获得性免疫缺陷综合征。也有一些病毒（如巨细胞病毒、风疹病毒、丙型肝炎病毒等）侵犯巨噬细胞及淋巴细胞后在其中潜伏存在，并不引起细胞病变，但在一定条件下病毒可被激活而复制。

第三节　抗病毒免疫

一、非特异性免疫

非特异性免疫是抗病毒感染的第一道防线，包括皮肤黏膜的屏障作用，吞噬细胞、NK 细胞的吞噬与杀伤作用及干扰素的作用等，其中干扰素、巨噬细胞和 NK 细胞发挥主要作用。

（一）干扰素

干扰素（interferon，IFN）是病毒或其他干扰素诱生剂诱导人或动物细胞产生的一类糖蛋白，具有抗病毒、抗肿瘤和免疫调节等多种生物学活性。

1. **分类**　根据抗原性不同，由人类细胞产生的干扰素分为 α、β、γ 三种。IFN-α 主要由人白细胞产生，IFN-β 主要由人成纤维细胞产生，二种均属于 Ⅰ 型干扰素，抗病毒作用较免疫调节作用强。IFN-γ 由 T 细胞和 NK 细胞产生，属 Ⅱ 型干扰素，又称免疫干扰素，其免疫调节作用较抗病毒作用强。

2．生物学活性　①抗病毒，其抗病毒活性具有广谱性、种属特异性、间接性、发挥作用快等特点；②免疫调节：激活巨噬细胞和 NK 细胞，促进细胞 MHC 抗原的表达，增强淋巴细胞对靶细胞的杀伤等；③抗肿瘤：调节癌基因的表达，抑制肿瘤细胞的分裂增殖。

3．抗病毒作用机制　干扰素不直接灭活病毒，而是通过诱导细胞合成抗病毒蛋白发挥抗病毒作用。抗病毒蛋白主要有蛋白激酶和 2', 5'- 腺嘌呤核苷合成酶，这些酶可切割病毒 mRNA，抑制病毒蛋白的合成，也可影响病毒的组装与释放。

（二）巨噬细胞与 NK 细胞

巨噬细胞通过吞噬消化作用杀伤病毒，活化的巨噬细胞还可产生多种细胞因子发挥免疫效应。NK 细胞通过释放穿孔素、抗体依赖性细胞介导的细胞毒作用（ADCC 效应）等方式杀伤病毒感染的细胞，还可释放 IFN-γ、TNF-α 等细胞因子发挥抗病毒作用。

二、特异性免疫

（一）体液免疫

病毒感染后，机体产生多种特异性抗体，如中和抗体、血凝抑制抗体、补体结合抗体等，在抗病毒免疫中起特异性保护作用。

1．中和抗体　中和抗体能与细胞外游离的病毒结合，使病毒失去感染能力。中和抗体主要包括 IgG、SIgA、IgM 三类，其中 IgG 是主要的抗病毒中和抗体。其作用机制是：①抗体与病毒表面的抗原结合，阻止病毒吸附和穿入易感细胞，并可有效地防止病毒通过血流播散；②通过调理作用促进吞噬细胞对病毒的吞噬；③抗体与抗原结合形成免疫复合物，激活补体，导致病毒感染细胞的裂解；④通过 ADCC 效应破坏病毒感染的细胞。SIgA 存在于黏膜分泌液中，可阻止病毒侵入局部黏膜。

2．血凝抑制抗体　表面含有血凝素的病毒感染后，可刺激机体产生血凝抑制抗体。如乙型脑炎病毒、流感病毒等的血凝抑制抗体能中和病毒的感染性，检测此类抗体有助于病毒感染的实验诊断。

3．补体结合抗体　此类抗体由病毒内部抗原或病毒表面非中和抗原诱发，不能中和病毒的感染性，但可通过调理作用增强巨噬细胞的吞噬作用。检测补体结合抗体可协助诊断某些病毒感染性疾病。

（二）细胞免疫

细胞免疫在抗病毒感染中发挥重要作用，参与抗病毒细胞免疫的主要效应细胞有 T_C 和 Th1 细胞。T_C 可通过其抗原受体识别病毒感染的靶细胞，释放穿孔素和颗粒酶，通过细胞裂解与凋亡两种机制直接杀伤靶细胞。活化 Th1 可分泌多种细胞因子，如 IFN-γ、IL-2、IL-12、TNF 等，激活 NK 细胞、巨噬细胞和 T_C，诱发炎症反应，促进 T_C 的增殖分化而发挥抗病毒作用。

总之，机体抗病毒免疫是由固有免疫和适应性免疫共同构成的，但不同的病毒感染所获得免疫力持续时间不同。一般认为引起全身感染并有明显病毒血症者可获得持久甚至终身免疫，如麻疹病毒、流行性乙型脑炎病毒等，而不侵入血流、抗原易变异的病毒感染后获得短暂免疫力，如流感病毒。

本章小结

病毒可经呼吸道、消化道、血液传播等途径在人群中水平传播，也可通过胎盘或产道垂直传播。病毒感染的类型分隐性感染和显性感染。显性感染又包括急性感染和持续性感染两种，后者根据发生机制不同，分为慢性感染、潜伏感染和慢发病毒感染。

病毒的致病机制主要有两个方面：通过杀细胞效应、稳定状态感染、包涵体形成、细胞凋亡、整合感染等方式直接损伤宿主细胞；通过体液免疫和细胞免疫可引起免疫病理损伤，或直接破坏免疫细胞，抑制机体免疫功能。

机体抗病毒免疫的机制包括非特异性免疫和特异性免疫，前者主要通过干扰素、巨噬细胞、NK细胞等发挥作用；后者通过体液免疫和细胞免疫清除病毒。

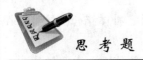

思 考 题

1. 病毒的主要传播方式有哪些？
2. 病毒与细菌的致病机制有何不同？
3. 机体抗病毒免疫的机制有哪些？

（向秋玲）

第十九章　病毒感染的检查方法与防治原则

学习目标

通过本章内容的学习，学生应能：
1. 掌握：病毒性疾病标本的采集与送检要求。
2. 熟悉：病毒的分离培养方法，病毒感染的防治原则。
3. 了解：病毒感染的检查方法；常用抗病毒药物的作用机制。

第一节　病毒感染的检查

病毒性疾病发病率高、危害大，因此，其正确的实验室检查对疾病的诊断、治疗、控制病毒性疾病的流行都具有重要意义。目前常用的检查方法包括形态学检查、分离鉴定、血清学检查及其他快速检查方法。

一、标本的采集

（一）采集时间

病毒标本的采集最好在病毒感染早期或急性期采取，其分离阳性率高。若做血清学检查，则应取急性期和恢复期双份血清，以检查血清中抗体含量的动态变化。

（二）采集部位

可根据病毒感染部位及临床症状采集不同的标本。如呼吸道感染可取鼻咽分泌物或痰液，肠道感染取粪便，有病毒血症时取血液，神经系统感染取脑脊液。

（三）标本的处理

采集标本过程要严格无菌操作。对带有杂菌的标本，应使用高浓度抗生素（如青霉素、链霉素）处理，以抑制或杀灭杂菌，有利于病毒的分离培养。

（四）标本的运送

因病毒离体后在常温下容易失活，所以标本采集后应立即送检。如标本需较长时间运送，应置于装有冰块的保温瓶中或置于50%甘油缓冲盐水中保存。不能立即检查的标本应低温（-70℃）保存，但冻融后易失活的病毒在保存时最好加入甘油或二甲基亚砜。

二、病毒的分离培养与鉴定

（一）病毒的分离培养

病毒必须在活细胞内才能增殖，因此应使用易感的活细胞对病毒进行分离培养。实验室常用的培养方法有：动物接种、鸡胚培养和细胞培养。

1. 动物接种　动物接种是最原始的病毒分离培养的方法。常用的实验动物有豚鼠、小白鼠、大白鼠、兔、猴等，接种部位有皮内、皮下、脑内、腹腔等。根据病毒种类不同，选择合适的实验动物及接种部位。接种后每天观察实验动物的发病情况，包括饮食、大小便、活动、呼吸等，如实验动物濒临死亡，则在其死亡前取病变组织制成悬液，继续接种动物传代与鉴定。

2. 鸡胚培养　鸡胚培养是一种较经济简便的方法，鸡胚对多种病毒敏感，多采用孵化9～12日的鸡胚，根据病毒种类不同接种卵黄囊、羊膜腔、尿囊腔、绒毛尿囊膜等不同部位。接种后孵育2～3天，观察鸡胚的存活情况，收集相应部位标本做病毒鉴定。鸡胚接种的优点有：其组织分化程度低、病毒易繁殖，操作简便，而且鸡胚通常都是无菌的，一般不会产生抗体。目前鸡胚接种是培养流感病毒最敏感、特异的方法。

3. 细胞培养　细胞培养是目前培养病毒最常用的方法。根据细胞的来源、染色体特性、传代次数，分为三种类型：①原代和次代细胞培养：将新鲜组织（动物、鸡胚或人胚等组织）洗净后用机械方法或胰蛋白酶消化，制成分散的单个细胞，加营养液在细胞培养皿中培养，使活细胞粘附于壁上并繁殖形成单层细胞，称为原代细胞培养。将原代细胞再用胰蛋白酶或 EDTA 等轻微消化后，加入新的营养液再次培养，称为次代细胞培养。②二倍体细胞株：原代细胞在体外分裂50～100代后仍保持二倍染色体数目的特征，称为二倍体细胞株。可用于多种病毒的分离和疫苗的制备。③传代细胞系：指能在体外持续传代的细胞系，大多来源于突变的二倍体细胞或肿瘤细胞。常用的传代细胞系有：KB（鼻咽上皮癌）细胞、Vero（传代非洲绿猴肾）细胞、Hela（人宫颈癌）细胞、Hep-2（人喉上皮癌）细胞等。此类细胞具有繁殖快、易传代保存的特点，但只能用于病毒的分离，不能用于疫苗的制备。

（二）病毒的鉴定

1. 病毒在培养细胞内增殖的检测指标　①细胞病变效应（cytopathic effect，CPE）：病毒在细胞内增殖后，引起细胞的形态学改变，如细胞变圆、空泡、聚集、溶解、脱落、出现包涵体等。②红细胞吸附：一些病毒感染宿主细胞后，能吸附脊椎动物（鸡、豚鼠、猴等）的红细胞，称为红细胞吸附现象。常见于包膜上有血凝素的病毒，如流感病毒、副流感病毒等。③病毒干扰现象：一些病毒感染细胞后，不一定会引起细胞病变效应，但可以干扰另一种病毒进入同一细胞增殖，从而阻止后者出现细胞病变效应，有助于鉴定。④细胞代谢改变：某些病毒感染细胞后影响细胞代谢，使培养液的 pH 改变，可作为判断病毒增殖的指标。

2. 病毒数量及感染性的测定　根据病毒对宿主细胞引起的细胞病变作用，来测定病毒的数量及感染性的强弱程度。常用方法有：① 空斑形成试验：是目前检测病毒数量比较准确的一种方法。将适当浓度的待测病毒悬液定量接种于单层细胞中培养，一段时间后，在细胞上覆盖一层融化的琼脂，然后继续培养。病毒在细胞内复制后，感染的单层细胞溶解脱离，形成肉眼可见的空斑，一个病毒增殖即形成一个空斑，故通过空斑数可推算出病毒的数量。② 50% 感染量或50% 组织细胞感染量（ID50 或 TCID50）的测定：将病毒悬液做 10 倍连续稀释，取不同稀释浓度的悬液接种于单层细胞，培养后观察细胞病变效应，以 50% 细胞受到感染的最高病毒稀释度作为判断标准。③红细胞凝集试验：又称血凝试验，有血凝素的病毒（如流感病毒）可凝集人或动物红细胞，据此在不同稀释度病毒悬液中加入红细胞，以血凝反应的最高稀释度为病毒的血凝效价，可以进行病毒的定性和定量检测。

三、病毒感染的快速检查方法

（一）形态学检查

1. 光学显微镜检查　用于观察病毒感染后引起的细胞病变，也可用于观察大型病毒，如痘类病毒等。

2．电子显微镜检查 ①直接检查法：用电镜直接观察标本中的病毒形态，多用于病毒含量较多（≥ 10^7 颗粒 /ml）的样品，如甲型肝炎病毒、轮状病毒感染的粪便。②免疫电镜检查法：将病毒标本悬液与特异性抗体混合，使病毒颗粒凝聚成团，再用电镜观察，可提高检出率，并且比直接检查法更特异和准确，常用于冠状病毒、甲型肝炎病毒和轮状病毒的检查。

（二）血清学检查

根据抗原与抗体能特异性结合的原理，用已知的病毒抗原检查患者血清中的特异性抗体。常用方法有中和试验、补体结合试验、血凝抑制试验、免疫荧光技术、酶联免疫吸附试验等，这些方法具有操作简便、特异、敏感、快速和实用等优点。

1．中和试验 是病毒在活体内或细胞培养中被特异性抗体中和，从而失去感染性的一种试验。将定量病毒与不同稀释度血清作用后，将中和物接种于细胞或易感动物，以能保护半数细胞不出现细胞病变效应或半数动物不死亡的血清最高稀释度为抗体效价。该法特异性和敏感性高，因中和抗体维持时间长，常用于流行病学调查。

2．补体结合试验 该试验是用病毒的可溶性抗原检测血清中的相应抗体，若血清中有特异性抗体存在，形成的抗原抗体复合物与补体结合，抑制了补体参与的溶血反应。该试验特异性低，但因此类抗体出现早，消失快，可用于早期诊断。

3．血凝抑制试验 有血凝素的病毒能凝集人、鸡、豚鼠等红细胞，当病毒与特异性抗体结合后，可抑制病毒血凝素与红细胞的结合，称为血凝抑制试验。该试验特异性高，操作简便、快速，可用于病毒型和亚型的鉴定，也可用于正粘病毒、副粘病毒感染的辅助诊断和流行病学调查。

4．免疫荧光技术 用荧光素标记病毒的特异性抗原或抗体，与待测的相应抗体或抗原结合后，在荧光显微镜下可观察到荧光现象。常用于疱疹病毒、巨细胞病毒、流感病毒等感染的实验诊断。

5．酶联免疫吸附试验 用酶标记的病毒抗原或抗体检测标本中的相应抗体或抗原，操作简便，特异性和敏感性高，广泛应用于多种病毒感染的实验诊断。

（三）病毒核酸检查

1．核酸杂交技术 是近年来迅速发展起来的一种病毒检测新技术。该技术较免疫电镜、免疫酶技术更特异、敏感和快速，并能定量和分型。目前常用的有斑点杂交、原位杂交、Northern 印迹法、Southern 印迹法等。

2．聚合酶链反应（PCR） 是一种体外基因扩增技术，在特异性引物和多聚酶的作用下，扩增病毒某一特定的核苷酸序列，对病毒感染进行诊断。具有特异、敏感、快速、简便等优点，广泛应用于病毒基因组的检查。

3．基因芯片技术 将大量核酸片段固定于固相支持物上制成芯片，与荧光素或同位素标记的样品进行分子杂交，通过检测杂交信号强度获取样品分子的数量和序列信息。该技术可同时对大量样品 DNA 进行高效、快速检测和分析，在病毒性疾病的诊断和流行病学调查方面具有广阔的应用前景。

4．基因测序 包括病毒全基因测序和部分基因片段测序，是研究病毒突变、毒力变化、病毒型别的有效方法。

第二节　病毒感染的防治原则

一、病毒感染的预防

（一）人工自动免疫

人工自动免疫是将疫苗等抗原接种于机体，使机体获得特异性免疫力的预防方法。常用的疫苗有灭活疫苗、减毒活疫苗、亚单位疫苗、基因工程疫苗等。

1．灭活疫苗　用理化方法（如甲醛）将有毒力的病毒灭活，使其丧失感染性但保留免疫原性。灭活疫苗的优点是安全、稳定、易保存；但其诱导的免疫力维持时间较短，并且接种剂量大，需多次接种。常用的有流感疫苗、流行性乙型脑炎疫苗、狂犬疫苗等。

2．减毒活疫苗　是通过人工培养或毒力变异将有毒株变成弱毒株或无毒株而制成。其优点是免疫力维持时间长，接种剂量小，一般只需接种一次，不良反应少；缺点是不稳定、不易保存。由于该疫苗有毒力回复突变的可能，对免疫功能低下者应慎用。常用的有麻疹疫苗、流行性腮腺炎疫苗、风疹疫苗、脊髓灰质炎疫苗等。

3．亚单位疫苗　用化学制剂裂解病毒，提取其包膜或衣壳上的亚单位制成的疫苗。其优点是副作用少、安全。如流感病毒的亚单位疫苗就是提取病毒的有效抗原成分血凝素和神经氨酸酶而制成。

4．基因工程疫苗　又称基因重组疫苗。通过将编码保护性抗原的基因片段克隆入表达载体，可制备重组疫苗。如乙型肝炎病毒重组疫苗。

5．核酸疫苗　是由载体（如质粒 DNA）和编码病毒某种抗原的 cDNA 或 mRNA 重组而成。此种疫苗贮存和运输方便，可诱导机体产生体液免疫和细胞免疫，且免疫维持时间长，但其用于人体的安全性尚需证明。

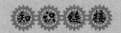

疫苗——病毒性疾病的"克星"

病毒性疾病危害大，目前尚无特效治疗药物，因此其预防显得尤为重要。18 世纪，英国人爱德华·琴纳通过给受试者接种牛痘病毒成功预防了天花，开创了疫苗接种预防病毒性疾病的先河。正是通过牛痘疫苗的推广使用，1979 年 WHO 郑重宣布：天花从此在地球上绝迹。与此类似，疫苗接种在麻疹、脊髓灰质炎、腮腺炎等疾病的预防方面均获得了巨大成功，可见疫苗是控制或消灭病毒性疾病的最有力"武器"。

（二）人工被动免疫

人工被动免疫是通过将特异性抗体、丙种球蛋白、细胞因子或免疫细胞等制剂注入机体，使机体获得特异性免疫力，用于某些感染性疾病的紧急预防或治疗。其优点是产生效应快，但免疫力维持时间短。如注射丙种球蛋白可用于甲型肝炎、麻疹、脊髓灰质炎等病毒性疾病的紧急预防，应用含高效价抗 HBs 的免疫球蛋白（HBIg）可阻断乙型肝炎病毒的垂直传播。

二、病毒感染的治疗

抗病毒药物的作用机制通常是针对其复制周期的某一环节发挥作用，由于病毒严格细胞内寄生，因此，抗病毒药物需穿入宿主细胞并选择性地抑制病毒复制，但又不能损伤宿主细胞。目前虽研制出一些抗病毒的药物，但效果并不理想，多数药物的应用都有一定的限制，有些对机体还具有较大的副作用。

（一）抗病毒化学药物

1．核苷类药物　核苷类药物是最早用于临床的抗病毒药物。其作用机制主要是用合成的异常嘧啶取代病毒的胸腺嘧啶，在病毒核酸复制时参入子代病毒核酸链中，阻抑子代病毒结构基因的合成与表达；此类药物还可通过竞争抑制与病毒复制相关的酶类而发挥作用。

（1）阿糖腺苷：此类药物能影响病毒 DNA 聚合酶和磷酸化酶的作用，从而抑制病毒 DNA 的合成，故对疱疹病毒、嗜肝 DNA 病毒等多种 DNA 病毒效果较好。

（2）阿昔洛韦：其被疱疹病毒胸苷激酶磷酸化为单磷酸盐后，可转化为二磷酸、三磷酸化合物，抑制疱疹病毒 DNA 和 DNA 多聚酶合成。该药物的细胞毒性作用小，是目前最有效的抗疱疹病毒药物之一，广泛用于单纯疱疹、生殖器疱疹、带状疱疹的治疗，对 EB 病毒也有抑制作用。

（3）叠氮脱氧胸苷：是核苷酸胸腺嘧啶的类似物，是最早用于治疗艾滋病的药物。可抑制 HIV 的复制，但易形成耐药性并对骨髓有抑制作用。

（4）利巴韦林（三氮唑核苷）：对多种 RNA 病毒和 DNA 病毒有抑制作用，但主要用于 RNA 病毒（如流感病毒和呼吸道合胞病毒）感染的治疗。

（5）拉米夫定：是一种脱氧胞嘧啶核苷类似物，是临床上最早用于艾滋病治疗的抗病毒药物。此外，该药可快速抑制慢性乙型肝炎患者体内 HBV 的复制，使血清中 HBV DNA 转阴，故常用于慢性乙型肝炎的治疗。

2．非核苷类药物　此类药物可抑制病毒 DNA 聚合酶或 RNA 反转录酶的活性。常用的有甲酸磷霉素、奈韦拉平、吡啶酮、苔拉韦定等。

3．蛋白酶抑制剂　蛋白酶抑制剂可与某些病毒的蛋白酶结合，抑制其活性，阻断病毒前体蛋白裂解从而抑制病毒结构蛋白和功能蛋白的形成。包括赛科纳瓦、英迪纳瓦、瑞托纳瓦、奈非纳瓦等，常用于 HIV 感染的治疗。

4．其他　金刚烷胺及其衍生物甲基金刚烷胺可阻止流感病毒对宿主细胞的吸附，常用于甲型流感病毒感染的治疗，但对乙型流感病毒和其他病毒无效。

（二）干扰素和干扰素诱生剂

干扰素具有广谱抗病毒作用且毒性作用小，不易产生耐药性，对肝炎病毒（甲、乙、丙型肝炎病毒）、人乳头瘤病毒及疱疹病毒等感染具有好的疗效。干扰素诱生剂有诱导机体产生干扰素和促进免疫应答的作用，包括多聚肌苷酸、多聚胞嘧酸、细菌脂多糖、甘草酸、灵芝多糖等。

（三）中草药

迄今发现具有抗病毒作用的中草药有 200 多种，如苍术、艾叶在组织培养细胞中能抑制疱疹病毒、腺病毒、鼻病毒、流感病毒等，贯仲能抑制疱疹病毒，紫草根能抑制麻疹病毒，板蓝根、大青叶能抑制多种病毒等。中草药抗病毒的作用机制复杂，有待于进一步深入研究。

（四）抗病毒基因制剂

1．反义核酸　反义核酸是根据病毒基因组的已知序列设计并合成的能与其序列互补的寡核苷酸，包括反义 DNA 和反义 RNA。将反义核酸导入病毒感染的细胞内，通过与病毒基因的相应序列互补结合，从而抑制其复制。常用于巨细胞病毒性视网膜炎的局部治疗。

2．核酶　核酶是一类具有双重功能的 RNA 分子，既能识别特异的 RNA 靶序列，又具有酶活性，通过特异性位点切割降解病毒的靶 RNA，从而抑制病毒的复制。由于核酶容易被 RNA 酶降解，故临床应用还有困难。

3．干扰 RNA　其机制是当细胞中导入与内源性 mRNA 编码区同源的双链 RNA 时，该

mRNA 发生降解，通过阻碍特定基因的转译或转录来抑制基因表达，是抗病毒治疗的一个研究热点。

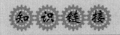 治疗性疫苗

治疗性疫苗是指兼有预防与治疗双重作用的疫苗，其主要通过打破机体的免疫耐受，提高机体的特异性免疫应答，对一些目前尚无有效治疗药物、慢性感染性疾病或恶性肿瘤起到治疗作用。在抗病毒治疗方面，目前研究较多的是乙型肝炎病毒治疗性疫苗和人乳头瘤病毒相关宫颈癌治疗性疫苗，经前期临床试验和动物试验显示了良好的治疗效果，具有广阔的发展前景。

 本章小结

病毒标本的采集需根据感染部位进行采集相应标本，应做到无菌操作、早期采集、快速送检。病毒感染的检查方法包括分离培养与鉴定、血清学检查、形态检查、核酸检测等。

病毒感染的防治以特异性预防为主，通过接种疫苗进行人工自动免疫，注射丙种球蛋白、细胞免疫制剂进行人工被动免疫。病毒感染的治疗可应用抗病毒化学药物、干扰素和干扰素诱生剂、中草药等。

 思考题

1. 病毒标本的采集与送检应注意哪些方面？
2. 目前常用的分离培养病毒的方法有哪些？
3. 对病毒性疾病的预防措施有哪些？

（谭　潇）

第二十章 呼吸道病毒

学习目标

通过本章内容的学习，学生应能：

1. 掌握：流感病毒的形态结构，分型和变异，致病性与免疫性；麻疹病毒、腮腺炎病毒、风疹病毒的致病性和特异性预防。
2. 熟悉：流感病毒的抗原构造与防治原则；麻疹病毒、腮腺炎病毒、风疹病毒的主要生物学性状；SARS 冠状病毒的致病性和防治原则。
3. 了解：常见呼吸道病毒的微生物学检查法。

呼吸道病毒是指以呼吸道为主要侵入门户，引起呼吸道感染或其他部位感染的病毒。此类病毒分属于不同科属，主要包括正粘病毒科中的流行性感冒病毒，副粘病毒科中的副流感病毒、呼吸道合胞病毒、麻疹病毒和腮腺炎病毒，以及其他病毒科中的腺病毒、风疹病毒、冠状病毒和呼肠病毒等。临床上 90% 以上的呼吸道感染由此类病毒引起，具有传播快、传染性强、感染率高、易反复感染等特点。

第一节 流行性感冒病毒

流行性感冒病毒（influenza virus），简称流感病毒，属于正粘病毒科，分甲、乙、丙三型，可引起人和动物的流行性感冒。其中甲型流感病毒很容易发生变异形成新的亚型，曾引起多次世界性大流行。

一、生物学特性

（一）形态与结构

流感病毒的形态一般为球形，从患者体内初次分离的病毒可呈丝状，直径 80 ~ 120nm。病毒体的结构包括核衣壳和包膜（图 20-1）。

1. 核衣壳　由病毒核酸、RNA 聚合酶与螺旋对称的核蛋白组成。病毒的核酸为分节段的单负链 RNA，甲型和乙型流感病毒有 8 个节段，丙型流感病毒有 7 个节段，每个基因节段分别控制编码病毒的各种蛋白。病毒在复制增殖过程中，基因组各节段之间易发生重组，这一特点是流感病毒易变异而引起暴发流行的主要原因。核蛋白是主要的结构蛋白，抗原性稳定，很少发生变异，具有型特异性。

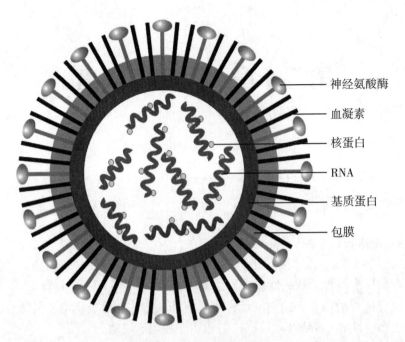

神经氨酸酶
血凝素
核蛋白
RNA
基质蛋白
包膜

图 20-1　流感病毒结构模式图

2. 包膜　病毒体的包膜由两层组成，内层为基质蛋白，抗原性稳定，具有型特异性；外层来源于宿主细胞膜。包膜表面镶嵌有两种刺突：血凝素（hemagglutinin，HA）和神经氨酸酶（neuraminidase，NA）。HA 与病毒的吸附、穿入有关，能与多种动物或人的红细胞发生凝集，其特异性抗体可中和病毒的感染性，为保护性抗体，并可抑制红细胞凝集反应，故可用血凝试验和血凝抑制试验鉴定流感病毒。NA 有利于成熟病毒的释放和扩散，其特异性抗体可抑制病毒的释放与扩散，但不能中和病毒的感染性。HA 及 NA 的抗原性极不稳定，常发生变异，是流感病毒分亚型的依据。

（二）分型与变异

1. 分型　根据核蛋白和基质蛋白抗原性不同可将流感病毒分为甲、乙、丙三型。甲型流感病毒又根据 HA 和 NA 抗原性不同分为若干亚型，至今已发现 HA 有 16 种（H1 ~ H16）抗原，NA 有 9 种（N1 ~ N9）抗原，人际传播的流感病毒主要是由 H1、H2、H3 与 N1、N2 组成的亚型，但 1997 年以来陆续发现 H5N1、H7N2、H7N7、H9N2 等禽流感病毒也可由动物感染人。乙型和丙型流感病毒未发现亚型。

2. 变异　甲型流感病毒的 HA 和 NA 均易发生抗原性变异，包括两种变异形式：①抗原漂移：由基因点突变引起，抗原变异幅度小，属于量变，引起流感中小规模的流行；②抗原转变：指抗原变异幅度大，属于质变，致新亚型出现，引起流感大规模流行。

（三）培养特性

流感病毒常采用鸡胚尿囊腔或羊膜腔接种、细胞培养等。病毒在鸡胚和细胞中增殖后不引起明显的病变，需用血凝试验判断有无流感病毒增殖。

（四）抵抗力

流感病毒的抵抗力较弱，加热 56℃ 30min 可灭活，0 ~ 4℃ 能存活数周，–70℃ 以下可长期保存。对干燥、紫外线及一般消毒剂（如酸类、醛类等）均敏感。

二、致病性与免疫性

（一）致病性

流感病毒的传染源主要是患者、隐性感染者及感染动物，主要通过呼吸道传播，也可经密切接触而感染。人群普遍易感。流感病毒进入人体后，首先在呼吸道上皮细胞内大量增殖，细胞变性坏死脱落、黏膜局部充血水肿，导致患者鼻塞、流涕、咽痛、咳嗽等上呼吸道感染症状。病毒可播散至下呼吸道，严重者可致病毒性肺炎。病毒在细胞内增殖后一般不入血，不引起病毒血症，但释放内毒素样物质入血，引起发热、头痛、畏寒、全身酸痛等症状，少数患者出现腹痛、腹泻等消化道症状。流感的特点是发病率高，病死率低，但机体抵抗力较弱的婴幼儿、老人和心肺功能不全者可继发细菌性肺炎，严重时可引起死亡，常见继发感染的细菌有肺炎球菌、金黄色葡萄球菌、流感嗜血杆菌等。禽流感病毒感染后多表现为重症病毒性肺炎，迅速发展为急性肺损伤、急性呼吸窘迫综合征，出现发热、气促、咳嗽，严重者并发肺出血、多脏器功能衰竭、败血症而死亡，死亡率超过30%。

（二）免疫性

人体感染流感病毒或接种流感疫苗后可产生血清中和抗体和呼吸道黏膜 SIgA。SIgA 在呼吸道局部抗感染，但只能维持几个月。血清 HA 抗体具有中和病毒作用，可阻断病毒吸附、穿入细胞，可持续数月至数年；NA 抗体可抑制病毒从细胞内释放和扩散，但不能中和病毒的感染性。对同型流感病毒再感染有免疫力，但各型间无交叉免疫。

三、微生物学检查

在流感暴发流行时，结合症状可做出临床诊断。实验室检查主要用于分型、监测变异株、预测流行趋势和制备疫苗。

（一）病毒分离

取急性期患者咽漱液或鼻咽拭子，经抗生素处理后进行鸡胚接种或细胞培养，培养后做血凝试验，阳性标本再做血凝抑制试验，以确定型别。

（二）血清学诊断

常采用血凝抑制试验，取疑似病例的急性期和恢复期双份血清，若恢复期抗体效价较急性期高 4 倍及以上者，有诊断价值。此外还可采用 ELISA、免疫荧光试验等方法。

（三）病毒核酸检测

可用核酸杂交、PCR 或序列分析检测流感病毒核酸或进行分型。

四、防治原则

流行期间应避免人群聚集，公共场所应通风换气或用乳酸熏蒸做空气消毒。接种流感疫苗是最有效的预防方法，但需及时监测流感病毒变异动态，选择当前流行毒株或与之相似的毒株制备疫苗。流感疫苗有全病毒灭活疫苗、裂解疫苗和亚单位疫苗三种，目前应用较多的是三价灭活疫苗（甲1、甲3亚型和乙型）。禽流感的预防主要是避免接触病禽，同时加强锻炼以提高机体免疫力。

无特效疗法，主要是对症治疗和预防继发细菌感染。金刚烷胺及其衍生物可以阻止病毒进入细胞，神经氨酸酶抑制剂可阻止病毒释放。干扰素及中草药板蓝根、大青叶、连翘等对流感也有一定疗效。

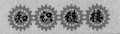

禽流感病毒

　　禽流感病毒属于甲型流感病毒，其宿主范围非常广泛，除感染各种禽类外，包括猪、马、狗、蝙蝠、雪貂等多种动物均可感染。根据禽流感病毒的致病性不同，分为高致病性、中致病性、低/非致病性三类。

　　由于禽流感病毒的血凝素结构不同，一般不感染人类，当病毒 HA 结构发生改变时，才可能导致人类感染。其传播主要通过密切接触感染的禽类及其分泌物、排泄物等而感染，尚未发现人际间传播。至今发现能感染人的禽流感病毒亚型有：H5N1、H7N1、H7N2、H7N3、H7N7、H9N2 和 H7N9 等亚型，其中高致病性 H5N1 亚型和 2013 年 3 月首次发现感染人类的 H7N9 亚型尤为重要，其感染后死亡率高，若与人类流感病毒发生基因重组，并产生新亚型，易引发大规模的流感疫情。

第二节　麻疹病毒

　　麻疹病毒（measles virus）是麻疹的病原体，属副粘病毒科。麻疹是儿童常见的急性呼吸道传染病。自广泛应用麻疹减毒活疫苗以来，发病率呈明显下降趋势。目前 WHO 已将麻疹列为要消灭的传染病之一。

一、生物学特性

　　麻疹病毒为不分节段的单负链 RNA 病毒，球形，有包膜，包膜表面有两种糖蛋白刺突，即血凝素（HA）和溶血素（haemolysin，HL）。HA 与病毒吸附细胞有关，可凝集猴红细胞；HL 具有溶血作用，并可引起细胞融合形成多核巨细胞。病毒在细胞核和胞浆内可形成嗜酸性包涵体。麻疹病毒的抗原性较稳定，只有一个血清型，但存在抗原漂移现象。抵抗力较弱，加热 56℃ 30min 即被灭活，对紫外线、干燥、一般消毒剂（如酸、醛等）均敏感。

二、致病性与免疫性

（一）致病性

　　人是麻疹病毒唯一的自然宿主。传染源为潜伏期（出疹前 6 天）和急性期患者，主要通过飞沫传播，也可经污染物品或密切接触感染。病毒首先在上呼吸道黏膜上皮细胞和局部淋巴组织中增殖，入血形成第一次病毒血症，随后病毒侵入全身淋巴组织和单核巨噬细胞，在细胞内大量增殖后再次入血，形成第二次病毒血症，继而侵犯全身皮肤、黏膜及中枢神经系统，引起细胞病变。麻疹潜伏期 9 ~ 12 天，早期出现发热、眼结膜充血、畏光、咳嗽等症状，多数患者在口颊黏膜处出现灰白色外绕红晕的黏膜斑，称为柯氏斑（Koplik 斑），可作为早期临床诊断的依据之一；随后 1 ~ 2 天，患者自头颈、躯干至四肢的皮肤相继出现红色斑丘疹。若无并发症可自愈，但有的患者因抵抗力下降继发细菌或其他病毒感染，导致肺炎、中耳炎、脑膜炎等，严重可致死亡。极个别患者（百万分之一）在病愈后 2 ~ 17 年（平均 7 年）并发亚急性硬化性全脑炎，表现为大脑功能渐进性衰退。

（二）免疫性

麻疹病愈后可获得终生免疫，包括体液免疫和细胞免疫。血清中的 HA 抗体和 HL 抗体可阻止病毒的吸附和扩散，细胞免疫可清除细胞内病毒，是抗感染的主要因素。6 个月内的婴儿可从母体获得被动免疫力。

三、微生物学检查

典型麻疹病例无需实验室检查，根据临床症状即可诊断。病毒分离可取疑似病例早期的血液及鼻咽分泌物接种原代人或猴肾细胞，观察多核巨细胞和包涵体，也可采用免疫荧光法检查病毒抗原。此外，取患者急性期和恢复期双份血清，用间接免疫荧光试验或 ELISA 等法检测特异性抗体，若抗体效价增高 4 倍以上可辅助诊断。

四、防治原则

主要预防措施是接种麻疹疫苗和隔离患者，目前我国常用麻疹减毒活疫苗。对接触过麻疹患儿的易感者，可用丙种球蛋白或胎盘球蛋白进行人工被动免疫，可阻止发病或减轻症状。

第三节 腮腺炎病毒

腮腺炎病毒（mumps virus）是流行性腮腺炎的病原体，属副粘病毒科。

一、生物学特性

腮腺炎病毒为球形、有包膜的单负链 RNA 病毒。包膜表面有刺突，即血凝素 - 神经氨酸酶（HN）和融合因子（F 蛋白），HN 具有 HA 和 NA 活性。病毒可在鸡胚羊膜腔或多种培养细胞中增殖，能使细胞融合形成多核巨细胞。腮腺炎病毒仅有一个血清型。抵抗力较弱，加热 56℃ 30min 可灭活，对紫外线及脂溶剂敏感。

二、致病性与免疫性

人是腮腺炎病毒唯一的自然宿主，主要经飞沫传播，易感人群为学龄期儿童。病毒侵入呼吸道上皮细胞内增殖后，释放入血引起病毒血症，随后经血流侵犯唾液腺，引起单侧或双侧腮腺肿大，并伴有低热、乏力和肌肉疼痛等症状。若无并发感染，可自愈。病毒也可扩散至其他器官，可引起胰腺、睾丸或卵巢炎症，严重者可并发病毒性脑膜炎。

腮腺炎病愈后可获得终生免疫力，6 个月内婴儿可从母体获得被动免疫力。

三、微生物学检查

典型腮腺炎病例无需做实验室检查。但不典型病例或以并发症为主要表现的患者可做病毒分离或血清学试验以明确诊断。也可采用 RT-PCR 或核酸序列测定进行实验室检查。

四、防治原则

对患者应及时隔离，防止传播。接种疫苗是有效的预防措施。我国已将腮腺炎 - 麻疹 - 风疹三联疫苗纳入国家计划免疫项目。目前尚无有效的治疗药物，中草药有一定疗效。

第四节　冠状病毒

冠状病毒（coronavirus）属冠状病毒科、冠状病毒属。目前从人分离的冠状病毒主要包括：呼吸道冠状病毒 229E 与 OC43、人肠道冠状病毒、SARS 冠状病毒（SARS-CoV）等。

一、生物学特性

冠状病毒具有多形性，直径 80 ～ 160nm，有包膜，核酸为单正链 RNA。包膜上有三种蛋白质，即刺突蛋白、包膜蛋白和膜蛋白。刺突蛋白能与细胞受体结合，介导细胞融合，为冠状病毒的主要表面抗原。包膜上的刺突外观如花瓣状，形似日冕或皇冠状的突起，故得名。冠状病毒可在人胚肾、肠、肺的原代细胞中增殖。对理化因素的抵抗力较弱，对乙醚、氯仿、紫外线及酸类消毒剂（如乳酸、醋等）敏感。

二、致病性与免疫性

呼吸道冠状病毒主要经飞沫传播，感染一般局限于上呼吸道，引起普通感冒，好发于冬春季。据统计，婴幼儿普通感冒多为冠状病毒所致，但 50% 以上的成人普通感冒是由鼻病毒引起，另有 10% ～ 30% 由冠状病毒引起。肠道冠状病毒经粪口途径传播，引起腹泻。SARS 冠状病毒主要经飞沫传播，也可经粪口途径传播，引起严重急性呼吸综合征（severe acute respiratory，SARS），潜伏期 3 ～ 7 天，出现发热、咳嗽、头痛、胸闷、气短等呼吸道感染症状，严重者可出现呼吸困难、低氧血症、休克、DIC 等，病死率约 14%。

病愈后特异性免疫力不强，可反复多次感染。

三、微生物学检查

对疑似病例可采用 ELISA、中和试验等进行血清学诊断。也可用一些快速诊断方法，如免疫荧光技术、RT-PCR 技术检测鼻分泌物、咽漱液标本中的病毒抗原或核酸。用细胞培养分离病毒较困难，不适于临床标本的诊断。SARS 相关样品处理、病毒培养需在生物安全三级实验室（BSL-3）进行，防止实验人员感染。

四、防治原则

目前无特异性预防和治疗措施。预防 SARS 冠状病毒感染的措施主要包括：①隔离患者及疑似患者；②勤洗手，保持环境卫生，注意空气流通，必要时进行空气消毒。

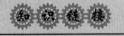

SARS 冠状病毒

SARS 冠状病毒与普通冠状病毒在大小、形态结构方面均相似，但 SARS 冠状病毒的核酸序列及氨基酸序列变化很大，相较于已知冠状病毒，其同源性很低，因此，在感染宿主、抗原性及致病性等方面明显不同于普通冠状病毒。已有的流行病学资料和生物信息学分析显示，果子狸是造成 2002—2003 年 SARS 暴发的病毒来源。

第五节　风疹病毒

风疹病毒（rubella virus）归于披膜病毒科，除引起儿童和成人的风疹外，还可垂直传播引起胎儿畸形等先天性风疹综合征。

一、生物学特性

风疹病毒为不规则球形、有包膜的单正链 RNA 病毒。包膜表面有微小刺突，具有血凝和溶血活性。该病毒能在多种细胞中增殖，但不出现致细胞病变效应。风疹病毒只有一个血清型。对理化因素的抵抗力弱，对热、紫外线、脂溶剂等敏感。

二、致病性与免疫性

人是风疹病毒的唯一自然宿主。传染源包括患者和隐性感染者，经呼吸道传播，主要易感者是儿童，引起风疹。风疹病毒侵入人体后在局部淋巴结增殖并释放入血形成病毒血症，进而扩散至全身皮肤和其他组织。表现为发热、波及全身的麻疹样皮疹、耳后及颈部淋巴结肿大，大多数患者预后良好。育龄妇女如在妊娠早期感染风疹病毒，病毒可经胎盘感染胎儿，导致流产、死胎或先天性风疹综合征，婴儿出生后可表现为先天性心脏病、先天性耳聋、白内障、智力低下等综合征。

病后可获得终生免疫，其特异抗体可阻断病毒血症及垂直传播。6 个月内婴儿可从母体获得被动免疫。

三、微生物学检查

疑有风疹病毒感染的孕妇早期确诊十分必要，可以减少畸形儿的出生。目前常用 ELISA 检测孕妇血清中风疹特异性 IgM 抗体，可作为风疹病毒早期感染的诊断指标。此外，还取胎儿羊水或绒毛膜检测风疹病毒抗原或核酸进行产前诊断。

四、防治原则

预防的关键是接种风疹疫苗。目前常用麻疹 - 腮腺炎 - 风疹三联疫苗，接种对象主要为抗体阴性的育龄妇女及学龄前儿童。如发现孕妇感染风疹病毒，应立即注射抗风疹人血清免疫球蛋白，若追踪观察发现胎儿发育异常，宜终止妊娠。

第六节　腺病毒

腺病毒（adenovirus）是在健康人腺样组织（如扁桃体）中首次分离到的，故名腺病毒，属腺病毒科。腺病毒广泛分布于自然界，血清型多。人类腺病毒能引起急性咽炎、婴幼儿致死性肺炎、流行性角膜结膜炎、膀胱炎、胃肠炎等疾病。

一、生物学特性

腺病毒呈球形，为无包膜的双链 DNA 病毒。衣壳为二十面体立体对称，其顶角的 12 个壳粒为五邻体，从其根部伸出一条有顶球的纤维突起。五邻体有细胞毒性，纤维突起具有血凝活性和型特异性。腺病毒对理化因素的抵抗力较强，耐酸，对脂溶剂及酶类等不敏感，对紫外线敏感，加热 56℃ 30min 可灭活。

二、致病性与免疫性

人类腺病毒包括 7 组、42 个血清型，多数可引起呼吸道、胃肠道、泌尿道和眼部感染。腺病毒主要经呼吸道传播，引起肺炎和上呼吸道感染，多见于 6 个月至 2 岁的婴幼儿；经消化道感染可引起儿童病毒性胃肠炎；亦可通过手、污染的毛巾和游泳池水引起流行性角膜炎；引起的其他疾病包括急性咽喉炎、出血性膀胱炎、急性心肌炎、脑膜脑炎、肝炎等。

感染后可获得对同型病毒的持久免疫力。机体产生的中和抗体对再感染有保护作用。

三、微生物学检查与防治原则

根据流行情况和症状可初步诊断。可用 ELISA、间接免疫荧光试验等检测血清中的特异性抗体进行辅助诊断。预防的主要措施是加强公共泳池的消毒，禁用公用毛巾和脸盆。尚无特异性疫苗和治疗药物，以对症治疗和抗病毒治疗为主。

第七节　呼吸道合胞病毒

呼吸道合胞病毒（respiratory syncytial virus，RSV）属副粘病毒科，是医院内感染的重要病原体之一。RSV 为球形、有包膜、不分节段的单负链 RNA 病毒。包膜上有两种糖蛋白刺突，即 G 蛋白和 F 蛋白，G 蛋白能与宿主细胞膜受体结合，介导病毒穿入细胞，F 蛋白可使感染细胞互相融合。RSV 只有一个血清型，对理化因素的抵抗力较弱，对热、酸、胆汁等敏感。

RSV 主要经飞沫或接触传播，多在冬季流行。引起婴幼儿毛细支气管炎和肺炎等急性下呼吸道感染，严重时导致死亡，年长儿及成人感染可表现为鼻炎、普通感冒等上呼吸道症状。病愈后获得的免疫力不强。

呼吸道合胞病毒所致疾病在临床上不易与其他呼吸道病毒感染区别，需进行病毒分离和抗体检查。可用免疫荧光、免疫酶标、放射免疫、RT-PCR 等技术进行实验室检查。至今尚无安全有效的疫苗和治疗药物。

本章小结

呼吸道病毒是一类经呼吸道传播、引起呼吸道感染或其他疾病的病毒。

流感病毒是流感的病原体。其包膜表面的刺突与病毒的致病性、抗原性、变异性和分型有关。由于流感病毒的基因组分节段，故易发生基因重组而引起病毒变异，这是造成流感大流行的主要原因。

麻疹病毒是麻疹的病原体，个别病例可并发亚急性硬化性全脑炎。腮腺炎病毒引起流行性腮腺炎，以腮腺肿大疼痛为主要症状，可并发脑膜炎、睾丸炎、卵巢炎。冠状病毒主要引起普通感冒，SARS 冠状病毒引起严重急性呼吸综合征。风疹病毒引起儿童和成人的风疹，并可垂直传播引起先天性风疹综合征。腺病毒可引起多种疾病如急性上呼吸道感染、肺炎、流行性角膜结膜炎等。呼吸道合胞病毒是婴幼儿急性下呼吸道感染的主要病原体，年长儿和成人主要引起上呼吸道感染。

思考题

1．常见的呼吸道病毒有哪些？各引起什么疾病？

2．流感病毒的核酸有何特点？病毒变异性与流感发生有何关系？

3．如何预防麻疹、腮腺炎和风疹？

（王小莲）

第二十一章　肠道病毒

学习目标

通过本章内容的学习，学生应能：
1. 掌握：肠道病毒的共同特性及脊髓灰质炎病毒的特异性预防。
2. 熟悉：脊髓灰质炎病毒、轮状病毒、柯萨奇病毒和埃可病毒的致病性。
3. 了解：其他肠道病毒。

肠道病毒是一大类经消化道传播、能在肠道中复制并引起多种疾病的病毒。主要包括：小RNA病毒科的脊髓灰质炎病毒、柯萨奇病毒、埃可病毒和新型肠道病毒，以及引起急性胃肠炎的轮状病毒、肠道腺病毒、杯状病毒、星状病毒等。

肠道病毒的共同特征有：①病毒体呈球形，直径20～30 nm，无包膜，衣壳为二十面立体对称，核心为单股正链RNA；②在易感细胞内增殖，引起细胞病变；③抵抗力强，在污水、粪便中可存活数月，耐乙醚和酸，在pH3.0～5.0条件下性质稳定；④主要经粪-口途径传播，隐性感染多见，虽然病毒在肠道中增殖，但主要引起肠道外疾病，临床表现多样化。

第一节　脊髓灰质炎病毒

脊髓灰质炎病毒（poliovirus）是脊髓灰质炎的病原体，可侵犯脊髓前角运动神经元细胞，引起肢体肌肉弛缓性麻痹，多见于儿童，故又称小儿麻痹症。该病流行于全世界，自脊髓灰质炎疫苗推广接种以后，其发病率大幅度下降，WHO将其列为预期在全球消灭的第二种病毒感染性疾病。

一、生物学特性

（一）形态与结构

病毒体呈球形，直径27～30 nm，核衣壳为二十面体立体对称，无包膜。衣壳蛋白主要由4种蛋白组成，分别称为VP1、VP2、VP3和VP4。其中VP1、VP2和VP3暴露在病毒衣壳的表面，具有抗原性，是病毒分型的依据，VP1是病毒与宿主细胞表面受体结合的部位，与病毒吸附有关；VP4位于衣壳内部，可维持病毒的空间构型。核心含单股正链RNA。

（二）培养特性

脊髓灰质炎病毒仅能在人胚肾、人羊膜及猴肾等灵长类动物细胞中增殖，引起典型的溶细胞性病变，导致细胞圆缩、坏死、脱落，形成空斑。

（三）抗原性与型别

根据致密抗原（又称中和抗原）将脊髓灰质炎病毒分为Ⅰ型、Ⅱ型和Ⅲ型，感染后可刺激机体产生相应的中和抗体，三型间无交叉免疫。

（四）抵抗力

脊髓灰质炎病毒对外界环境的抵抗力较强，在污水和粪便中可存活数月，能耐受胃酸、蛋白酶和胆汁的作用，但对紫外线、热和化学消毒剂的抵抗力不强，56℃ 30min 可迅速破坏病毒，各种强氧化剂和甲醛、氯化汞等均可灭活病毒。

二、致病性与免疫性

（一）致病性

1. 传染源　包括患者、隐性感染者和无症状带毒者。

2. 传播途径　主要经粪-口途径传播，以夏秋季多见，易感者多为 1～5 岁儿童。

3. 致病机制及临床表现　潜伏期一般为 7～14 天。病毒侵入机体后，首先在咽部、扁桃体淋巴组织和肠道集合淋巴结中增殖。90% 以上感染者不出现症状或仅有轻微发热、咽痛、腹部不适等表现，即隐性或轻症感染。少数感染者因抵抗力较弱，病毒增殖后进入血液，引起第一次病毒血症，临床上可出现发热、头痛、恶心等症状。病毒随血液播散到全身淋巴组织或其他易感组织再次增殖，释放入血引起第二次病毒血症，患者全身症状加重。其中 0.1%～2% 的感染者因免疫力低下，血液中的病毒可进一步侵入中枢神经系统，在脊髓前角运动神经细胞中增殖并引起杀细胞效应，轻者引起暂时性肌肉麻痹，以下肢多见；重者可造成永久性弛缓性肢体麻痹，甚至发生延髓麻痹，导致呼吸衰竭或心力衰竭而死亡。

由于疫苗的推广使用，目前由脊髓灰质炎病毒野毒株所致疾病已显著减少，但疫苗相关麻痹型脊髓灰质炎偶有发生，主要由恢复毒力的Ⅱ型和Ⅲ型疫苗毒株引起，以免疫功能低下的人群多见，需引起注意。

（二）免疫性

感染病毒可使机体产生对同型病毒的牢固免疫力，以体液免疫为主。中和抗体 IgG、IgM 可阻止病毒向中枢神经系统扩散；黏膜局部的 SIgA 能阻止病毒在咽喉部、肠道内的吸附，并可清除肠道内的病毒。

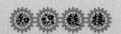

脊髓灰质炎病毒的受体

脊髓灰质炎病毒的受体为免疫球蛋白超家族的细胞黏附分子 ICAM（CD155），人体内表达这种受体的细胞很少，主要是脊髓前角细胞、背根节细胞、运动神经元、骨骼肌细胞和淋巴细胞等，因而限制了病毒的感染范围。

三、微生物学检查

（一）病毒分离与鉴定

粪便标本经抗生素处理后，接种原代猴肾或人源性传代细胞，置 37℃ 培养 7～10 天，若出现细胞病变，用中和试验进一步鉴定其型别。

（二）血清学试验

取患者发病早期和恢复期双份血清进行中和试验，若血清抗体效价有 4 倍或以上增长，则有诊断意义。

（三）分子生物学方法

取患者咽拭子、粪便等标本，用核酸杂交试验或 RT-PCR 等方法检测标本中的病毒核酸，可做出快速诊断。

四、防治原则

（一）一般性预防

隔离患者、消毒排泄物、保护水源及加强饮食卫生。

（二）特异性预防

对婴幼儿及儿童进行人工主动免疫是预防脊髓灰质炎最有效的方法。脊髓灰质炎疫苗有灭活疫苗（Salk 疫苗）和减毒活疫苗（Sabin 疫苗）两种。我国使用口服脊髓灰质炎三价减毒活疫苗，可获得对三种血清型脊髓灰质炎病毒的免疫力。减毒活疫苗既可刺激机体产生中和抗体 IgG，又可使肠道局部产生 SIgA，并且疫苗病毒可从粪便排出，经粪 - 口途径传播给其他接触者产生间接免疫。但减毒活疫苗需冷藏保存，若保存不当可导致失效，并有潜在恢复毒力的危险，故免疫功能低下者不能接种。目前国外多使用改进的增效灭活疫苗，免疫效果也较好，并且易保存、安全、无副作用。因此，新的免疫程序建议先使用灭活疫苗接种两次，再口服减毒活疫苗进行全程免疫。

与患者有过密切接触的易感者，可注射丙种球蛋白进行人工被动免疫，可阻止发病或减轻症状。

第二节　轮状病毒

人类轮状病毒（human rota virus，HRV）归属呼肠病毒科的轮状病毒属，根据内衣壳蛋白抗原不同将轮状病毒分为 A ～ G 共 7 组，其中 A ～ C 组引起人类和动物腹泻，尤其是 A 组轮状病毒是引起婴幼儿急性腹泻的主要病原体，占病毒性胃肠炎的 80% 以上。全世界每年有 60 多万名儿童死于轮状病毒引起的腹泻，主要见于发展中国家。

一、生物学特性

轮状病毒呈球形，直径 60 ～ 80 nm，无包膜，有双层衣壳，排列呈放射状，形如车轮，故名轮状病毒，核心为双链 RNA，由 11 个不连续的基因节段组成。轮状病毒对理化因素和外界环境的抵抗力较强，耐乙醚、酸碱，在室温下相对稳定，在粪便中可存活数日至数周。对热敏感，55℃ 30 min 可灭活病毒。用胰蛋白酶处理病毒可增强其感染性。

二、致病性与免疫性

传染源为患者和无症状带毒者，主要经粪 - 口途径传播，也可通过呼吸道传播，易感人群为 6 个月～ 2 岁的婴幼儿。可散发或暴发流行，多发生在秋冬季节，在我国常称为"秋季腹泻"。病毒侵入机体后，在小肠黏膜绒毛细胞内增殖，使肠黏膜表面微绒毛萎缩、变短、脱落，肠吸收功能受损；同时，病毒非结构蛋白可刺激肠黏膜细胞分泌增加，引起严重腹泻。受染细胞脱落至肠腔，可有大量病毒随粪便排出。潜伏期 24 ～ 48h，表现为发热、水样腹泻，每日达 5 ～ 10 次，伴有呕吐，如不及时治疗，可引起严重的脱水、电解质平衡紊乱和酸中毒，甚至死亡。机体感染轮状病毒后可产生型特异性抗体，包括 IgM、IgG 和肠道局部的 SIgA，有中和病毒的作用。

三、微生物学检查与防治原则

微生物学检查的主要方法有：①取患者粪便直接在电镜或免疫电镜下检查病毒颗粒；②用 ELISA 或免疫荧光法检测粪便标本中的病毒抗原；③用 RT-PCR 法检测粪便标本中的病毒核酸。

目前预防的主要措施是控制传染源和切断传播途径，如：消毒患者排泄物和污染物品、加强饮食卫生和个人卫生。特异性疫苗正在研制中。治疗的关键是及时补液，纠正电解质紊乱，防止严重脱水和酸中毒的发生。

第三节 柯萨奇病毒与埃可病毒

案例 21-1

患者，男，3 岁，低热，口咽部疼痛，厌食，在口腔黏膜、牙龈、咽部、手心和足底有很多水疱状病变，水疱不含巨噬细胞或异常细菌，血白细胞计数 9×10^9/L。

问题与思考：

1. 根据患者的症状和体征初步诊断为何种疾病？

2. 该病由何种病原体感染？怎样防治？

柯萨奇病毒（Coxsackie virus）是 1948 年在美国纽约柯萨奇镇，分离自两名疑似麻痹型脊髓灰质炎儿童的粪便，因此而得名。埃可病毒是 1951 年在脊髓灰质炎流行期间，偶然从健康儿童的粪便中分离出来的，因当时不知它与人类何种疾病相关，故称之为人类肠道致细胞病变孤儿病毒（enteric cytopathogenic human orphan virus，ECHO），简称埃可病毒。

柯萨奇病毒和埃可病毒的生物学特性、传播途径、致病机制与脊髓灰质炎病毒基本相似。此两种病毒的型别很多，病毒受体在组织和细胞中分布广泛（如中枢神经系统、心脏、肺、皮肤等），因此可引起多种不同的疾病。其致病特点是：主要经消化道传播，也可经呼吸道或眼部感染，病毒虽可在肠道中增殖，但很少引起肠道疾病，临床表现多样化，可引起无菌性脑膜炎、疱疹性咽峡炎、病毒性心肌炎、心包炎、手足口病、流行性胸痛和急性出血性结膜炎等。感染后可产生对同型病毒的牢固免疫力。

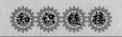

手足口病

手足口病是由肠道病毒引起的传染病，引起该病的肠道病毒有 20 多种，其中以柯萨奇病毒 A16 型（Cox A16）和新型肠道病毒 71 型（EV71）最常见。我国近年来常有局部流行，好发于夏秋季，以 5 岁以下小儿多见。主要症状为发热、手、足、臀部皮肤出现皮疹和口舌黏膜溃疡等。其感染途径包括消化道、呼吸道及接触传播。多数患儿一周左右自愈，少数患儿可出现心肌炎、肺水肿、无菌性脑膜脑炎等并发症。个别重症患儿病情发展快，可引起死亡。目前缺乏有效治疗药物，主要采取对症治疗。

由于这类病毒所致临床症状多样化，因此确诊必须通过微生物学检查，如病毒分离培养、免疫学检查或 RT-PCR 技术检测病毒核酸等。目前尚无特异性防治方法。

第四节　其他肠道感染病毒

一、杯状病毒

杯状病毒（calicivirus）是一类无包膜、单股正链 RNA 病毒，呈球形，直径 27 ～ 38nm，因病毒表面有杯状凹陷而得名。

本病毒中常见的是诺如病毒（Norwalk virus），该病毒耐酸、耐热，加热 60℃ 30 min 仍具有感染性，至今其细胞培养尚未成功。诺如病毒是全球引起非细菌性胃肠炎爆发流行的主要病原体之一。传染源为患者、隐性感染者和健康带毒者，主要经粪 - 口途径传播，也可通过呕吐物的气溶胶传播，传染性强，人群普遍易感，易在学校、幼儿园、医院等人群聚集的场所引起暴发流行。潜伏期 24 ～ 48h，起病急，出现恶心、呕吐、腹痛、水样腹泻。预后较好，一般 1 ～ 2 天自愈。病后可产生抗体，但无保护作用，易再次感染。目前尚无特异性疫苗和有效抗病毒药物，多采取对症治疗。

微生物学检查可用免疫电镜观察粪便标本中的病毒颗粒，或用 ELISA 检测病毒抗原或抗体。

二、肠道腺病毒

肠道腺病毒（enteric adenovirus，EAdV）为球形、无包膜的 DNA 病毒。属于人类腺病毒 F 组，其中 40、41 和 42 型是引起婴幼儿病毒性腹泻的第二位病原体。肠道腺病毒经粪 - 口途径传播，主要侵犯 5 岁以下儿童，四季均可发病，以夏季多见。引起水样腹泻，可伴有发热、咽炎、咳嗽等症状，病程可持续 1 ～ 2 周。检查病毒抗原、核酸及血清抗体可辅助诊断。目前尚无特异性疫苗。

三、星状病毒

星状病毒（astrovirus）是一种无包膜的单正链 RNA 病毒，直径 28 ～ 30nm，表面有 5 ～ 6 个角，呈星状。该病毒经粪 - 口途径传播，引起急性胃肠炎，主要症状为持续性呕吐、腹泻、腹痛、发热。多见于儿童和老年人，好发于冬季。

本章小结

肠道病毒是指经消化道传播的病毒，主要有脊髓灰质炎病毒、柯萨奇病毒、埃可病毒、轮状病毒等。

脊髓灰质炎病毒为球形单正链 RNA 病毒，无包膜，引起脊髓灰质炎，易感人群是 5 岁以下儿童，预防的有效方法是接种脊髓灰质炎疫苗。

柯萨奇病毒和埃可病毒的生物学特点、传播途径、致病机制与脊髓灰质炎病毒基本相似，可引起无菌性脑膜炎、疱疹性咽峡炎、病毒性心肌炎、心包炎、手足口病、流行性胸痛和急性出血性结膜炎等多种疾病。

轮状病毒、肠道腺病毒、杯状病毒、星状病毒等均可引起急性胃肠炎，其中轮状病毒是引起婴幼儿病毒性腹泻最常见的病原体。

思 考 题

1．肠道病毒有哪些共同特征？
2．简述脊髓灰质炎病毒的致病过程和特异性预防方法。
3．引起婴幼儿腹泻的病毒有哪些？

（乜国雯）

第二十二章　肝炎病毒

　　肝炎病毒（hepatitis virus）是一类主要侵犯肝细胞并引起病毒性肝炎的病原体。病毒性肝炎是严重危害人类健康的疾病。目前已证实的肝炎病毒主要有五种，即甲型、乙型、丙型、丁型和戊型肝炎病毒。这些病毒分属于不同病毒科的不同病毒属，并且其传播途径、致病特点也有所不同，其中，甲型和戊型肝炎病毒经粪-口途径传播，引起急性肝炎，不发展为慢性肝炎或病毒携带者；乙型和丙型肝炎病毒主要经血液传播，除引起急性肝炎外，易发展为慢性肝炎和病毒携带者，并与肝硬化和肝癌密切相关；丁型肝炎病毒是一种缺陷病毒，乙型肝炎病毒是其辅助病毒，故传播途径和致病性与乙型肝炎病毒类似。其他与肝炎有关的病毒还有己型肝炎病毒、庚型肝炎病毒和 TT 病毒等，但由于这些病毒的致病性尚不清楚，是否可归属于肝炎病毒还有待确认。此外，还有一些病毒如 EB 病毒、巨细胞病毒、黄热病病毒等也可引起肝炎，但这些病毒不以肝细胞为唯一的靶细胞，因此不列为肝炎病毒。

第一节　甲型肝炎病毒

　　甲型肝炎病毒（hepatitis A virus，HAV）属于小 RNA 病毒科、嗜肝病毒属，是甲型肝炎的病原体。甲型肝炎呈世界性分布，HAV 经粪-口途径传播，主要感染儿童和青少年，以隐性感染多见，仅有少数感染者发生急性肝炎，预后良好，不发展为慢性肝炎和病毒携带者。

一、生物学特性

（一）形态与结构

　　HAV 呈球形，直径 27～32nm，核酸为单股正链 RNA，无包膜。衣壳呈二十面体立体对称，VP1、VP2、VP3 为衣壳蛋白的主要成分，可刺激机体产生中和抗体。VP4 含量很少，其功能不清。HAV 抗原性稳定，只有一个血清型。

（二）细胞培养与易感动物

　　HAV 可在非洲绿猴肾细胞、人肝癌细胞、人胚肺二倍体细胞等多种原代或传代细胞中缓慢增殖，不引起明显的细胞病变，用免疫荧光染色法检测培养细胞中的 HAV。黑猩猩和绒猴等灵长类动物对 HAV 易感，动物模型主要用于研究 HAV 的致病性、观察疫苗免疫效果和药物疗效等。

（三）抵抗力

HAV 抵抗力较强，耐酸、乙醚、三氯甲烷等有机溶剂，耐热，60℃可存活 4h；在污水中可存活 1 个月，因此可通过粪便污染水源或食物引起爆发流行。100℃加热 5 min、2% 过氧乙酸处理 4h、0.35% 甲醛作用 72h 等方法可灭活 HAV。

二、致病性与免疫性

（一）传染源与传播途径

HAV 的传染源为患者与隐性感染者，主要通过粪 - 口途径传播。带病毒粪便污染食物、水源、海产品等均可造成散发或暴发流行。1988 年，上海曾发生市民因食用被 HAV 污染的毛蚶而导致甲型肝炎的暴发流行，发病人数达 30 万，危害十分严重。甲型肝炎的潜伏期为 15 ~ 50 天，平均 30 天，患者于发病前后两周内均可从粪便大量排毒，传染性强。发病两周以后，因机体产生抗 -HAV，粪便停止排毒。

（二）感染类型与致病机制

人群对 HAV 普遍易感，约 70% 为隐性感染，显性感染多发生于儿童及青少年。病毒经口侵入后，先在口咽部或唾液腺中初步增殖，再到达肠黏膜和局部淋巴结中大量增殖，继而进入血流引起病毒血症，最终侵入靶器官肝，在肝细胞内大量复制，造成肝组织轻度炎症，伴有肝细胞变性、溶解。肝细胞的免疫损伤主要由细胞免疫介导，感染早期主要由 NK 细胞介导，当机体产生特异性细胞免疫应答后，通过 CTL 的细胞毒作用引起受染肝细胞的溶解，IFN-γ 可促进肝细胞表达 HLA 分子，从而增强 CTL 对肝细胞的破坏。表现为急性肝炎，患者出现发热、疲乏、食欲缺乏、肝大、肝区痛、肝功能异常、黄疸等。急性肝炎可完全恢复，不转为慢性，也无病毒携带者。

（三）免疫性

通过显性感染和隐性感染均可刺激机体产生牢固免疫力。抗 -HAV IgM 在感染早期即可产生，维持两个月左右；抗 -HAV IgG 在急性期末或恢复期出现，可维持多年，对 HAV 的再感染具有免疫作用。成人因隐性感染可获得免疫力，我国成人抗 -HAV 阳性率为 70% ~ 90%。

三、微生物学检查

HAV 感染的微生物学检查包括血清学检查和病原学检查。常用酶联免疫吸附试验（ELISA）或放射免疫检测法（RIA）检测患者血清中特异性抗体，抗 -HAV IgM 类抗体升高可作为甲型肝炎早期诊断依据。抗 -HAV IgG 类抗体主要用于既往感染或流行病学调查。也可采用 RT-PCR 检测粪便标本中的 HAV RNA，用 ELISA 检测 HAV 抗原，或用免疫电镜检测患者粪便中的病毒颗粒。

四、防治原则

一般性预防主要是做好卫生宣传，加强粪便管理，对患者排泄物、食具和床单衣物等物品应进行消毒处理，防止粪便污染水源和食物，注意饮食卫生。特异性预防可接种甲肝灭活疫苗或减毒活疫苗。对密切接触患者的易感者，在接触后 1 ~ 2 周内，可肌内注射丙种球蛋白进行紧急预防。

第二节 乙型肝炎病毒

案例 22-1

患者，男，23 岁。出现恶心、呕吐、厌食、全身无力、黄疸、发热、右上腹部疼痛。查体发现肝、脾大。实验室检查：血清谷丙转氨酶和胆红素升高，且 HBsAg、HBeAg 和抗 -HBc 阳性，抗 -HBs 和抗 -HBe 及抗 -HAV 阴性。

问题与思考：

1. 该患者可诊断为何种疾病？
2. 该病的病原体是什么？有哪些传播途径？如何预防？

乙型肝炎病毒（hepatitis B virus，HBV）属于嗜肝 DNA 病毒科、正嗜肝 DNA 病毒属，是乙型肝炎的病原体。乙型肝炎呈全球性分布，估计全世界 HBV 携带者达 3.7 亿人。我国为高流行区，人群感染率 8% ~ 9%，携带者超过 1.2 亿人。HBV 感染后可表现为无症状携带者、急性肝炎、慢性肝炎或重症肝炎，部分慢性肝炎可发展为肝硬化或肝癌。故乙型肝炎的危害比甲型肝炎大，是我国重点防治的传染病之一。

一、生物学特性

（一）形态与结构

电镜下观察 HBV 感染者血清可见三种形态的病毒颗粒，即大球形颗粒、小球形颗粒和管型颗粒（图 22-1）。

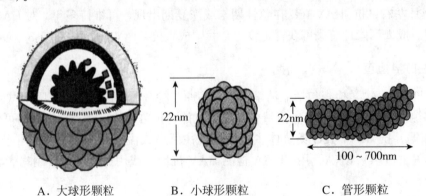

A. 大球形颗粒　　　　B. 小球形颗粒　　　　C. 管形颗粒

图 22-1　HBV 形态结构示意图

1. 大球形颗粒　1970 年由 Dane 首先在乙型肝炎患者血清中发现，故又称 Dane 颗粒。Dane 颗粒是具有感染性的完整的 HBV 颗粒，球形，直径约 42 nm。其结构由外向内依次为：①外衣壳：相当于一般病毒的包膜，由脂质双层和包膜蛋白质构成，包膜蛋白包括小蛋白、中蛋白和大蛋白，主要含有 HBV 的表面抗原（HBsAg）、前 S1 抗原（PreS1 Ag）和前 S2 抗原（PreS2 Ag）。②内衣壳：呈二十面体立体对称，相当于一般病毒的衣壳，含有 HBV 的核心抗原（HBcAg）和 e 抗原（HBeAg）。③核心：含双链未闭合环状 DNA 和 DNA 聚合酶。

2. 小球形颗粒　直径 22nm，为中空的颗粒，是由 HBV 在肝细胞内复制时过剩的 HBsAg 组成，不含病毒 DNA 及 DNA 聚合酶，因此无感染性，但具有免疫原性。

3. 管形颗粒　是由小球形颗粒聚合而成，长达 100 ~ 700 nm。

（二）基因结构

HBV 基因组为不完全双股环状 DNA，由长链 L（负链）和短链 S（正链）组成。短链长度为长链的 50% ~ 100%，无编码区。长链含四个开放读码框架，分别称为 S、C、P 和 X 区。①S 区：含有 S 基因、前 S1 和前 S2 基因，分别编码 HBV 的外衣壳蛋白（HBsAg，PreS1Ag 和 PreS2Ag）。②C 区：含有 C 基因和前 C（pre-C）基因，编码内衣壳的 HBcAg 和 HBeAg。③P 区：该区基因最长，编码 DNA 多聚酶，兼具有 DNA 聚合酶和反转录酶活性。④X 区：编码 HBxAg，该蛋白可激活细胞的原癌基因，可能与肝癌的发生有关。

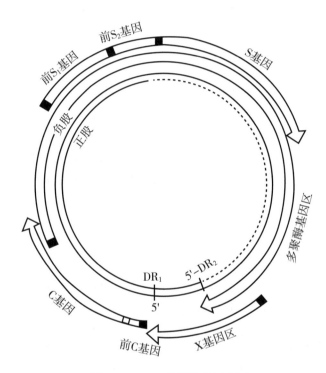

图 22-2　HBV 基因结构示意图

（三）抗原组成

1. 表面抗原（HBsAg）存在于三种颗粒的外衣壳上，为糖蛋白。血清 HBsAg 阳性为 HBV 感染的标志。HBsAg 具有一个共同的抗原决定簇 a 和两组互相排斥的亚型决定簇 d/y 及 w/r，所以 HBsAg 可分为 adw、adr、ayw 和 ayr 四种亚型。我国汉族以 adr 多见，少数民族多为 ayw。因有共同的 a 抗原，故制备疫苗时各亚型间有交叉保护作用。HBsAg 具有抗原性，可刺激引起机体产生特异保护性抗体即抗 -HBs，为中和抗体，可抵抗 HBV 的再感染。因此 HBsAg 是制备疫苗的最主要成分。

在三种颗粒的外衣壳上还有 PreS1 和 PreS2 抗原，其免疫原性比 HBsAg 更强，可刺激机体产生中和性抗体抗 -PreS1 和抗 -PreS2，此类抗体能阻断 HBV 和肝细胞结合而起抗病毒作用。

2. 核心抗原（HBcAg）由 C 基因编码的 HBV 内衣壳蛋白，可在受感染肝细胞核内和细胞膜上表达，是 CTL 识别和攻击的主要靶抗原。由于有外衣壳的包绕，血液中一般不易检测到游离的 HBcAg。其免疫原性较强，可刺激机体产生抗 -HBc。抗 -HBc IgM 出现在感染早期，可作为早期诊断的重要指标，高效价抗 -HBc IgM 提示 HBV 在体内复制增殖。抗 -HBc IgG 产生较晚，可在血清中存在多年，但对机体无保护作用。

3．e 抗原（HBeAg）由前 C 基因编码，整体转录翻译，经酶切后形成，以可溶性蛋白的形式游离于血液中，仅见于 HBsAg 阳性的血清。其消长与病毒颗粒及 DNA 多聚酶基本一致，故可将其视为体内 HBV 复制及血液传染性强的指标之一。HBeAg 可刺激机体产生抗 -HBe，此抗体与肝细胞表面的 HBeAg 结合后，通过激活补体破坏受染的肝细胞，对清除 HBV 具有一定作用。抗 -HBe 通常在 HBeAg 消失之后出现，说明病毒的复制减少或停止，可作为预后良好的征兆。但需注意前 C 基因发生突变的病毒株感染，尽管抗 -HBe 为阳性，但病毒仍可处于复制阶段。

（四）易感动物与抵抗力

黑猩猩对 HBV 易感，接种后可发生与人类相似的急慢性感染，是研究 HBV 最理想的动物模型。目前 HBV 体外细胞分离培养尚未成功。HBV 抵抗力强、耐热、干燥、紫外线和一般化学消毒剂（如 70% 乙醇）。煮沸 100℃ 10min、高压蒸汽、0.5% 过氧乙酸、5% 次氯酸钠、3% 漂白粉和环氧乙烷等可灭活 HBV，消除其传染性。

二、致病性与免疫性

（一）传染源

HBV 的传染源为患者及无症状 HBV 携带者。HBV 可存在于感染者的血液和多种体液（唾液、乳汁、羊水、精液和阴道分泌物）中。

（二）传播途径

1．血源传播　微量带病毒的血液通过破损皮肤和黏膜进入人体即可导致感染。因此，通过输血、注射、手术、拔牙、针刺、污染的医疗器械等引起医源性传播，也可经皮肤黏膜的微小损伤、牙刷、剃须刀等引起感染。

2．母婴传播　母亲体内的 HBV 可经胎盘、产道及哺乳等方式使新生儿受到感染。人群中有 50% 的 HBV 携带者来自母婴传播，HBV 感染具有明显的家庭聚集倾向，尤其是母亲为 HBV 感染者的家庭。

3．性传播及密切接触传播　HBV 感染者的唾液、精液、阴道分泌物等体液中均含有病毒颗粒，因此可通过性接触或生活的密切接触传播。

（三）致病机制

HBV 感染后临床类型多样化，可表现为无症状 HBV 携带者、急性肝炎、慢性肝炎或重症肝炎。其致病机制较复杂，目前认为机体的免疫应答及其与病毒相互作用引起的免疫病理损伤是造成肝损害的主要因素。

1．细胞免疫介导的免疫损伤　HBV 感染后在肝细胞内复制可使肝细胞表面表达 HBsAg、HBeAg、HBcAg，这些抗原可激活 T 细胞攻击病毒感染的肝细胞，其中 CTL 对靶细胞的直接杀伤，是引起肝细胞受损的主要原因。损伤的肝细胞释放的 HBV 则可被中和抗体清除。此外，HBV 感染肝细胞后，使肝细胞特异脂蛋白（liver special protein，LSP）抗原暴露，诱导机体产生自身免疫应答，通过 CTL 的细胞毒作用或 T 细胞释放的淋巴因子直接或间接损伤肝细胞。

2．体液免疫介导的免疫损伤　血清中游离的 HBsAg 和 HBeAg 与相应抗体结合，形成免疫复合物。免疫复合物随血循环沉积于肾小球基底膜、关节滑膜或血管壁等处，激活补体，引发Ⅲ型超敏反应。因此 HBV 感染常同时伴有肾小球肾炎、关节炎等肝外损害。若免疫复合物大量沉积于肝内，引起肝毛细血管栓塞，可导致急性肝坏死，表现为重症肝炎。

3．病毒变异及对免疫功能的抑制　HBV 的前 C 基因变异，使 HBeAg 抗原性改变，可逃避免疫细胞的识别和攻击。另外，HBV 感染可抑制细胞产生 IFN 和 IL-2，并使肝细胞表面的 HLA-I 类分子表达减少，CTL 的杀伤活性减弱。免疫逃逸和免疫抑制可造成 HBV 的持续感染，迁延不愈。

4．病毒引起肝细胞转化　HBV 基因组能与肝细胞染色体的 DNA 整合，整合的 HBV 基因片段含 X 基因，而 X 蛋白可激活细胞内的原癌基因，引起肝细胞转化导致癌变。通过核酸杂交技术发现肝癌细胞中可检出 HBV 的 DNA，流行病学调查也证明 HBsAg 慢性携带者，其原发性肝癌的发病率较高。

（四）免疫性

1. **体液免疫**　有保护作用的中和抗体主要是抗 -HBs、抗 -PreS1 和抗 -PreS2，这些抗体可阻止 HBV 进入正常肝细胞，是清除细胞外游离 HBV 的重要因素。

2. **细胞免疫**　HBV 抗原激活的特异性 CTL 细胞对感染肝细胞的杀伤是机体清除细胞内 HBV 的最主要因素。NK 细胞、巨噬细胞以及一些细胞因子等也参与对靶细胞的杀伤。

综上所述，机体对 HBV 的免疫应答具有双重效应，一方面可清除病毒，另一方面也可造成肝细胞和肝外组织的损伤。因此，免疫应答的强弱与临床类型和疾病转归有密切关系：①若病毒感染所涉及的肝细胞数量不多，免疫应答正常，可表现为急性肝炎，最终病毒被清除而治愈；②若感染的肝细胞数量多而免疫应答过强，迅速引起大量肝细胞坏死，表现为重症肝炎；③若机体免疫功能低下或病毒变异，不能有效地清除病毒感染细胞，使 HBV 不断释放并感染新的细胞，表现为慢性肝炎；④若机体对 HBV 形成免疫耐受（尤其婴幼儿），则可表现为无症状 HBV 携带者。

三、微生物学检查

（一）HBV 抗原抗体的检测

主要检测血清中有无 HBsAg、HBeAg、抗 -HBs、抗 -HBe 及抗 -HBc，常用的检测方法是 ELISA。其结果分析见表 22-1。

表 22-1　HBV 抗原抗体检测结果的临床分析

HBsAg	HBeAg	抗 -HBs	抗 -HBe	抗 -HBcIgM	抗 -HBcIgG	结果分析
+	−	−	−	−	−	HBV 感染或无症状携带者
+	+	−	−	+	−	急（慢）性乙型肝炎（传染性强，俗称"大三阳"）
+	−	−	+	−	+	急性 HBV 感染趋向恢复（俗称"小三阳"）
+	+	−	−	−	−	急（慢）性乙型肝炎或无症状携带者
−	−	+	+	−	+	既往感染恢复期
−	−	−	−	−	+	既往感染
−	−	+	−	−	−	既往感染或接种过疫苗（对 HBV 有免疫力）

HBV 抗原抗体检测主要用于：①诊断乙型肝炎及判断传染性；②判断预后；③筛选献血员，凡 HBsAg、HBeAg、抗 -HBc 任何一项阳性者，均不得作为献血员；④判断疫苗的免疫效果；⑤ HBV 感染的流行病学调查。

（二）HBV DNA 的检测

常用荧光定量 PCR 法检测血清 HBV DNA，HBV DNA 是 HBV 在体内复制和血清有传染性的最可靠指标，故可用于临床诊断和评价药物疗效。

四、防治原则

（一）一般性预防

严格筛选献血员，加强医疗器械的消毒管理，杜绝医源性传播。患者的血液、分泌物和排泄物、食具等均需经消毒处理。提倡使用一次性注射器。

（二）人工主动免疫

接种 HBV 疫苗是预防乙型肝炎最有效的方法。第一代疫苗为血源疫苗，是将 HBV 感染者血液中提取的 HBsAg 经甲醛灭活而成，因安全性问题现已停止使用。目前常用的是第二代基因工程疫苗，是将编码 HBsAg 的基因克隆至酵母菌、牛痘苗病毒或哺乳动物细胞中高效表达后提纯而得。疫苗的接种对象是儿童和未受 HBV 感染的高危人群，如接触血液的医护人员、HBsAg 阳性者的配偶及子女等，我国已将乙肝疫苗列入计划免疫。新生儿接种疫苗免疫 3 次（0、1、6 个月），抗 -HBs 阳性率可达 90% 以上。

（三）人工被动免疫

含高效价抗 -HBs 的人血清免疫球蛋白（HBIg）可用于紧急预防。接触 HBV 后 7 天内注射 HBIg 0.08mg/kg，一个月后重复注射一次，可获得免疫保护作用。HBsAg 阳性母亲所生的新生儿，在出生后 24h 内注射 HBIg，并同时接种乙肝疫苗，可阻断垂直传播。

目前对 HBV 感染尚无特效治疗药物。可使用广谱抗病毒药物和免疫调节剂、护肝药物联合治疗，清热解毒、活血化瘀的中草药对 HBV 感染具有一定疗效。

第三节　丙型肝炎病毒

丙型肝炎病毒（hepatitis C virus，HCV）曾被称为肠道外传播的非甲非乙型肝炎病毒，属于黄病毒科、丙型肝炎病毒属。HCV 主要经血液或血液制品传播，是引起输血后肝炎最主要的病原体。其感染易于慢性化，并可发展为肝硬化或肝癌。

一、生物学特性

HCV 呈球形，有包膜，直径 55 ~ 65 nm，核酸为线状单股正链 RNA。基因组的 5′ 端非编码区序列高度保守，是设计 PCR 引物的首选部位，可用于病毒检测。基因组中的包膜蛋白（E1、E2）基因易发生变异，使包膜蛋白抗原性改变而逃避免疫识别与清除，是 HBV 感染易于慢性化的主要原因，也给疫苗的研制带来困难。根据 HCV 基因序列的同源性，可将其分为 6 个基因型、11 个亚型，我国以 1b、2a、2b 亚型感染多见。

HCV 体外培养困难，目前尚无理想的细胞培养方法，可感染黑猩猩并在体内连续传代，是常用的动物模型。HCV 对乙醚、氯仿、甲醛等有机溶剂敏感，加热 100℃ 5 min、紫外线照射均可使之灭活。

二、致病性与免疫性

HCV 的传染源主要是患者和慢性 HCV 携带者，主要经血液或血液制品传播，故丙型肝炎又有输血后肝炎之称，也可经微小创伤、性接触、家庭密切接触及母婴传播。人群普遍易感，同性恋者、静脉吸毒者和血液透析患者为高危人群。感染后病情轻重不一，可表现为急性肝炎、慢性肝炎或病毒携带者。其临床特点有：① HCV 携带者较 HBV 更多见；②慢性化程度高，40% ~ 50% 的丙型肝炎可转为慢性，其中约 20% 可发展为肝硬化或肝癌，我国肝癌患者血中约 10% 存在抗 -HCV，癌组织中约有 10% 可检测到 HCV RNA；③因 HCV 易发生变异，因此感染后不能诱导有效的保护性免疫。

目前认为，HCV 的致病机制是：①病毒侵入肝细胞，在肝细胞内复制，直接损伤肝细胞；②免疫病理损伤，特异性 CTL 直接杀伤病毒感染的肝细胞或诱导细胞凋亡。

三、微生物学检查

用 ELISA 或 RIA 法检测血清抗 -HCV，可快速筛选献血员和诊断丙型肝炎。抗 -HCV 为非保护性抗体，阳性表示被 HCV 感染，不可献血。抗 -HCV IgM 阳性，常见于急性感染和慢性感染活动期；抗 -HCV IgG 阳性，多见于慢性丙型肝炎或恢复期。此外，检测血清 HCV RNA 也是诊断 HCV 感染的可靠方法。

四、防治原则

预防丙型肝炎的主要措施是严格筛选献血员和加强血液制品的管理。目前 HCV 疫苗仍处于研究阶段。对丙型肝炎的治疗目前尚缺乏特效药物，可使用改善肝功能的药物、IFN-α 和利巴韦林联合治疗。

第四节　丁型肝炎病毒

1977 年意大利学者 Rizzetto 用免疫荧光法在乙型肝炎患者的肝细胞核内发现一种新的病毒抗原，并称为 δ 因子。后经实验证实它是一种缺陷病毒，必须在 HBV 或其他嗜肝 DNA 病毒的辅助下才能复制，1983 年将其正式命名为丁型肝炎病毒（hepatitis D virus，HDV）。

HDV 呈球形，直径 35 ~ 37nm，有包膜，包膜蛋白是由 HBV 编码产生的 HBsAg，核心由单股负链 RNA 和与之结合的丁型肝炎病毒抗原（HDAg）组成。敏感动物为黑猩猩、土拨鼠和北京鸭等。HDV 的抵抗力、灭活方法与 HBV 相似，只有一个血清型。

HDV 主要经输血或血液制品传播，也可经密切接触或母婴传播。其感染类型有：①联合感染，指从未感染过 HBV 的正常人同时感染 HDV 和 HBV；②重叠感染，指已受 HBV 感染的乙型肝炎患者或无症状携带者再感染 HDV。两类感染均可导致感染症状加重或病情恶化，病死率高，故重症肝炎患者需注意是否存在 HBV 和 HDV 的联合感染或重叠感染。HDV 感染可刺激机体产生特异性 IgM 和 IgG 型抗体，但抗体不具有中和作用，不能清除病毒。

HDV 感染的早期诊断常用 ELISA 法检测血清中 HDAg，但 HDAg 在血清中的存在时间短，平均仅 21 天，因此标本采集时间很重要。此外，可检测抗 -HDVIgM 和抗 -HDVIgG，抗 -HDVIgM 有助于早期诊断，若抗 -HDV 持续高效价提示慢性 HDV 感染。

因 HDV 的传播途径与 HBV 相同，并需在 HBV 的辅助下才可复制，故其防治原则与乙型肝炎相似，目前尚无特异性疫苗。

第五节　戊型肝炎病毒

戊型肝炎病毒（hepatitis E virus，HEV）引起的戊型肝炎曾被称为肠道传播的非甲非乙型肝炎，1989 年美国学者 Reyes 等成功克隆出 HEV 基因组，将其正式命名为戊型肝炎病毒。1986 年在我国新疆南部发生戊型肝炎爆发流行，约 12 万人发病，700 余人死亡，是迄今为止世界上最大规模的一次流行。其临床和流行病学特点与 HAV 相似。

一、生物学特性

HEV 呈球形，直径 32 ～ 34 nm，无包膜，衣壳表面有突起和锯齿状缺刻，形如杯状，核心为单股正链 RNA。目前尚不能在体外组织培养，但黑猩猩、食蟹猴、恒河猴、非洲绿猴等对 HEV 敏感，可用于分离病毒。HEV 性质不稳定，对高盐、氯化铯、三氯甲烷等敏感，在 4℃ 以上易被破坏，煮沸可将其灭活。

二、致病性与免疫性

HEV 的传染源为患者和亚临床感染者，经粪 - 口途径传播。患者在潜伏期末期至急性期早期粪便大量排毒，传染性强，病毒污染食物、水源引起散发或暴发流行。HEV 通过直接损伤和免疫病理损伤导致肝细胞炎症、坏死，感染后表现为临床型或亚临床型，成人以临床型多见。戊型肝炎的潜伏期为 10 ～ 60 天，临床表现与甲型肝炎相似，多为急性黄疸型肝炎和急性无黄疸型肝炎，多见于青壮年，病程 4 ～ 6 周，常为自限性，预后良好，不转为慢性。少数可发展成重症肝炎，病死率高。孕妇感染后通常病情较重，尤其在怀孕 6 ～ 9 个月发生感染病死率达 10% ～ 20%。

HEV 感染后可产生抗 -HEV，具有免疫保护作用。但多数患者体内的抗体在 5 ～ 6 个月后逐渐消失，故虽然儿童期感染过 HEV，至青壮年后仍可再次感染发病。

三、微生物学检查

目前，临床诊断常用 ELISA 检测体内 HEV 的 IgM 或 IgG 类抗体，其中抗 -HEV IgM 出现早，消失快，有助于早期诊断，IgG 类抗体则为既往感染的指标。此外，还可用 RT-PCR 法检测患者粪便或胆汁中的 HEV RNA，或用免疫电镜查粪便中的 HEV 颗粒。

四、防治原则

HEV 主要经消化道传播，故本病的预防主要是以切断传播途径为主的综合性预防措施，包括保证用水安全、防止水源被粪便污染，加强食品卫生管理和宣传教育，注意个人卫生和饮食卫生等。目前尚无有效疫苗和特效治疗药物。

第六节　肝炎相关病毒

一、庚型肝炎病毒

庚型肝炎病毒（hepatitis G virus，HGV）属黄病毒科，为单股正链 RNA 病毒，其基因组与 HCV 有 26% 的同源性。HGV 基因仅含一个可译框架，可编码一条多聚蛋白前体，经水解后形成核心蛋白（C 蛋白）、包膜蛋白（E1 和 E2）和功能蛋白。其中包膜蛋白 E2 刺激机体产生的抗体与 HGV RNA 的转阴相关，可作为 HGV 感染恢复的指标。

HGV 主要经输血或血制品传播，也可经母婴传播和医源性传播。HGV 的致病机制目前尚不清楚，单纯的 HGV 感染临床症状不明显，与 HBV 或 HCV 重叠感染时也不加重肝细胞的损伤，因此其与输血后肝炎的相关性还有待研究。

目前，主要是通过 RT-PCR 法检测血清中 HGV 核酸诊断 HGV 感染，检测 E2 抗体可进行流行病学调查。

二、细环病毒

细环病毒是 1997 年在日本从一例不明原因的输血后肝炎患者血清中发现的，2005 年国际病毒分类委员会将其正式命名为细环病毒（torque teno virus，TTV）。TTV 为无包膜的单股负链环状 DNA 病毒，呈球形，直径为 30 ～ 50nm。TTV 经多途径传播，包括血液传播、粪-口传播、唾液、精液、乳汁等途径传播，其致病性尚不明确。目前实验室诊断主要采用 PCR 检测患者血液中的 TTV DNA。

本章小结

肝炎病毒是一类主要侵犯肝细胞并引起病毒性肝炎的病原体，常见的有甲型、乙型、丙型、丁型、戊型肝炎病毒。

1．甲型和戊型肝炎病毒　均为球形、无包膜的 RNA 病毒，主要通过粪-口途径传播，引起急性肝炎，不转为慢性。戊型肝炎比甲型肝炎病情重，部分可发展成重症肝炎，病死率较高。甲型肝炎可用疫苗进行特异性预防，戊型肝炎病毒目前尚无疫苗。

2．乙型肝炎病毒　为具有双层衣壳的 DNA 病毒，由三种颗粒构成，其中 Dane 颗粒是有感染性的完整 HBV 颗粒。其传播途径包括血液传播、母婴传播和性传播，感染后临床表现多样化，部分慢性肝炎可发展为肝硬化或肝癌。接种乙肝疫苗是有效的预防措施。

3．丙型肝炎病毒　为球形、有包膜的 RNA 病毒。主要经血液传播，其致病特点与 HBV 相似，但慢性化程度更高。目前尚无疫苗预防。

4．丁型肝炎病毒　是一种缺陷病毒，必须在 HBV 辅助下才能复制，故其传播途径、致病性与 HBV 相似。

其他与肝炎相关的病毒还有庚型肝炎病毒和 TTV。

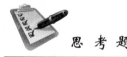
思 考 题

1．经血液传播、消化道传播的肝炎病毒各有哪些？怎样预防？
2．简述乙型肝炎病毒的致病机制。
3．列出 HBV 的抗原抗体组成，其检出的临床意义是什么？

（乜国雯）

第二十三章　反转录病毒

反转录病毒（retroviridae）是一组含有反转录酶的 RNA 病毒，病毒体呈球形、有包膜，有独特的反转录过程。根据致病作用分为 2 个亚科、7 个病毒属。其中正反转录病毒亚科包括 α、β、γ、δ、ε 反转录病毒属和慢病毒属，泡沫病毒亚科只有泡沫病毒属。对人类致病的主要有慢病毒属中的人类免疫缺陷病毒（human immunodeficiency virus，HIV）和 δ 反转录病毒属中的人类嗜 T 细胞病毒（human T-lymphotropic viruses，HTLV）。

第一节　人类免疫缺陷病毒

案例 23-1

患者，男性，40 岁，以"肺炎"收住入院，对症治疗后好转出院。一个月后又因"感冒引起肺炎"而入院。查体：体温 38.5℃，乏力，伴有腹泻。半个月后发现全身淋巴结肿大，背部出现 Kaposi 肉瘤，体重减轻。实验室检查：CD_4^+T 细胞减少，CD_4^+/CD_8^+ 为 0.5。6 个月后患者死亡。病史记载患者于 5 年前被派往非洲工作，有不洁性行为史。

问题与思考：
1. 根据上述症状、体征和病史可初步诊断为何种疾病？为明确诊断还需做哪些实验室检查？
2. 该疾病的病原体是什么？怎样传播？
3. 简述该疾病的发病机制，患者为何反复出现肺炎？

人类免疫缺陷病毒是引起获得性免疫缺陷综合征（acquired immunodeficiency syndrome，AIDS）即艾滋病的病原体。艾滋病以潜伏期长、传播速度快、病情凶险和高度致死性为主要特征，已成为全球面临的严重公共卫生问题。中国自 1985 年发现首例艾滋病患者以来，HIV 感染人数逐年增长，虽然防治工作取得了明显成效，但疫情仍比较严重。目前 HIV 在我国的传播途径以性传播为主，特别是男男同性恋传播比例上升，局部地区和特定人群疫情严重，且前期感染者陆续进入发病期，死亡人数增加。

一、生物学特性

（一）形态与结构

病毒体呈球形，直径 100 ~ 120 nm，核衣壳呈圆柱形，内含两条单股正链 RNA、反转录酶、整合酶、蛋白酶及包裹其外的核衣壳蛋白（P7）、衣壳蛋白（P24）。衣壳外为包膜，嵌有刺突糖蛋白 gp120 和跨膜蛋白 gp41。包膜内有 P17 组成的内膜（图 23-1）。gp120 是病毒体与宿主细胞表面 CD4 结合的位点，也是中和抗体和 T 细胞结合的位点。gp41 可介导病毒包膜与宿主细胞膜融合。gp120、gp41 均具有免疫原性，刺激机体产生抗体，但 gp120 易发生变异，有利于病毒逃避免疫应答，也给疫苗的研制工作带来很大困难。

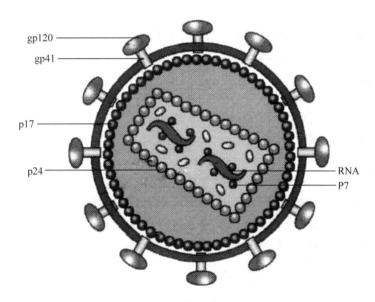

图 23-1　HIV 结构示意图

（二）基因组结构

HIV 基因组为两条相同的单正链 RNA 形成的二聚体，全长约 9.2kb。基因组中含 *gag*、*pol* 和 *env* 3 个结构基因和 6 个调节基因。其中 *gag* 基因编码病毒的衣壳蛋白；*pol* 编码反转录酶、蛋白酶和整合酶，与病毒的复制有关；*env* 基因编码包膜糖蛋白刺突和跨膜蛋白。

（三）病毒的复制

CD4 分子是 HIV 的主要受体，趋化因子受体 CCR5 和 CXCR4 等为其辅助受体。病毒的 gp120 与靶细胞膜表面的 CD4 分子结合，在辅助受体的协同下，病毒包膜与宿主细胞膜发生融合，核衣壳进入细胞并脱去衣壳，释放基因组 RNA。病毒 RNA 在反转录酶作用下，生成负链 DNA，从而形成 RNA ：DNA 中间体，其中的 RNA 被 RNA 酶 H 水解后，再以负链 DNA 为模板合成互补正链 DNA，形成双链 DNA。在整合酶的作用下，病毒的双链 DNA 与细胞染色体整合，成为前病毒并长期潜伏。当前病毒被激活后，即可转录形成 RNA，其中一部分作为子代 RNA，另一部分成为 mRNA，翻译成病毒蛋白，最终装配为成熟的病毒颗粒，以出芽方式释放到细胞外。

（四）培养特性

HIV 感染的宿主范围和细胞范围较窄。在体外仅感染表面有 CD4 受体的 T 细胞和巨噬细胞。实验室常用新鲜分离的正常人 T 细胞或患者自身分离的 T 细胞培养病毒。黑猩猩和恒河猴可作为 HIV 感染的动物模型。

（五）抵抗力

HIV 对理化因素的抵抗力较弱。56℃ 加热 30min 可被灭活，但在室温下可保存活力达 7 天。用 0.5% 次氯酸钠、5% 甲醛、70% 乙醇、2% 戊二醛、0.5% 来苏或 0.5% 过氧乙酸等处理 10～30min，对病毒均有灭活作用。但在冷冻保存的血液制品中，需 68℃ 加热 72h 才能灭活病毒。HIV 对紫外线不敏感。

二、致病性与免疫性

（一）致病性

1. 传染源　AIDS 的传染源是 HIV 携带者或 AIDS 患者。从患者的血液、精液、阴道分泌物、唾液、乳汁等体液标本中均可检测到病毒。

2. 传播途径

（1）性传播：同性或异性间性接触是 HIV 的主要传播方式，艾滋病是威胁人类生命健康最重要的性传播疾病（sexually transmitted disease，STD）之一。

（2）血液传播：通过输入带有 HIV 的血液或血制品、器官移植、人工授精、共用被 HIV 污染的注射器和针头等方式传播。因此，静脉吸毒者是 HIV 感染的高危人群。

（3）垂直传播：包括经胎盘、产道或哺乳等方式传播，其中以胎盘感染方式最多见。若不采取阻断措施，母婴传播的概率为 15%～45%，HIV 感染的母亲接受抗病毒治疗可显著降低传播概率。

3. 致病机制　HIV 选择性地侵犯 $CD4^+T$ 淋巴细胞、单核 - 巨噬细胞、树突细胞等，其中 $CD4^+T$ 淋巴细胞是 HIV 攻击的主要靶细胞。HIV 损伤 $CD4^+T$ 细胞的机制主要有：① HIV 可诱导 $CD4^+T$ 细胞融合、干扰细胞的生物合成、促进细胞凋亡；②通过特异性 T_C 的杀伤作用或 ADCC 作用破坏受染 T 细胞；③ HIV 可侵犯胸腺细胞、骨髓造血干细胞，使 $CD4^+T$ 细胞生成减少；④引起 $CD4^+T$ 细胞功能受损。因此，HIV 感染最终导致 $CD4^+T$ 数量显著减少和功能低下，继发严重免疫缺陷综合征。

单核 - 巨噬细胞因表达少量 CD4 分子，并具有辅助受体 CCR5，故也可受到 HIV 感染。但与 $CD4^+T$ 细胞不同的是，单核 - 巨噬细胞可以抵抗 HIV 的溶细胞作用，一旦感染，病毒可在细胞内长期潜伏和增殖，并随之播散至全身。感染的巨噬细胞丧失免疫功能，并成为 HIV 潜伏感染的主要原因。

4. 临床表现　人体感染 HIV 后，可经历 3～5 年甚至更长的潜伏期才发病。临床将 HIV 的感染过程分为 4 个时期。

（1）原发感染急性期：HIV 在靶细胞内大量复制，形成病毒血症，并广泛播散。在感染后 2～4 周，患者出现发热、咽炎、皮疹等症状，持续 2～3 周后症状自行消退，但病毒血症可持续 8～12 周。此后进入无症状潜伏期。

（2）无症状潜伏期：持续 6 个月～10 年或更长。感染者可没有任何临床症状，或出现轻微症状，有无痛性淋巴结肿大。此期血中病毒量明显下降，HIV 感染细胞在淋巴结持续存在，并进行大量增殖，并不断有少量病毒释放入血，患者的血液及体液均具有传染性，但由于病毒滴度低，需用敏感的方法才能查出病毒。血清中可检出 HIV 抗体。

（3）AIDS 相关综合征：当机体受到各种因素的影响，潜伏的病毒被激活再次大量增殖，导致免疫损伤，引起 AIDS 相关综合征。患者表现有持续发热、盗汗、全身倦怠、体重下降、皮疹及慢性腹泻等症状，并有持续性全身淋巴结肿大，症状逐渐加重。

（4）典型 AIDS 期：此期因严重免疫缺陷而出现各种机会感染和恶性肿瘤，主要有：①机会感染：一些病毒（如巨细胞病毒、疱疹病毒）、细菌（如结核分枝杆菌、李斯特菌）、真菌（如白假丝酵母菌、卡氏肺孢子菌）、原虫（如隐孢子虫、弓形虫）等可造成致死性感染；②恶性肿瘤：常见的有 Kaposi 肉瘤、恶性淋巴瘤等；③全身症状加重，并可出现神经系统症状，如头痛、癫痫、进行性痴呆等。未经治疗患者，通常在临床症状出现后 2 年内死亡。

（二）免疫性

HIV 感染可诱导机体产生细胞免疫和体液免疫应答，抗病毒以细胞免疫为主，但不能彻底清除体内的病毒。因此，HIV 仍能在体内持续地复制，构成长期的慢性感染状态。

三、微生物学检查

（一）检测抗体

HIV 感染初筛试验常用 ELISA 检测 HIV 抗体，阳性者必须进行确证试验。确证试验常用免疫印迹试验，可同时检测血清中的衣壳蛋白 P24 抗体、包膜糖蛋白 gp41 和 gp120 抗体，阳性者可确诊为 HIV 感染。大多数人在感染 6 ~ 12 周内可检出 HIV 抗体，6 个月后几乎所有感染者均为抗体阳性。

（二）检测病毒核酸

目前常用 RT-PCR 定量检测血浆中的 HIV RNA 拷贝数，具有快速、高效、敏感和特异等优点，对检测 HIV 感染者的病情发展及药物治疗效果有一定的价值，并可用于诊断抗体阳性前的急性感染。

（三）检测病毒抗原

常用 ELISA 法检测血浆中 HIV 的 P24 抗原。此抗原在感染早期即可出现，可用于早期诊断。当抗体产生后，P24 抗原常转为阴性，但在疾病后期又可再次出现，提示预后不良。

（四）病毒分离

从患者体内直接分离出 HIV 是确诊感染的最直接证据。常用共培养法，将正常人外周血单核细胞经 PHA 刺激后，与患者血单核细胞做混合培养，检测 HIV 的增殖指标。但病毒分离时间较长，并要求较高的实验条件，故一般不用于临床诊断。

四、防治原则

目前 AIDS 既无特效治疗药物，也没有疫苗可用于特异性预防，其预防主要采取综合性措施，包括：①开展广泛宣传教育，普及预防知识，认识艾滋病的传播方式及其危害性，杜绝吸毒，洁身自好，提倡安全性行为；②建立 HIV 感染的监测系统，及时掌握该疾病的流行动态；③加强血液、血液制品和器官移植前检查，确保其安全性，禁止共用注射器、注射针、牙刷和剃须刀等；④ HIV 抗体阳性的女性应避免怀孕和避免母乳喂养婴儿。

目前对 AIDS 的治疗常用多种抗 HIV 药物的联合方案，即两种 HIV 反转录酶抑制剂和一种 HIV 蛋白酶抑制剂，称为高效抗反转录病毒治疗（俗称"鸡尾酒疗法"），可有效抑制病毒复制，控制病情发展，并降低传播风险，但不能治愈。HIV 的疫苗研制较为困难，其原因包括：HIV 的高度变异性、融合细胞与潜伏感染限制了抗体的作用、免疫应答受到抑制、缺乏适宜的动物模型等。

第二节　人类嗜 T 细胞病毒

人类嗜 T 细胞病毒（HTLV）是 1978 年美国和日本学者从人类淋巴细胞白血病细胞分离出的一种新病毒，证明与 T 淋巴细胞白血病有关而命名的。HTLV 分为人类嗜 T 细胞病毒 I 型（HTLV- I）和人类嗜 T 细胞病毒 II 型（HTLV- II）。

HTLV- I 和 HTLV- II 在电镜下呈球形，病毒颗粒直径 100～120 nm。病毒包膜表面有糖蛋白刺突 gp120，能与靶细胞表面 CD4 分子结合，衣壳含有 P24、P19 和 P15 三种蛋白。病毒核心为 RNA 及反转录酶。

HTLV- I 型是成人 T 细胞白血病（adult T cell leukemia，ATL）的病原体，通过输血、共用注射器、性接触等方式水平传播；也可通过胎盘、产道和哺乳等途径垂直传播，除引起成人 T 细胞白血病，也能引起热带下肢痉挛性瘫痪、慢性进行性脊髓病和 B 细胞淋巴瘤等。HTLV- II 型则引起毛细胞白血病。

机体被 HTLV- I 感染后，血清中可出现 HTLV- I 抗体。如 P24、P21 和 P46 抗体等，但抗体出现后，病毒抗原量减少，影响细胞免疫清除感染的靶细胞。检测 HTLV 特异性抗体是 HTLV 感染实验室诊断的主要方法。目前对 HTLV 感染尚无特效的防治措施，可以采用 IFN-α 和反转录酶抑制剂等药物进行治疗。

本章小结

逆转录病毒是一组含有逆转录酶的 RNA 病毒，呈球形，有包膜，表面有刺突，病毒核酸能与宿主细胞 DNA 整合。

人类免疫缺陷病毒是引起获得性免疫缺陷综合征的病原体，经性接触、血液及母 - 婴垂直传播，HIV 主要侵犯 CD4$^+$T 细胞，造成免疫功能缺陷。主要表现为各种机会感染和恶性肿瘤。

人类嗜 T 细胞病毒包括 HTLV- I 型和 II 型，前者引起成人 T 细胞白血病、热带下肢痉挛瘫痪、慢性进行性脊髓病和 B 细胞淋巴瘤等疾病，后者引起毛细胞白血病。

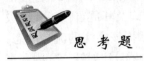

思考题

1. 简述人类免疫缺陷病毒的传染源、传播途径和致病机制。
2. HIV 感染的临床表现有哪些？怎样预防 AIDS？

（乜国雯）

第二十四章　虫媒病毒与出血热病毒

学习目标

通过本章内容的学习，学生应能：
1. 掌握：流行性乙型脑炎病毒、汉坦病毒的致病性及防治原则。
2. 熟悉：虫媒病毒和出血热病毒的种类和共同特点；登革病毒的致病性；常见虫媒病毒和出血热病毒的主要生物学性状。
3. 了解：虫媒病毒和出血热病毒的致病机制和微生物学检查法。

第一节　虫媒病毒

虫媒病毒（arbovirus）是指以吸血节肢动物为传播媒介、在动物与人之间传播的病毒。虫媒病毒种类多，分属于不同的科属，对人致病的有 150 多种。目前我国流行的虫媒病毒主要有流行性乙型脑炎病毒、登革病毒和森林脑炎病毒。

虫媒病毒的共同特点有：①球形，有包膜，核酸为单正链 RNA；②以节肢动物为传播媒介和储存宿主，所致疾病有明显的季节性和地方性，多为自然疫源性疾病；③致病力强，所致疾病潜伏期短、发病急、呈多样性的临床表现，主要包括脑炎、脑脊髓炎及发热性疾病等。

一、流行性乙型脑炎病毒

流行性乙型脑炎病毒（epidemic type B encephalitis virus）简称乙脑病毒，属于黄病毒科黄病毒属，1935 年首次在日本的脑炎患者脑组织中分离获得，曾命名为日本脑炎病毒（Japanese encephalitis virus，JEV）。该病毒主要侵犯中枢神经系统，引起流行性乙型脑炎（乙脑），临床症状轻重不一，病情严重者死亡率高，幸存者常留下神经系统后遗症。我国除新疆、西藏、青海外，全国各地均有病例发生，是危害严重的一种虫媒病毒，随着疫苗的推广普及，其发病率显著下降。

（一）生物学特性

乙脑病毒呈球形，直径 45 ~ 50nm，核酸为单股正链 RNA，有包膜，包膜上有血凝素刺突（E 蛋白），能凝集鹅、鸽及雏鸡的红细胞，加入特异性抗体可抑制此血凝现象。最易感动物为乳鼠，脑内接种 3 ~ 5 天后发病死亡；最敏感细胞为白纹伊蚊 C6/36 细胞，引起明显的细胞病变。乙脑病毒抗原性稳定，只有一个血清型。抵抗力弱，对酸、脂溶剂、苯酚、来苏等敏感，不耐热，加热 56℃ 30min、100℃ 2min 即可灭活。

（二）流行病学特点

1. 传染源　乙脑病毒的传染源是携带病毒的家畜及家禽，尤其是新生的幼猪，因幼猪缺乏特异性免疫力，具有高感染率和高滴度的病毒血症。动物感染乙脑病毒后不出现明显的症状，但有持续数天的病毒血症，可成为更多蚊虫感染病毒的传染源。人感染后病毒血症持续时间短、病毒滴度低，故不是主要的传染源。

2. 传播媒介　乙脑病毒的主要传播媒介是三带喙库蚊和白纹伊蚊。另外，蠛蠓可能是另一种重要的媒介昆虫。蚊感染后，病毒首先在其肠上皮细胞中复制，然后侵入血液并到达唾液腺，此时叮咬动物则致其感染，形成蚊-动物-蚊的循环，若叮咬易感人群则可引起人体感染。蚊可携带乙脑病毒越冬并经卵传代，因此蚊不仅是乙脑的传播媒介，也是其重要的储存宿主。

3. 流行特征　乙脑的流行有明显的季节性，主要是夏、秋季，6～9月为高峰期。易感者主要是10岁以下儿童，尤以2～9岁年龄组发病为多。

（三）致病性与免疫性

人群对乙脑病毒普遍易感，但多表现为隐性感染，只有少数病例发生典型的流行性乙型脑炎，出现中枢神经系统症状。

乙脑病毒侵入人体首先在皮肤毛细血管内皮细胞及局部淋巴结等处增殖，随后少量病毒释放入血引起第一次病毒血症。病毒随血流扩散至肝、脾等处的单核吞噬细胞内继续增殖后，大量病毒再次入血形成第二次病毒血症，引起发热、寒战及全身不适等症状。此时，大多数感染者病情不再继续发展，表现为顿挫感染，数日后可自愈。少数免疫力低下者，病毒可穿过血脑屏障进入脑组织中增殖，引起脑实质及脑膜炎症。临床上，患者可表现出轻型、普通型、重型及极重型感染，轻型和普通型的患者多可顺利恢复，重型和极重型患者出现高热及惊厥、昏睡、抽搐、头痛、呕吐、颈项强直、脑膜刺激征等严重的中枢神经系统症状和体征，并可进一步发展为昏迷、中枢性呼吸衰竭等。若治疗不及时，死亡率可高达10%～30%。有少数患者恢复后可留下神经系统后遗症，表现为痴呆、失语、瘫痪等。

病后免疫力牢固，可维持数年至终生，隐性感染也可产生特异性免疫。以体液免疫为主，机体可产生中和抗体，此外细胞免疫和完整的血脑屏障也起重要作用。

（四）微生物学检查

1. 病毒学检查　取患者的脑脊液或尸检脑组织接种于白纹伊蚊细胞或小鼠脑内，可分离出乙脑病毒。病毒分离后可用血凝试验或免疫荧光法鉴定。

2. 病毒抗原检测　用免疫荧光或 ELISA 等方法检测患者血液或脑脊液中的乙脑病毒抗原，阳性结果有早期诊断意义。

3. 血清学检查　用血凝抑制试验、中和试验、ELISA 法等方法检测患者急性期和恢复期双份血清的抗体效价，后者增高4倍及以上有诊断意义。

4. 病毒核酸检测　用 RT-PCR 法检测病毒核酸具有较好的特异性和敏感性，在感染早期抗体尚未出现时即可检出，可用于早期快速诊断。

（五）防治原则

目前尚无有效的治疗方法。预防乙型脑炎的关键措施是防蚊灭蚊、疫苗接种和动物宿主的有效管理。目前使用的疫苗为乙脑病毒灭活疫苗，接种对象主要是6个月～10岁儿童。因幼猪是最重要的传染源和中间宿主，故给幼猪接种疫苗，可有效减少感染，从而降低人群乙脑发病率。

二、登革病毒

登革病毒（dengue virus）是登革热和登革出血热的病原体，在东南亚、西太平洋、中南美洲等热带和亚热带地区流行较严重。自1978年以来，在我国广东、海南、福建、台湾、广西等地区时有流行。

在自然界中，人和灵长类动物是登革病毒的主要储存宿主，动物感染后常无明显症状，但有病毒血症。在人类居住区，患者和隐性感染者是主要传染源，经伊蚊叮咬而传播。病毒感染人体后首先在毛细血管内皮细胞和单核细胞中增殖，然后经血流扩散，引起发热、肌肉和关节酸痛、淋巴结肿胀及皮肤出血、休克等。临床上分为普通型登革热、登革出血热或登革休克综合征。前者病情较轻，为自限性疾病，出现发热。头痛、全身肌肉和关节酸痛、淋巴结肿大及皮疹等典型症状。后者病情较严重，初期有典型登革热症状，随后病情迅速发展，出现严重出血，表现为皮肤大片的紫癜及瘀斑、消化道出血等，并进一步发展为出血性休克，死亡率高。发病严重程度和发病机制可能与初次感染后产生的抗体和再次感染病毒所致的免疫病理反应密切相关。感染病毒的单核细胞和活化的T细胞释放的炎性细胞因子，以及血循环中的免疫复合物激活补体，可使血小板减少、血管通透性增高，从而引起出血和休克等严重症状。目前尚无有效的疫苗用于特异性预防，亦无特效治疗方法。预防措施主要是防蚊、灭蚊，改善环境卫生以减少蚊虫滋生。

三、森林脑炎病毒

森林脑炎病毒（forest encephalitis virus）或称蜱传脑炎病毒，引起的森林脑炎是一种中枢神经系统的急性传染病，属于自然疫源性疾病。森林脑炎呈世界性分布，我国东北和西北林区有流行。

多种野生动物可作为森林脑炎的传染源，蜱是主要传播媒介，该病主要发生在春夏季，高发人群以林区人群、野外工作者等为主。病毒经蜱叮咬进入人体，也可因饮用受染动物的乳汁而感染。人感染病毒后，起病急，突然出现高热、头痛、恶心和呕吐，进而发展为昏睡、肢体弛缓型麻痹等症状，死亡率可高达30%。痊愈的部分患者会留有后遗症。感染后可获得持久免疫力。

目前，森林脑炎尚无特效治疗方法。预防以灭蜱、防蜱为重点，对易感人群可接种森林脑炎病毒灭活疫苗进行特异性预防。

第二节　出血热病毒

出血热病毒是指由啮齿动物或节肢动物等传播、引起以出血和发热为主要临床症状的一类病毒。种类较多，分属不同的科属，导致的疾病属自然疫源性疾病。在我国已发现的有汉坦病毒、新疆出血热病毒。

一、汉坦病毒

汉坦病毒（hantavirus）引起肾综合征出血热（又名流行性出血热）和汉坦病毒肺综合征。1978年首先在韩国汉坦河附近流行性出血热疫区的黑线姬鼠体内分离到，故名汉坦病毒。肾综合征出血热在我国流行范围较广，主要集中在东北三省、长江中下游和黄河下游地区。

（一）生物学特性

汉坦病毒具多形性，多呈球形或卵圆形，平均直径120nm，有包膜。核酸为分节段的单股负链RNA，由长、中、短三个片段组成，分别编码相应的功能蛋白和结构蛋白。包膜表面有G1和G2两种糖蛋白刺突，具血凝素活性，能凝集鹅红细胞，可刺激机体产生中和抗体。易感动物有黑线姬鼠、长爪沙鼠、大鼠和小鼠等，能在人胚肺细胞、非洲绿猴肾细胞中增殖，但细胞病变效应不明显。不同地区不同宿主分离的病毒，其抗原成分差异很大。用血清学试验可将与人类疾病有关的汉坦病毒分6个血清型，我国流行的是Ⅰ型和Ⅱ型。

汉坦病毒抵抗力不强，对紫外线、脂溶剂、酸及热等较敏感，56～60℃ 1h可被灭活，室温下较稳定，可长时间维持感染性。

（二）流行环节

汉坦病毒感染有明显的季节性和地域性，这与宿主啮齿类动物的分布和活动有关。我国汉坦病毒的传染源主要是黑线姬鼠和褐家鼠。病毒随动物的唾液、尿、呼吸道分泌物及粪便排出体外，污染周围环境，人或动物经呼吸道、消化道或直接接触等方式被感染。

（三）致病性与免疫性

汉坦病毒可感染多种组织细胞，对上皮细胞和血管内细胞极易感。肾综合征出血热的潜伏期1～2周，起病急，出现高热、出血和肾损害等症状，典型的临床经过可分为发热期、低血压期、少尿期、多尿期和恢复期。目前认为肾综合征出血热的致病机制与病毒的直接损伤作用和免疫病理损害有关。

汉坦病毒感染后，机体可产生特异性 IgM、IgG，其中 IgG 可维持多年，故患者病后可获得对同型病毒的持久免疫力。

（四）微生物学检查

1. 病毒分离与抗原检测　待检标本接种 Vero 细胞或 A549 细胞（人肺癌细胞）等进行分离培养，并可用免疫荧光法检查病毒抗原。也可用易感动物分离培养。

2. 血清学检查　常用 ELISA、血凝抑制法等方法，检测患者血清中病毒特异抗体，如单份血清 IgM 阳性或双份血清 IgG 抗体效价升高 4 倍及以上者，均有诊断意义。

3. 病毒核酸检测　用 RT-PCR 技术检测标本中病毒核酸片段，可对汉坦病毒进行型别鉴定。

（五）防治原则

做好防鼠灭鼠、加强环境卫生管理、注意个人防护等。对疫区进行疫情监测和调查，疑似病例要早诊断、早隔离、早期治疗、就地治疗。易感者可接种灭活疫苗。利巴韦林治疗有一定疗效。

二、新疆出血热病毒

新疆出血热病毒（Xinjiang hemorrhagic fever virus，XHFV）是新疆出血热的病原体，属于布尼亚病毒科的内罗病毒属（Nairo virus）。因其最先从我国新疆塔里木盆地出血热患者的血液和当地捕捉的硬蜱中分离到而得名。

（一）生物学特性

病毒呈球形或椭圆形，有包膜，基因组为单股负链 RNA，其结构、培养特性和抵抗力与汉坦病毒相似，但抗原性不同。小白鼠乳鼠对此病毒高度易感，可用于病毒分离和传代。

（二）致病性与免疫性

新疆出血热是一种自然疫源性疾病，有严格的地域性和明显的季节性，主要分布于有硬蜱活动的荒漠牧场，每年 4～5 月为流行高峰，与蜱在自然界的消长情况及牧区活动的繁忙季节相符合。野生啮齿类动物及家畜等是该病毒的自然宿主和传染源。硬蜱是传播媒介和储存宿主。人被带病毒的蜱叮咬或通过皮肤伤口感染。潜伏期约 1 周，起病急，主要表现为发热和出血，无肾损害。病后免疫力持久。

（三）防治原则

预防主要是切断传播途径，如防蜱叮咬，进入疫区的人员要加强防护等。我国研制的灭活乳鼠脑疫苗有预防效果。

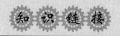

埃博拉病毒

埃博拉病毒（Ebola hemorrhagic fever，EBHF）是单股负链 RNA 病毒，有包膜，引起埃博拉出血热，1976 年在苏丹南部和刚果的埃博拉河地区发生大流行而得名。啮齿类动物是其储存宿主，感染者是主要传染源，经接触传播。患者主要表现为高热、肌肉疼痛、严重的皮肤和内脏出血，伴有剧烈腹泻和呕吐，常因失血性休克而死亡，死亡率高。目前尚无特异性疫苗，加强对感染者的隔离治疗及对易感者的保护是主要的预防措施。

本章小结

乙脑病毒、登革病毒和森林脑炎病毒都属黄病毒科，均以吸血节肢动物（蚊、蜱等）为传播媒介，引起自然疫源性疾病，有明显的季节性和地域性。这三种病毒分别引起乙型脑炎、登革热或登革出血热/登革休克综合征、森林脑炎。

出血热的病原体主要包括汉坦病毒和新疆出血热病毒。汉坦病毒由带毒鼠类污染环境，经消化道、呼吸道或接触而感染人，引起肾综合征出血热。新疆出血热病毒经蜱叮咬传播，引起出血热，但无肾损伤。预防主要是灭鼠防鼠，防蜱叮咬。

思考题

1. 简述流行性乙型脑炎病毒的传播途径、致病特点和防治原则。
2. 简述登革病毒、森林脑炎病毒、汉坦病毒的传染源、传播媒介及所致疾病。

（王　辉）

第二十五章　疱疹病毒

学习目标

通过本章内容的学习，学生应能：
1. 掌握：疱疹病毒的共同特点。
2. 熟悉：能导致人类疾病的 5 种疱疹病毒的传播途径、潜伏部位及所致疾病。
3. 了解：疱疹病毒的实验室检测方法。

疱疹病毒（herpes virus）是一群中等大小、结构相似、有包膜的 DNA 病毒。现已发现 110 余种，感染宿主广泛分布于人类、哺乳动物、鸟类、鱼类等。根据病毒基因组的同源性及生物学特性不同将疱疹病毒分为 α、β、γ 三个亚科，分别引起人和动物的多种疾病。能导致人类疾病的疱疹病毒称为人类疱疹病毒（human herpes virus，HHV），其各型人疱疹病毒的传播途径、潜伏部位及所致疾病如表 25-1。

表 25-1　各型人疱疹病毒的传播途径、潜伏部位及所致疾病

现名	常用名	传播途径	潜伏部位	所致疾病
HHV-1	单纯疱疹病毒 I 型（HHV-1）	密切接触、飞沫	三叉神经节与颈上神经节	唇疱疹、龈口炎、角膜结膜炎、疱疹性脑炎、脑膜炎
HHV-2	单纯疱疹病毒 II 型（HHV-2）	性接触	骶神经节	生殖器疱疹、新生儿疱疹、宫颈癌
HHV-3	水痘 - 带状疱疹病毒（VZV）	呼吸道	脊髓后神经节与脑神经节	水痘、带状疱疹、肺炎、脑炎
HHV-4	EB 病毒（EBV）	唾液	B 细胞	传染性单核细胞增多症、Burkitt 淋巴瘤、鼻咽癌
HHV-5	人巨细胞病毒（HCMV）	胎盘、密切接触、性交、哺乳、输血等	唾液腺、乳腺、肾、单核吞噬细胞等	巨细胞包涵体病、输血后传染性单核细胞增多症、先天性畸形、肝炎、视网膜炎、肺炎
HHV-6	人疱疹病毒 6 型	唾液	唾液腺	急性玫瑰疹、急性发热症、肺炎
HHV-7	人疱疹病毒 7 型	唾液	外周血单个核细胞、唾液腺	急性玫瑰疹
HHV-8	人疱疹病毒 8 型	血液	瘤组织、淋巴结	卡波西（Kaposi）肉瘤

疱疹病毒的共同特点：

1. 病毒体呈球形，直径为 150 ~ 200nm，核酸为线性双链 DNA，衣壳为 20 面体立体对称，由 162 个壳粒组成。最外层为包膜，表面刺突含有病毒编码的糖蛋白、免疫球蛋白 Fc 受体等。

2. 除 EBV、HHV-6、HHV-7 外，人疱疹病毒均能在人二倍体成纤维细胞核内复制，产生明显的 CPE，并形成核内嗜酸性包涵体。病毒可以通过细胞间桥直接扩散感染邻近细胞，导致病变发展。感染细胞与邻近未感染细胞融合形成多核巨细胞。

3. 病毒可通过呼吸道、消化道、泌尿生殖道等多种途径侵入机体，引起增殖性感染、潜伏感染、整合感染和先天性感染。

第一节　单纯疱疹病毒

单纯疱疹病毒（herpes simplex virus，HSV）在人群中感染率高，由于在感染急性期发生水疱性皮疹而得名。

一、生物学特性

HSV 直径约为 150nm，有包膜，核酸为双股线形 DNA，每条单链由长短两个片段组成，两个片段两端均有一小段反向重复序列，两个片段可以正向或反向方式连接，因此 HSV 基因组可以形成 4 种异构体。HSV 有 HSV-1 和 HSV-2 两种血清型，两型病毒 DNA 有 50% 的同源性。HSV 宿主的范围较广，常用实验动物为家兔、豚鼠及小鼠等。可在多种细胞中增殖，常用原代兔肾、人胚肺、人胚肾以及地鼠肾等传代细胞分离病毒。感染细胞数天内出现明显细胞病变，表现为细胞肿胀、变圆并出现嗜酸性核内包涵体。HSV 抵抗力较弱，对脂溶剂等多种消毒剂敏感。

二、致病性与免疫性

人群中 HSV 的感染十分普遍，传染源为患者和带毒者，主要通过密切接触与性接触传播，或经呼吸道、破损皮肤、黏膜侵入机体，还可垂直传播感染胎儿或新生儿。感染后多无明显临床症状，常见为皮肤、黏膜的局限性疱疹，偶见全身或致死性感染。单纯疱疹病毒感染通常分为原发感染、潜伏感染和先天性感染。

（一）原发感染

HSV-1 的原发感染多见于 6 个月到 2 岁的婴幼儿和无特异抗体的学龄前儿童，常局限在口咽部，尤以龈口炎最多见。临床表现为牙龈和咽颊部黏膜产生成群的疱疹伴发热、咽喉痛，疱疹破溃后形成溃疡，病灶内病毒量大，传染性强。此外还可引起疱疹性湿疹、疱疹性甲沟炎、疱疹性角膜炎、脑炎等。HSV-2 通过性接触传播，主要引起生殖器疱疹。

（二）潜伏与再发感染

HSV 原发感染后，机体产生特异免疫以清除病毒，未被清除的少数 HSV 常在感觉神经节中长期潜伏而不出现临床症状。通常 HSV-1 潜伏在三叉神经节及颈上神经节，HSV-2 潜伏在骶神经节。潜伏状态下只有很少的病毒基因表达。当机体受到发热、创伤和情绪紧张、某些病原体感染以及使用糖皮质激素等因素影响后，潜伏的病毒被激活，病毒沿感觉神经纤维轴索下行至神经末梢，感染上皮细胞。表现为同一部位的复发性疱疹。

（三）先天感染及新生儿感染

妊娠妇女感染 HSV-1，病毒可经胎盘感染胎儿，造成流产、死胎或先天性畸形。HSV-2 在分娩时可通过产道感染新生儿，发生新生儿疱疹。宫颈癌的发生与 HSV-2 感染有关。

三、微生物学检查

取疱疹液、脑脊液、角膜刮取物、唾液、阴道拭子等标本，接种于兔肾、人胚肾等易感传代细胞株，培养 48 ~ 72h 后，出现细胞肿胀、变圆、细胞融合等病变，可做初步判断。然后用单克隆抗体进行免疫荧光鉴定或应用 DNA 限制性内切酶图谱分析来鉴定。HSV 的快速诊断可取病变部位标本检测病毒抗原或 PCR、原位杂交法检测病毒核酸。

四、防治原则

目前尚无特异预防方法，亚单位疫苗、合成肽疫苗等正在研制中。避免接触患者可减少感染机会。临床常用阿昔洛韦、丙氧鸟苷等进行治疗。这些药物均能抑制病毒 DNA 合成，使病毒不能在细胞内复制，从而减轻临床症状，但不能防止复发。干扰素治疗有效。

第二节 EB 病毒

EB 病毒（Epstein Barr virus，EBV）是引起传染性单核细胞增多症和某些淋巴细胞增生性疾病的病原体。Epstein 和 Barr 用免疫电镜从非洲儿童恶性淋巴瘤细胞系中发现，并命名为 EB 病毒。

一、生物学特性

EBV 的生物学特性与疱疹病毒科的其他成员相似，但抗原性不同。EBV 是嗜 B 淋巴细胞的病毒，一般用人脐血淋巴细胞或外周血分离的淋巴细胞培养。根据 EBV 所表达的产物，将 EBV 抗原分为两类：

（一）病毒增殖性感染相关的抗原

1. EBV 早期抗原（EA） 是病毒增殖早期产生的非结构蛋白，其出现是病毒增殖开始、感染细胞进入溶解性周期的标志。

2. EBV 晚期抗原 是病毒增殖后期合成的结构蛋白，包括病毒的衣壳抗原（VCA）和病毒的膜抗原（MA）。

（二）病毒潜伏感染时表达的 EBV 抗原

1. EBV 核抗原（EBNA） 现已知有 6 种不同的 EBV 核抗原，即 EBNA1 ~ EBNA6，存在于感染和整合细胞内，与 B 细胞转化密切相关。

2. 潜伏感染膜蛋白（LMP） 是潜伏感染 B 细胞出现的膜抗原。其中 LMP1 类似一种活化的生长因子受体，对上皮细胞和 B 细胞的转化起重要作用。LMP2 是细胞酪氨酸激酶的底物，具有阻止潜伏病毒激活的作用。

二、致病性与免疫性

人群中 EBV 感染率高，我国 3 ~ 5 岁儿童 EBV 抗体阳性率在 90% 以上。传染源为带毒者和患者，主要通过唾液传播，偶见经输血传播。EBV 感染多为潜伏感染，少数引起显性感染，极个别发生细胞恶性转化。病毒对鼻咽部黏膜细胞有特殊亲嗜性，首先侵入口咽部，在黏膜上皮细胞内形成增殖性感染，并从口咽部排出，感染黏膜局部 B 细胞，也可入血造成全身性感染。与 EBV 感染有关的疾病有：

（一）传染性单核细胞增多症

传染性单核细胞增多症是一种急性全身淋巴组织增生性疾病。青少年多见，潜伏期 30 ~ 50 天。典型症状为持续发热、头痛、咽痛、淋巴结和脾大，部分患者伴有肝大、黄疸、皮疹等，外周血单核细胞和异型淋巴细胞增多。病程持续数周，预后良好，免疫缺陷患者可出现死亡。

（二）非洲儿童恶性淋巴瘤

非洲儿童恶性淋巴瘤又称 Burkitt 淋巴瘤，多见于 6 ～ 7 岁儿童，常发生在非洲与赤道相邻地区，呈地方性流行。发病前已受到 EBV 感染，所有患者血清 EBV 抗体均显著高于正常人。在瘤组织中可以检测到 EBV 的核酸及 EBNA1。

（三）鼻咽癌

鼻咽癌是与 EBV 密切相关的一种常见上皮细胞恶性肿瘤，40 岁以上人群多见。我国广东、广西、福建等南方地区为高发区。EBV 与鼻咽癌密切相关表现在：①癌活检组织中均检出 EBV 基因和 EBNA 表达；②患者血清中有高效价的 EBV 特异性衣壳抗原或早期抗体；③抗体往往随肿瘤临床表现而变化。

EBV 原发感染后，诱导机体产生细胞免疫及体液免疫，体液免疫能阻止外源性再感染，但不能完全清除体内病毒。细胞免疫在监视病毒活化和清除转化的 B 细胞中起主要作用。病毒以非增殖或低度增殖形式长期潜伏于人体部分 B 细胞中，与宿主保持相对平衡状态。当机体免疫力下降时，潜伏的 EBV 活化，形成再发感染。

三、微生物学检查

EBV 难以分离培养，可应用核酸杂交和 PCR 检测病变组织中 EBV DNA，或检测血清抗体以辅助诊断，常用方法有：

（一）检测 EBV 抗体

常采用 ELISA 或免疫荧光技术检测 EBV 的特异性抗体，若 VCA-IgG 或 EA-IgA 抗体滴度 1 ∶ 5 ～ 1 ∶ 10 或持续上升，对鼻咽癌的诊断有一定意义。

（二）检测异嗜性抗体

该法用于传染性单核细胞增多症的辅助诊断。患者血清中的异嗜性抗体可与绵羊红细胞发生凝集反应，若抗体滴度超过 1 ∶ 80 则有诊断意义。此抗体在发病 3 ～ 4 周达高峰，恢复期迅速下降至消失，阳性率为 60% ～ 80%。

四、防治原则

预防 EBV 感染的最有效方法是接种疫苗。目前有两种疫苗：①同时表达 EBVgp320 和 HBsAg 的痘苗疫苗，重点使用在鼻咽癌高发区；②提纯病毒 gp320 膜蛋白疫苗，用于预防传染性单核细胞增多症。阿昔洛韦能减少 EBV 从咽部排毒，但不能改善传染性单核细胞增多症的症状。

第三节　水痘 - 带状疱疹病毒

水痘 - 带状疱疹病毒（varicella-zoster virus，VZV）在儿童初次感染可引起水痘，恢复后病毒可潜居体内，少数人在青春期或成年后复发表现为带状疱疹，故被称为水痘 - 带状疱疹病毒。VZV 与 HSV 同属于 α 疱疹病毒亚科，具有相似的生物学特性，仅有一个血清型。病毒只在人及猴成纤维细胞中增殖，3 天至 2 周左右缓慢引起局灶性 CPE，形成细胞核内嗜酸性包涵体以及多核巨细胞。

人是 VZV 唯一自然宿主，皮肤是主要靶器官。传染源主要是水痘患者，经呼吸道传播。2 周左右的潜伏期后，出现全身皮肤斑丘疹、水疱，并可继发感染发展成脓疱。皮疹呈向心性分布，躯干比面部和四肢多。水痘病情较轻，偶见脑炎和肺炎等并发症。成人水痘症状较严重，常并发肺炎，病死率较高。孕妇患水痘除病情严重外，还可导致胎儿畸形、流产或死产。

带状疱疹仅发生于有水痘病史的人。患过水痘的儿童，少量病毒潜伏于脊髓后根神经节或脑神经的感觉神经节中。成年以后，当机体受到某些因素刺激（如受寒、发热）或细胞免疫功能下降时，潜伏在神经节内的病毒被激活，病毒经感觉神经纤维轴突下行至所支配的皮肤区，增殖后引起带状疱疹。病程1～4周，少数可达数月之久。由于感觉神经受到损伤，痛觉明显，可并发脑脊髓炎和眼结膜炎等。

儿童患水痘后可产生持久免疫力，但无法清除神经节内的潜伏病毒及阻止带状疱疹的发生。

症状典型的水痘或带状疱疹，一般不需要实验室诊断。必要时可以从疱疹内取材检测组织切片中的嗜酸性包涵体，或用单克隆抗体免疫荧光法检查VZV抗原，有助于快速诊断。

预防水痘可接种VZV减毒活疫苗。紧急预防可用含特异抗体的人免疫球蛋白。临床可应用阿糖腺苷、阿昔洛韦及大剂量干扰素进行治疗。

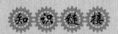

单纯疱疹、带状疱疹的鉴别

单纯疱疹好发于皮肤黏膜交界处，不沿神经分布，常有反复发作，多见于发热性疾病、胃肠功能紊乱及月经不调等患者。

带状疱疹起病突然或先有痛感，损害为炎性红斑上发生群集性绿豆大小水疱，间有出现丘疹、大疱或血疱，各群之间皮肤正常，皮疹常沿外周神经作带状分布，单侧性多见，以肋间神经和三叉神经区多见，其次是上肢臂丛神经和下肢坐骨神经区，偶可影响眼部，引起角膜炎、虹膜炎、全眼球炎等，病程2～3个月或更久，局部淋巴结常肿大，有压痛，严重者可发热，并有不同程度疼痛感。

第四节　巨细胞病毒

巨细胞病毒（cytomegalo virus，CMV）是新生儿巨细胞包涵体病的病原体，被感染的细胞肿大并有巨大的核内包涵体，故而命名。

一、生物学特性

CMV具有典型的疱疹病毒形态和基因结构，与HSV极为相似，但种属特异性高，且感染宿主和细胞范围均狭窄。体外培养只能在人二倍体成纤维细胞中缓慢增殖。初次分离一般需2～6周才出现典型的病变，其特点是细胞变圆、肿胀，核变大，形成多核巨细胞，核内出现周围围绕有晕轮的大型嗜酸性包涵体，如"猫头鹰眼"状。（如图25-1）。

二、致病性与免疫性

人群中CMV感染极为普遍。初次感染多在2岁以下，常为隐性或潜伏感染。成人的抗体阳性率达60%～90%，非洲有些地区达100%。原发感染恢复后，病毒在唾液腺、乳腺、肾、白细胞及其他

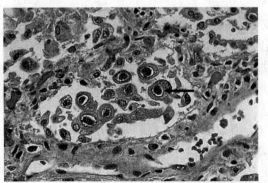

图25-1　巨细胞病毒感染细胞形成的嗜酸性包涵体

腺体等部位潜伏。可长期或间歇地从唾液、乳汁、精液、尿液、宫颈和阴道分泌物中排出，可通过口腔、胎盘、产道、哺乳、输血和器官移植等多种途径进行传播，引起先天性感染、新生儿感染、免疫功能低下者感染、输血感染等，而且 CMV 具有细胞转化与致癌的潜能。

CMV 感染可刺激机体产生细胞免疫和体液免疫，细胞免疫对限制 CMV 的发生发展具有重要作用；特异性抗体可以限制病毒复制，但不能清除潜伏的病毒及其他毒株的感染。

三、微生物学检查

取患者尿液、唾液、阴道分泌物、血液、肝活检组织等标本接种于人二倍体成纤维细胞，观察细胞病变及核内典型包涵体；用免疫印迹或免疫荧光技术检测 CMV 抗原，或应用 DNA 探针、PCR 检测标本中的 CMV 的 DNA，具有快速、敏感、准确的特点；用 ELISA 检测患者血清中的 IgM 抗体，可用于近期感染的辅助诊断或流行病学调查。

四、防治原则

目前尚无特异性疫苗用于预防。孕妇应避免接触 CMV 感染者，婴儿室发生患儿感染时应予及时隔离以防交叉感染。重视输血或器官移植时血清 CMV 检测。丙氧鸟苷及膦甲酸具有一定疗效，尤其适用于肾移植、骨髓移植患者，也可作为预防艾滋病患者感染 CMV 的预防性治疗。

本章小结

疱疹病毒是有包膜的 DNA 病毒，引起人类疾病的疱疹病毒分 8 个型。

单纯疱疹病毒分 HSV-1、HSV-2 两型。HSV-1 主要经密切接触、飞沫传播，引起口唇疱疹；HSV-2 主要经性接触传播，引起生殖器疱疹。二者可潜伏感染，HSV-1 潜伏在三叉神经节及颈上神经节，HSV-2 潜伏在骶神经节。

EB 病毒可引起传染性单核细胞增多症、非洲儿童恶性淋巴瘤、鼻咽癌，主要通过唾液传播。

水痘-带状疱疹病毒经呼吸道传播，引起儿童水痘、成人带状疱疹。可潜伏感染，病毒潜伏于脊髓后根神经节或脑神经的感觉神经节中。

巨细胞病毒主要经血液、密切接触传播，可引起新生儿巨细胞包涵体病。病毒在唾液腺、乳腺、肾、白细胞等部位潜伏。

思考题

1. 归纳比较单纯疱疹病毒、水痘-带状疱疹病毒、EB 病毒、巨细胞病毒的致病性。
2. 简述 EBV 的抗原种类及相应抗体检测的临床意义。

（张荔茗）

第二十六章 其他病毒及朊粒

学习目标

通过本章内容的学习，学生应能：
1. 掌握：狂犬病病毒的致病性及防治原则。
2. 熟悉：狂犬病病毒的生物学性状；人乳头瘤病毒的致病性和预防方法。
3. 了解：狂犬病的微生物学检查方法；朊粒的概念及致病性。

第一节　狂犬病病毒

案例 26-1

　　患者，男，22岁，自述胸部隐痛并加剧3天。1998年12月5日10：00到医院就诊，临床检查体温、脉搏、心率、血压均无异常，心肺正常，胸部X线片"两肺无异常"，心电图检查窦性心率不齐，患者自觉纳差。给予对症治疗并作为"胸痛待查"留院做进一步检查。15：30患者体温略有升高（37.5℃），临床检查均无异常。19：30患者开始出现烦躁不安，不许护士接近，对靠近物体吐口水，临床检查心肺均无异常。追述患者2个月前曾被犬咬伤左前臂肘部，伤口较深、较大，当时未注射狂犬病疫苗，伤口由当地郎中以草药敷之。12月6日1：00患者烦躁不安，症状加剧，双掌撑于床头尖叫，口中流涎，遂给予甘露醇等对症处理。1：30患者呼吸、心搏骤停，经临床抢救无效死亡。取死者脑组织做病理切片，结果显示脑组织疏松、炎症细胞浸润并找到内基小体。

　　问题与思考：
1. 该患者可诊断为何种疾病？
2. 该病的病原体是什么？通过何种方式感染？
3. 怎样防治该疾病？

　　狂犬病病毒（rabies virus）是一种嗜神经性病毒，属于弹状病毒科狂犬病毒属，主要侵犯中枢神经系统，为狂犬病的病原体。狂犬病是人畜共患的自然疫源性疾病，主要在动物之间传播，人通过患病动物的咬伤或抓伤而感染。

一、生物学特性

（一）形态结构

狂犬病病毒形态呈子弹状，一端钝圆，另一端较平，大小约75nm×180nm。病毒颗粒主要由核衣壳和包膜两部分组成。核心为单负链RNA，外绕螺旋对称型的衣壳，表面有包膜（图26-1）。包膜上有糖蛋白刺突，主要成分为糖蛋白G，与病毒感染性、毒力和血凝性等有关，且糖蛋白刺突具有抗原性，能刺激机体产生中和抗体。

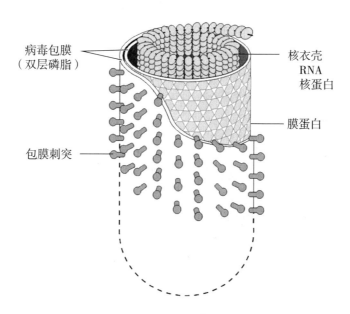

图 26-1 狂犬病病毒的结构

（二）培养特性

小鼠是常用的敏感动物。狂犬病病毒有嗜神经细胞性，在易感动物或人的中枢神经细胞内，特别是大脑海马回锥体细胞中增殖，可在胞浆内形成圆形或椭圆形的嗜酸性包涵体，称为内基小体（图26-2），有诊断价值。亦可在人二倍体细胞、地鼠肾细胞、鸡胚和鸭胚细胞中增殖，在非洲绿猴肾细胞中生长良好，已用于灭活疫苗的生产。

狂犬病病毒可发生毒力变异。从自然感染动物中分离到的病毒，称为野毒株。如果将野毒株在家兔脑内连续传代至50代左右时，潜伏期可由原来的4周左右缩短为4～6天，称为固定株。固定株对人或犬的致病性显著降低，曾用于制备疫苗。

（三）抵抗力

狂犬病病毒对外界抵抗力不强。对日光、紫外线、热敏感，加热56℃ 30～60min或100℃ 2min可被灭活。易被脂溶剂、去污剂、强酸、强碱、甲醛、乙醇等灭活。在4℃以下可存活数月，在-70℃或冷冻干燥可存活数年。

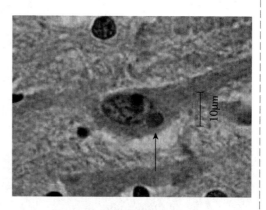

图 26-2 狂犬病病毒的内基小体

二、致病性与免疫性

狂犬病病毒主要在野生动物及家畜中自然感染与传播。病犬是其主要传染源，其他还有猫、狼、狐狸、臭鼬、浣熊、蝙蝠、牛、马、猪等，野生动物感染率高于家养动物。动物发病前5天唾液中可含病毒，即具有传染性。隐性感染的犬、猫等动物也有传染性。人对狂犬病病毒普遍易感，通过感染动物咬伤、抓伤或与感染动物密切接触而感染。潜伏期一般为 1 ～ 3 个月，但也有短至 1 周或长达数年者，主要取决于咬伤部位距头部距离、伤口深度、受伤者年龄、入侵病毒数量和毒力以及宿主免疫力等。

狂犬病病毒对神经组织有很强的亲嗜性。病毒进入人体后，首先在感染局部的肌细胞中增殖，随后侵入末梢神经组织，并沿神经轴索上行至中枢神经细胞内继续增殖，引起脑和脊髓广泛性病理损伤，并出现以神经症状为主的临床表现，再沿传出神经扩散至其他组织和器官，如眼、唾液腺、皮肤、肾、肺等。发病早期出现头痛、呕吐、发热、不安、乏力、流涎等，继而表现为神经兴奋性增高、躁动不安、咽喉肌肉痉挛，恐声、恐水、恐光、喉头肌肉痉挛，故又称恐水症。经 3 ～ 5 天后转入麻痹期，最后因昏迷、呼吸及循环衰竭而死亡。病死率几乎达 100%。

感染狂犬病毒后，机体可产生特异性免疫，但体液免疫出现时间晚，细胞免疫的量又较少，难以阻止病毒在神经细胞内的复制和扩散。

三、微生物学检查

根据动物咬伤史和典型临床症状可以诊断狂犬病。将可疑动物隔离观察，若经 7 ～ 10 天不发病，一般可认为该动物未患狂犬病或咬人时唾液中尚无狂犬病病毒。若观察期间发病，即将其处死，取海马回部位脑组织切片和涂片，寻找内基小体并用免疫荧光抗体法检查病毒抗原。也可采用核酸杂交法、RT-PCR 检测狂犬病毒 RNA。

可用免疫荧光、ELISA 等技术，检测疑似患者血清中的特异性抗体，也可检查患者唾液、分泌物、尿沉渣、角膜印片等标本片中的病毒抗原，PCR 检测标本中的病毒 RNA，均可用于辅助诊断。

四、防治原则

狂犬病治疗困难，关键在于预防。加强家犬和宠物管理、捕杀野犬及狂犬、接种狂犬疫苗是预防狂犬病的主要措施。人被动物咬伤后，应立即采取下列预防措施：①伤口处理：立即用 20% 肥皂水、0.1% 新洁尔灭或清水反复冲洗伤口至少 30min，再用 70% 乙醇及碘酊反复涂擦。②人工被动免疫：用高效价抗狂犬病病毒血清或狂犬病免疫球蛋白在伤口周围与底部进行浸润注射及肌内注射，剂量为 20IU/Kg。③人工自动免疫：及早接种疫苗以预防发病。易感人群（如兽医、动物管理员和野外工作者等）需接种疫苗，以预防感染，并每年检测一次血清抗体。我国目前使用的是灭活疫苗，于第 1、3、7、14、28 天各肌内注射 1ml，可获得良好的免疫效果。

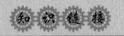

巴斯德发明狂犬疫苗

　　早在 1884 年病毒发现之前，法国科学家巴斯德就发明了狂犬疫苗。一开始，巴斯德将狂犬病病毒注射到家兔的体内，让病毒经过传代，再注射到健康狗的体内。他发现：经过多次传代后，病毒的毒性大大降低。将这种病毒注入狗的体内时，狗不仅不会发病，且能对狂犬病病毒产生免疫力。动物实验取得成功后，巴斯德又将多次传代的狂犬病病毒随兔脊髓一起取出，并进行自然干燥减毒。然后把这种脊髓研成乳化剂，用生理盐水稀释，制成了最早的减毒狂犬病疫苗，并在治疗人的狂犬病时取得了成功。

第二节 人乳头瘤病毒

人乳头瘤病毒（human papilloma virus，HPV）属于乳多空病毒科、乳头瘤病毒属，主要侵犯人体皮肤和黏膜组织，引起这些组织发生不同程度增生性病变，如常见的寻常疣和尖锐湿疣等，某些型别与宫颈癌的发生高度相关。

一、生物学特性

HPV 呈球形，直径 45 ~ 55nm，无包膜，核酸为双链环状 DNA。根据核苷酸序列不同，现已发现 130 多个型，各型之间 DNA 同源性小于 50%。

二、致病性与免疫性

（一）传播途径

HPV 具有宿主和组织特异性，只感染人的皮肤和黏膜上皮细胞。主要通过接触感染者病损部位或间接接触病毒污染的物品而感染。生殖器感染主要由性接触传播。新生儿可在通过产道时受感染。

（二）所致疾病

HPV 感染的基本特征是引起局部皮肤和黏膜的鳞状细胞增生，不产生病毒血症。HPV 在细胞内复制能诱导表皮的基底细胞过度增生，使表皮变厚、角质化，形成乳头状瘤（疣）。不同型别的 HPV 侵犯的部位和所致疾病不尽相同，据此分为嗜皮肤性和嗜黏膜性两大类。前者主要引起各种类型的皮肤疣，如跖疣、寻常疣、扁平疣和疣状表皮增生异常等；后者主要感染生殖道和呼吸道黏膜，引起生殖道尖锐湿疣、喉乳头瘤、口腔乳头瘤等。其中高危型 HPV（如 HPV16、18、33、31 型等）感染可诱发生殖道恶性肿瘤，最常见的是宫颈癌。

（三）免疫性

HPV 感染后，机体可产生特异性体液免疫和细胞免疫，但抗感染作用不强。非特异性免疫功能低下者易患扁平疣。

三、微生物学检查

HPV 感染有典型临床损害时可根据临床表现做出诊断，但亚临床感染则需进行实验室检测。可采集感染部位脱落细胞进行涂片染色做组织细胞学检查，也可采用免疫组化方法检测病变组织中的 HPV 抗原，或用核酸杂交法、PCR 技术对 HPV 感染进行快速诊断及型别鉴定。

四、防治原则

由于 HPV 感染与宫颈癌密切相关，对其进行有效的防治尤为重要。主要预防方法是避免与感染组织直接接触。加强性卫生知识的宣传教育对预防生殖道 HPV 感染十分重要。接种疫苗是最理想的预防方法。目前二价（HPV16、18 型）和四价疫苗（HPV6、11、16、18 型）两种疫苗，对宫颈癌和生殖道疣有预防效果。

对皮肤黏膜的寻常疣和尖锐湿疣主要采用局部治疗的方法，如冷冻、电灼、激光、微波等。药物治疗可用 0.5% 足叶草脂毒素酊、5% 咪喹莫特、50% 三氯醋酸、氟尿嘧啶软膏等。

第三节　朊　粒

朊粒（prion）又称朊病毒或传染性蛋白粒子，其本质是由宿主细胞基因编码的构象异常的蛋白质，不含核酸，具有自我复制能力，称为朊蛋白（prion protein，PrP）。

一、生物学特性

朊粒是一种不含核酸和脂类的疏水性糖蛋白，由于该蛋白是从羊瘙痒病因子感染的仓鼠脑组织内分离得到的，有致病性和传染性，又称为羊瘙痒病朊病毒（scrapie prion protein，PrP^{sc}）。人类和多种哺乳动物的脑组织中具有正常的细胞朊蛋白（cellular isoform of PrP，PrP^{c}）。PrP^{c} 与 PrP^{sc} 的一级结构完全相同，但空间结构存在着明显的差异。在感染的脑组织中两种异构体均存在，而正常脑组织中仅有 PrP^{c}。

朊粒对理化因素的抵抗力强。对热、辐射、蛋白酶、酸碱及常用消毒剂均有很强的抗性，标准的高压蒸汽灭菌不能破坏朊粒。目前常用 5% 次氯酸钠或 1mol/L 的氢氧化钠浸泡手术器械 1h 后，再高压蒸汽灭菌需 134℃ 2h 才可灭活。

二、致病性与免疫性

朊粒引起的传染性海绵状脑病是一种人和动物的中枢神经系统慢性退行性疾病。此类疾病的特征有：潜伏期可达数年至数十年；一旦发病即成慢性进行性发展，最终死亡；患者出现痴呆、共济失调、震颤等中枢神经系统症状；病理学特点是大脑皮质的神经元退化、中枢神经空泡变性、神经胶质细胞增生，神经细胞弥漫性缺失，形成淀粉样斑块，脑组织呈海绵状改变等；感染者对朊粒缺乏免疫应答。

朊粒的致病机制不完全清楚，一般认为 PrP^{sc} 先与细胞表面的 PrP^{c} 结合，使 PrP^{c} 转变为更多的 PrP^{sc}，大量的 PrP^{sc} 释放并形成聚合物，引起局部的淀粉样变性，进而发展为海绵状脑病。目前已知的动物朊粒病主要有羊瘙痒病、牛海绵状脑病等；人类朊粒病主要有库鲁病、克 - 雅病、格斯曼综合征、致死性家族失眠症、变异型克 - 雅病等。

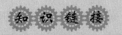

疯牛病与变异型克 - 雅病

牛海绵状脑病俗称疯牛病，于 1986 年首次在英国发现，其后逐渐蔓延到 12 个欧洲国家，美国、日本、加拿大等国也有报道，中国尚未发现。该病潜伏期达 4 ～ 5 年，因动物食用了朊粒污染的反刍动物蛋白饲料而引起。从 1988 年开始陆续实行禁用反刍动物蛋白作为反刍动物饲料法令后流行得到有效控制。

与疯牛病相关的变异型克 - 雅病是于 1996 年新发现的人类传染性海绵状脑病，通过与病牛接触或进食病牛肉而感染。患者病变组织中的 PrP^{sc} 与病牛的 PrP^{sc} 相同，病理学改变亦相似。该病潜伏期长达 10 ～ 30 年，主要表现为进行性精神异常的行为改变、运动失调和痴呆等。

三、微生物学检查

采取患者的脑脊液和病变组织等标本，常用免疫组化或免疫印迹法检测脑组织或非神经组织

中的 PrP^{sc}，也可用 ELISA、核酸杂交、PCR 等方法检测抗原或核酸。

四、防治原则

目前尚无有效防治方法。主要的预防方法是切断传播途径：建立完善的监测体系，杜绝朊病毒的传入和扩散；严格消毒灭菌，避免医源性感染；禁用任何动物脏器加工成饲料，防止致病因子进入食物链；加强进口牛、羊制品和饲料的检疫，防止输入性感染。

本章小结

狂犬病病毒是一种嗜神经性病毒，在中枢神经细胞浆内形成内基小体。主要在狗、猫等动物间传播，人因被患病动物咬伤而感染，引起狂犬病。病死率高，可用狂犬病疫苗预防。

人乳头瘤病毒对人体皮肤和黏膜组织有较强的亲嗜性，引起这些组织细胞发生增生性病变而形成乳头状瘤。经接触传播。不同型别 HPV 的感染部位和所致疾病不尽相同。生殖道感染 HPV 可经性接触传播，是常见的性传播疾病。新生儿可经产道而感染。

朊粒是不含核酸的传染性蛋白粒子，可引起人和动物传染性海绵状脑病。

思 考 题

1．简述狂犬病病毒的致病性及狂犬病的预防措施。
2．简述人乳头瘤病毒的致病性。
3．何谓朊粒？可引起哪些疾病？

（王　辉）

第二十七章　医学寄生虫学总论

学习目标

通过本章内容的学习，学生应能：
1. 掌握：寄生虫、宿主类别、生活史、感染阶段等概念。
2. 熟悉：人体寄生虫的感染途径和寄生虫对人体的致病作用。
3. 了解：寄生虫病流行的基本环节、影响因素及防治原则。

医学寄生虫学（medical parasitology）是研究感染人体的寄生虫和寄生虫病的科学。它主要研究与人体健康有关的寄生虫形态结构、生活活动和生存繁殖规律，是阐明寄生虫与人体及外界因素的相互关系的科学。医学寄生虫学是一门医学基础课，属于病原学范畴。该学科由医学原虫学（medical protozoology）、医学蠕虫学（medical helminthology）和医学节肢动物学（medical arthropodology）三部分内容组成（表 27-1）。

表 27-1　医学寄生虫学的主要内容

医学原虫	根组虫纲	溶组织内阿米巴、迪斯帕内阿米巴、结肠内阿米巴、哈门氏内阿米巴、棘阿米巴、福氏耐格里阿米巴、布氏嗜碘阿米巴、齿龈内阿米巴等
	鞭毛虫纲	蓝氏贾第鞭毛虫、阴道毛滴虫、利什曼原虫、锥虫等
	孢子虫纲	疟原虫、刚地弓形虫、隐孢子虫、肉孢子虫等
	纤毛虫纲	结肠小袋虫等
医学蠕虫	线虫纲	蛔虫、蠕形住肠线虫、毛首鞭形线虫、钩虫、粪类圆线虫、旋毛虫、丝虫、结膜吸吮线虫、广州圆线虫、美丽筒线虫等
	吸虫纲	血吸虫、姜片吸虫、华支睾吸虫、并殖吸虫、肝片吸虫等
	绦虫纲	链状带绦虫、肥胖带绦虫、微小膜壳绦虫、缩小膜壳绦虫、细粒棘球绦虫、多房棘球绦虫、曼氏迭宫绦虫等
	棘头虫纲	猪巨吻棘头虫、念珠棘头虫等
医学节肢动物	昆虫纲	蚊、蝇、蚤、虱、白蛉、蜚蠊、蠓、蚋、虻等
	蛛形纲	硬蜱、软蜱、恙螨、疥螨、蠕形螨、尘螨、粉螨等
	甲壳纲	剑水蚤等
	唇足纲	蜈蚣等
	倍足纲	马陆等

第一节 寄生虫学的有关概念

一、寄生与寄生虫

自然界有了生物以后，就逐渐出现生物与生物之间的关系。随着生物的演化这种关系也在演化。在千差万别的生物关系中，两种生物一起生活的现象非常普遍，统称为共生现象或共生（symbiosis）。如按两种生物之间的利害关系可粗略地归类：一方受益，另一方既不受益也不受害者，称为共栖（commensalism），例如人口腔内的齿龈内阿米巴（entamoeba gingivalis）以细菌为食物，但不侵犯组织；双方互相依赖，彼此受益者称互利共生（mutualism），例如牛、马胃内生活的纤毛虫在分解植物纤维过程中获得营养物质，而纤毛虫的死亡则为牛、马提供蛋白质；一方受益，另一方受害者则称寄生（parasitism），例如寄生于植物、动物或人的病毒、立克次体、细菌、真菌、寄生虫。通常寄生的一方称寄生物（parasite），被寄生的一方称宿主（host），属于动物的寄生物则称寄生虫。在分类上，寄生虫分属原生动物（原虫，protozoa）、扁形动物、线形动物、棘头动物（这三类统称蠕虫，helminths）与节肢动物中的许多种类。

寄生是自然界非常普遍的现象。寄生虫从它的生命开始到终结，至少有一个时期或一个发育阶段在另一种生物的体表或体内的一定部位生活并获得营养物，且可能造成损害。寄生虫与宿主在形成寄生生活的漫长过程中，各寄生虫所处的演化阶段不同。因此，现在我们看到的、可能反映这一历程的寄生虫生长发育过程（即寄生虫的生活史）是各式各样的。这包括发育的阶段，宿主的数目和种类、寄生的部位，寄生期等。

根据寄生部位，在宿主体表生活的寄生虫称体外寄生虫（ectoparasite）；在体内生活的，则称体内寄生虫（endoparasite）。

生活史中至少有一个时期必须过寄生生活的，称专性寄生虫（obligatory parasite）；而有些自生生活的原虫或线虫，如遇到某些机会时，其生活史中的一个发育期也可进入宿主体，过寄生生活，则称兼性寄生虫（facultative parasite）。

寄生虫因偶然机会侵入非正常宿主者称偶然寄生虫（accidental pavasite 或 incidental parasite）；成虫期必须过寄生生活的寄生虫称长期性寄生虫（permanent parasite）；只在取食时暂时与宿主接触，取食后即行离去者（如吸血昆虫）称暂时性寄生虫（temporary pavasite 或 intermittent parasite）；还有一些寄生虫在宿主体内通常处于隐性感染状态，如隐孢子虫等，但当宿主免疫功能受累时，可出现异常增殖与致病力增强，此称机会致病寄生虫（opportunistic parasite）。

二、寄生虫生活史

寄生虫的生活史（life cycle）是指寄生虫完成一代的生长、发育和繁殖的全过程。寄生虫在其生活史中，只有某一特定时期进入人体后才能继续生存和发育，称其为感染期或感染阶段。寄生虫大多需要在外界环境或在中间宿主、媒介体内发育到感染期，才能感染新的宿主。例如，刚排出的蛔虫卵不能感染人体，只有在外界发育到感染期卵（含蚴卵），经口进入人体，才能感染。多数寄生虫侵入人体后，需要经过一段或长或短的体内迁移、发育过程，才能到达寄生部位定位寄生，这一过程称为体内移行。例如，感染期蛔虫卵到达人体小肠，孵出幼虫并侵入肠壁静脉随血循环至肺，穿过肺血管到肺泡，然后逆行向上到达咽部，随吞咽又回到消化道，再次到达小肠后才定位寄生。寄生虫排离人体的途径有经粪便、痰、血液等。例如，蛔虫卵随宿主粪便排离人体，肺吸虫卵随痰排离人体等。

寄生虫的生活史多样化，有些虫种的生活史比较简单，在完成生活史过程中仅需要一种宿主，有的则相当复杂，完成生活史除需终宿主外，还需要一种或一种以上的中间宿主。因此，根据寄生虫在完成生活史中是否需要中间宿主，可将其分为两种类型：

（1）直接型：完成生活史过程中不需要中间宿主。如阴道毛滴虫、蓝氏贾第鞭毛虫和溶组织内阿米巴等原虫。此外，蠕虫中的蛔虫、鞭虫、钩虫等，它们的虫卵或幼虫在外界可直接发育至感染期而感染人体。流行病学上将具有此类生活史的蠕虫称为土源性蠕虫。

（2）间接型：完成生活史需要中间宿主。如血吸虫、旋毛虫和丝虫等。流行病学上将它们称为生物源性蠕虫。

有些寄生虫生活史中仅有无性生殖。如阿米巴、阴道毛滴虫、蓝氏贾第鞭毛虫等。有些寄生虫仅有有性生殖，如蛔虫、蛲虫、丝虫等。有些寄生虫需要以上两种生殖方式才完成一代的发育，即无性生殖世代与有性生殖世代交替进行，称为世代交替（alternation of generations），如疟原虫、弓形虫等。

三、宿主及其类型

不同种类的寄生虫完成其生活史所需宿主的数目不尽相同，有的仅需一个宿主，有的需要两个或两个以上。根据寄生虫不同发育阶段对宿主的需求，可将其分为以下几种：

1. 终（末）宿主 指寄生虫成虫或有性生殖阶段所寄生的宿主，如血吸虫成虫寄生于人体并在人体内产卵，故人是血吸虫的终（末）宿主。

2. 中间宿主 指寄生虫的幼虫或无性生殖阶段所寄生的宿主。有两个中间宿主的寄生虫，其中间宿主有第一和第二之分。如华支睾吸虫的第一中间宿主为某些种类的淡水螺，第二中间宿主是某些淡水鱼类。

3. 保虫宿主 有些寄生虫既可寄生于人也可寄生于脊椎动物，脊椎动物体内的寄生虫在一定条件下可传给人，从流行病学角度来看，这些动物称保虫宿主或储蓄宿主。例如华支睾吸虫成虫寄生于人体内，同时亦可寄生于猫等动物，其幼虫期先后寄生于某些螺类和淡水鱼、虾体内，因而人是其终宿主，猫等动物既是其终宿主又是储蓄宿主，而某些螺类和淡水鱼、虾分别是其第一和第二中间宿主。

4. 转续宿主 某些寄生虫的幼虫侵入非正常宿主后不能发育至成虫，但能存活并长期维持幼虫状态。只有当该幼虫有机会侵入其正常宿主体内时，才能发育为成虫。此种非正常宿主称为转续宿主。例如，卫氏并殖吸虫的正常宿主是人和犬等动物，野猪是其非正常宿主，童虫侵入野猪体内后不能发育为成虫，仅维持在幼虫状态。如果人或犬生食或半生食含有此种幼虫的野猪肉，童虫即可在二者体内发育为成虫，因此，野猪为该虫的转续宿主。

第二节 寄生虫病对人类的主要危害

联合国开发计划署/世界银行/世界卫生组织联合倡议、并得到所有国家支持的"热带病特别规划"要求防治的6类主要热带病中，除麻风病外，其余5类都是寄生虫病。它们是疟疾（malaria）、血吸虫病（schistosomiasis）、丝虫病（filariasis）、利什曼原虫病（leishmaniasis）和锥虫病（trypanosomiasis）。据估计，热带地区有3亿多人受疟疾威胁，约1亿为现症患者，仅在非洲每年死于疟疾的儿童约100万；有76个国家和地区流行血吸虫病，5.6亿人受威胁，血吸虫病患者约1.6亿；丝虫病患者约2.5亿，其中5%有症状，而居住在受丝虫病威胁地区的居民约有9亿多人；全世界每年有40万利什曼原虫病的新发患者；锥虫病在南美约有1000万患者，非洲约有8000万人受威胁。

此外，全球钩虫感染（hookworm infection）的人数已超过7亿，其中有临床表现者约2000

万。在发展中国家，农村蛔虫感染（ascaris infection）估计占总人口75%～90%，半数以上的儿童营养与发育受到明显的影响。寄生虫病因而成为第三世界国家发展的严重障碍。在经济发达国家，寄生虫病虽然不像第三世界那么严重，但也是公共卫生的重要问题。例如阴道毛滴虫（trichomonas vaginalis）的感染人数估计美国有250万，英国100万；蓝氏贾第鞭毛虫病（giardiasis lamblia）在俄罗斯特别严重，美国也几乎接近于流行。许多人畜共患寄生虫病不但给经济发达地区的畜牧业造成很大的损失，也对人群的健康构成威胁。此外，一些本来没有引起注意的寄生虫病，例如异尖线虫病（anisakiasis）、隐孢子虫病（cryptosporidiasis）等在一些经济发达国家如日本、荷兰、英国、美国与法国等开始出现流行的迹象。

自从抗生素、DDT等杀虫药与新抗寄生虫药出现和应用之后，世界上曾一度产生过分乐观的情绪，认为寄生虫病和以昆虫为媒介的传染病将很快被控制乃至消灭。但是多年来在全球进行寄生虫病防治所做的努力，花费了巨大的人力、物力、财力，并未取得预期的防治效果，使人们重新认识到控制寄生虫病流行的艰巨性和复杂性。今天人类面临的严峻事实是，在全球范围内长期存在的寄生虫病的严重流行尚无控制的迹象，而本来不被重视的某些寄生虫，如弓形虫（toxoplasma）、隐孢子虫（cryptosporidium）等，又以新的形式威胁着人类。明确地说：

第一，除了上述几类寄生虫病仍然在第三世界国家流行，且在一些地区还有所扩大外，还有至少30种寄生虫病也在世界各地不同程度流行着。

第二，已经出现像恶性疟抗药株、媒介昆虫抗药性等极为复杂的问题。这些问题提示我们：具有很强适应能力的寄生虫在不同的环境条件下，出现种群遗传物质组成的改变是常见的现象。因此，随着寄生虫病的化学防治计划的执行，时间越久，空间越扩大，在诊断、治疗、化学杀灭媒介等方面将会出现更多的新的问题。

第三，人类活动范围扩大，不可避免地使许多本来和人类没有关系或极少接触的寄生虫从自然界进入人群，并在被感染者尚未或尚无临床表现之前，带回原住地，造成新的公共卫生问题。

第四，全球范围内人类的交往越来越频繁，本来在国外危害性很大的寄生虫病病原或媒介可经常输入国内，在一定条件下，有可能传播开来。

第五，现代工农业建设造成的大规模人口流动和生态环境平衡的破坏，也给寄生虫病的流行带来新的严重问题。例如，埃及阿斯旺水坝的建造引起了血吸虫病病例大幅度增加。纳赛尔（Nasser）湖蓄水工程的建筑促使血吸虫（schistosoma）的宿主钉螺迅速繁殖，造成大批工人感染血吸虫。亚马逊公路的建设使外来的工人大批感染了寄生虫，特别是利什曼原虫（leishmania）。

第六，近代医疗措施引起相当广泛的医源性宿主（人体）抵抗力的改变，包括长期使用免疫抑制剂造成的免疫功能低下，已经出现了我们现在还不太了解的病原寄生虫异常增殖和致病力增强等新问题。

不难看出，全世界的寄生虫学工作者正面临着极为复杂艰巨的任务和新的严重挑战。在发达国家，寄生虫病也是一个重要的公共卫生问题。

第三节　我国寄生虫病的现状

我国地跨寒、温、热三带，人们的生活与生产习惯复杂多样，寄生虫病过去一直是危害人民健康的主要疾病，如疟疾、血吸虫病、丝虫病、黑热病和钩虫病，曾被称为"五大寄生虫病"。虽然我国多年来的寄生虫病防治成效显著，但我国寄生虫病仍然是一个严重的问题，就重点防治的五大寄生虫病而言，疟疾在我国广大地区年发病率虽已明显下降，但从流行病学动力学的角度看，其传染源虽被控制，但传疟媒介（按蚊）尚广泛存在，因此，控制发病的基础是脆弱的。这表现在许多老流行区，例如黄淮平原、南阳盆地与江汉平原，局部性的暴发流行或疫情反复仍然时有发生。在我国南部，如海岛山区、云南的西南部、贵州与广西之间、以及广西南部等老疟区，疟疾流行并没有得到控制。从全国看，最根本最棘手的问题是广大地区传疟媒介的因素尚无明显的改变。因此，人口流动造成新病原的输入，或外来人口进入老疟区，都可能引起新的流行甚至暴发流行。日本血吸虫病虽然已有 274 个县（市）宣布达到消灭或基本消灭的标准，但我国主要的流行区，例如洞庭湖、鄱阳湖等广大湖沼地区与四川等地形复杂的山区，该病的流行仍然严重，而且多数地区流行条件并没有明显改变，少数地区疫情还有所回升。丝虫病经过多年群众性的海群生治疗，控制传染源的效果明显。但由于媒介问题一时难以解决，这种病的威胁仍将长期存在。在全国范围内每年还会有数量相当大的现症患者和遗留的晚期患者，今后的防治和监测工作仍然艰巨。黑热病早已宣布基本消灭但在华东的广大老疫区病原并未消灭，皮肤黑热病病例还有所发现。在我国西北荒漠地带和部分山区每年仍有病例的报告。我国钩虫病（hokworm disease）感染人数建国初期估计超过 2 亿，出现相当严重或严重临床症状的患者达几百万之多。目前有明显临床症状的患者数目虽较过去减少，但各地感染率下降的幅度一般都不大。

除了上述五大寄生虫病外，在我国流行相当广泛的原虫病有蓝氏贾第鞭毛虫病、阴道毛滴虫病（trichomoniasis vaginalis）、阿米巴痢疾（amoebiasis）等。蠕虫病中姜片虫病（fasciolopsiasis）、华支睾吸虫病（clonorchiasis sinensis）和并殖吸虫病（paragonimiasis）分布很广，其中华支睾吸虫病等在一些省份已列为重点防治的疾病。带绦虫病（taeniasis）、囊尾蚴病（cysticercosis）与棘球蚴病（echinococcosis）在我国北方分布广，危害大。蛔虫（ascaris lumbricoides）在农村的感染率很高，鞭虫（trichuris trichiura）稍低一些。在幼儿园、托儿所等集体单位，蛲虫（enterobius vermicu1aris）给儿童造成很大的困扰。旋毛虫病（trichinellosis）在一些地区已有流行。此外机会致病性寄生虫，如隐孢子虫、弓形虫、粪类圆线虫（strongyloides stercoralis）等导致的严重后果亦有报告。国外输入的寄生虫病例，如罗阿丝虫病（loiasis）、曼氏血吸虫病（schistosomiasis mansoni）、埃及血吸虫病（schistosomiasis haematobia）等也时有发现。考虑到我国媒介寄生虫相和寄生虫中间宿主相十分丰富，环境条件复杂，随着国际交往的频繁，一些境外寄生虫病，如罗阿丝虫病、曼氏血吸虫病、埃及血吸虫病等在我国也有发现。近年来由于肉类、鱼类等食品供应渠道增加，加上一些生、冷猎奇的饮食方式，使食源性寄生虫病增加。

总之，我国寄生虫种类多，分布广，局部地区寄生虫病的流行仍较严重，防治寄生虫病是一项较长期的疾病防治任务。

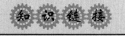

食源性寄生虫病

卫计委一项调查显示：近年来食源性寄生虫病发病率上升。常见有：肝吸虫病、并殖吸虫病、猪肉绦虫病、牛肉绦虫病、曼氏迭宫绦虫病、旋毛形线虫病、异尖线虫病、弓形虫病、棘颚口线虫病、广州管圆线虫病、肝片形吸虫病、姜片虫病等。食源性寄生虫大都寄生在人体的各个器官，对人体造成严重危害。如华支睾吸虫寄生在人类的胆道中，阻塞胆管，严重的会引发肝硬化、肝腹水，并转化成癌症；广州管圆线虫主要寄生在人的脑部，引发脑炎，严重可造成死亡；还有肺吸虫寄生在人体肺部，引起肺空洞等。由于食源性寄生虫病是近年来才较多发生的疾病，故临床医生对其认识不够，易造成错诊、误诊、漏诊。

第四节　寄生虫的感染、致病、免疫

一、寄生虫的感染途径

寄生虫侵入人体并能生活或长或短一段时间，这种现象称寄生虫感染（parasitic infection）。在寄生虫生活史中能够感染人体的某一特定发育阶段称为感染阶段（infective stage）。人体寄生虫的感染途径常见有以下几种：

（一）经口感染

多种寄生虫的感染期可以通过食物、饮水、污染的手指、玩具或其他媒介经口进入人体，这是最常见的感染方式，如蛔虫、鞭虫、蛲虫、华支睾吸虫、猪囊尾蚴等。

（二）经皮肤感染

有的寄生虫是其感染期主动地经皮肤侵入人体，如土壤中的钩虫丝状蚴、水中的血吸虫尾蚴以及疥螨、蠕形螨等直接侵入皮肤。有的寄生虫通过吸血的节肢动物媒介的刺叮经皮肤进入人体，如蚊传播疟原虫、丝虫，白蛉传播利什曼原虫。

（三）自身感染

有的寄生虫可以在宿主体内引起自体内重复感染，如短膜壳绦虫的虫卵可在小肠内孵出六钩蚴，幼虫可在小肠内发育为成虫；在小肠内寄生的猪带绦虫，其脱落的孕节由于呕吐而逆流至胃内被消化，虫卵由胃到达小肠后，孵出六钩蚴，钻入肠壁随血循环到达身体各部位，引起囊尾蚴病。

（四）逆行感染

蛲虫在人体的肛周产卵，虫卵可在肛门附近孵化，幼虫经肛门进入肠内寄生部位发育至成虫。

（五）经胎盘感染

有些寄生虫可以随母血，通过胎盘而使胎儿感染，如弓形虫、疟原虫、钩虫的幼虫等。

（六）其他途径

有的寄生虫可经阴道（如阴道毛滴虫）、经输血（如疟原虫）等途径进入人体。

二、寄生虫感染的特点

寄生虫感染的结果可因虫种、宿主的遗传素质、营养和免疫功能等因素而异。

（一）带虫者、慢性感染和隐性感染

人体感染寄生虫后没有明显的临床症状和体征，但可传播病原体，称为带虫者。广义上带虫者包括人和动物。带虫者在流行病学方面有重要的意义。

慢性感染是寄生虫病的特点之一。通常人体感染寄生虫比较轻，或者少量多次感染，在临床上出现一些症状后，不经治疗逐渐转入慢性持续感染，寄生虫可在人体内生存很长时期。这与宿主对大多数寄生虫不能产生完全免疫有关，所以寄生虫病的发病较慢、持续时间较长、免疫力不明显。例如血吸虫病流行区患者大部分属于慢性期血吸虫病，成虫在体内存活时间较长，并且宿主体内出现修复性病变。

隐性感染是寄生虫感染的另一重要特征。隐性感染是人体感染寄生虫后，既没有临床表现，又不易用常规方法检获病原体的一种寄生现象。例如弓形虫、隐孢子虫等，当机体抵抗力下降或者免疫功能不全时（如艾滋病、长期应用激素或抗肿瘤药物的患者），这些寄生虫的增殖力和致病力大大增强，出现明显的临床症状和体征，严重者可致死。因此，这类寄生虫又可称为机会致病寄生虫（opportunistic parasite）。

（二）多寄生现象

人体同时有两种以上虫种的寄生，称多寄生现象（polyparasitism），这在消化道相当普遍。不同虫种生活在同一个微环境中，相互之间互相制约或促进。如蓝氏贾第鞭毛虫在钩虫与蛔虫同时存在时，其生长繁殖受到抑制而与短膜壳绦虫同时存在时，蓝氏贾第鞭毛虫生存得更好。动物实验已证明，两种寄生虫在宿主体内同时寄生，一种寄生虫也可以降低宿主对另一种寄生虫的免疫力，即出现免疫抑制。例如疟原虫感染使宿主对鼠鞭虫、旋毛虫等产生免疫抑制，因此这些寄生虫在宿主体内生存时间延长、生殖能力增强等。

（三）幼虫移行症和异位寄生

1. 幼虫移行症（larva migrans）　是指人或某些脊椎动物可作为一些蠕虫的非正常宿主（转续宿主），当其侵入人体后，不能发育为成虫，长期以幼虫的状态存在，在皮肤、组织、器官间窜扰，造成局部或者全身的病变。犬弓首线虫是狗肠道内常见的寄生虫，狗吞食了该虫的感染性虫卵，幼虫在小肠内孵出，经过血循环后，回到小肠内发育为成虫。但是，如果人或鼠误食了犬弓首线虫的感染性虫卵，幼虫在肠道内孵出，进入血循环，由于人或鼠不是它的适宜宿主，幼虫不能回到小肠发育为成虫，而在体内移行，侵犯各部组织，造成严重损害。此时人或鼠便患了幼虫移行症。根据各种寄生幼虫侵入的部位及症状不同，幼虫移行症可分为两个类型：皮肤幼虫移行症，以皮肤损害为主。如皮肤出现线状红疹，或者皮肤深部出现游走性的结节或肿块。最常见的如钩虫幼虫引起皮肤的损害，血吸虫引起人尾蚴性皮炎，斯氏狸殖吸虫童虫引起游走性皮下结节等。内脏幼虫移行症，以有关器官损害为主，包括全身性疾病。如东南亚地区的广州管圆线虫，其幼虫侵犯中枢神经系统引起嗜酸性粒细胞增多性脑膜炎或脑膜脑炎。

2. 异位寄生（ectopic parasitism）　有些寄生虫在常见的寄生部位以外的组织或器官内寄生，这种寄生现象称异位寄生。如卫氏并殖吸虫正常寄生于肺部，但也可寄生于脑等器官或组织。日本血吸虫虫卵正常沉积在肝、肠，但也可在脑、肺等处发现。

（四）继发性免疫缺陷

动物实验证实，宿主感染蠕虫或原虫可降低对异种抗原的免疫反应，在人体某些寄生虫感染也出现此现象，这属于继发性免疫缺陷。其机制可能是多方面的，例如感染血吸虫或蛔虫可以降低机体对接种伤寒和副伤寒疫苗产生的抗体水平，这可能与抗原竞争有关。另外，不少寄生虫抗原对 B 细胞具有有丝分裂因子的作用，可促进多克隆 B 细胞激活增生，如利什曼病和疟疾患者血中 IgG 和 IgM 水平上升，皆与多克隆 B 细胞激活有关，这种现象持续存在可导致 B 细胞耗竭，抑制机体对其他病原体或抗原的免疫应答。寄生虫感染出现免疫缺陷可能会引起一些不良后果。如感染寄生虫者较未感染者易感染其他病原体，可影响疫苗预防接种的效果。

三、寄生虫对人体的致病作用

寄生虫侵入人体而引起疾病。因虫种和寄生部位不同，引起的病理变化和临床表现各异。一般来说寄生虫对人体的致病作用主要表现在三个方面：

（一）掠夺营养

寄生虫在宿主体内生长、发育及繁殖所需的营养物质均来自宿主，有些肠道寄生虫，不仅可直接吸收宿主的营养物质，还可妨碍宿主吸收营养，使宿主出现营养不良，如蛔虫和绦虫以宿主体内的消化或半消化的食物营养为食。有的寄生虫还可直接吸取宿主血液，如吸血节肢动物寄生虫（如蜱、虱）和某些线虫（如钩虫）。也有的寄生虫则可破坏红细胞或其他组织细胞，以血红蛋白、组织液等作为自己的食物。

（二）机械性损伤

寄生虫在宿主体内移行和定居均可造成宿主组织损伤或破坏。如布氏姜片吸虫以吸盘吸附在肠壁上，可造成肠壁损伤；并殖吸虫童虫在宿主体内移行可引起肝、肺等多个器官损伤；细粒棘球绦虫在宿主体内形成的棘球蚴除可破坏寄生的器官外还可压迫邻近组织；蛔虫在肠道内相互缠绕可堵塞肠腔，引起肠梗阻。有些虫体在人体内的移行或定居，引起宿主组织损伤。如果寄生在脑、心脏、眼等重要器官，则预后相当严重，甚至致命。

（三）毒性与免疫损伤

寄生虫的排泄物、分泌物，死亡崩解物、蠕虫的蜕皮液等可引起组织损害或诱导宿主产生超敏反应。例如，钩虫成虫分泌抗凝素，使肠壁组织伤口流血不止；寄生于胆管的华支睾吸虫，其分泌物、代谢产物可引起胆管上皮增生，导致附近肝实质萎缩，胆管局限性扩张，管壁增厚，进一步发展可致上皮瘤样增生。寄生虫引发的超敏反应是特异性免疫应答的超常形式，可引起生理功能紊乱、炎症反应和组织损伤，按其机制不同，一般可分为Ⅰ、Ⅱ、Ⅲ、Ⅳ四型。寄生虫病发病的过程是宿主与虫体相互斗争的结果。病理变化主要包括虫体对组织的机械性损害，虫体分泌的毒素或酶引起的组织坏死，以及宿主反应引起的嗜酸性粒细胞和其他炎性细胞的浸润，甚至形成嗜酸性粒细胞性脓肿和对幼虫或虫卵产生的嗜酸性粒细胞性肉芽肿。上述寄生虫对宿主三个方面的影响往往伴随细菌、真菌等的协同作用，使损害进一步加重。

四、寄生虫感染的免疫

寄生虫对人体来说是外源性物质，具有抗原性，感染后可诱导宿主产生免疫应答，发生一系列细胞及分子的改变。机体可通过非特异性和特异性免疫反应抑制、杀伤或消灭感染的寄生虫。归纳起来有三种结果：一是寄生虫全部被清除；二是部分被清除；三是宿主不能清除寄生虫。机体可通过生理屏障抵御某些寄生虫的入侵，如皮肤、黏膜、胎盘等，或通过吞噬细胞、嗜酸性粒细胞、自然杀伤淋巴细胞以及补体等对入侵的虫体发挥杀灭作用，这些成分介导的防御机制称为天然免疫或非特异性免疫；而另一种防御机制则是针对某种特定寄生虫的，当再次接触或不断接触这些特定的寄生虫时，宿主的应答强度则有所增强。这种机制被称为获得性或特异性免疫，包括体液免疫和细胞免疫。在多数情况下，两种免疫效应相互协同作用，并有其他细胞的参与，具有"记忆"功能。不同的虫体所诱导的免疫反应不同。一般单细胞原虫，尤其是血液内寄生原虫（如疟原虫、锥虫）主要激发宿主的体液免疫应答，即由特异抗体（主要为IgG）介导，抗体可以与虫体表面的特异受体结合，以阻止虫体对宿主细胞的识别和侵入，进而在补体或吞噬细胞的作用下，将虫体清除。抗体也可通过ADCC作用杀死细胞内寄生的虫体。宿主对消化道内寄生的虫体的免疫反应则比较复杂，其体液免疫主要以IgE和IgA的作用为主，而嗜酸性粒细胞、嗜碱性粒细胞和肥大细胞也发挥非常重要的抗虫作用。蠕虫感染过程中嗜酸性粒细胞增多也是一种免疫相关现象。

（一）消除性免疫

宿主能消除体内寄生虫，并对再感染产生完全的抵抗力。例如热带利什曼原虫引起的东方疖，宿主获得免疫力后，体内原虫完全被清除，临床症状消失，而且对再感染具有长期的、特异性抵抗力，是寄生虫感染中少见的一种免疫状态。

（二）非消除性免疫

非消除性免疫是寄生虫感染中常见的一种免疫状态。寄生虫感染后可引起宿主对再感染产生一定程度的免疫力，但是，对宿主体内原有的寄生虫不能完全清除，维持在一个低水平，一旦用药物清除体内的残余寄生虫后，这种免疫力便逐渐消失。例如人感染疟原虫后，体内疟原虫未被清除，维持低水平的虫血症，但宿主对同种感染具有一定的抵抗力，称为带虫免疫。又如血吸虫感染，活成虫可使宿主产生获得性免疫力，这种免疫力对体内原有的成虫不发生影响，但对再感染时侵入的童虫有一定的抵抗力，称为伴随免疫。

（三）免疫逃避现象

寄生虫可以侵入免疫功能正常的宿主，并能逃避宿主的免疫效应，而在宿主体内发育、繁殖和生存，这种现象称为免疫逃避（immune evasion）。此现象有多种复杂的机制，主要与以下几个方面有关。

1. 抗原性的改变或伪装　有些寄生虫在宿主体内寄生时，其表面抗原性发生变异，直接影响免疫识别，例如非洲锥虫在宿主血液内能有顺序地更换其表被糖蛋白，产生新变异体，而宿主每次产生的抗体，对下一次出现的新变异体无作用。抗原伪装是寄生虫体表结合了宿主的抗原，或者被宿主的抗原包被，妨碍了宿主免疫系统的识别。如在皮肤内的曼氏血吸虫童虫，其体表不含有宿主抗原，但肺期童虫表面则可结合宿主的血型抗原（A、B 和 H）和组织相容性抗原，从而逃避宿主的免疫攻击。

2. 组织学位置的隔离　有些寄生在人体的细胞、组织和腔道中，特有的生理屏障可使之与免疫系统隔离，从而逃避宿主的免疫攻击，如寄生在眼部或脑部的囊尾蚴，寄生在红细胞内的疟原虫。有些寄生虫在宿主体内可形成保护层如囊壁或包囊，如棘球蚴，虽然其囊液具有很强的抗原性，但由于具有较厚的囊壁，因此可逃避宿主的免疫攻击。有些细胞内的寄生虫，宿主的抗体难以对其发挥中和作用和调理作用。腔道内寄生虫，由于分泌型的 IgA 杀伤能力有限，又难以与其他免疫效应细胞接触，因此也能逃避宿主的免疫攻击。

3. 抑制或直接破坏宿主的免疫应答　宿主体内的寄生虫释放出可溶性抗原，大量存在的情况下可以干扰宿主的免疫反应。如曼氏血吸虫感染者血清中存在循环抗原，可在宿主体内形成可溶性免疫复合物。这种复合物可改变宿主的免疫反应，如抑制嗜酸性粒细胞介导的对童虫的杀伤，抑制淋巴细胞转化等。有些寄生虫感染还可诱发宿主的高 Ig 血症，提示多克隆 B 细胞激活，产生大量无保护作用的抗体。至感染晚期，虽有抗原刺激，B 细胞亦不能分泌抗体。另外寄生虫的分泌物、排泄物中的某些成分具有直接的淋巴细胞毒性作用或可抑制淋巴细胞激活，如肝片形吸虫的分泌、排泄物可使淋巴细胞凝集，枯氏锥虫分泌物中的 30kD 和 100kD 蛋白质可抑制宿主外周血淋巴细胞增殖和 IL-2 的表达，寄生虫释放的这些毒性因子也是产生免疫逃避的重要机制。

4. 寄生虫性超敏反应　宿主感染寄生虫以后所产生的免疫反应，一方面可以表现为对再感染的抵抗力，另一方面也可发生对宿主有害的反应，又称超敏反应（hypersensitivity reaction）。一般可分为Ⅰ、Ⅱ、Ⅲ、Ⅳ四型。

Ⅰ型超敏反应是某些寄生虫变应原刺激机体产生特异性 IgE 抗体，IgE 吸附在肥大细胞和嗜碱性粒细胞表面，当过敏原再次进入机体后，与 IgE 抗体结合，使肥大细胞、嗜碱性粒细胞发生脱颗粒，释放出许多活性介质如组胺、5-羟色胺、肝素等，作用于皮肤、黏膜、呼吸道等效应器官，引起血管扩张、毛细血管通透性增加、平滑肌收缩、腺体分泌增多等，分别引起荨麻疹、血管神经性水肿、支气管哮喘等临床症状。重者可因全身小血管扩张而引起过敏性休克。例如血吸虫尾蚴引起的尾蚴性皮炎属于局部过敏反应；包虫囊壁破裂，囊液吸收入血而产生过敏性休克属于全身性过敏性反应。

Ⅱ型超敏反应是抗体（IgM、IgG）直接作用于细胞膜上的抗原，在补体、巨噬细胞作用下造成的损伤反应。例如，在黑热病、疟疾患者，寄生虫抗原吸附于红细胞表面，特异性抗体（IgG 或 IgM）与之结合，激活补体，导致红细胞溶解，出现溶血，这是黑热病或疟疾贫血的原因之一。

Ⅲ型超敏反应的特征为抗原与抗体在血液循环中形成免疫复合物（immune complex，IC），可沉积于肾小球基底膜、血管壁等处，激活补体，产生充血水肿，局部坏死和中性粒细胞浸润的炎症反应和组织损伤。例如疟疾和血吸虫病患者常常出现肾小球肾炎，是由于免疫复合物在肾小球内沉着所引起的。

Ⅳ型超敏反应是致敏的 T 细胞再次接触同种寄生虫抗原时，出现分化、增殖，并释放出多种淋巴因子，吸引、集聚并形成以单核细胞浸润为主的炎症反应，甚至引起组织坏死。例如血吸虫虫卵肉芽肿的形成就是 T 细胞介导的迟发型超敏反应。在寄生虫感染中，有的寄生虫病可同时存在几型超敏反应，复杂多变，例如血吸虫病可有速发型、免疫复合物型及迟发型超敏反应同时存在。

第五节 寄生虫病的流行与防治

一、寄生虫病流行的特点

（一）地方性

寄生虫病的流行常有明显的地方性，这种特点与当地气候条件，中间宿主或媒介节肢动物的地理分布、人群的生活习惯和生产方式有关。如钩虫病在我国淮河及黄河以南地区广泛流行，但在气候干寒的西北地区，则很少流行；血吸虫病的流行区与钉螺的分布一致，具有明显的地方性；我国西北畜牧地区流行的包虫病则与当地生产环境和生产方式有关。

（二）季节性

由于温度、湿度、雨量、光照等气候条件会对寄生虫及其中间宿主和媒介节肢动物种群数量的消长产生影响，因此寄生虫病的流行往往呈现出季节性。如温暖、潮湿的条件有利于钩虫卵及钩蚴在外界的发育，因此钩虫感染多见于春、夏季节；疟疾和黑热病的传播需要媒介按蚊和白蛉，因此疟疾和黑热病的传播和感染季节与其媒介节肢动物出现的季节一致。

（三）自然疫源性

有些人体寄生虫病可以在人和动物之间自然地传播，这些寄生虫病称为人兽共患寄生虫病。在人迹罕至的原始森林或荒漠地区，这些人兽共患寄生虫病可在脊椎动物之间相互传播，人进入该地区后，这些寄生虫病则可从脊椎动物传播给人，这种地区称为自然疫源地。这类不需要人的参与而存在于自然界的人兽共患寄生虫病具有明显的自然疫源性。这种自然疫源性不仅反映了寄生于人类的寄生虫绝大多数是由动物寄生虫进化而来的，同时也说明某些寄生虫病在流行病学和防治方面的复杂性。

二、寄生虫病流行的环节

寄生虫病在一个地区流行必须具备三个基本条件，即传染源、传播途径和易感人群。这三个条件通常称为寄生虫病流行的三个环节。当这三个环节在某一地区同时存在并相互联系时，就会构成寄生虫病的流行。

（一）传染源

人体寄生虫病的传染源是指有寄生虫寄生的人和动物，包括患者、带虫者和保虫宿主（家畜、家养动物及野生动物）。作为传染源，其体内存在并可排出寄生虫生活史中的某个发育阶段，且能在外界或另一宿主体内继续发育。例如感染多种蠕虫的带虫者或患者从粪便排出蠕虫卵；溶组织阿米巴带虫者可排出包囊；虫卵或包囊在排出时即有感染性，或在适宜的外界环境中发育到感染阶段（感染期）。

（二）传播途径

指寄生虫从传染源排出，借助于某些传播因素，进入另一宿主的全过程。人体寄生虫病常见的传播途径有以下几个方面：

1．经水传播　不少寄生虫是经水进入人体的。经饮水传播的寄生虫病具有病例分布与供水范围一致，不同年龄、性别、职业者均可发病等特点。

2．经食物传播　粪便中的感染期虫卵污染蔬菜、水果等是常见的，因此生食蔬菜或未洗净的水果常成为某些寄生虫病的传播方式；生食或半生食含感染期幼虫的猪肉可感染猪带绦虫、旋毛虫；生食或半生食含囊蚴的鱼、虾可感染肝吸虫等。经食物传播的寄生虫病有患者共同分享某一食物，而未进食该食物者不发病的特点。

3．经土壤传播　有些直接发育型的线虫，如蛔虫、鞭虫、钩虫等产的卵需在土壤中发育为感染性卵或幼虫，人体感染与接触土壤有关。有的寄生虫卵对外界环境有很强的抵抗力，如蛔虫卵能在浅层土壤中生存数年。

4．经空气传播　有些寄生虫的感染期卵可借助空气或飞沫传播，如蛲虫卵可在空气中飘浮，并可随呼吸进入人体而引起感染。

5．节肢动物传播　某些节肢动物在寄生虫病传播中起着特殊的作用，如蚊传播疟疾和丝虫病、白蛉传播黑热病等。经节肢动物传播的寄生虫病除具有一定的地区性和季节性等特点外，还具有病例分布与媒介昆虫分布一致的特点。

6．经人体直接传播　有些寄生虫可通过人际的直接接触而传播，如阴道毛滴虫、疥螨。直接传播大多引起个别病例发生，病例的多少视接触的频繁程度而定。

（三）易感者

人体对寄生虫感染的免疫力多属带虫免疫，未经感染的人因缺乏特异性免疫力而成为易感者。具有免疫力的人，当其体内的寄生虫被清除后，这种免疫力也会逐渐消失，重新处于易感状态。易感性还与年龄有关，在流行区，儿童的免疫力一般低于成年人，非流行区的人进入流行区后也会成为易感者。

三、寄生虫病流行的影响因素

寄生虫病流行除了具备三个基本环节外，还受生物因素、自然因素和社会因素的影响。

（一）自然因素

包括地理环境和气候因素，如温度、湿度、雨量、光照等。地理环境会影响中间宿主的孳生与分布，如肺吸虫的中间宿主溪蟹和蝲蛄只适于生长在山区小溪，因此肺吸虫病大多只在丘陵、山区流行；气候条件会影响到寄生虫在外界的生长发育及其中间宿主和媒介昆虫的孳生，如血吸虫毛蚴的孵化和尾蚴的逸出除需要水外，还与温度、光照等条件有关。

（二）生物因素

有些寄生虫在其生活史过程中需要中间宿主或节肢动物的存在，这些中间宿主或节肢动物的存在与否，决定了这些寄生虫病能否流行。如日本血吸虫的中间宿主钉螺在我国的分布不超过北纬33.7°。因此我国北方地区一般无血吸虫病的流行。

（三）社会因素

包括社会制度、经济状况、科学水平、文化教育、医疗卫生以及人们的生产方式和生活习惯等。

四、寄生虫病的防治原则

虽然各种寄生虫病都各有其流行特点，其防治措施也不尽相同，但它们的流行都必须具备传染源、适宜的传播途径和易感动物三个环节。因此，切断寄生虫病流行的三个环节便是防治各种寄生虫病的基本原则。

（一）控制和消灭感染源

在寄生虫病传播过程中，传染源是主要的环节。在流行区，普查、普治患者和带虫者以及保虫宿主是控制传染源的重要措施。在非流行区，监测和控制来自流行区的流动人口是防止传染源输入和扩散的必要手段。

（二）切断传播途径

不同的寄生虫病其传播途径不尽相同，利用寄生虫的某些流行病学特点来切断其传播途径，避免寄生虫的感染。注意环境和个人卫生，控制和杀灭媒介节肢动物和中间宿主是切断寄生虫病传播途径的重要手段。

（三）保护易感人群

人类对各种人体寄生虫的感染大多缺乏先天的特异性免疫力，因此对人群采取必要的保护措施是防止寄生虫感染的最直接方法。关键在于加强健康教育，改变不良的饮食习惯和行为方式，提高群众的自我保护意识。必要时可预防服药和在皮肤涂抹驱避剂。

寄生虫病的未来防治，应从防治单种寄生虫病到综合防治多种寄生虫病，并与其他传染病的防治结合在一起，构成综合的防治策略。所涉及的不仅是寄生虫学内容，可能还要包括社会、经济、教育、政府行为等多方面因素。

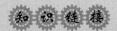

寄生虫病流行病学研究的基本方法

①描述性研究：通过调查，判断某地是否存在某种寄生虫病，并了解流行率、发病率、感染度和传播等。描述性资料是流行病学研究的基础资料。②分析性研究：根据描述性研究所提示的环境因素或生物因素与寄生虫病发生的关系及其机理，利用回顾性和前瞻性调查，分析两者关联性。③实验性研究：按随机分配原则，将试验对象分为实验组和对照组，通过实验证实某种因素或某种干预措施对寄生虫病流行的影响。④理论性研究：以流行病学模式或以数学符号来表达流行过程中各种因素间内在的及其数量的关系。⑤血清学研究：通过检测人群血清中特异性抗体，了解某种寄生虫病的过去和现在的感染情况。⑥分子生物学研究：从分子水平阐明病因及其相关的发病过程和确定易感性标志。

本章小结

医学寄生虫学是研究感染人体的寄生虫和寄生虫病的科学。它是主要研究与人体健康有关的寄生虫形态结构、生活活动和生存繁殖规律，阐明寄生虫与人体及外界因素的相互关系的科学。由医学原虫学、医学蠕虫学和医学节肢动物学三部分内容组成。

（1）寄生虫学的有关概念：寄生与寄生虫、宿主、体外寄生虫、体内寄生虫、专性寄生虫、兼性寄生虫、偶然寄生虫、长期性寄生虫、暂时性寄生虫、机会致病寄生虫、寄生虫生活史、宿主及其类型[终（末）宿主、中间宿主、保虫宿主、转续宿主]等。

（2）寄生虫病对人类的主要危害：今天人类面临的严峻事实是，在全球范围内长期存在的寄生虫病的严重流行尚无控制的迹象，而本来不被重视的某些寄生虫，如弓形虫、隐孢子虫等，又以新的形式威胁着人类。

（3）我国寄生虫病的现状：我国地跨寒、温、热三带，人们的生活与生产习惯复杂多样，寄生虫病过去一直是危害人民健康的主要疾病，如疟疾、血吸虫病、丝虫病、黑热病和钩虫病，曾被称为"五大寄生虫病"。虽然我国多年来的寄生虫病防治成效显著，但我国寄生虫病仍然是一个严重的问题。总之，我国寄生虫种类多，分布广，局部地区寄生虫病的流行仍较严重，防治寄生虫病是一项较长期的疾病防治任务。

本章小结

（4）寄生虫的感染、致病、免疫

寄生虫的感染途径：经口感染、经皮肤感染、自身感染、逆行感染、经胎盘感染、其他途径。

寄生虫感染的特点：带虫者、慢性感染和隐性感染、多寄生现象、幼虫移行症和异位寄生、继发性免疫缺陷。

寄生虫对人体的致病作用：掠夺营养、机械性损伤、毒性与免疫损伤。

寄生虫感染的免疫：消除性免疫、非消除性免疫、免疫逃避现象、寄生虫性超敏反应。

（5）寄生虫病的流行与防治

寄生虫病流行的特点：地方性、季节性、自然疫源性。

寄生虫病流行的环节：传染源、传播途径和易感人群。

寄生虫病流行的影响因素：寄生虫病流行除了具备三个基本环节外，还受生物因素、自然因素和社会因素的影响。

寄生虫病的防治原则：切断寄生虫病流行的三个环节便是防治各种寄生虫病的基本原则。控制和消灭传染源、切断传播途径、保护易感人群。

思 考 题

1．简述人体寄生虫的感染途径和寄生虫对人体的致病作用。
2．简述寄生虫病流行的特点、流行的影响因素与防治原则。

（马红茹）

第二十八章　医学线虫

第一节　概　述

线虫（nematode）属于线形动物门线虫纲。种类繁多，分布广泛，多数营自生生活，少数营寄生生活，10 余种可寄生人体，引起寄生虫病。

【形态】

（一）成虫形态及结构

虫体呈线状或圆柱状，左右对称，两端稍细，体表光滑不分节。各种线虫大小不一，小的不足 1cm，如旋毛形线虫，大的可达 1m 以上，如麦地那龙线虫。除个别虫种外均为雌雄异体，雌虫大于雄虫，雌虫尾部尖直，雄虫尾部向腹面卷曲或膨大呈伞状。

1．体壁与体腔　虫体体壁从外向内由角皮层、皮下层及纵肌层三层组成。角皮层由皮下层分泌物形成，无细胞结构，质坚，有弹性，覆盖于虫体体表。虫体某些部位角皮层增厚或突起，形成唇瓣、头翼、乳突、横纹或雄虫的交合伞、交合刺等结构。唇瓣、头翼及乳突等具有帮助虫体附着、运动及感觉等功能，也是鉴别虫种的依据。皮下层由无细胞界限的合胞体组成，在虫体背、腹及两侧面的中央，向内增厚、突出，形成四条纵索，其中的背索、腹索中有神经干，两条侧索中有排泄管通过。纵肌层由单一纵向排列的肌细胞构成，被纵索分为四区，不同线虫此层肌细胞的大小、数目和排列方式各有不同（图 28-1）。

虫体体壁与体内脏器之间有腔隙，缺乏体腔膜覆盖，故称之为原体腔（protocoele），又称假体腔。腔内充满液体，消化道和生殖道浸于其中。

2．消化系统　线虫具有完整的管状消化道，包括口孔、口腔、咽管（食管）、中肠、直肠和肛门。口孔在头部顶端，常有瓣膜围绕。肛门位于虫体末端腹面，雌虫肛门与生殖孔分开，雄虫的射精管与直肠末端汇合，形成泄殖腔，开口于体外。多数线虫咽管壁肌肉内有腺体，腺体分泌物中含有酶等多种物质，这些物质有助于虫体的消化，有的也与致病有关（图 28-2）。

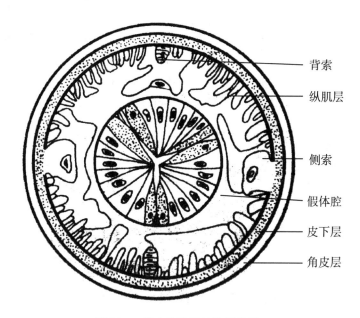

图 28-1 线虫体壁的结构示意图

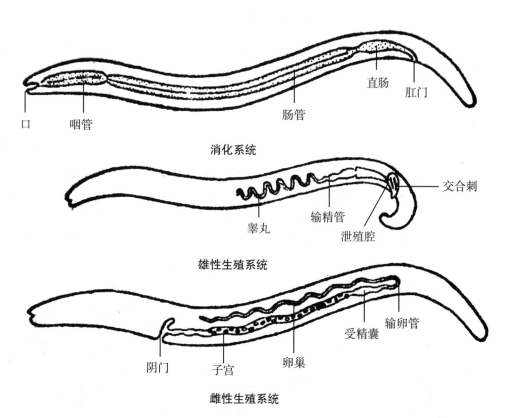

图 28-2 线虫的消化、生殖系统模式图

3. 生殖系统 线虫生殖系统为细长、弯曲的管道。雌性生殖系统多为双管型，有 2 套卵巢、输卵管、受精囊和子宫，子宫最后汇入阴道，阴门开口于虫体前端的腹面。雄性生殖系统为单管型，由睾丸、输精管、贮精囊、射精管组成，末端通于泄殖腔，在泄殖腔的背面伸出 1 ～ 2 根交合刺（图 28-2）。

4. 排泄系统 线虫的排泄系统位于虫体两侧的皮下层，各有 1 条排泄管沿着侧索纵贯虫体，纵管之间有横管连接，横管中间的腹面有一小管通于虫体咽管附近腹面的排泄孔。

（二）虫卵形态和结构

线虫卵大多为卵圆形，无卵盖。卵壳薄厚因虫种而异，均由以下三层组成：①外层，称受精膜或卵黄膜，较薄；②中层，称壳质层，较厚，能抵抗外界压力；③内层，为脂层，称蛔甙层，薄，具有调节渗透压的作用。有的卵壳外面还附着一层蛋白质膜，为雌虫子宫壁分泌物。受精卵内含卵细胞或卷曲的幼虫，未受精卵内容物多为卵黄颗粒。

【生活史特点】

1. 土源性线虫　基本发育过程经过虫卵、幼虫、成虫三个阶段。发育过程中不需要中间宿主，雌虫在宿主肠道中产卵，卵随粪便排出体外，直接在外界（土壤中）适宜条件下发育为感染阶段，人因误食感染性虫卵或接触感染性幼虫而感染，如蛔虫、蛲虫、鞭虫、钩虫等。

2. 生物源性线虫　某些组织内寄生线虫如丝虫，雌虫在终宿主体内直接产出幼虫，需要进入中间宿主体内才能发育为感染期幼虫，再经昆虫叮咬感染人体。

第二节　肠道寄生线虫

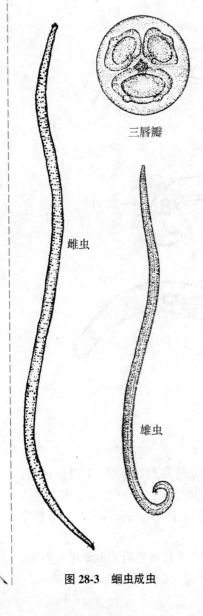

三唇瓣

雌虫

雄虫

图 28-3　蛔虫成虫

一、似蚓蛔线虫

似蚓蛔线虫（*Ascaris lumbricoides* Linnaeus，1758），俗称蛔虫，是人体最常见的寄生虫之一。成虫寄生于小肠，引起蛔虫病。

【形态】

（一）成虫

虫体长圆柱形，形似蚯蚓，头端稍钝，尾端较尖。活时呈淡红色，死后灰白色。体表有均匀的细横纹，两侧有明显的纵线。口孔位于虫体顶端，周围表皮突出形成"品"字形唇瓣，唇瓣内缘靠近口孔有锯齿形细齿，侧缘有感觉乳突。雌虫长20～35cm，最长者可达49cm，尾直而钝圆，肛门位于末端，生殖系统为双管型，阴门位于虫体前、中 1/3 交界处的腹面；雄虫长 15～31cm，尾端向腹面弯曲，有 1 对象牙状的交合刺，生殖系统为单管型（图 28-3）。

（二）虫卵

自虫体排出的蛔虫卵有受精卵、未受精卵两种。

受精卵呈宽椭圆形，大小（45～75）μm×（35～50）μm。卵壳厚而透明，从外向内为受精膜、壳质层及蛔甙层，光镜下仅可见厚而均匀的壳质层。卵壳表面常附着一层凹凸不平的蛋白质膜，因被胆汁染色，呈棕黄色。卵内含一大而圆的卵细胞，卵细胞与卵壳两端常见新月形空隙。卵细胞进一步发育成幼虫，即称为含蚴卵或感染期卵。

未受精卵呈长椭圆形，淡黄色，大小（88～94）μm×（39～44）μm，卵壳及蛋白质膜均较薄，无蛔甙层，卵内含许多大小不等的折光性颗粒。

受精卵和未受精卵的蛋白质膜均可以脱落，成为无色透明的脱蛋白膜卵（图 28-4）。

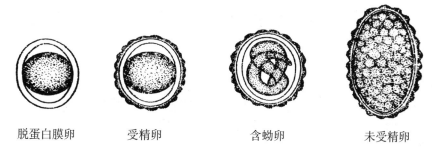

| 脱蛋白膜卵 | 受精卵 | 含蚴卵 | 未受精卵 |

图 28-4　蛔虫卵

【生活史】

　　蛔虫的生活史中不需要中间宿主。成虫寄生于人体小肠，主要是空肠，雌、雄成虫交配后雌虫产卵，卵随粪便排出体外。在荫蔽、潮湿、温暖（21～30℃）、氧气充足的泥土中，约经 2 周，卵细胞发育成第一期幼虫，再经 1 周，卵内幼虫第一次蜕皮发育为感染期卵。

　　感染期卵被人食入后，在小肠内幼虫孵出，幼虫侵入小肠黏膜和黏膜下层，钻入肠壁小静脉或淋巴管，经静脉系统入肝，再经右心到肺，穿破毛细血管进入肺泡，在此进行第 2 次和第 3 次蜕皮，然后，沿支气管、气管移行至咽喉部，被宿主吞咽，经食管、胃到达小肠进行第 4 次蜕皮，经数周发育为成虫，以肠内的半消化食物为营养（图 28-5）。

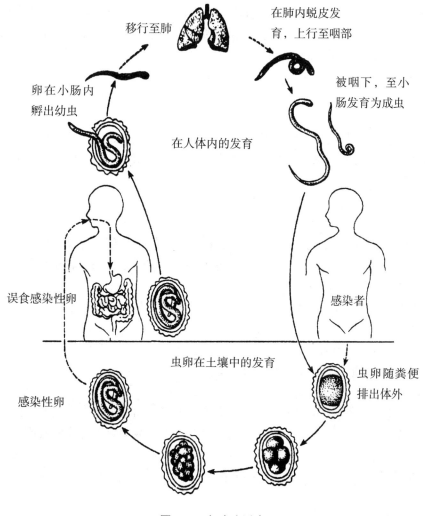

图 28-5　蛔虫生活史

自感染期卵进入人体到雌虫开始产卵需 60 ~ 75 天。每条雌虫每天可产卵 134000 ~ 360000 个。成虫寿命一般为 1 年。宿主体内的成虫数目一般为一至数十条，个别可达上千条。

【致病】

（一）幼虫的致病作用

幼虫在肠、肝、肺的移行过程中，因机械损伤和代谢产物的刺激，可引起上述器官的组织损伤以及局部或全身性过敏反应。大量感染可导致肺蛔虫病，患者出现发热、咳嗽、血痰、荨麻疹、嗜酸性粒细胞增多，甚至呼吸困难等症状。多数病例在发病后的 4 ~ 14 天自愈。

（二）成虫的致病作用

1. 夺取营养　成虫直接掠夺肠内的半消化食物并损伤肠黏膜，导致消化吸收功能障碍，当宿主营养条件差或感染虫数多时，患者常表现为阵发性脐周疼痛、恶心、呕吐、腹泻或便秘，可致宿主营养不良，儿童可出现发育障碍。

2. 超敏反应　成虫分泌物、代谢产物及虫体死亡分解产物，可引起荨麻疹、皮肤瘙痒、血管神经性水肿等过敏反应；刺激宿主神经系统，导致失眠、烦躁、夜惊、磨牙等。

3. 机械损伤　成虫有窜扰、钻孔习性，当宿主体温升高、食用辛辣食物、麻醉以及不适当驱虫治疗时，成虫可钻入开口于肠道的器官，如胆道、阑尾、胰腺等处，引起胆道蛔虫病、阑尾炎及胰腺炎等常见并发症，也可因肠道病变致肠穿孔。感染虫数较多时，虫体扭结成团阻塞肠管而产生肠梗阻。还可侵犯其他组织器官，导致异位寄生。

【实验诊断】

采用生理盐水直接涂片法，一张涂片的检出率为 80%，连涂三张检出率可达 95%。对于涂片检查阴性者，还可采用定量透明法（改良加藤法）、饱和盐水浮聚法、水洗沉淀法等提高检出率。对粪便中查不到虫卵的疑似患者，可通过试验性驱虫来确诊。对疑为肺蛔虫病者，可检查痰液中是否有幼虫。

【流行】

（一）分布

世界性分布，尤其是在温暖、潮湿及卫生条件差的地区，人群感染更普遍。一般农村高于城市，儿童高于成人。2001—2004 年，国内调查人群蛔虫平均感染率为 12.72%。

（二）流行因素

1. 生活史简单，虫卵在外界可直接发育为感染期卵。

2. 生殖力强，雌虫产卵量大。

3. 虫卵对外界环境的抵抗力强。受精卵在荫蔽、潮湿的土壤中可存活数月至一年，食用醋、酱油、腌菜或泡菜的盐水均不能杀死虫卵。甚至在 10% 的硫酸、盐酸、硝酸溶液中，卵内幼虫仍然能够继续发育。

4. 粪便污染环境和土壤　随地大便及用未经发酵处理的新鲜粪便施肥，使粪便直接污染土壤、蔬菜、瓜果或饮水。

5. 卫生习惯不良　饭前便后不洗手或生吃未经清洗的蔬菜、瓜果，都容易误食感染期虫卵而造成感染。此外，苍蝇等媒介可携带虫卵污染食物、饮水。

【防治措施】

加强卫生宣传教育，普及卫生知识，纠正不良卫生习惯和行为，消灭苍蝇，防止感染。查治患者，消灭传染源。加强粪便管理，改善环境卫生，使用无害化处理的粪便施肥，切断蛔虫传播途径。对患者及带虫者进行驱虫治疗，常用驱虫药物有阿苯达唑、甲苯咪唑、噻嘧啶等。对有并发症的患者，应及时送医院诊治，以免耽误病情。

二、毛首鞭形线虫

毛首鞭形线虫（*Trichuris trichiura* Linnaeus，1771），简称鞭虫（*whipworm*）。成虫寄生于人体盲肠，引起鞭虫病。

【形态】

（一）成虫

虫体前 3/5 细长，后 2/5 粗短，形似马鞭。口腔小，咽管细长，其外由串珠状排列的杆细胞包绕。雌虫长 3.5 ~ 5cm，尾端钝圆而直。雄虫长 3 ~ 4.5cm，尾部向腹面呈螺旋状卷曲，末端有 1 根交合刺，外有可伸缩的交合刺鞘。两性成虫的生殖系统均为单管型（图 28-6）。

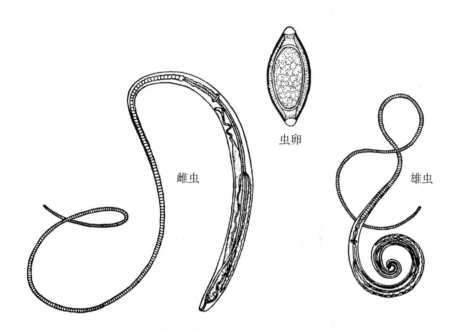

虫卵

雌虫

雄虫

图 28-6　鞭虫成虫及虫卵

（二）虫卵

呈纺锤形或腰鼓形、黄褐色，大小（50 ~ 54）μm×（22 ~ 23）μm，壳厚，两端各有一透明栓，内含一卵细胞。

【生活史】

成虫主要寄生于人体盲肠，感染虫数多时，亦可见于结肠、直肠及回肠下段。虫体前端钻入肠壁，吸取组织液和血液为营养。雌、雄交配后，雌虫产卵，卵随粪便排出体外，在适宜的温度（30℃左右）和湿度下，经 3 ~ 5 周即可发育为感染期卵，被人食入后，幼虫在小肠内孵出，钻入肠黏膜，摄取营养、发育，约经 10 天，幼虫返回肠腔内，移行至盲肠发育为成虫。自食入感染期卵至雌虫开始产卵需 1 ~ 3 个月。成虫寿命一般为 3 ~ 5 年。

【致病】

由于机械损伤及分泌物的刺激作用，可引起肠壁组织充血、水肿、出血等慢性炎症反应，甚至引起细胞增生，肠壁增厚，形成肉芽肿病变。轻度感染者多无明显症状，重度感染患者可出现头晕、消瘦、贫血、腹痛、腹泻、大便潜血或带鲜血，可致慢性失血。少数患者可出现发热、荨麻疹、嗜酸性粒细胞增多、四肢水肿等。儿童重度感染者会出现直肠脱垂。

【实验诊断】

生理盐水直接涂片法从粪便中找虫卵，也可用定量透明法（改良加藤法）、饱和盐水浮聚法、水洗沉淀法，可以提高检出率。

【流行】

鞭虫呈世界性分布，温暖、潮湿的环境有利于鞭虫卵的发育和传播，所以在温暖、潮湿及卫生条件差的地区，感染更普遍。一般农村高于城市，儿童高于成人。因虫卵对干燥、低温的抵抗力不如蛔虫卵，故鞭虫的感染率比蛔虫低。患者是唯一的传染源。

【防治措施】

注意个人卫生，加强水源管理和粪便管理。查治患者及带虫者，消除传染源。常用药物有阿苯达唑和甲苯咪唑，均有较好的驱虫效果。

三、蠕形住肠线虫

蠕形住肠线虫 [*Enterobius vermicularis*（Linnaeus，1758）Leach，1853] 简称蛲虫。成虫寄生于人体回盲部，引起蛲虫病。

【形态】

（一）成虫

虫体细小，乳白色。角皮具横纹，头端角皮膨大形成头翼。顶端口孔周围有 3 片唇瓣。咽管末端膨大呈球形，称咽管球。雌虫长 8 ~ 13mm，宽 0.3 ~ 0.5mm，虫体前端较细，中部膨大，尾端长而尖细，生殖系统为双管型。阴门位于虫体前1/3处的腹面，肛门位于虫体后1/3处。雄虫长 2 ~ 5mm，宽 0.1 ~ 0.2mm，尾端向腹面卷曲，有 1 根交合刺，生殖系统为单管型（图28-7）。

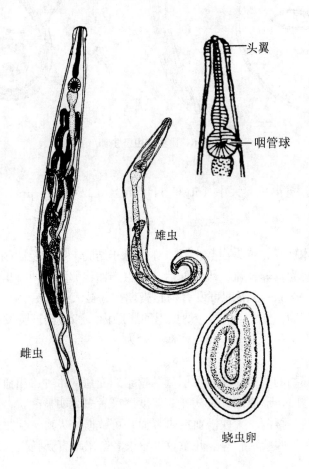

图 28-7　蛲虫成虫及虫卵

（二）虫卵

无色透明，大小（50～60）μm×（20～30）μm。呈不对称椭圆形，一侧稍突出，一侧较平，形似柿核。卵壳厚，由一层脂层和两层壳质层构成，外有光滑的蛋白质膜。虫卵自虫体排出时，其内卵细胞已发育至蝌蚪期胚胎，数小时后即可发育为幼虫。

【生活史】

成虫通常寄生于人体盲肠、阑尾、结肠及回肠下段，严重感染时，也可到达小肠上段甚至胃及食管。借助其头翼、唇瓣和咽管球的作用吸附在肠黏膜上，以肠内容物、组织液或血液为营养。雌、雄成虫交配后，雄虫很快死亡。子宫内充满虫卵的雌虫脱离肠壁向肠腔下段移行至结肠，在肠内温度及低氧压的环境中，一般不排卵或仅排少量的虫卵。宿主入睡后，肛门括约肌松弛，雌虫移行至肛门外，受温度、湿度的改变及空气的刺激，大量排卵，粘附于肛周皮肤上。排卵后雌虫大多死亡，少数雌虫可逆行返回肠腔，偶可进入阴道、尿道等处引起异位寄生。肛门附近的虫卵，在适宜温度（34～36℃）、湿度（90%～100%）和氧气充足的条件下，约需6h，卵内蝌蚪期胚胎发育成幼虫，蜕皮一次，成为感染期卵。虫卵被人食入后，在小肠内幼虫孵出，沿小肠下行，经2次蜕皮，至回盲部第3次蜕皮而发育为成虫。从吞食感染期卵至发育为雌虫产卵需2～6周。雌虫寿命一般为2～4周（图28-8）。

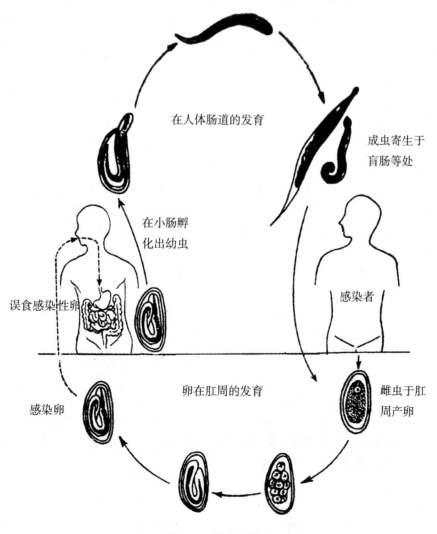

图 28-8　蛲虫生活史

【致病】

雌虫在肛周产卵刺激肛门及会阴部皮肤，引起皮肤瘙痒，为蛲虫病的主要症状。搔抓患处常引起继发感染。患者可出现烦躁不安、失眠、食欲减退，消瘦、夜间磨牙及夜惊等症状。长期反复感染，可影响儿童的身心健康。虫体附着可致肠黏膜轻度损伤，出现小出血点、轻微溃疡等，影响消化吸收功能。钻入阑尾可引起阑尾炎。异位寄生可引起严重后果，如虫体侵入阴道致阴道炎、子宫内膜炎、输卵管炎，侵入尿道引起尿道炎、膀胱炎，还有在腹腔、腹膜、盆腔、肠壁组织、肝、肺、前列腺等处异位寄生的报道。

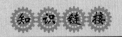

蛲虫异位寄生病例

患者女性，34 岁，停经 42 天，尿妊娠试验阳性，行人流术。术中宫腔内清出成团的白线头样虫体，长约 1cm，未见绒毛。病理检查：清出物可见蛲虫虫体及内膜组织。于清宫术后第 3 天，突发下腹撕裂痛再次入院，诊断为宫外孕破裂，行剖腹探查术，左卵巢上见妊娠囊，双侧输卵管及腹膜、肠管表面可见数个直径 0.5 ~ 0.8cm 的散在结节。术后病理诊断：卵巢异位妊娠，输卵管、腹膜及肠管表面寄生虫性肉芽肿。术后行驱虫治疗，随访半年无异常。

【实验诊断】

根据雌虫常在夜间爬出肛门周围产卵的特点，清晨可用透明胶纸法、棉拭子法等从患者肛门周围采样查虫卵。也可从粪便中查找成虫或待患儿入睡后，查看肛周有无成虫进行确诊。

【流行】

呈世界性分布，我国人群感染也较普遍，感染率城市高于农村，儿童高于成人，集体生活的儿童尤其高。蛲虫生活史简单，虫卵发育不需离体，卵产出后 6h 即可在肛周发育成感染期虫卵。感染方式简单，主要是通过肛门 - 手 - 口的体外自身重复感染。蛲虫卵抵抗力较强，在室内可存活 3 周左右，可污染衣裤、被褥或家具、玩具和地面，经手接触，再经口感染或随灰尘被吸入经鼻咽进入消化道而感染。蛲虫卵还可以在肛周孵出幼虫，有可能经肛门进入肠道发育为成虫形成逆行感染。

【防治措施】

加强卫生宣传，注意个人卫生、公共卫生及家庭卫生。勤剪指甲，勤洗肛门，勤换内裤，勤晒被褥；饭前、便后要洗手。患儿夜间睡眠应穿封裆裤，避免手指接触肛门。玩具和用具定期消毒。对集体生活的儿童有计划地普查、普治。药物治疗常用阿苯达唑、甲苯咪唑。

四、十二指肠钩口线虫和美洲板口线虫

十二指肠钩口线虫（*Ancylostoma duodenale* Dubini，1843）简称十二指肠钩虫。美洲板口线虫（*Necator americanus* Stiles，1902）简称美洲钩虫。两者均寄生于人体小肠，引起钩虫病，是我国严重危害人体健康的重要寄生虫之一。

【形态】

（一）成虫

虫体长约 1cm，活时肉红色，死后灰白色。前端顶部为发达的角质口囊，十二指肠钩虫有 2 对钩齿，美洲钩虫有 1 对板齿。虫体前端有 1 对头腺，可分泌抗凝素，使宿主肠壁伤口的血液不

易凝固。咽管壁内有 3 个咽腺，可分泌乙酰胆碱酯酶、蛋白酶等，乙酰胆碱酯酶具有降低宿主肠壁蠕动的作用，利于虫体附着。雄虫尾端角皮膨大，形成膜质交合伞（图 28-9），并有 2 根细长可收缩的交合刺，生殖系统为单管型。雌虫尾端呈圆锥形，生殖系统为双管型，阴门位于虫体腹面中部。两种钩虫成虫的形态鉴别见表 28-1。

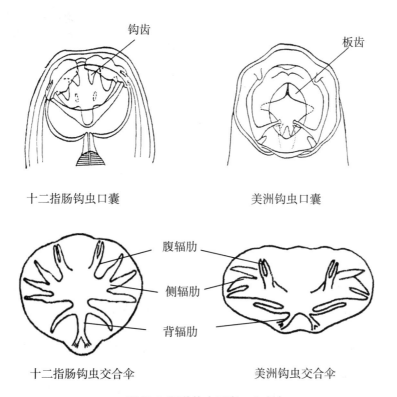

十二指肠钩虫口囊　　　　　　　　　　美洲钩虫口囊

十二指肠钩虫交合伞　　　　　　　　　美洲钩虫交合伞

图 28-9　两种钩虫口囊、交合伞

表 28-1　十二指肠钩由与美洲钩虫成虫的区别点

区别点	十二指肠钩虫	美洲钩虫
大小（mm）	雌（10 ～ 13）× 0.6 雄（8 ～ 10）× 0.45	雌（9 ～ 11）× 0.6 雄（7 ～ 9）× 0.3
体态	呈 C 字形，头、尾端均向背面弯曲	呈 S 形，头向背仰，尾向腹面弯曲
口囊	腹侧有 2 对钩齿	为 1 对板齿
交合伞	略呈圆形	略扁，呈扇形
背辐肋	从远端分 2 支，每支再分 3 小支	由基部分 2 支，每支再分 2 小支
交合刺	2 根，末端分开	2 根，末端合并，形成倒钩
阴门	位于虫体中部略后	位于虫体中部略前

（二）虫卵

两种钩虫卵相似，不易区别。呈椭圆形，大小（56 ～ 76）μm ×（36 ～ 40）μm，卵壳薄，无色透明，新鲜粪便中的虫卵内含 2 ～ 8 个卵细胞，卵细胞与卵壳之间有明显的空隙。若因患者便秘或粪便放置 1 ～ 2 天后，卵内的卵细胞可发育为更多的细胞甚至是幼虫（图 28-10）。

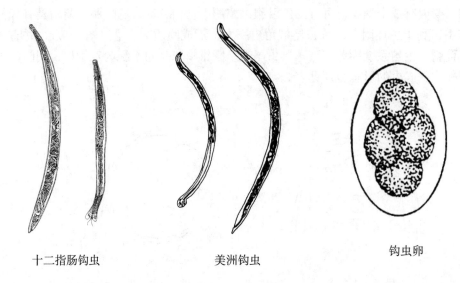

十二指肠钩虫　　　　　美洲钩虫　　　　　钩虫卵

图 28-10　钩虫成虫及虫卵

（三）幼虫

钩虫的幼虫简称为钩蚴，分为杆状蚴和丝状蚴。杆状蚴生活在土壤中，无色透明。口腔细长，有口孔，能进食。杆状蚴蜕皮发育成为丝状蚴，丝状蚴无色透明，体长 500 ～ 700μm，其特点是口孔封闭，不能进食，但具有感染能力，故又称感染期蚴。

【生活史】

成虫寄生在人体小肠上段，以钩齿或板齿咬附在宿主肠壁上，摄取血液或肠黏膜为食，并常更换叮咬部位。雌、雄交配后，雌虫产卵（十二指肠钩虫每天产卵 1 万～ 3 万个，美洲钩虫每天产卵 0.5 万～ 1 万个）。虫卵随粪便排出体外，在荫蔽、温暖、潮湿且富含有机物的土壤中，1 天内孵出第一期杆状蚴。第一次蜕皮后成为第二期杆状蚴。经 5 ～ 6 天，幼虫停止摄食，经再次蜕皮即发育成具有感染性的丝状蚴。

丝状蚴具有向温、向湿等特性，接触到人体皮肤特别是手指、足趾间较薄嫩的皮肤或破损部位，即可侵入皮肤，在皮下组织移行并侵入小静脉或淋巴管，随血液经右心到达肺部，穿破肺部毛细血管壁进入肺泡，循支气管、气管，上行至咽部，再被咽下而到达小肠，幼虫在小肠再经 2 次蜕皮发育为成虫。自丝状蚴侵入皮肤至发育为成虫产卵，一般需 5 ～ 8 周，成虫在人体内寿命一般为 3 ～ 5 年（图 28-11）。

钩虫主要经皮肤感染人体，但十二指肠钩虫也可经口感染，如食入的丝状蚴不被胃酸杀死，直接在小肠内发育为成虫。偶可通过母乳和胎盘感染。钩虫的丝状蚴还可感染猪、小牛、兔等动物，移行到这些动物的肌肉中保持滞育状态，人若食用了这些未煮熟的转续宿主的肉可被感染。美洲钩虫仅能经皮肤感染。

【致病】

两种钩虫的致病作用相似，但十二指肠钩虫对人体造成的危害比美洲钩虫更大。人体感染钩虫后是否出现临床症状，取决于寄生的虫数、宿主的营养状况及免疫力等因素。

（一）幼虫致病作用

1. 钩蚴性皮炎　是由于丝状蚴侵入时损伤及分泌物刺激引起的局部炎症，俗称"粪毒"。丝状蚴钻入皮肤后数分钟至 1h，局部皮肤出现烧灼、针刺、奇痒感，继而出现充血点或丘疹，1 ～ 2天内出现红肿、水疱，于数日内消失。如果被抓破则引起继发细菌感染，形成脓疱，最后经结痂、脱皮而自愈。多见于手背、足背、指（趾）间皮肤。

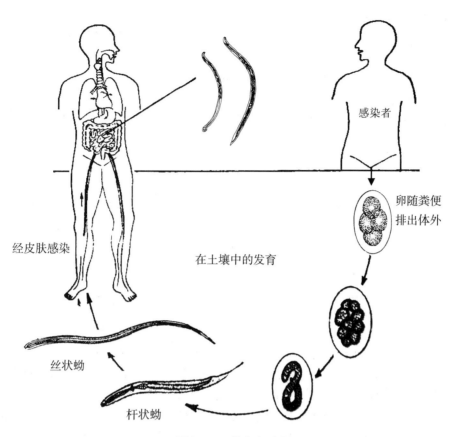

经皮肤感染

感染者

卵随粪便
排出体外

在土壤中的发育

丝状蚴

杆状蚴

图 28-11　钩虫生活史

2. 肺部病变　移行至肺的幼虫穿破肺毛细血管壁，进入肺泡，引起局部出血及炎症病变。患者可出现咳嗽、痰中带血、哮喘，常伴有畏寒、发热、血中嗜酸性粒细胞增多。

（二）成虫致病作用

1. 消化道症状　成虫利用钩齿或板齿咬附于肠黏膜，造成散在的出血点和小溃疡，严重时可形成大片出血性瘀斑，出血深度可达黏膜下层甚至肌层。患者可出现上腹不适或疼痛、恶心、呕吐、腹泻或便秘等症状。少数病例可发生消化道大出血，常因误诊而造成严重后果。婴儿钩虫病常表现为急性消化道出血，柏油样便，预后较差。

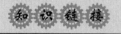

钩虫病例

患者，男，30 岁，农民，因排黑便而入院。1 月前有赤脚下地劳动史，随后自觉趾间、足背奇痒，有红疹，继之有水疱、脓疱，伴咳嗽，发热。近 8 天来腹痛，反复黑便、头晕、乏力，但无呕血，疑为上消化道出血而入院。体检及实验室检查：贫血貌，脐周轻度压痛，其他未见异常。血红素 10.4g/L。红细胞计数 10.3×10^9/L。粪检大便黑褐色，隐血"+++"，红细胞"+"，涂片镜检查出钩虫卵。采用阿苯达唑驱虫治疗后，患者逐渐恢复健康。

2. 贫血　成虫引起慢性失血而导致贫血是钩虫对人体最主要的危害。引起贫血的原因有：①钩虫咬附宿主肠壁，吸取血液为食；②钩虫吸血时，其头腺能分泌抗凝素，使伤口血液不易凝固便于吸取，致使伤口不断渗血；③钩虫频繁更换叮咬部位，导致新伤旧创同时失血，加重失血。血红蛋白丢失，导致铁丢失。由于铁的缺乏，致使血红蛋白合成的速度比红细胞新生的速度慢，故钩虫所致的贫血为缺铁性、低色素小细胞型贫血。患者表现为怠倦乏力、神经衰弱、反应迟钝、毛发干燥无光泽。体检可发现黏膜、结膜和皮肤苍白，足和踝部出现凹性水肿，严重时可出现心慌、气短、心脏扩大等贫血性心脏病体征。

3．异嗜症　少数严重感染的患者喜食生米、生豆、泥土、瓦片、煤炭等，称异嗜症。多数患者补充铁剂后，症状可消失。

【实验诊断】

粪便查虫卵，主要有生理盐水直接涂片法和饱和盐水浮聚法，前者操作简单，但轻度感染者易漏检，故适宜于重度感染者的诊断。后者检出率较高，为钩虫病诊断的常规方法。另外还可用钩蚴孵化法，将粪便标本置于 20～30℃ 体外培养 5～6 天，肉眼观察到钩虫幼虫即可诊断。该法检出率高于饱和盐水浮聚法，可鉴别虫种，主要用于驱虫药物的选择及流行病学调查。

【流行】

（一）分布

呈世界性分布。国内除青海、黑龙江、吉林三省外，其他地区均有流行，北方一般以十二指肠钩虫为主，南方则以美洲钩虫为主，不少地区也存在两种混合感染的现象。

（二）流行因素

1．传染源　钩虫病患者和带虫者是钩虫病唯一的传染源，用未经无害化处理的粪便施肥或随地大小便污染土壤，是钩虫病得以传播的原因之一。

2．感染方式　钩虫感染与人们的生产、生活方式和习惯密切相关，赤脚下田接触经粪便污染并含有丝状蚴的土壤，是感染的主要方式。在农村种植蔬菜、玉米、桑树、棉花、烟草、甘蔗等，施用未经处理的人粪，易造成钩虫感染。此外，喜食生菜叶也容易感染钩虫。

3．自然因素　钩虫卵及幼虫的发育需要适宜的土壤环境。气候温暖、雨量适宜、土地肥沃的地区钩虫感染较为常见。因矿井冬暖夏凉，湿度大，若随地大小便也容易造成矿区钩虫病的流行。

【防治措施】

（一）普查普治，控制传染源

查、治应集中在冬、春季节，避免重复感染。治疗药物有阿苯达唑（每次 400mg，一天 2次，连服 3天）和甲苯咪唑（100mg/ 次，一天 2次，连服 3天）。对钩虫患者适当补充铁剂和维生素。

（二）加强粪便管理

勿用新鲜粪便施肥，不要随地大小便，防止钩虫卵污染土壤。粪便无害化处理，杀死虫卵，既可提高肥效，又利于防止钩虫病的传播，是控制钩虫病流行的重要措施。

（三）注意个人防护

有条件的地方提倡机械化耕作，尽量减少与泥土接触的机会。必要时，在手、脚上涂搽防护剂，如 1.5% 的左旋咪唑硼酸乙醇溶液，或 15% 噻苯达唑软膏，可避免感染。

第三节　组织内寄生线虫

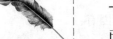

一、丝虫

已知寄生于人体的丝虫有 8 种。我国仅有班氏吴策线虫 *Wuchereria bancrofti*（班氏丝虫）和

马来布鲁线虫 *Brugia malayi*（马来丝虫）两种，引起丝虫病。近年来，国内也有回国人员感染其他丝虫的病例报道。

【形态】

（一）成虫

两种丝虫的形态结构相似，虫体细丝状，乳白色，体表光滑。雌虫尾端略向腹面弯曲，雄虫尾端向腹面卷曲 2～3 圈。班氏丝虫较大，雌虫（58.50～105.00）mm×（0.20～0.30）mm，雄虫（28.20～42.00）mm×（0.10～0.15）mm，马来丝虫雌虫（40.00～69.00）mm×（0.12～0.22）mm，雄虫（13.50～28.00）mm×（0.07～0.11）mm。丝虫属于卵胎生，雌虫直接产出微丝蚴。

（二）微丝蚴

虫体微小、细长，直径约 6μm，在新鲜血片中虫体做蛇样运动。染色后，可见虫体头端钝圆，尾端尖细，外被鞘膜。体内有很多圆形或椭圆形的体核，头端无核区称为头间隙。班氏微丝蚴与马来微丝蚴可根据其大小、体态、头间隙、体核及尾核等特征来鉴别（图 28-12）。鉴别要点见表 28-2。

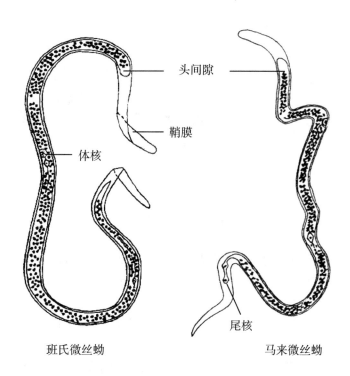

班氏微丝蚴　　　　　　　　　　马来微丝蚴

图 28-12　丝虫幼虫（微丝蚴）

表 28-2　班氏微丝蚴虫与马来微丝蚴的形态鉴别

鉴别要点	班氏微丝蚴	马来微丝蚴
大小（μm）	（244.0～296.0）×（5.3～7.0）	（177.0～230.0）×（5.0～6.0）
体态	柔和，弯曲较大	僵直，大弯中有小弯
头间隙（长：宽）	较短（1:1）	较长（2:1）
体核	圆形或椭圆形，分布均匀，清晰可数	椭圆形，大小不等，分布不均匀，常互相重叠
尾核	无	2个，前后排列，尾核处角皮略膨大

【生活史】

两种丝虫生活史基本相同，都需经两个阶段的发育，即在蚊体内的发育和人体内的发育（图28-13）。

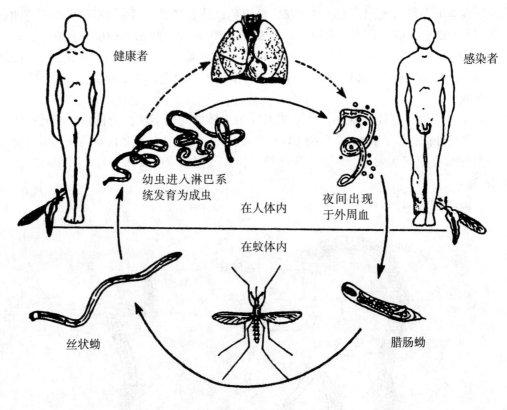

图 28-13　丝虫生活史

1. 在蚊体内的发育　当雌蚊叮咬感染者吸血时，微丝蚴随血进入蚊胃内，经 1 ～ 7h，脱去鞘膜，穿过胃壁，经血腔侵入胸肌；幼虫活动减弱，缩短变粗，3 ～ 4 天发育为腊肠蚴。其后虫体蜕皮 2 次发育为体形细长的丝状蚴，即感染期幼虫。丝状蚴活动力增强，离开蚊的胸肌，进入血腔，其中大部分到达蚊下唇，当蚊再次叮人吸血时，丝状蚴从蚊下唇逸出，经吸血伤口或正常皮肤侵入人体。

2. 在人体内的发育　丝状蚴侵入人体后的移行途径至今还不很清楚。一般认为，幼虫可迅速进入皮下附近的淋巴管，再移行至大的淋巴管及淋巴结内寄生，经 2 次蜕皮发育为成虫。成虫常相互缠绕在一起，以淋巴液为食。雌雄虫交配后，雌虫产出微丝蚴，多数微丝蚴随淋巴液进入血循环。成虫寿命一般为 4 ～ 10 年，最长可达 40 年，微丝蚴寿命一般为 2 ～ 3 个月。

成虫寄生于人体淋巴系统，但两种丝虫的寄生部位有所不同，马来丝虫主要寄生于上、下肢浅表淋巴系统，以下肢多见。班氏丝虫多寄生于深部淋巴系统，但也可寄生于浅表淋巴系统，主要见于下肢、阴囊、精索、腹股沟、腹腔、盆腔、肾盂等处。两种丝虫，尤其是班氏丝虫，还可出现异位寄生，如眼前房、乳房、肺、心包、脾等处。

人体血循环中的微丝蚴白天滞留在肺部毛细血管，夜晚则出现在外周血，微丝蚴这种在外周血中昼伏夜出的现象称为夜现周期性。两种微丝蚴在外周血中出现高峰的时间略有不同，班氏微丝蚴在晚上 10 时至次晨 2 时，马来微丝蚴为晚上 8 时至次晨 4 时。

人是班氏丝虫唯一终宿主；马来丝虫除寄生于人外，还可寄生于猴类及猫类等脊椎动物。

【致病性】

（一）致病机制

丝虫成虫是致病的主要原因，幼虫的致病作用较为微弱。在感染初期，虫体代谢产物、幼虫的蜕皮液和蜕下的皮、雌虫的子宫分泌物、死亡虫体的崩解产物均可刺激机体引起发热、嗜酸性粒细胞增多等全身性反应。上述因素加上虫体的机械损伤，使淋巴管内膜肿胀、内皮细胞增生、管壁周围组织炎症细胞浸润，导致淋巴管壁增厚、瓣膜受损即表现为急性淋巴管炎、淋巴结炎及丹毒样皮炎等的局部反应。随着病程的进展，急性期炎症反复发作，使淋巴管扩张，管壁增生变厚，管腔变窄，淋巴液回流受阻，又因死亡虫体的阻挡，最终导致局部淋巴管阻塞。阻塞部位远端的淋巴管内压力增高而发生淋巴管曲张或破裂，淋巴液流入周围的组织导致淋巴液肿或淋巴积液。因阻塞部位不同，表现出不同的临床症状。

（二）临床表现

人体感染丝虫后是否出现临床症状和体征，取决于机体对丝虫抗原性刺激的反应、侵入的虫种和数量、重复感染的次数、虫体寄生部位以及有无继发感染等。某些轻度感染者，仅在血中查到微丝蚴，不出现症状，成为带虫者。有些则在不同时期表现出不同临床症状：

1. 急性期丝虫病　主要表现为急性淋巴管炎、淋巴结炎及丹毒样皮炎。淋巴管炎常先于淋巴结炎，发作时可见皮肤表面有一条离心性发展的红线，称为逆行性淋巴管炎，俗称"流火"；上下肢均可发生，以下肢多见。临床上应注意与呈向心性发展的细菌性淋巴管炎相鉴别。淋巴结炎表现为局部淋巴结肿大、压痛，常发于腹股沟、股部、腋窝等处。当炎症波及皮肤浅表毛细淋巴管时，局部皮肤出现弥漫性红肿，有压痛和灼烧感，状似丹毒，故称丹毒样皮炎。班氏丝虫除上述症状外，还可因成虫寄生于精索、附睾和睾丸附近的淋巴管内而引发精索炎、附睾炎和睾丸炎。此外有些患者可出现丝虫热，表现为畏寒、发热、关节酸痛等全身症状；有些患者仅有寒热而无局部症状，可能由深部淋巴系统急性炎症所致。

2. 慢性期丝虫病　因阻塞部位不同，可有不同表现，一般在感染后 10 ～ 15 年才出现。

（1）象皮肿：是晚期丝虫病最常见的体征。淋巴管阻塞后使得远端淋巴管破裂，含高蛋白质的淋巴液流出积聚于皮下组织，最初表现为压凹性水肿，继而刺激纤维组织增生，使局部皮肤增厚、弹性消失、变粗变硬而形似象皮。象皮肿的形成使局部血液循环发生障碍，皮肤的汗腺及毛囊功能丧失，抵抗力降低，易并发感染，出现急性炎症或慢性溃疡。这些病变反过来又加重淋巴管阻塞与纤维组织增生，促使象皮肿进一步恶化。象皮肿多发于下肢和阴囊，也可发生于上肢、阴茎、阴唇、阴蒂和乳房等部位。上、下肢象皮肿可见于两种丝虫病，生殖系统象皮肿仅见于班氏丝虫病。象皮肿患者血中一般不易查到微丝蚴。

（2）睾丸鞘膜积液：多由班氏丝虫引起。阻塞发生于精索、睾丸的淋巴管，淋巴液渗入鞘膜腔内形成积液、阴囊肿大。穿刺抽积液，可在积液中找到微丝蚴。

（3）乳糜尿：是班氏丝虫病的常见症状。阻塞部位在主动脉前淋巴结或肠干淋巴结，使小肠吸收来的乳糜液回流受阻，而经侧支流入肾淋巴管，并经肾乳头黏膜破损处流入肾盂，混于尿中排出。患者常间歇性排出乳白色"米汤样"或"牛奶样"尿液。如与淋巴管伴行的肾毛细血管破裂可出现粉红色血性乳糜尿。乳糜尿中含有大量的蛋白及脂肪，在体外放置后易凝结成胶冻状；静止后分为三层，沉淀物中有时可找到微丝蚴。

3. 隐性丝虫病　也称热带肺嗜酸性粒细胞增多症。患者外周血中查不到微丝蚴，但可在肺和淋巴结的活检中查到。临床表现为夜间阵发性咳嗽，伴疲乏和低热，血中嗜酸性粒细胞极度增多，IgE 水平显著升高，胸片可见中下肺弥漫性粟粒样阴影。其发病机制是宿主对微丝蚴抗原发生的 I 型超敏反应，丝虫患者中此型发病率占 1% 以下。

【实验诊断】

（一）病原学诊断

1. 微丝蚴检查 从受检者血液、乳糜尿、抽出液或活检物中检出微丝蚴是确诊丝虫病的依据。其中，从外周血中查微丝蚴是最简便、最常用的方法，采血时间以晚上9时至次晨2时为宜，常用方法有厚血膜法、新鲜血滴法、浓集法、乙胺嗪（海群生）白天诱出法等。

2. 成虫检查

（1）直接查成虫：有淋巴结肿大的患者，可用注射器从可疑淋巴结中抽吸虫体，或手术切除结节，剥离组织检查成虫，检获的虫体固定、透明后，镜检定种。

（2）病理检查：将活检的可疑结节制成病理切片镜检。此结节常可见到以成虫为中心，周围有大量炎症细胞、巨噬细胞、浆细胞和嗜酸性粒细胞浸润而形成的肉芽肿。

（二）免疫学检查

1. 检测抗体 检测到受检者体内有相应抗体存在即表明有或曾经有丝虫感染。方法有皮内试验、间接荧光抗体试验、酶联免疫吸附试验、免疫酶染色试验等。由于丝虫病治愈后，血清中特异性抗体仍可持续存在，故抗体检测仅供辅助诊断和流行病学调查。

2. 检查抗原 常用酶联免疫吸附试验从受检者体内检测循环抗原，不仅可诊断活动性感染，而且可估计感染程度、考核疗效以及评估防治措施。

此外，分子生物学技术，如DNA探针和聚合酶链式反应（PCR）等技术已用于丝虫病的检测，尤其PCR法具有高灵敏度和高特异性，有望用于临床和流行病学监测。

【流行情况】

班氏吴策线虫分布于热带、亚热带及温带的大部分地区，以亚洲和非洲较严重；马来布鲁线虫仅局限于亚洲，主要在东南亚。我国主要流行于山东、河南、安徽、江苏、上海、浙江、江西、福建、广东、广西、湖南、湖北、贵州、四川、海南和台湾16个省、市、自治区。解放初我国受丝虫病威胁的人口达3.3亿，丝虫患者3099.4万。经过40多年的防治，到1994年全国已达到基本消灭丝虫病标准（以村为单位，人群感染微丝蚴率降至1%以下）。目前已进入丝虫病防治的监测阶段。外周血中有微丝蚴的患者和带虫者是丝虫病的传染源。我国丝虫病的传播媒介有10余种，班氏丝虫以淡色库蚊、致倦库蚊为主，其次为中华按蚊；马来丝虫的主要媒介是中华按蚊和嗜人按蚊。人群对丝虫普遍易感。无论男女老少，不同种族、职业的人均可感染。流行区21～30岁青壮年的血中微丝蚴感染率最高。

【防治措施】

普查普治和防蚊灭蚊是防治丝虫病的重要措施。对已达到基本消灭丝虫病的地区，防治工作的重点应为监测管理。

（一）普查普治

普查以1岁以上的全体居民为对象，血检率要求达到95%，这样可早期发现、及时治疗。治疗常用药有乙胺嗪（海群生）、呋喃嘧酮和伊维菌素，它们对丝虫成虫和微丝蚴均有杀灭作用。对于丝虫性淋巴水肿的患者视病变程度可选择物理疗法和手术治疗。阴囊象皮肿和鞘膜积液患者可采用手术治疗。

（二）防蚊灭蚊

消灭传播媒介，阻断传播途径。在杀灭蚊虫的同时还要清除蚊虫孳生地。

（三）加强监测

包括对原患者的复查复治，对既往未检查者补查补治，加强流动人口管理，发现患者及时治疗；对血检阳性户进行蚊媒检测，发现感染蚊，应积极灭蚊并扩大对周围人群的血检，以清除疫点。

二、旋毛形线虫

旋毛形线虫（*Trichinella spiralis*）简称旋毛虫，其成虫寄生于人和多种哺乳动物的小肠，幼虫寄生于同一宿主的横纹肌，引起旋毛虫病。

【形态】

（一）成虫

细小呈线状，乳白色，雄虫（1.40～1.60）mm×0.04mm，尾端有一对叶状交配附器，无交合刺，交配时泄殖腔翻出。雌虫（3.00～4.00）mm×0.06mm，尾端钝圆，阴门位于虫体腹面前 1/5 处，卵巢位于虫体后部，子宫较长，位于卵巢前，其内充满虫卵，近阴门处的虫卵已发育为幼虫，因而，在宿主的粪便中找不到虫卵（图 28-14）。

（二）囊包

为旋毛虫幼虫在宿主横纹肌内形成的包囊样结构，梭形，其纵轴与肌纤维平行，大小（0.25～0.50）mm×（0.21～0.42）mm，通常内含 1～2 条幼虫，也可有多条。幼虫长约 1mm，卷曲于囊包中（图 28-15）。

【生活史】

成虫寄生在人、猪、鼠、猫、犬及多种野生动物的小肠上段，幼虫寄生于同一宿主的横纹肌内；但完成生活史必须转换宿主。宿主食入含活囊包的肉类后，在消化液的作用下，经数小时囊包内的幼虫便可脱囊而出，并立即侵入十二指肠及空肠上段黏膜内，在肠绒毛基部和腺隐窝的上皮细胞内经 24h 发育后，返回肠腔，48h 内经 4 次蜕皮后发育为成虫。在肠腔中，雌、雄交配后，雄虫很快死亡，雌虫便钻入肠黏膜，甚至进入到肠系膜淋巴结寄生。交配后 5～7 天，幼虫自阴门产出，排虫时间持续约 4 周。产出的幼虫侵入淋巴管或小静脉，并随血液循环到达身体各处，但最终只有到达横纹肌的幼虫才能继续发育。感染后 1 个月内，在幼虫的机械刺激和分泌物的作用下，逐渐产生的纤维组织包裹着幼虫形成囊包；约半年后囊包两端开始钙化，囊内幼虫随之死亡，但也有存活多年的记载（图 28-16）。

【致病】

（一）致病机制

旋毛虫的致病与食入囊包的数量、活力、幼虫侵犯部位以及宿主的免疫力有关。成虫和幼虫均可致病。脱囊幼虫和成虫侵入肠黏膜，尤其成虫以肠绒毛为食，导致肠黏膜局部充

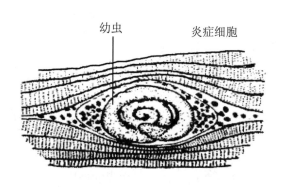

图 28-14　旋毛形线虫成虫

杆细胞
阴门
肠
幼虫
子宫
虫卵
卵巢
雌虫
雄虫

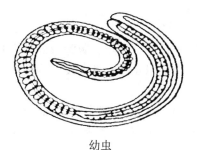

幼虫　　炎症细胞

横纹肌　　营养细胞

囊包

幼虫

图 28-15　旋毛虫囊包和幼虫

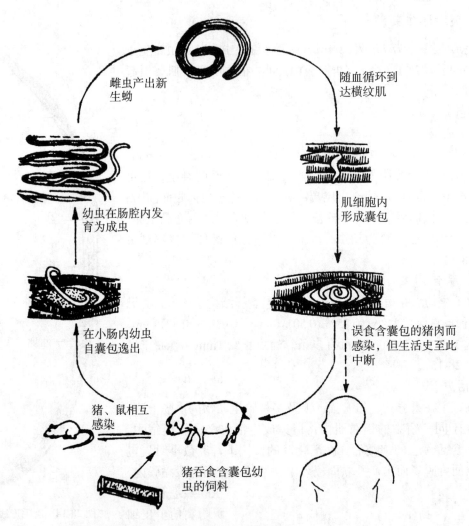

图 28-16　旋毛虫生活史

血、水肿、出血及浅表溃疡，出现广泛炎症。更重要的是雌虫产出的大量幼虫，经血循环进入全身肌肉引起血管炎、肌炎，出现肌纤维变性、坏死、横纹消失，间质轻度水肿和炎症细胞浸润等病理改变。除横纹肌病变外，还可累及心肌、肺、肝、肾等脏器。

（二）临床表现

临床表现多样，轻者可无明显症状，重者可于发病后 3 ～ 7 周死亡。据病程的进展及临床表现的不同可将旋毛虫病分为三期：

1. 肠型期（侵入期）因肠黏膜损伤，临床表现主要为胃肠不适、恶心、呕吐、腹痛及腹泻等，可同时伴有畏寒、低热及乏力等全身症状。病程约 1 周。

2. 肌型期（幼虫移行期）幼虫移行到达肌肉并寄居于此，引发炎症。此期症状是全身肌肉酸痛、压痛，尤以腓肠肌、肱二头肌、肱三头肌为著。同时可伴有发热、眼睑及面部水肿、呼吸困难、皮疹等。患者可因广泛的心肌炎导致心力衰竭、毒血症以及呼吸道并发症等而死亡。此期病程约 3 周。

3. 恢复期（囊包形成期）为急性症状消退，组织逐渐修复的过程。全身症状逐渐减轻或消失，但肌痛仍可持续数月。重者可出现恶病质、虚脱、心肌炎、心力衰竭，也可并发肺炎和脑炎。

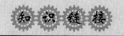

知识链接

旋毛虫病例

患者，男，38 岁农民。曾有外出打工及食羊肉串史。因全身酸痛，左眼红肿、疼痛，并有头痛、发热等，静脉滴注青霉素 3 天后症状消失。1 个月后上述症状复发并进行性加重，遂来就诊。查体：体温 38.6℃，左眼睑及眶周组织红肿并有压痛，球结膜重度充血、水肿，眼球运动受阻。B 超检查球后间隙呈弥漫性增宽，行眼眶切开引流出脓性分泌物，细菌培养无致病菌生长，取炎性组织压片镜下找到旋毛虫囊包，肱二头肌活检，亦查出旋毛虫囊包，确诊为旋毛虫感染致眼眶蜂窝织炎。治疗 5 天后痊愈出院，随访 4 周无复发。

【实验诊断】

（一）病原学诊断

采用活组织检查法，自发病 10 日以上患者的腓肠肌或肱二头肌取材，压片镜检找到囊包可确诊。此法可靠，但因取材的局限性，检出率仅为 50%，尤其轻度感染和早期感染者不易检出。此外，还可将患者吃剩的肉类压片镜检，以做佐证。

（二）免疫学检查

常用于轻度感染或早期诊断。方法包括皮内试验（ID）、间接血凝试验（IHA）、间接荧光抗体试验（IFA）、酶联免疫吸附试验（ELISA）等，其中以 IFA 和 ELISA 法敏感性、特异性较好。可选择 2 ～ 3 种方法同时检测，两种以上检测结果阳性可诊断。

【流行情况】

（一）分布

世界性分布，主要流行于欧美。我国自 1964 年西藏首次发现人体旋毛虫病后，在云南、西藏、广西、东北三省、河南、四川、甘肃、贵州、内蒙古、湖北、广东、天津、江西等地屡有病例报告。此病曾多次发生局部流行和暴发流行，且有增长趋势。据 2001—2004 年底全国人体重要寄生虫病的现状调查，旋毛虫感染率为 3.38%。

（二）流行因素

1. 传染源　已知有 100 多种哺乳动物可感染旋毛虫，并可在动物间相互传播。与人关系密切的保虫宿主有猪、鼠、犬、猫等动物。

2. 传播方式　猪因食入含活囊包蚴的肉屑、鼠类或污染的饲料而感染，鼠又因偷吃含活囊包蚴的肉类而感染。人感染的主要原因是吃入生的或半熟的肉类，如生拌猪肉、烤肉、腌肉等。此外，生熟肉菜刀、菜板不分也可是易感因素之一。肉中的囊包蚴抵抗力强，在 -12℃可存活 57 天，-15℃下 20 天才死亡。因此，风干、腌制、熏制及涮食等方法常不能完全杀死幼虫，但加热 70℃时幼虫很快死亡。

【防治措施】

开展饮食卫生宣传，不吃生的或未熟的肉类及其制品。加强肉类检疫及肉制品卫生检查制度。改变养猪方法，提倡圈养及熟饲料饲养，以防猪的感染。大力灭鼠以减少传染源。治疗常用药有甲苯咪唑、阿苯达唑及噻苯达唑等。

三、广州管圆线虫

广州管圆线虫（*Angiostrongylus cantonensis*）主要寄生于鼠类肺部血管，偶可寄生人体引起嗜酸性粒细胞增多性脑膜炎或脑膜脑炎。

【形态】

成虫线状，体表光滑，具微细环状横纹。头端钝圆，头顶中央有一小圆口，缺口囊。雄虫（11.00～26.00）mm×（0.21～0.53）mm，交合伞对称，肾形。雌虫（17.00～45.00）mm×（0.30～0.66）mm，子宫双管形，阴门开口于虫体尾端，尾端呈斜锥形（图28-17）。

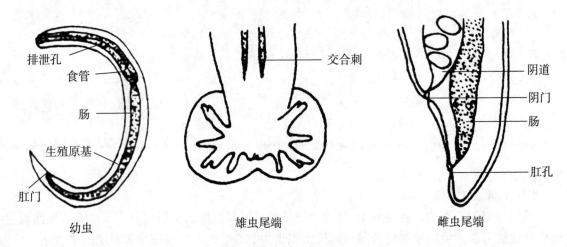

图 28-17　广州管圆线虫

【生活史】

成虫寄生于多种鼠类的肺动脉内。虫卵随血流进入肺毛细血管，第一期幼虫孵出后，穿破肺毛细血管进入肺泡，沿呼吸道上行至咽，吞咽入消化道，随粪便排出体外。当此幼虫被吞入或主动侵入中间宿主（螺类或蛞蝓）体内后，先后发育为第二、三期幼虫，即感染期幼虫。鼠类因吞食含有感染期幼虫的中间宿主、转续宿主及被幼虫污染的食物而感染。中间宿主为多种陆生螺类，如褐云玛瑙螺、圆田螺和蛞蝓等。转续宿主有蛙、蟾蜍、鱼类、蟹、虾等。人因生食或半生食含本虫幼虫的中间宿主和转续宿主而感染，生吃被幼虫污染的蔬菜、瓜果或喝生水也可感染。由于人是本虫的非正常宿主，故在人体内虫体停留在第四期幼虫或成虫早期（性未成熟）阶段（图28-18）。

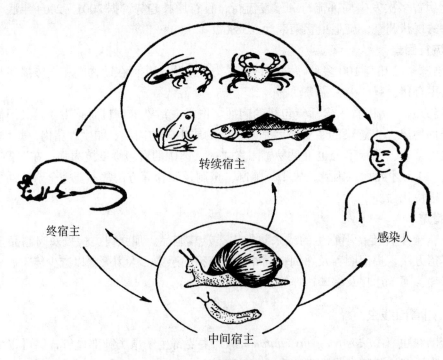

图 28-18　广州管圆线虫生活史

【致病】

广州管圆线虫幼虫在人体移行，侵犯中枢神经系统引起嗜酸性粒细胞增多性脑膜炎或脑膜脑炎，以脑脊液中嗜酸性粒细胞显著升高为特征。最明显的症状为急性剧烈头痛、颈项强直、恶心呕吐，低或中度发热。头痛初为间歇性，以后发作渐频或发作期延长。

【实验诊断】

有吞食或接触含本虫幼虫的中间宿主或转续宿主史，有典型症状和体征，脑脊液中嗜酸性粒细胞计数超过 10%，以及免疫学检查阳性可诊断。确诊有赖于从脑脊液中检获本虫。

【流行情况】

分布于热带和亚热带地区。我国主要在台湾、香港、广东、福建、海南、浙江、湖南、天津、辽宁、黑龙江等地，呈散在分布。2000 年相继在浙江温州和辽宁有暴发流行的报道。2006 年在北京也有因生吃福寿螺而感染本虫致暴发流行的报道。

【防治措施】

治疗本病无特效药，一般采取对症及支持疗法。预防本病主要是不吃生或半生螺类，不吃生菜，不喝生水。此外，尚应防止在螺类加工过程中受感染。

本章小结

线虫成虫呈线形或圆柱状，不分节，两侧对称，雌雄异体。寄生于人体肠道的线虫主要有蛔虫、钩虫、蛲虫和鞭虫等，这类线虫生活史简单，虫卵在外界发育成感染阶段，又称土源性线虫。寄生于组织中的线虫主要有丝虫、旋毛虫等，其中丝虫的幼虫需要在中间宿主体内发育成感染阶段，此类线虫称生物源性线虫。

蛔虫的形状似蚯蚓，通过食入感性虫卵而感染。幼虫移行可引起肺炎等损害，危害更大的是成虫引起的各种并发症，如胆道蛔虫病，胰腺炎、阑尾炎、肠梗阻、肠穿孔等。以生理盐水直接涂片从粪便中查出虫卵，结合临床症状可确诊。

鞭虫形似马鞭而得名，主要寄生于人体的盲肠。其生活史过程和蛔虫极为相似。成虫以其头部深入肠壁组织中摄食，可造成肠黏膜损害及慢性炎症。粪便查出虫卵可确诊。

蛲虫主要寄生在结肠回盲部，通过自体或异体方式，感染性卵经口感染，儿童感染多见。雌虫在肛门周围产卵，导致肛门奇痒，通过肛周查虫卵可以确诊。但如果成虫有异位寄生，其危害不可小视。

钩虫有十二指肠钩虫和美洲钩虫两种，成虫寄生于小肠。人因接触土壤中的丝状蚴而感染。钩虫虫体不大，但危害大，因其切器咬附宿主的肠黏膜吸血致使慢性失血，最终导致宿主的缺铁性贫血。以饱和盐水漂浮法从粪便中查虫卵可以确诊。

我国寄生的丝虫有班氏丝虫和马来丝虫两种，人因带有丝状蚴的库蚊或按蚊叮咬而感染，成虫因其机械损伤及代谢产物刺激导致局部淋巴管堵塞，引起如象皮肿、阴囊鞘膜积液、乳糜尿等丝虫病。实验诊断主要是从外周血、乳糜尿、鞘膜积液中查微丝蚴。

旋毛虫成虫寄生于小肠，其幼虫囊包寄生于同一宿主的肌肉组织，除人体外，还可寄生于多种动物，需宿主转换才得以继续发育。人因生食含囊包的肉类而感染。其危害主要是幼虫的移行和寄生造成横纹肌及其他组织的损害。取肌肉活检查到囊包即可确诊，也可以进行血清学的辅助诊断。

本章小结

　　广州管圆线虫，主要寄生于鼠类肺部血管，偶可寄生人体引起嗜酸性粒细胞性脑膜炎或脑膜脑炎。

　　肠道寄生线虫感染的诊断主要是从粪便中查虫卵，用阿苯达唑类药物进行治疗，均有较好疗效。

思 考 题

1. 简述蛔虫、钩虫、鞭虫、蛲虫4种肠道线虫生活史的主要异同点。
2. 蛔虫在人群中感染普遍的原因有哪些？
3. 试述钩虫病贫血的发生机制。
4. 蛲虫感染的病原诊断方法、检查阶段及注意事项是什么？
5. 试述我国班氏丝虫与马来丝虫的生活史、致病、流行病学及治疗方面的主要不同点。
6. 根据旋毛虫的生活史特点，试述旋毛虫病的临床发病过程。

（钟方为）

第二十九章　医学吸虫

学习目标

通过本章内容的学习，学生应能：

1. 掌握：华支睾吸虫、并殖吸虫、日本血吸虫及布氏姜片吸虫的生活史要点，致病机制及其所致疾病。
2. 熟悉：医学吸虫的形态、结构特点，基本生活史规律及国内流行的主要种类。熟悉各种吸虫病的实验诊断方法及其意义。
3. 了解：各种医学吸虫的流行特点和防治措施。

第一节　吸虫概述

吸虫（trematode）属扁形动物门吸虫纲，种类繁多。我国寄生于人体的吸虫主要有华支睾吸虫、布氏姜片吸虫、卫氏并殖吸虫、斯氏狸殖吸虫和日本血吸虫。

一、吸虫的形态、结构特征

（一）成虫

1. **成虫外形**　虫体背腹扁平，多呈叶状或舌形，两侧对称。小的不足 1mm，大的可达 80mm。具有口、腹吸盘，口吸盘位于虫体前端口孔的周围，腹吸盘则位于虫体腹面。

2. **主要结构：**

（1）体表与体壁：成虫体表凹凸不平，有皱褶、体棘等。体壁由上皮层与肌肉层组成，具有保护虫体、吸收营养和感觉等功能。体壁与器官之间充满实质组织，无体腔。

（2）消化系统：包括口、咽、食道、肠管，无肛门。口孔位于口吸盘的中央；肠管通常于腹吸盘之前分左右两支，沿身体两侧蜿蜒向后延伸，最终为盲端。个别吸虫分支的肠管在虫体后部又汇合成一支总盲管。

（3）生殖系统：多数吸虫为雌雄同体（除血吸虫外），即在一个虫体内同时具有雌、雄两套生殖器官。雄性生殖器官包括睾丸、输精管、阴茎袋、贮精囊、前列腺、射精管或阴茎。睾丸一般为两个，分支或分叶，多位于虫体后部。其形状与排列位置常因种而异，是鉴别吸虫成虫的依据之一；每个睾丸有一输出管，输出管向前合并成一输精管，通入阴茎袋中的贮精囊和前列腺包裹的射精管，再向前即为阴茎，开口于生殖孔。雌性生殖器官含卵巢、输卵管、卵模、梅氏腺、受精囊、卵黄腺、卵黄管及子宫等。卵巢一个，呈球形或分支状，居虫体中部或偏位。输卵管自卵巢伸出后与卵模相连。卵模周围有梅氏腺。卵黄腺大多位于虫体两侧，其上的许多小管会合成

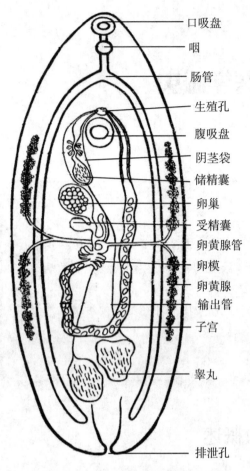

图 29-1   吸虫成虫结构模式图

口吸盘
咽
肠管
生殖孔
腹吸盘
阴茎袋
储精囊
卵巢
受精囊
卵黄腺管
卵模
卵黄腺
输出管
子宫
睾丸
排泄孔

为两条大的卵黄腺管，然后合并成卵黄总管，通向卵模。卵模向前与盘曲的子宫相连。子宫末端连接生殖孔。生殖孔开口于虫体腹面的腹吸盘附近。吸虫有专门的排泄系统，其中的排泄囊位于虫体后部，排泄孔与外界相通（图 29-1）。

（二）虫卵

吸虫卵的大小、形状、颜色、卵壳的厚度等皆因虫种不同而异。但多数吸虫卵有卵盖（日本血吸虫卵无卵盖）。卵内含受精的卵细胞、卵黄细胞或毛蚴。虫卵是临床诊断的重要依据。

二、吸虫的生活史

（一）发育条件

吸虫生活史复杂，属于生物源性蠕虫，生活史中包含着世代交替和宿主的更换。吸虫虫卵必须下水才能继续发育，幼虫要在中间宿主（淡水螺类）体内发育并进行无性繁殖，部分吸虫还需要第二中间宿主。第二中间宿主多为一些淡水鱼、虾、蟹等水生动物。

（二）发育过程

吸虫的发育需经历卵、毛蚴、胞蚴、雷蚴、尾蚴、囊蚴、童虫（见图 29-2）与成虫等基本阶段。

虫卵下水后，在水中或在中间宿主（螺）体内孵化出毛蚴。毛蚴呈梨形或椭圆形，体表披有纤毛，前端有原肠和一对穿刺腺，体后部含胚细胞。毛蚴在螺体内需进行无性繁殖，经胞蚴、雷蚴发育成为许多尾蚴。胞蚴呈囊状，无口、咽等消化器官，通过体表摄取营养，其体内的胚细胞分裂则发育成为雷蚴，一个胞蚴可形成多个雷蚴。雷蚴形如袋状，有口有咽，有原始的消化道及胚细胞，胚细胞又可进一步分化为许多尾蚴。尾蚴分体部和尾部，体部有口、腹吸盘，有口、咽、食道和肠管，还有多种单细胞的分泌腺。尾蚴尾部可长可短，有的分叉，因种而异。尾蚴成熟后从螺体内逸出，进入水中。多数吸虫的尾蚴还需侵入第二中间宿主体内或吸附于一些水生植物的体表继续发育成为囊蚴。囊蚴圆形或椭圆形，肉眼下如针尖大小，很难识别，外面是囊壁，里面虫体的口、腹吸盘、肠管及排泄囊在光镜下隐约可见。囊蚴多为吸虫的感染阶段，人因误食活的囊蚴而感染。进入人体后，囊蚴脱囊而成为童虫。童虫的

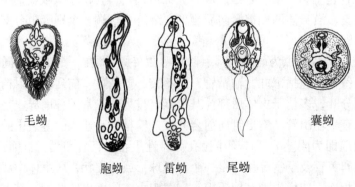

毛蚴   囊蚴

胞蚴   雷蚴   尾蚴

图 29-2   吸虫各期幼虫

形态、结构与成虫相似，但生殖器官尚未发育成熟。童虫移行至寄生部位逐渐发育为成虫。有的吸虫无雷蚴阶段，尾蚴直接侵入终宿主发育成为成虫。有的吸虫具有两代胞蚴或两代雷蚴。吸虫成虫除寄生人体之外，还可寄生多种哺乳动物。

第二节　组织及血管内寄生吸虫

吸虫多寄生于宿主的组织内，如华支睾吸虫寄生于肝胆管，卫氏并殖吸虫寄生于肺部或其他组织，斯氏狸殖吸虫可寄生于多种组织和器官，日本血吸虫寄生于静脉血管。

一、华支睾吸虫

华支睾吸虫（*clonorchis sinensis*）俗称肝吸虫（liver fluke），成虫寄生于人体的肝胆管内，引起肝吸虫病。该病在我国流行已有2300多年。近年因流行吃生鱼、虾导致某些地方的肝吸虫感染率增高。

【形态】

（一）成虫形态

虫体前端较窄，后端钝圆，形似葵花籽仁，背腹扁平，薄而透明。活时淡红色，死后灰白色，大小（15～25）mm×（3～5）mm。口吸盘稍大于腹吸盘。前者位于虫体前端，后者位于虫体腹面前1/5处。消化道包括口、咽、食道和肠管。口孔位于口吸盘中央，咽呈球形，食道短，肠管从起始处分两支，沿两侧直达虫体后端，末端为盲管。排泄系统由左右两支集合管汇合成略弯曲袋状的排泄囊，排泄孔开口于虫体末端（图29-3）。

肝吸虫雌雄同体。雄性生殖器官有2个睾丸，呈分支状，前后排列于虫体的后1/3处。两睾丸各发出一输出管，向前延伸于虫体中部汇合成输精管，并逐渐膨大形成储精囊，经射精管开口于腹吸盘前缘的生殖腔。无阴茎袋、阴茎和前列腺。雌性生殖器官有卵巢1个，边缘呈锯齿状，位于虫体中、后1/3交界处的睾丸之前。输卵管始于卵巢，远端为卵模，卵模周围有梅氏腺。卵黄腺呈滤泡状，分布于虫体中1/3的两侧，产生的卵黄经卵黄总管通于输卵管。受精囊椭圆形，居睾丸与卵巢之间，与输卵管相通。子宫呈袋状，充满虫卵，从卵模处开始盘旋而上，开口于生殖孔。

（二）虫卵形态

虫卵形似芝麻状，黄褐色，大小（27～35）μm×（12～20）μm，是蠕虫卵中体形最小的。卵前端略窄并有卵盖，与卵盖相接处的卵壳略增厚形成肩峰，其后端钝圆，有一疣状突起。卵内含有一毛蚴（见图29-3）。

【生活史】

（一）发育过程

成虫寄生于人或犬、猫等哺乳动物的肝胆管内，数量多时，也见于较大的胆管、胆囊甚至是胰腺管内。成虫产卵，卵随胆汁进入十二指肠，随粪便排出体外。虫卵下水后，被第一中间宿主沼螺、豆螺等吞食，在其肠管内孵化出毛蚴，随即进行无性繁殖，毛蚴先发育为胞蚴，一个胞蚴发育成多个雷蚴，一个雷蚴可产出5～50条尾蚴。尾蚴成熟后自螺体逸出，在水中可生活1～2天，当遇到第二中间宿主淡水鱼、虾时，主动侵入其肌肉、鳞片下、腮内等部位，在适宜温度下，经30～40天发育为成熟囊蚴。囊蚴椭圆形，大小138μm×115μm，镜下可见一层囊壁，一虫体卷曲于其中，口、腹吸盘隐约可辨，并有三角形的黑色的排泄囊。人因食入含活囊蚴的鱼、虾而被感染。在消化液作用下，童虫在十二指肠脱囊而出，逆胆汁而上，顺着胆总管进入肝胆管或胆囊内寄生，约一个月后发育为成虫，并可在粪便中查到虫卵。成虫寿命可达20～30年。猫、犬、猪和鼠等为肝吸虫的保虫宿主（见图29-4）。

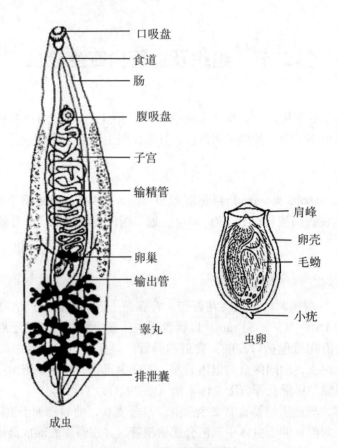

图 29-3　华支睾吸虫及虫卵

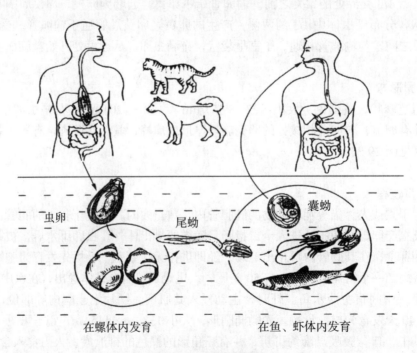

图 29-4　肝吸虫生活史

（二）生活史要点

1. 成虫寄生部位　人及多种哺乳动物（犬、猫、猪等）的肝胆管。人与上述动物均为肝吸虫的终宿主，同时，这些动物又为肝吸虫的保虫宿主。

2. 离体阶段　虫卵，卵随粪便排出宿主体外，需要进入水中才能继续发育。

3. 中间宿主　第一中间宿主为沼螺、豆螺等淡水螺类。第二中间宿主为淡水鱼、虾。

4. 感染阶段　囊蚴。

5. 感染方式　人因食入生的或未煮熟的含囊蚴的鱼、虾而感染。

【致病】

（一）致病机制

成虫寄生于肝胆管中，虫体活动的机械刺激与其代谢产物、分泌物的毒性作用导致宿主胆管上皮损伤、脱落、增生，管壁炎性细胞浸润、纤维增生，致使管壁变厚、管腔变窄，肝吸虫的寄生使胆管阻塞加重，胆汁淤积，可发生阻塞性黄疸。胆汁淤积有利于细菌繁殖，常引起胆管炎、胆囊炎，甚至继发肝脓肿。虫体碎片和虫卵可成为结石的核心，易引起胆管或胆囊内胆色素结石。长期刺激，反复的炎症，可导致邻近肝细胞变性、坏死、萎缩，最终可致肝硬化、肝腹水，还可诱发肝癌。

（二）临床表现

肝吸虫病的病变程度及临床表现因感染虫数的多少、时间长短及个体的免疫力强弱而异。多数人为轻度感染，感染的虫数少，病变和症状不明显或很轻微。若感染的虫数多时，患者有腹部不适、肝区疼痛、消化不良、食欲缺乏、乏力、消瘦、肝大等。晚期有腹水、脾大、腹壁静脉曲张、阻塞性黄疸等临床表现。儿童感染可导致发育障碍、侏儒症，重者可引起肝性脑病、消化道出血而致死亡。

【实验诊断】

肝吸虫病的临床表现呈非特异性，应注意与肝炎、急性与慢性胆囊炎等相鉴别。注意询问患者有无生食或半生食淡水鱼虾史，是否来自流行区域等情况，有助于本病的诊断。最终确诊主要依赖实验室的诊断。

（一）病原学诊断

1. 粪便检查虫卵　粪便中查到华支睾吸虫卵是确定诊断的证据，一般在感染后1个月即可在粪便中找到虫卵，常用方法有：

（1）直接涂片法：此法操作简便，但由于所用粪便量少，虫卵小，检出率不高，容易漏检，故一般需要连查3次。

（2）自然沉淀法（又称水洗沉淀法）：此法标本量大，且因虫卵比重大于水的比重，使虫卵沉降、集聚于水底的沉渣，故可提高虫卵的检出率。自然沉淀法不仅适宜于肝吸虫卵检查，同样也适宜其他蠕虫卵的检查。

此外，还有离心沉淀法、醛醚沉淀法、细筛定量透明法、小杯稀释计数等多种方法可供选择。值得注意的是，华支睾吸虫排卵量少，虫卵小，且粪便中虫卵数量波动大，感染早期粪检阳性率低，有时需反复检查才获得阳性结果。

2. 十二指肠胆汁引流检查虫卵　取十二指肠液或胆汁镜检，检出率高达100%，但标本采集操作较复杂，仅用于粪便中查不到虫卵的可疑患者。

（二）免疫学诊断

对于查不到虫卵而又疑是肝吸虫病的患者，常用免疫学检查进行辅助诊断。免疫学方法还常用于流行病学调查。

1. 皮内试验　将华支睾吸虫成虫抗原注入受试者前臂内侧的皮内，通过观察注射部位皮丘及红晕的大小，判断体内有无速发型超敏反应的发生，结合临床症状可以协助诊断。该法的阳性率可高达 97.9%，但与其他寄生虫病有交叉反应。

2．血清中特异性抗体或循环抗原的检测　利用间接血凝试验（IHA）、酶联免疫吸附试验（ELISA）和近年的斑点免疫金银染色（DoT-IGSS）等方法检测待检者血清特异性抗体或血清中的循环抗原，用于临床辅助诊断和流行病学调查。

【流行】

（一）分布

华支睾吸虫主要分布在亚洲的中国、日本、朝鲜、韩国、越南以及俄罗斯的少数地区。国内除了新疆、内蒙古、甘肃、西藏等地未见报道外，其他省、市都有不同程度的流行，其中以广东、广西、湖南、台湾较为严重，其感染率在 1.18% ～ 16.85% 之间。

（二）流行因素

1．传染源　华支睾吸虫病属人兽共患寄生虫病，传染源除了患者、带虫者之外，还有猫、犬、猪、鼠等多种保虫宿主。

2．中间宿主　华支睾吸虫对中间宿主的选择性不严，中间宿主种类多，数量多。第一中间宿主为淡水螺类，如赤豆螺、纹沼螺、长角涵螺等。第二中间宿主为淡水鱼、虾，多种淡水鱼类都可以成为其中间宿主，如白鲩、鲤鱼、青鱼、草鱼、鳊鱼等，小型野生鱼类如麦穗鱼、克氏鲦鱼等，尤其是麦穗鱼，感染可高达 100%。淡水虾如米虾、沼虾等。这些螺和鱼、虾常常同时处于一个水体，加上粪便管理不善，特别是某些地区有在鱼塘上建厕所，用粪便喂鱼的习惯，虫卵入水，极易完成其生活史发育而导致该病的流行和传播。

3．感染方式　生食淡水鱼、虾是感染的关键因素。如广东一带居民喜食"鱼生""鱼生粥"及"烫鱼片"，东北朝鲜族居民嗜生鱼佐酒。所以，这些地方的人群肝吸虫感染率较高。此外，以污染囊蚴的刀、砧板切熟食也可致感染。实验证明，厚约 1mm 的鱼片中的囊蚴，60℃ 的热水中可活 15min，70℃ 热水中可活 6 min；囊蚴在醋内可活 2h，在酱油内存活 5h。

【防治措施】

加强宣传教育，提高人群防范意识。提倡卫生的烹调方法和食鱼习惯，不生食或半生食鱼、虾，并注意将切生、熟食的砧板和刀具分开。加强粪便管理，防止虫卵下水。积极查治患者和带虫者。首选药物为吡喹酮，20 ～ 25mg/kg，3 次 / 日，连服 2 天，总剂量 120 ～ 150mg/kg 体重。其次，也可用阿苯达唑，两者均有好的疗效。

二、并殖吸虫

并殖吸虫（*Paragonimus*）俗称肺吸虫。国内流行的主要有卫氏并殖吸虫（*Paragonimus Westermani*）和斯氏狸殖吸虫（*Pagumogonimus skrjabini*）。前者成虫寄生于人体肺部；后者成虫寄生于果子狸等动物的肺部，只有童虫才可寄生于人体。

卫氏并殖吸虫

【形态】

（一）成虫形态

虫体椭圆形，背部隆起，腹面扁平，似半粒黄豆。长 7.5 ～ 12.0mm，宽 4 ～ 6mm，厚 3.5 ～ 5.0mm。虫体半透明，活时红褐色，死后灰白色。腹吸盘位于体中横线之前，口、腹吸盘大小相当。口腔下接球形的咽，食道短，两肠支沿虫体两侧经数个弯曲达虫体后部，最终为盲管。睾丸 2 个，分枝状，左右并列于虫体后 1/3 处。卵巢 1 个，分 5 ～ 6 叶，形如指状，位于腹吸盘一侧。子宫呈袋状，卷曲盘旋与卵巢并列于腹吸盘的另一侧，子宫内充满了虫卵。卵黄腺发达，由许多卵黄滤泡所组成，密布于虫体两侧。排泄囊为长袋状，位于虫体中央，开口于虫体末端腹面的排泄孔。

（二）虫卵形态

金黄色，椭圆形，两侧多不对称，大小（80 ～ 118）μm×（48 ～ 60）μm。较宽一端有卵盖，卵盖大而明显。卵壳厚薄不均匀，无盖端明显增厚。内含一个卵细胞和十余个卵黄细胞（见图 29-5）。

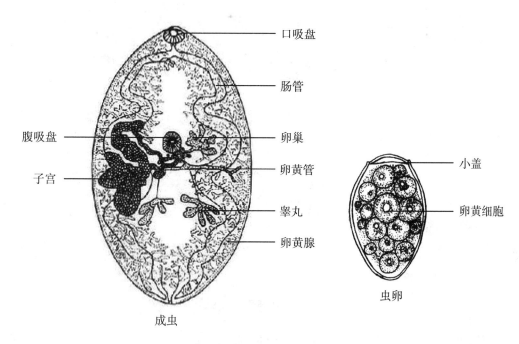

图 29-5　卫氏并殖吸虫成虫及虫卵

【生活史】

（一）发育过程

成虫寄生于人和多种肉食哺乳动物（犬、猫等）肺部的虫囊中，虫囊与支气管相通，产出的虫卵经气管随痰排出，或当痰被咽下时也可随粪便排出体外。虫卵入水后，在 25 ～ 30℃的条件下，需 15 ～ 20 天即可孵出毛蚴。毛蚴借纤毛在水中游动，25℃时可存活 24h 左右，钻入第一中间宿主川卷螺体内，经胞蚴、母雷蚴、子雷蚴，最后发育成多个尾蚴。尾蚴椭圆形，具有短小球形的尾部，成熟后从螺体逸出进入水中，在 20℃左右的水中可存活 1 ～ 2 天。毛蚴进入螺体约 3 个月，尾蚴逸出。水中的尾蚴主动侵入第二中间宿主溪蟹和蝲蛄体内，脱去尾部，约经 3 个月发育为囊蚴。囊蚴为其感染阶段，球形，直径 300 ～ 400 μm，有两层囊壁，囊内为一后尾蚴，镜下可见其腹吸盘和两侧弯曲的肠管，以及中部黑色的排泄囊。人或动物食入了含活囊蚴的溪蟹、蝲蛄而感染。在小肠液的作用下，囊内幼虫脱囊而发育为童虫，童虫钻过肠壁进入腹腔，穿过膈肌，经胸腔进入肺部，在肺组织中形成虫囊，在囊内逐渐发育为成虫并在其中产卵（见图 29-6）。

童虫在移行过程中，常游走于腹腔和胸腔的脏器之间，或侵入皮下、肌肉，甚至是脑、脊髓等组织和器官，形成异位寄生。多数异位寄生的虫体不能发育为成虫。即使是寄生于肺部的成虫也可离开肺部虫囊，在其他组织器官间游走窜扰。从吃下囊蚴至发育为成虫产卵需 2 ～ 3 个月。成虫寿命 5 ～ 6 年，有的长达 20 年。野猪、家猪、兔、大鼠等动物可成为卫氏并殖吸虫的转续宿主，生食或半生食这些动物的肉也可感染。

（二）生活史要点

1. 成虫寄生部位　人及多种肉食哺乳动物（犬、猫等）的肺内。人与上述动物均为卫氏并殖吸虫的终宿主；同时，犬、猫等动物又是其保虫宿主。

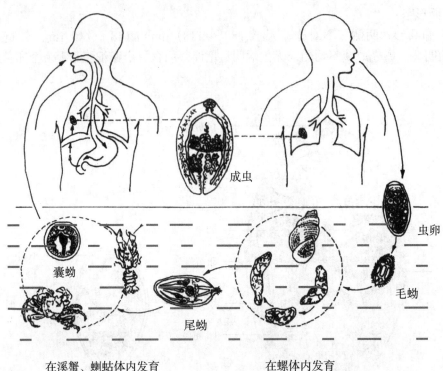

成虫

虫卵

囊蚴

毛蚴

尾蚴

在溪蟹、蝲蛄体内发育   在螺体内发育

图 29-6　卫氏并殖吸虫生活史

2. 离体阶段　虫卵。卵随痰或粪便排出体外，须入水。

3. 第一中间宿主　川卷螺等淡水螺类；第二中间宿主：溪蟹、蝲蛄。

4. 感染阶段　囊蚴。

5. 感染方式　经口，人因生食（或未煮熟）溪蟹、蝲蛄而感染。

6. 有童虫移行和异位寄生。

【致病】

（一）致病机制

童虫或成虫在人体组织与器官内移行、寄居造成机械性损伤以及虫体代谢产物等抗原物质刺激引起免疫病理反应是卫氏并殖吸虫致病的主要原因。其病变过程包括脓肿期、囊肿期及纤维瘢痕期。

1. 脓肿期　因虫体移行导致组织破坏、出血，形成肉眼可见的窟穴状或隧道状病灶，内含血液，有时可见童虫。随即，大量的中性粒细胞、嗜酸性粒细胞渗出，病灶周围肉芽组织增生，形成薄膜状脓肿壁，将虫体包围其中逐渐形成脓肿，此称脓肿期。

2. 囊肿期　浸润、聚集的细胞死亡、崩解，液化成黏稠芝麻酱样的脓液，镜下可见其中含有坏死组织、夏科雷登氏结晶和大量虫卵。脓肿壁因肉芽组织增生变得肥厚，并出现纤维性包膜包绕，从而形成囊肿。

3. 纤维瘢痕期　因虫体死亡或转移，或囊肿通过支气管与外界相通，内容物逐渐被咳出或被吸收，囊内被肉芽组织填充后愈合，最后，病灶完全由纤维组织取代形成瘢痕。

（二）临床表现

肺吸虫病临床表现多样，根据病程的发展可分急性期和慢性期。

1. 急性期　主要因童虫在腹腔、肌肉或皮下的移行，引起肠壁、肝等局部出血和坏死；患者感染后数天或 1 个月左右可出现急性期症状。轻者仅表现出低热、乏力、食欲缺乏及荨麻疹等；重者可有畏寒发热、腹痛、腹泻等，嗜酸性粒细胞明显增多。

2. 慢性期 童虫、成虫寄居，形成虫囊，根据寄居部位不同有胸肺型和肺外型，前者是童虫或成虫寄居在肺，导致肺部损害，患者表现出咳嗽、胸痛、咳铁锈色痰或血痰等症状。后者是童虫移行或成虫窜扰于肺部以外的组织和脏器，常见有：皮下型、腹型、肝型和脑型等类型。如虫体游走、寄生在皮下组织，则可出现皮下包块或结节，此称皮下型，多发生于腹壁、其次为胸壁，也可见于腹股沟、腰背部、大腿内侧、眼眶及阴囊等处；虫体在腹腔内脏器间移行，患者出现腹痛、腹泻、大便带血等症状，此称腹型；虫体在肝内移行和寄生，则有肝大、肝区疼痛，肝损害等临床表现，称肝型；虫体窜入胸腔的大血管向上游走，沿颈部到达大脑，即可出现头疼、头晕、偏瘫、视力障碍及癫痫等严重的临床症状，称脑型。有的患者可同时表现出几种临床类型的症状。

【实验诊断】

（一）病原学诊断

1. 痰液查虫卵 以生理盐水涂片或痰液消化沉淀等法，从痰中查虫卵。特别注意采集患者带血、呈铁锈色、具有腥臭味的痰送检，查到虫卵即可确诊。

2. 粪便查虫卵 以直接涂片法或水洗沉淀法检查，25% ～ 40% 患者粪便中可检出虫卵，主要适宜于有咽痰习惯的患者，特别是儿童。

3. 皮下、肌肉组织活检 对于腹型、皮下型肺吸虫患者，手术摘除皮下包块或结节，进行病理检查，可发现童虫，偶尔可见成虫或虫卵。

（二）免疫学诊断

适宜于早期感染、肺外型患者及痰、粪中未能查到虫卵的可疑患者，可结合临床症状做辅助诊断或做流行病学调查。

1. 皮内试验 以 1：2000 的成虫抗原进行皮内试验，其阳性率高达 95% 以上，但常与华支睾吸虫病、血吸虫病等有交叉反应，故多用于人群普查。

2. 血清抗体的检测 应用酶联免疫吸附试验（ELISA）、间接荧光抗体技术（IFA）及免疫印迹试验（IB）等，检测患者血清中的抗体，用于肺吸虫病的辅助诊断或流行病学调查。

3. 循环抗原检测 以酶联免疫吸附抗原斑点试验（AST-ELISA）检测血清中的循环抗原，可作为感染程度及疗效考核的判断。

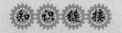

知识链接

肺吸虫病诊断依据

①患者来自疫区、有生食或半生食溪蟹史。②临床上有游走性皮下结节或包块，活检符合肺吸虫病病理特点。③外周血中嗜酸性粒细胞计数及分类增加（血涂片嗜酸性粒细胞 10% ～ 40%，急性期可达 80% 以上）。④肺吸虫抗原皮内试验阳性。⑤抗肺吸虫药物治疗有效。满足前 4 项即可诊断。

【流行】

卫氏并殖吸虫分布于亚洲、非洲、拉丁美洲及大洋洲的 30 多个国家和地区。在我国，除新疆、内蒙古、青海、宁夏及西藏外，其他省、市、自治区均有本虫的分布。

1. 传染源 患者及带虫者、保虫宿主（如虎、豹、狼、狐、犬、猫等多种野生动物）、转续宿主（如野猪、鼠等）均可以成为其传染源。

2. 中间宿主 国内已证实的第一中间宿主有川卷螺、放逸短沟蜷和黑龙江短沟蜷等。与这些螺类生活在一起的第二中间宿主有溪蟹、华溪蟹、石蟹等二十多种淡水蟹以及东北的蝲蛄。70%～90%的囊蚴寄生于蟹体、蝲蛄的肌肉中，也可存在鳃、内脏等处。在某些流行区，溪蟹中囊蚴的感染率常很高，有的高达100%。

3．感染方式　生食或半生食溪蟹、蝲蛄是感染卫氏并殖吸虫病的主要原因。流行区居民喜食腌蟹、醉蟹、活蟹，东北居民喜食蝲蛄酱或蝲蛄豆腐，在这些饮食方式中，囊蚴未被杀死，食入后感染的危险性极大。此外，若生吃或半生吃野猪、家猪、兔、大鼠、蛙、鸡、鸟等多种转续宿主的肉也可感染。如果囊蚴污染了餐具、手、食物或生饮溪水也可感染。

【防治措施】

开展宣传教育，改变不良饮食习惯，不生食或半生食溪蟹、蝲蛄，不吃生肉，不喝生水，防止囊蚴污染餐具、手和食物。加强粪便管理，不随地吐痰，阻止虫卵入水。治疗首选药物为吡喹酮。

斯氏狸殖吸虫

斯氏狸殖吸虫是我国独有的一种并殖吸虫。主要分布于甘肃、山西、陕西、河南、四川、贵州、湖北、江西、福建、广西、广东等地的山区。其形态结构、生活史与卫氏并殖吸虫基本相似。

【形态】

虫体与卫氏并殖吸虫相比较狭长，两端较窄，近似棱形，大小（11.0～18.5）mm×（3.5～6.0）mm，腹吸盘大于口吸盘，位于虫体前1/3处。卵巢分支形如珊瑚，与子宫并列于腹吸盘的后侧。睾丸1对，分多叶、左右并列，位于虫体中、后1/3交界处（见图29-7）。

虫卵形状、大小、颜色及结构与卫氏并殖吸虫卵相似，两者难以区分。

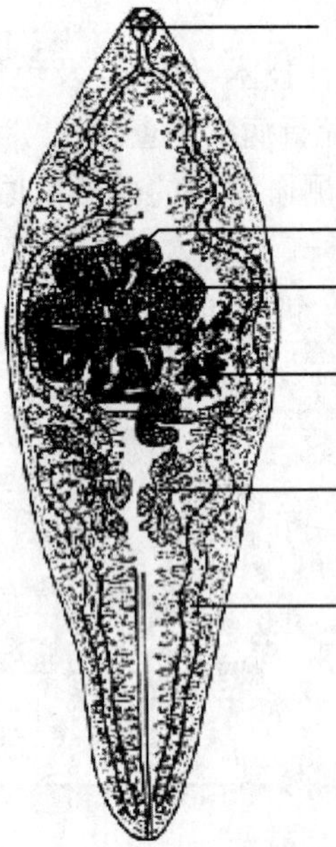

【生活史】

成虫寄生于果子狸、猫、犬等动物的肺内。第一中间宿主为拟钉螺和小豆螺。第二中间宿主为溪蟹。人因食入含囊蚴的溪蟹而感染，人为其非正常宿主，童虫侵入人体之后难以发育为成虫，童虫多寄生于皮下移行，也见于其他部位。

【致病】

童虫在人体难于定居，到处游窜，造成局部或全身性幼虫移行症，主要表现为游走性皮下结节或包块。包块紧靠皮下，无明显红肿，边界不清，局部皮肤正常。其大小、数目不等，常见于腹部、胸背部、头颈和四肢。若切除包块做活检，可见其中的隧道样虫穴，或见童虫，镜下可见嗜酸性粒细胞肉芽肿、坏死渗出物和夏科雷登氏结晶。

虫体若侵入内脏或其他器官则可引起相应部位的症状和体征，临床表现多样。如侵犯腹腔脏器，可以有腹痛、腹泻，甚至是腹部肿块；侵犯肝，则有肝大、肝区疼痛及转氨酶增高；若侵入胸肺，也有咳嗽、咳痰、胸闷和胸痛等症状，肺部透视可见边缘模糊的浸润阴影或房性的囊状阴影。如果累及胸膜，可引起胸膜炎、腹腔积液；若侵入眼睛，可有眼球突出、视力

图中标注：口吸盘、腹吸盘、子宫、卵巢、睾丸、肠管

图 29-7　斯氏狸殖吸虫成虫

障碍等。全身症状可有低热、乏力、食欲下降等。血液检查嗜酸性粒细胞明显增高。

【实验诊断】

痰和粪便中均查不到虫卵，主要是通过组织活检查获童虫，也可用免疫试验协助诊断。

【流行与防治】

传染源主要是果子狸等多种动物，本虫在人体内难以发育为成虫，故患者一般不能成为该病

的传染源。防治措施与卫氏并殖吸虫相似。

三、日本血吸虫

血吸虫，即血管内寄生的吸虫。与其他吸虫不同的是，血吸虫虫体呈线形，雌雄异体。寄生于人体的血吸虫有日本血吸虫、埃及血吸虫、曼氏血吸虫、间插血吸虫、湄公血吸虫和马来血吸虫等。我国只有日本血吸虫（*Schistosoma japonicum*），常引起日本血吸虫病。日本血吸虫病对人体健康危害极大，是我国南方重点防治的寄生虫病。

【形态】

（一）成虫

虫体呈线形或圆柱状。口吸盘位于虫体前端，腹吸盘处于离口吸盘不远的虫体腹面。消化道有口、食道和肠管，无咽。食道被食道腺围绕，肠管在腹吸盘之前分成两支，至虫体中部之后又合并为单一的盲管，最后终止于虫体末端。雌雄异体，常呈雌雄合抱。

雄虫：乳白色，较粗短，长 9 ~ 22m，宽 0.50 ~ 0.55mm，口、腹吸盘发达，突出如杯状。自腹吸盘之后，虫体背腹扁平，两侧向腹面卷曲形成抱雌沟，以此沟抱雌虫。睾丸椭圆形，多为 7 个，呈串珠状排列于腹吸盘背侧，各发出一根输出管，汇入腹侧的输精管，向前通入贮精囊，开口于腹吸盘之后的生殖孔。

雌虫：深褐色，前细后粗，长 12 ~ 28mm，宽 0.1 ~ 0.3mm，口、腹吸盘均较小，肠管内因含有消化或半消化的宿主血液而呈深褐色。卵巢长椭圆形，位于虫体中部。输卵管始于卵巢后端，绕过卵巢向前，与来自虫体后半部的卵黄腺发出的卵黄管汇合，通入卵模，卵模周围有梅氏腺。子宫呈管状，连接卵模，内含 50 ~ 200 个虫卵，开口于腹吸盘下方的生殖孔（见图 29-8）。

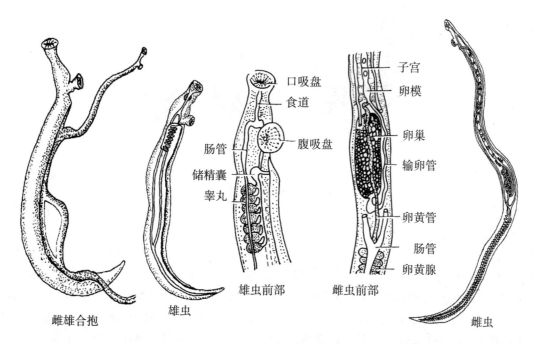

图 29-8 日本血吸虫成虫

（二）虫卵

椭圆形，淡黄色，大小（74 ~ 106）μm×（50 ~ 80）μm，卵壳较薄而均匀，无卵盖，表面常附有宿主组织残留物，卵壳一侧可见一小棘。成熟卵内含有一梨形毛蚴，毛蚴与卵壳的空隙中常可见一些折光性强呈油滴状的毛蚴头腺分泌物，为可溶性虫卵抗原（soluble egg antigen, SEA）。未成熟虫卵比成熟虫卵小，内含卵细胞和卵黄颗粒。

（三）毛蚴

梨形或椭圆形，平均大小99μm×35μm，左右对称，全身披有纤毛。前端有一锥形顶突，顶突下方有一顶腺及两侧的一对头腺，均开口于顶突。体后部含许多胚细胞。

（四）尾蚴

大小（280～360）μm×（60～90）μm，由体部和尾部组成，全身披小棘。尾部分叉，尾干长140～160μm，尾叉长50～70μm。体前端有一头器、腹吸盘和5对穿刺腺，穿刺腺开口于头器顶端。尾蚴依赖其头器、头腺和穿刺腺的分泌物及全身肌肉运动的协同作用而侵入人和哺乳动物的皮肤（见图29-9）。

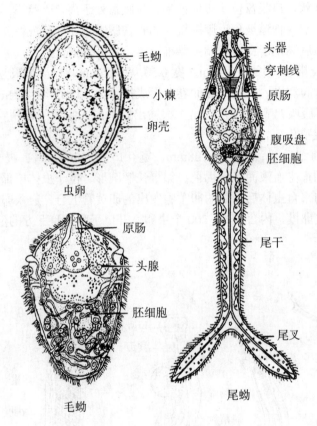

图29-9 日本血吸虫卵及幼虫

【生活史】

（一）发育过程

发育过程包括虫卵、毛蚴、母胞蚴、子胞蚴、尾蚴、童虫和成虫七个阶段。成虫寄生于人及多种哺乳动物的门脉—肠系膜静脉系统，以宿主血液为食。雌雄交配，雌虫于肠系膜下层的静脉末梢中产卵，每条每日产卵1000～3500个。虫卵大部分沉积于结肠壁的小静脉中；另一部分则随血流进入肝，沉积于肝门静脉末梢；少数虫卵可随血流沉积于门静脉系统以外的组织或器官，多见于肺部和脑。虫卵约经11天发育成熟，卵内毛蚴分泌的可溶性虫卵抗原（SEA）透过卵壳释放至组织中，引起炎症反应，导致周围组织坏死。沉积于肠壁的虫卵在腹内压力、血管内压力和肠蠕动等的共同作用下，随坏死的肠壁组织向肠腔破溃进入肠道，随粪便排到外界。虫卵随粪便入水中，在适宜条件下，2～32h即可孵出毛蚴，毛蚴在水中游动，可存活1～3天，遇到中间宿主钉螺，侵入螺体，经母胞蚴发育成为许多子胞蚴，子胞蚴移向钉螺肝，最后发育成尾蚴。一个毛蚴在钉螺内可增殖形成约10万条尾蚴。尾蚴在螺体内不断成熟，陆续逸出，倒悬或游动于近岸水面下。当与人或动物的皮肤、黏膜接触时，借其虫体的伸缩，尾部的摆动，以及穿刺腺分泌物的溶组织作用，数秒至数分钟可侵入人或动物的体内，脱去尾部，发育为童虫。童虫在皮下组织停留数小时，侵入局部小血管或淋巴管，随血流经右心到肺部，再通过肺毛细血管，由左心进入体循环。经肠系膜动脉、毛细血管网、肠系膜静脉，顺血流停留于肝门静脉，发育到一定程度，雌雄虫体分化，雌雄合抱，然后逆血流至肠系膜静脉定居发育为成虫。人体感染后约 30 天粪便中即可查到虫卵。成虫平均寿命 4.5 年，有的可达 30 年（见图 29-10）。

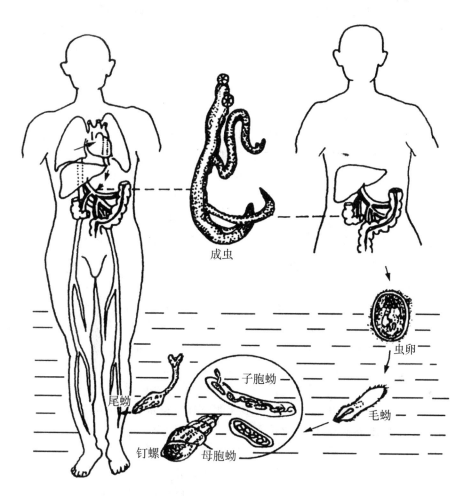

图 29-10　日本血吸虫生活史

（二）生活史要点

1．**成虫寄生部位**　人及多种家畜、野生动物的门脉 - 肠系膜静脉系统。人与上述动物均为日本血吸虫的终宿主；同时，家畜及野生动物又是其保虫宿主。

2．**离体阶段**　虫卵，随粪便排出并入水。

3．**感染阶段**　尾蚴。

4．**感染方式**　人和动物因接触疫水，尾蚴经皮肤或黏膜侵入而感染。

5．**中间宿主**　钉螺。

6．有童虫移行和异位寄生。

【致病】

（一）致病机制

日本血吸虫的尾蚴、童虫、成虫以及虫卵均可使人致病，其中以虫卵的致病作用最为严重。除了机械刺激外，免疫病理损伤为其最重要的致病因素。

1．**尾蚴引起尾蚴性皮炎**　尾蚴钻入人体皮肤后数小时，局部皮肤毛细血管充血、出血、水肿，炎症细胞浸润，出现粟粒或黄豆大小的丘疹或荨麻疹，伴有瘙痒。数小时至 2 ~ 3 日内消失，称尾蚴性皮炎，其发病机制与虫体刺激及超敏反应有关。

2. 童虫的致病作用 童虫移行可穿透毛细血管壁，代谢产物刺激可造成毛细血管充血、破裂、点状出血和炎症，尤以肺部最明显，出现咳嗽、痰中带血、发热、嗜酸性粒细胞增多等。

3. 成虫的致病作用 成虫寄居于静脉血管内，可造成血管损伤，静脉炎、静脉周围炎。

4. 虫卵的致病作用 雌虫在肠系膜静脉内产出的虫卵，主要沉积在肝内门静脉分支和结肠肠壁静脉中，引起肝、肠壁组织肉芽肿和纤维化病变。成熟卵内的毛蚴不断释放可溶性虫卵抗原（SEA），透过卵壳，致敏 T 细胞。当相同抗原再次刺激时，效应 T 细胞产生多种细胞因子，吸引单核巨噬细胞、嗜酸性粒细胞、成纤维细胞、浆细胞及中性粒细胞等聚集，形成以虫卵为中心的肉芽肿，又称虫卵结节。随后，嗜酸性粒细胞等大量变性坏死，形成脓肿，称嗜酸性脓肿。同时，浆细胞产生的抗体与卵内毛蚴分泌的可溶性虫卵抗原结合形成抗原抗体复合物，呈放射线状包绕在虫卵周围，此称何博礼现象。随着卵内毛蚴死亡，坏死物质逐渐被吸收、钙化，纤维组织增生，肉芽肿纤维化，逐步转变成瘢痕组织。虫卵肉芽肿的形成及其纤维化，损伤周围组织，堵塞血管，是血吸虫病最主要的病理损害。尤其是肝门脉周围的广泛纤维化，使窦前静脉阻塞，门静脉循环障碍，血流受阻，导致门脉高压，肝脾大、腹水；侧支循环开放，出现静脉曲张，甚至破裂，可引起大出血。

此外，童虫、成虫的分泌物、代谢产物及更新脱落的表皮与虫卵内毛蚴的分泌物等进入血循环，成为循环抗原，与机体产生的相应抗体结合后形成免疫复合物，沉积于血管、关节等部位，引发Ⅲ型超敏反应，表现如血吸虫性肾病等。

（二）临床表现

1. 急性血吸虫病 多发生于初次或重度感染者。接触疫水后数小时，局部皮肤出现粟粒至黄豆大小的丘疹或荨麻疹，伴瘙痒，即尾蚴性皮炎，1～3 日内消失。经 15～75 天的潜伏期，可出现高热，伴腹泻、腹痛，黏液血便，肝脾大，肌肉关节疼痛，嗜酸性粒细胞增多等。粪检虫卵阳性。严重者可见消瘦、贫血、水肿、黄疸、腹水甚至死亡。

2. 慢性血吸虫病 急性血吸虫病患者未经治疗或治疗未愈者，流行区常接触疫水多次感染的居民，可变成慢性血吸虫病患者。此型大多无明显症状，部分患者有腹痛、腹泻、黏液血便，肝脾大。粪便虫卵检出率高达 90%。

3. 晚期血吸虫病 由于反复或大量感染又未经治疗，经 5～15 年发展，肝损害严重，进入晚期。临床分为巨脾、腹水和侏儒三型。肝脾大、腹水、门脉高压，腹壁、食管、胃底静脉曲张，最后可并发上消化道出血、肝性昏迷或结肠息肉癌变等而致死。此期粪检不易查出虫卵，行直肠黏膜活检阳性率高（见图 29-11）。

4. 异位血吸虫病 日本血吸虫成虫寄生于门静脉系统以外的静脉称异位寄生。虫卵沉积于门静脉系统以外的组织器官引起的虫卵肉芽肿则称异位血吸虫病。以肺、脑最为常见。肺型主要表现有干咳、白色泡沫状痰，X 线检查有絮片、斑点、粟粒样病变。脑型患者有头痛、意识障碍、昏迷、偏瘫等症状。此外也见于胃、十二指肠、胰、阑尾、皮肤等处。

【实验诊断】

主要包括病原学检验和免疫学检验，近年来，国内外对此进行了大量研究，传统方法不断被改良，新方法不断出现，特别是分子生物学技术使检验结果更加灵敏、特异性更高。

（一）病原学诊断

1. 粪便检查虫卵 以直接涂片法、改良加藤厚涂片法或尼龙绢筛集卵等方法从粪便中查虫卵。直接涂片法适宜于急性血吸虫病患者的黏液血便和重度感染的粪便检查。加藤厚涂片法是通过计数一定粪便中的虫卵量，测定血吸虫的感染度或判断药物的疗效。尼龙绢筛集卵法是利用孔径较小的尼龙袋，对粪便水洗过滤，较快地收集虫卵，既节省了时间，又提高了检出率，如果与毛蚴孵化法、甘油透明法等联合使用，可作为普查血吸虫病的常规方法。

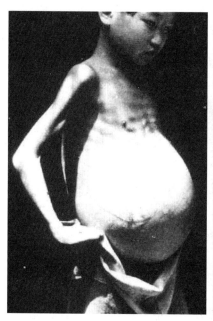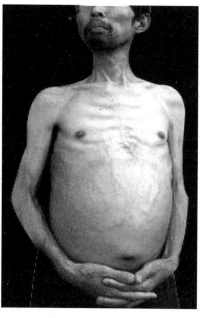

图 29-11　血吸虫病患者

2．毛蚴孵化法　成熟日本血吸虫卵内的毛蚴在适宜温度（25～30℃）、pH（7.5～7.8）和一定的光线下的清水中很快孵出，并在水面下游动，用肉眼或放大镜即可观察到。此法检出率高于各种粪检法，并适宜于无显微镜的情况。

3．直肠活组织查虫卵　做直肠镜检时，选择病变部位，取米粒大小肠黏膜组织，置于两张载玻片间，轻压后镜检。慢性及晚期血吸虫病患者肠壁组织增厚，虫卵排出受阻，故粪便中不易查到虫卵，可用此法。检获的虫卵因在组织中停留时间不同，有活卵、近期变性卵和远期变性卵之分，应结合病史和临床表现做综合判断。但此法有危险性，不适于大规模应用。

（二）免疫学诊断

1．皮内试验　是用日本血吸虫成虫抗原液做皮内注射的试验，该法结果与粪检虫卵阳性的符合率为 90% 左右，且操作简单，结果易于观察，但可出现假阳性或假阴性反应，与其他吸虫病有交叉反应，并且患者治愈后多年仍可出现阳性反应。常用于大面积人群的过筛普查和预防效果考核。

2．环卵沉淀试验（circumoval precipitin test，COPT）本试验是利用血吸虫的虫卵抗原，测定患者血清中的相应抗体。具有较高的敏感性和特异性，曾经是国内最常用的一种血清学试验，适宜于早期血吸虫病的辅助诊断，一般在尾蚴感染后 4～6 周即可出现阳性反应，并可作为临床疗效和防治效果考核评价的依据，也用于血清流行病学调查及疫情监测。但可与异种血吸虫间有交叉反应。

此外，临床上也常利用酶联免疫吸附试验（ELISA）、免疫印迹试验（western blot，WB）以及斑点免疫金银染色（Dot-IGSS）等免疫学方法检测受试者的血清抗体或抗原，结合临床症状做辅助诊断或进行流行病学调查。

【流行】

（一）分布

主要流行于中国、菲律宾、印度尼西亚、日本等亚洲国家。日本的血吸虫病现已基本被消灭。我国据建国初期的调查，日本血吸虫病曾流行于长江以南的湖北、湖南、江西、安徽、江苏、浙江、上海、福建、云南、四川、广东、广西等 12 个省（市、自治区）的 427 个县，有患者 1200 万。经过 50 多年的努力，我国血吸虫病的防治取得了举世瞩目的成就。据 2002 年调查统计，目前已有浙江、上海、福建、广东、广西5省（市、自治区）宣布消灭了血吸虫病。427个县中的253个达到传播阻断标准，64个达到了传播控制，现有患者82万。尚未控制的县（市）主要分布于湖北、湖南、江苏、安徽、江西、四川、云南等省。近年，上述局部地区日本血吸虫病的流行有增长的趋势，青少年儿童感染率增高，钉螺面积有所扩大，血吸虫病防治工作形势依然严峻。据其地理环境及流行特点，可将我国血吸虫病流行区分为平原水网型、湖沼型及山区丘陵型三种类型：

1. 平原水网型　长江三角洲平原中的上海、江苏、浙江等地区，该地区沟、渠纵横，湖泊密布，水流缓慢，岸边杂草丛生，钉螺沿河岸呈线状分布。

2. 湖沼型　指长江中下游的湖南、湖北、江西、安徽、江苏的长江沿岸和湖泊周围，存在大片冬陆夏水的洲滩，钉螺呈片状分布，面积大。如洞庭湖、鄱阳湖区，为当前我国血吸虫的主要流行区。

3. 山区丘陵型　主要指福建、广西、四川、云南等地山区或丘陵地带。当前主要分布于四川、云南两省的高原地山区。钉螺严格按水系分布、面积不大，但地域广阔。

（二）流行环节

日本血吸虫病为人畜共患病，除血吸虫病患者、带虫者之外，牛、羊、猪、犬及鼠等40多种动物可成为其传染源。其中患者及病牛是最重要的传染源。钉螺是日本血吸虫的唯一中间宿主，长圆锥状，长约1cm，有6～8个螺层，壳口卵圆形，多数外缘背侧有一粗的隆起称唇嵴。平原地区的钉螺外壳表面具纵肋，称肋壳钉螺，也有光壳钉螺。多孳生于气候温暖、土质肥沃、水流缓慢的洲滩、湖汊、河畔、水田、草滩等处，以藻类和腐败植物为食，寿命1～2年。含卵的粪便入水，中间宿主钉螺的存在和人畜接触疫水是传播血吸虫病的三个重要因素。用新鲜粪便施肥，在水中洗刷粪桶，动物粪便入水均可使血吸虫卵入水。含有血吸虫尾蚴的水称之为疫水，对人、畜均有感染性。人因生产劳动（耕田、捕鱼虾、割湖草等）、生活活动（洗衣、游泳等）而感染。人和动物经皮肤感染为主要途径，经口腔黏膜感染次之。在多数流行区，一般以11～20岁的人群感染率最高。

【防治措施】

积极开展健康教育，改变不良卫生习惯和生产、生活方式，减少与疫水接触的机会，或做好个人防护，下水时穿防护裤，或在皮肤上涂防蚴宁、氯硝柳胺脂剂等可防止尾蚴的感染。采取综合灭螺措施，切断传播途径，结合兴修水利、治理湖滩、改造水田等淹埋灭螺；或利用天敌（龟、蛙、蟹、鱼）灭螺，结合化学药物（溴乙酰胺等）灭螺。不用新鲜粪便施肥，加强家畜管理，防止粪便污染水源。查治患者、病畜。治疗首选药物为吡喹酮。

第三节　肠道内寄生吸虫

在我国，人体肠道内寄生的吸虫最常见的是姜片吸虫，简称姜片虫。

布氏姜片吸虫

【形态】

（一）成虫

为一种大型的肠道吸虫。虫体肥厚，背腹扁平，形状似姜片，虫体长20～75mm，宽8～20mm，厚0.5～30.0mm，活时呈肉红色，死后暗灰色。口吸盘较小，在虫体前端，下方的腹吸盘较大，突出呈漏斗状，两吸盘相距较近。消化道有口、咽、较短的食道及左右两支肠管，肠管在虫体两侧似波浪状弯曲，末端为盲管。雌雄同体。2 个睾丸高度分支，呈珊瑚状，前后排列于虫体的后半部分。阴茎袋呈长袋状，位于输精管和生殖孔之间，储精囊、射精管、前列腺和阴茎均包裹于袋中。卵巢呈分支状，位于睾丸之前。卵模与卵巢相接，外包梅氏腺。子宫连接卵模，折叠、盘曲在卵巢和腹吸盘之间，其内充满了虫卵，最后开口于腹吸盘之前的生殖孔。卵黄腺为滤泡状，密布于虫体两侧的体壁中。

（二）虫卵

长椭圆形，淡黄色，大小（130 ～ 140）μm×（80 ～ 85）μm，为人体蠕虫卵中最大者。卵壳薄，前端有不甚明显的卵盖。卵内含一个卵细胞和 20 ～ 40 个卵黄颗粒（见图 29-12）。

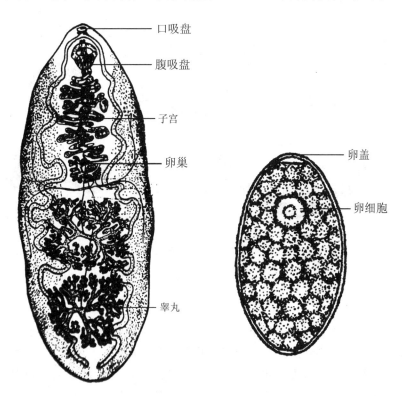

图 29-12　姜片虫成虫及虫卵

【生活史】

（一）发育过程

成虫寄生在人和猪的小肠，产出的虫卵随粪便排出体外，如进入水中，于 26 ～ 32℃的条件下，3 ～ 7 周即可孵出毛蚴。毛蚴在水中可存活 16 ～ 68h，遇上中间宿主扁卷螺，即主动侵入螺内，经 1 ～ 2 个月，完成胞蚴、母雷蚴、子雷蚴到尾蚴的无性繁殖，成熟的尾蚴从螺体内逸出，附着在水生植物如荸荠、菱角、茭白、莲藕等或其他物体的表面，脱去尾部，分泌囊壁，形成囊蚴。人或猪生吃了这种带囊蚴的水生植物而感染。囊蚴在十二指肠内经消化液和胆汁的作用，脱囊而出，经 1 ～ 3 个月发育成为成虫。每条成虫产卵约 15 000 个，成虫在人体中的寿命为 7 个月到 4 ～ 5 年不等。

（二）生活史要点

1．成虫寄生部位　人和猪的小肠，猪为其重要的保虫宿主。

2．中间宿主　扁卷螺。

3．水生植物媒介　荸荠、菱角、茭白等。

4．感染阶段　囊蚴。

5．感染方式　经口，人因生食含囊蚴的荸荠、菱角而感染（见图 29-13）。

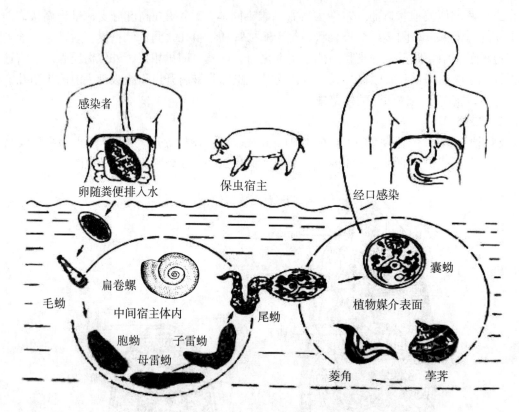

感染者

卵随粪便排入水　　保虫宿主　　经口感染

扁卷螺　　　　　　　　　　　　　　　　　囊蚴

毛蚴　　　　　　　　　尾蚴　　　　植物媒介表面

中间宿主体内

胞蚴　　子雷蚴

母雷蚴　　　　　　　　菱角　　　　荸荠

图 29-13　姜片虫生活史

【致病】

（一）致病机制

姜片虫虫体大，特别是腹吸盘肌肉发达，吸附可造成机械性损伤，可致肠壁充血、水肿、炎症。严重时还可累及胃幽门和结肠，并可导致局部溃疡和脓肿。病灶部位有中性粒细胞、淋巴细胞和酸性粒细胞浸润。另一方面，虫体不仅争夺宿主的营养，且大量的虫体吸附，机械性阻挡了肠黏膜的消化、吸收。此外，虫体代谢产物也可引起超敏反应。

（二）临床表现

临床症状主要取决于感染虫数的多少。轻度感染者可无明显症状，间或有轻微的腹痛、腹胀、腹泻等；中度感染者由于虫数较多，可表现为明显的消化功能紊乱，并导致营养不良，可有水肿和多种维生素缺乏的现象。有时还可发生肠梗阻。如果重度感染，患者可出现消瘦、贫血、腹水、智力减退、发育障碍等，甚至可以发生衰竭、死亡。

【实验诊断】

（一）病原学诊断

从粪便中查到虫卵或检出虫体即可确诊。常用直接涂片法，姜片虫卵较大，易识别。如果一次连做 3 张厚涂片进行检查，阳性率可高达 100%。但轻度感染者因虫卵较少易于漏检，可采用浓集法查虫卵。有时，成虫随粪便或呕吐物排出，可根据虫体形态特征加以鉴别。

（二）免疫学诊断

采用姜片虫的纯化成虫抗原或排泄分泌物抗原做皮内试验或酶联免疫吸附试验检测相应抗体，可做辅助诊断。

【流行】

（一）分布

主要分布在中国、越南、泰国、老挝、印度、朝鲜等亚洲国家，但俄罗斯、古巴及南非等地也有报道。我国的广东、广西、湖南、湖北、河南、河北、甘肃、陕西、四川、云南、上海、江苏、浙江、福建、江西、安徽、山东及台湾等地都有流行。

（二）流行因素

1. 传染源　人和猪为其传染源。人、猪的粪便污染水体是造成该病流行的重要因素。农村习惯以新鲜粪便施肥，含卵粪便极易进入水田或池塘污染水体。

2. 中间宿主和媒介　扁卷螺是姜片虫的中间宿主，包括大脐圆扁螺、尖口圆扁螺、半球多脉扁螺及凸旋螺等，这些螺类分布广泛，水田、池塘及沟渠均可孳生。常引起人感染的水生植物媒介有菱角、荸荠、茭白等。

3. 传播途径　人因生食带囊蚴的荸荠、菱角，或用牙剥皮是感染姜片虫的主要方式。

此外，饮用生水也可感染姜片虫病。猪的感染主要是由生食水浮莲、浮萍等引起。

【防治措施】

开展卫生宣传教育，改变生食荸荠、菱角等的习惯，不喝生水。提倡圈养生猪，不喂生的水生的饲料。加强粪便管理，防止虫卵下水。可通过养鸭，饲养如鲤鱼、非洲鲫鱼等肉食性鱼类吞食扁卷螺，也可采用硫酸铜、生石灰、硫酸铵等方法灭螺。发现患者或病猪及时治疗，常用吡喹酮、硫氯酚（硫双二氯酚）、槟榔等。

本章小结

吸虫属扁形动物门的吸虫纲。成虫（除血吸虫外）多呈舌形或叶状，背腹扁平，雌雄同体，有口、腹吸盘。生活史中虫卵均需要下水才能继续发育。第一中间宿主为淡水螺类，第二中间宿主为水生动物如淡水鱼、虾、蟹等。我国常见的吸虫中除姜片虫寄生于肠道外，其余均寄生于组织。吸虫成虫除了寄生人体外，还可寄生于多种哺乳动物，具有多种保虫宿主。实验室诊断除斯氏狸殖吸虫外，其余四种均可从粪便中查到虫卵。

华支睾吸虫（肝吸虫）：成虫的大小、形状如同葵花籽仁，虫卵最小。成虫寄生于人和狗、猫等动物的肝胆管内，第一中间宿主为豆螺，第二中间宿主为淡水鱼虾。生吃或半生吃含囊蚴的鱼、虾而感染。成虫寄生的机械损伤和代谢产物的刺激可致黄疸、胆管炎、胆囊炎、胆石症甚至肝硬化和肝癌。从粪便、胆汁中查到虫卵可诊断。

卫氏并殖吸虫：成虫似半粒黄豆，虫卵金黄色，卵壳厚薄不均。成虫寄生于人和狗、猫等肉食动物的肺组织。第一中间宿主为川卷螺，第二中间宿主为溪蟹、蝲蛄，人因生吃含囊蚴的溪蟹、蝲蛄而感染。童虫、成虫均可致病。肺吸虫病据其临床表现可分胸肺型、肺外型（皮下型、腹型、脑型等）。胸肺型肺吸虫病从痰或粪中查到虫卵可确诊，肺外型均依赖组织活检及免疫学诊断。

斯氏狸殖吸虫：成虫棱形，虫卵与卫氏并殖吸虫卵相同。成虫寄生于果子狸等动物肺部，第一中间宿主为拟钉螺，其他生活史与卫氏并殖吸虫相似。人因生吃溪蟹感染，人为其非适宜宿主，童虫寄生于人体多引起游走性皮下结节，诊断主要依赖组织活检及免疫学检验。

日本血吸虫：成虫线状，雌雄异体，常呈雌雄合抱，卵无盖，内含毛蚴。成虫寄生于人和多种哺乳动物静脉血管（门脉—肠系膜静脉系统）内，中间宿主为钉螺，不需第二中间宿主，人因下水接触尾蚴而感染。尾蚴、童虫、成虫、虫卵均可使人致病，

本章小结

其中以虫卵的危害最为严重。虫卵沉积于肠壁和肝，形成虫卵肉芽肿，最后纤维化，形成瘢痕组织，导致门静脉堵塞、肝硬化、肝腹水等。急性血吸虫病患者实验室诊断主要从粪便中查虫卵。

布氏姜片吸虫：成虫寄生于小肠，因形似姜片而得名，虫卵最大。中间宿主为扁卷螺，人因生吃带有囊蚴的荸荠、菱角等水生植物媒介而感染。成虫寄生常影响肠道的消化功能，严重者可致营养不良、发育障碍。实验室诊断主要是从粪便中查虫卵。

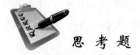 **思考题**

1. 简述华支睾吸虫的致病作用。
2. 简述肺吸虫病的临床表现类型。
3. 斯氏狸殖吸虫寄生在人体的特点是什么？
4. 血吸虫在人体引起的病变主要发生在什么部位？为什么？
5. 简述布氏姜片虫的生活史要点。

（李争鸣）

第三十章　医学绦虫

学习目标

通过本章内容的学习，学生应能：
1. 掌握：常见绦虫虫卵的形态特点、感染阶段、感染方式。
2. 熟悉：牛带绦虫、猪带绦虫、细粒棘球绦虫的生活史、致病性。
3. 了解：牛带绦虫、猪带绦虫、细粒棘球绦虫的诊断方法；多房棘球绦虫与细粒棘球绦虫形态鉴别点及致病性。

第一节　概　述

绦虫（cestode）又称带虫，属于扁形动物门的绦虫纲（Class Cestoda），是我国古代医书中记载最早的人体寄生虫之一。寄生于人体的绦虫有 30 余种，分属于多节绦虫亚纲的圆叶目（Cyclophyllidea）和假叶目（Pseudophyllidea）。由于寄生历史较长，其身体构造表现出对寄生生活的高度适应，具体表现在：①身体背腹扁平呈带状，虫体大多分节；②一般为雌雄同体；③生殖系统发达；④消化系统逐渐退化；⑤生活史相对复杂。

一、形态

（一）成虫

扁长如带，分节，白色或乳白色，体长数毫米至数米不等，因虫种而异。虫体一般可分为头节、颈部和链体三部分（图 30-1）。

1. 头节（scolex）　位于虫体前端，附着器官都集中于此，有吸盘、沟槽和突盘等，形态多样。圆叶目绦虫的头节多呈球形或方形，有 4 个圆形吸盘，其中部分种类绦虫的头节顶端中央另有能伸缩的圆形突起，即顶突（rostellum），其上常有 1 圈或数圈棘状或矛状小钩。假叶目绦虫的头节多呈指状或梭形，背、腹面各有一个吸槽（bothrium）。

2. 颈节（neck）　位于头节后，短而纤细，不分节，内含生发细胞，由此不断长出节片而形成链体。

3. 链体（strobilus）　由前后相连的节片（proglottid）构成，节片数目因虫种而异，由 3～5 节至数千节不等。依据生殖器官的发育程度，可将节片分为 3 种类型：

（1）幼节：又称为未成熟节片，在链体前部，靠近颈节，节片细小（长＜宽），内部的生殖器官尚未发育成熟，处于发育状态，越远离开颈节的幼节生殖器官越趋于成熟。

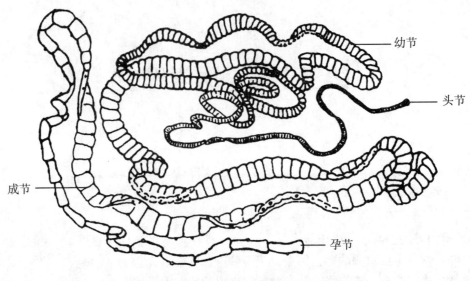

图 30-1　绦虫成虫模式图

（2）成节：又称为成熟节片，连接幼节，节片较大（长 ≈ 宽），每个节片内有雌、雄生殖器官各 1 ~ 2 套（图 30-2、30-3）。雄性生殖器官包括睾丸、输精管、阴茎、阴茎囊和贮精囊等，睾丸滤泡状，数个或数百个不等。雌性生殖器官包括卵巢、输卵管、受精囊、卵黄腺、卵模、梅氏腺、阴道和子宫等，卵巢分叶状，卵黄腺滤泡状，子宫呈管状或囊状。圆叶目绦虫的子宫呈盲囊状，无开口，虫卵待节片发育为孕节脱落或裂解后排出体外。假叶目绦虫的子宫呈管状，开口于腹面的子宫口，成熟虫卵经此孔排出。

（3）孕节：又称为妊娠节片，在链体后部（长 > 宽）。圆叶目绦虫的孕节仅有充满虫卵的分支状子宫，其他生殖器官逐渐萎缩退化而消失；假叶目绦虫的孕节与成节结构相似，但子宫内含虫卵。链体末端的孕节因肌纤维老化逐节或数节脱落或裂解，幼节又不断从颈节长出。

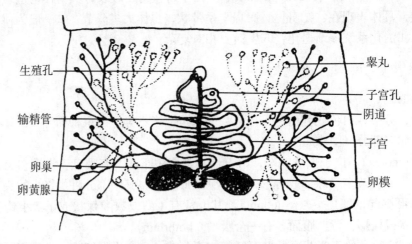

图 30-2　假叶目绦虫成节

（二）幼虫

绦虫幼虫在中间宿主体内的发育阶段称为中绦期（metacestode），各种绦虫因种类不同中绦期的形态结构也不同。圆叶目绦虫的中绦期分为囊尾蚴（cysticercus）、似囊尾蚴（cysticercoid）、棘球蚴（hydatid cyst）、泡球蚴（alveolar hydatid cyst）或多房棘球蚴（multilocular hydatid cyst）等。假叶目绦虫的中绦期为原尾蚴（procercoid）和裂头蚴（plerocercoid 或 sparganum）。中绦期的名称可作为属的名称，表示该种绦虫的这一期幼虫，如猪囊尾蚴指猪肉绦虫的囊尾蚴，曼氏裂

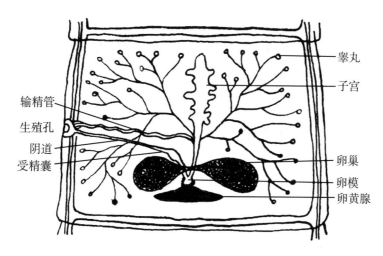

图 30-3 圆叶目绦虫成节

头蚴指曼氏迭宫绦虫的裂头蚴。

（三）虫卵

1. 圆叶目绦虫卵 多为圆球形，卵壳薄且排出体外时多已脱落，内有一层较厚、放射状的胚膜，卵内是已发育的幼虫，具有 3 对小钩，称六钩蚴（oncosphere）。

2. 假叶目绦虫卵 与吸虫卵相似，多为椭圆形，卵壳较薄，有一卵盖，卵内含 1 个卵细胞和若干个卵黄细胞。

二、生活史

绦虫生活史稍复杂，各发育阶段均营寄生生活。成虫寄生于脊椎动物肠腔中，幼虫寄生于脊椎动物或无脊椎动物的组织内，虫卵自子宫排出或随孕节脱落而排出。圆叶目与假叶目绦虫的生活史区别较大。

（一）圆叶目绦虫

生活史中只需 1 个中间宿主，个别种类不需要中间宿主。虫卵待孕节自链体脱落排出体外，若被中间宿主吞食，卵内六钩蚴在其消化道内孵出，钻入肠壁，随血流到达宿主全身各组织内，发育成中绦期幼虫，如囊尾蚴、似囊尾蚴、棘球蚴或泡球蚴等。中绦期幼虫被终宿主吞食后，在肠道内胆汁的作用下，脱囊翻出头节，逐渐发育为成虫。成虫寿命随种类不同而不等，有的仅为几天到几周，而有的可长达几十年。

（二）假叶目绦虫

生活史中需要 2 个中间宿主。虫卵排出后须进入水中才能继续发育，孵出钩球蚴（coracidium），钩球蚴侵入第一中间宿主（甲壳纲节肢动物）体内，发育为原尾蚴，原尾蚴进入第二中间宿主（鱼或蛙等脊椎动物）体内，继续发育为裂头蚴，裂头蚴进入终宿主肠道后则可发育为成虫。

三、致病

绦虫成虫寄生于宿主肠道，可大量掠夺宿主的营养，但引起症状的主要原因是虫体附着器官吸盘和小钩以及微毛对宿主肠道的机械性刺激和损伤，以及虫体释放出的代谢产物的刺激。成虫引起的症状通常并不严重，表现为消化道症状。幼虫在人体寄生造成的危害远较成虫大，如裂头蚴和囊尾蚴可在皮下和肌肉内引起结节和游走性包块，在眼、脑等器官寄生则可引起严重后果。棘球蚴在肝、肺等处亦可造成严重后果，其囊液一旦进入宿主组织可诱发变态反应而休克，甚至死亡。

第二节　消化道内寄生绦虫

案例 30-1

李某，大学在读学生，在某年十一月发现大便中带有白色物，大小呈指节样，见有多节相连或单节样，有时白色节片样物是破裂的，也有完整的单节片有微蠕动。该患者从粪便中取出白色节片后去医院就诊。

询问病史：患者在当年七月曾随父母去西双版纳旅游，自述在旅游中没有食过生猪肉。但吃过"云南过桥米线"，在傣族旅游区吃过猪肉的菜肴。猪肉菜肴为肉糜样，发白，由当地的麻椒类的作料和盐、味精等搅拌而成，口感麻、辣、香、鲜。

体格检查：颈软，未触及肿大淋巴结；心、肺、血压检查均正常；腹软，无压痛和包块。

粪便检查：见有带绦虫卵，对粪便中白色节片检查后，发现节片两侧呈分枝状。

治疗：经吡喹酮每天 20mg/kg，Tid×3d 治疗，驱出大量大小不等白色节片。

问题与思考：

1. 该患者有可能感染何种寄生虫？
2. 该患者经吡喹酮治疗后，如何确定驱虫疗效？
3. 用什么药物驱虫可较好地确定驱虫效果？
4. 该患者驱出成虫后还应注意什么问题？

一、链状带绦虫

链状带绦虫（*Taenia solium* Linnaeus，1758）也称猪带绦虫、猪肉绦虫或有钩绦虫。我国古代医籍称之为"寸白虫"。人既是猪带绦虫的终宿主，也可作为中间宿主。成虫寄生于人体小肠，引起猪带绦虫病（taeniasis solium）；幼虫寄生于人体或家猪和野猪的组织器官内，引起囊尾蚴病（cysticercosis）。

【形态】

（一）成虫

乳白色，背腹扁平，呈带状，长 2～4m，前端较细，向后略扁阔。由 700～1000 个节片组成，自前向后节片长宽比增大，节片薄，略透明。头节近似球形，直径为 0.6～1.0mm，上有 4 个吸盘，顶部中央隆起形成顶突，其上有 25～50 个小钩，排列成内外两圈，内圈的钩较大，外圈的钩稍小（图 30-4）。颈部纤细，直径约为头节的一半，长 5～10mm，不分节。链体由幼节、成节、孕节组成。幼节节片宽大于长，成节节片近方形，孕节节片则长大于宽。每一节片侧面有一生殖孔，略突起，不规则分布于链体两侧。每一成节具雌雄生殖器官各一套；含圆形滤泡状睾丸 150～200 个，输精管向一侧横向走行，经阴茎囊开口于生殖腔；

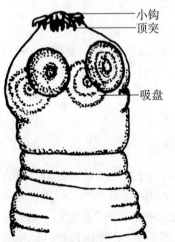

图 30-4　链状带绦虫头节

（图中标注：小钩、顶突、吸盘）

卵巢在节片后 1/3 的中央，分 3 叶，除左右两叶外，在子宫与阴道间另有一中央小叶；卵黄腺位于卵巢后；阴道在输精管后方进入生殖腔。排泄系统在节片两侧（图 30-5）。孕节中仅有充满虫卵的子宫，向两侧分支，每侧 7 ～ 13 支，每一支又继续分支，呈不规则的树枝状（图 30-6）。每一孕节中约含 4 万个虫卵。

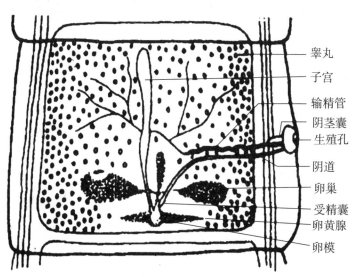

图 30-5 链状带绦虫成节

睾丸
子宫
输精管
阴茎囊
生殖孔
阴道
卵巢
受精囊
卵黄腺
卵模

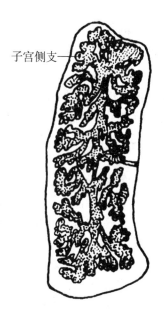

子宫侧支

图 30-6 链状带绦虫孕节

（二）猪囊尾蚴

又称囊虫，卵圆形，大小（8 ～ 10）mm×5mm，为白色半透明的囊状物，囊内充满透明囊液。头节凹入囊内呈白色点状，其形态结构与成虫头节相同（图 30-7）。

（三）虫卵

球形或近似球形，直径为 31 ～ 43μm，卵壳薄而透明，易脱落，内为胚膜，较厚，棕黄色，由许多棱柱体组成，光镜下呈放射状条纹。卵内含 1 个球形、有 3 对小钩的幼虫，称六钩蚴（图 30-8）。虫卵自孕节散出后，卵壳多已脱落而形成不完整虫卵。

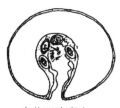
头节凹陷囊内

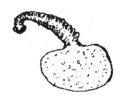
头节翻出

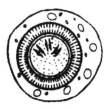
完整虫卵

不完整虫卵

图 30-7 链状带绦虫囊尾蚴　　　　图 30-8 链状带绦虫虫卵

【生活史】

（一）生活史过程

成虫寄生于人体小肠上段，以吸盘和小钩固着于肠壁，通过体表吸收小肠中的营养物质。孕节常单节或 5 ～ 6 节相连从链体脱落，随粪便排出。脱离虫体的孕节仍具有一定的活动力，也可因挤压破裂而使虫卵散出。虫卵或孕节被家猪或野猪等中间宿主吞食，在小肠内经消化液作用，24 ～ 72h 后，虫卵胚膜破裂，六钩蚴逸出，借其小钩和分泌物的作用钻入肠壁，进入血液或淋巴管，经血循环或淋巴系统到达猪全身各处。约经 10 周，猪囊尾蚴发育成熟。含囊尾蚴的猪肉俗称为"米猪肉"或"豆猪肉"。囊尾蚴在猪体内寄生的部位主要为运动较多的肌肉，以股内侧肌多见，再者依次为深腰肌、肩胛肌、咬肌、腹内斜肌、膈肌、心肌、舌肌等，此外，囊尾蚴还可以寄生于脑、眼等部位。囊尾蚴在活猪体内可存活数年后死亡并钙化。当人误食生的或未煮熟的含活囊尾蚴的猪肉后，囊尾蚴进入小肠，受胆汁刺激而翻出头节，借助吸盘和小钩吸附于肠壁，经 2～3 个月发育为成虫。成虫在人体内寿命可长达 25 年。

人也可作为本虫的中间宿主，当人食入虫卵后，六钩蚴可在小肠内孵出，并到达人体各部位发育为囊尾蚴，但不能发育为成虫。

人体感染囊尾蚴的方式有 3 种：①异体感染，误食他人排出的虫卵而感染；②自体外感染，误食自己排出的虫卵而感染；③自体内感染，体内有成虫寄生，因肠逆蠕动，孕节或虫卵反流至胃而感染，这种感染往往十分严重。

（二）生活史要点

1. 成虫寄生于人体小肠，人为其终宿主。幼虫（囊尾蚴）主要寄生于猪的肌肉，家猪和野猪为主要的中间宿主。

2. 感染阶段为囊尾蚴，人因吃了未煮熟的猪肉而感染。

3. 通过自体内感染、自体外感染和异体感染三种方式，虫卵反入胃内或被误食，人也可以成为其中间宿主，患囊尾蚴病（图 30-9）。

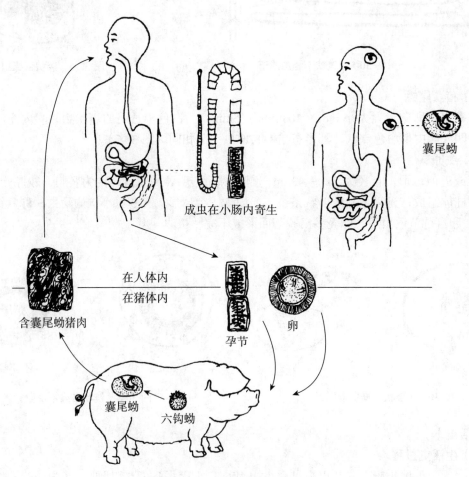

图 30-9　链状带绦虫的生活史

【致病】

成虫和囊尾蚴均可寄生于人体而致病。

（一）成虫所致损害

成虫寄生于人体小肠，一般为 1 条，也有报道寄生数条者。所致疾病称为猪带绦虫病。猪带绦虫病临床症状一般轻微。粪便中发现节片是患者最常见的求医原因。少数有上腹或全腹隐痛、消化不良、腹泻、体重减轻等症状。偶有因头节固着肠壁而致损伤者，少数穿破肠壁或引起肠梗阻。

（二）囊尾蚴所致损害

俗称囊虫病，危害程度因囊尾蚴寄生的部位、数量和时间而不同。在人体寄生的囊尾蚴可有 1 个至上千个不等；寄生部位也很广，依次好发于人体的皮下组织、肌肉、脑和眼，其次为心脏、舌、口、肝、肺、腹膜等。根据寄生部位的不同，人体囊尾蚴病可分为 3 型：

1．皮下及肌肉囊尾蚴病　囊尾蚴位于皮下、黏膜、肌肉内，形成结节。数目可有 1 个至数千个。以躯干和头部较多，四肢较少。结节呈圆形或椭圆形，0.5 ～ 1.5cm，硬度似软骨，与周围组织无粘连，无压痛。常分批出现，并可自行消失。

2．脑囊尾蚴病　由于囊尾蚴在脑内寄生部位与感染程度不同，以及囊尾蚴本身的情况和宿主对寄生虫的反应也不同，脑囊尾蚴病的临床症状极为复杂，癫痫发作、颅内压增高、精神症状是脑囊尾蚴病的三大主要症状，以癫痫发作最多见。可表现为记忆力减退，视力下降及精神症状，其他可有头痛、头晕、呕吐、神志不清、失语、肢体麻木、局部抽搐、听力障碍、精神障碍、痴呆、偏瘫和失明等。

3．眼囊尾蚴病　囊尾蚴可寄生在眼的任何部位，但绝大多数在眼球深部，以玻璃体及视网膜下多见。轻者表现为视力障碍，重者可失明。眼内囊尾蚴存活时，一般患者尚能忍受。但囊尾蚴一旦死亡，虫体分解物可产生强烈刺激，造成眼内组织变化，玻璃体混浊、视网膜脱离、视神经萎缩，并发白内障、青光眼等终致眼球萎缩而失明。

【诊断】

（一）猪带绦虫病的诊断

询问病史：询问患者有无吃过生的或未煮熟的"米猪肉"以及节片排出史对发现患者有一定意义。由于该虫节片的蠕动能力较弱，检获孕节和虫卵的机会较少，对可疑患者应连续数天粪便检查，必要时可用槟榔、南瓜子试验性驱虫。收集患者全部粪便用水淘洗检查头节和孕节可以确定虫种和明确疗效。将检获的头节或孕节夹在两张载玻片之间轻压后观察头节上的吸盘和顶突小钩或孕节的子宫分支情况及数目即可确诊。加用肛门拭子法可提高虫卵检出率，应与牛带绦虫相鉴别。

（二）囊尾蚴病的诊断

一般诊断比较困难，询问病史有一定意义，但主要根据发现皮下囊尾蚴结节。眼囊尾蚴病用眼底镜检查，脑和深部组织的囊尾蚴可用 CT、核磁共振等影像仪器检查并可参考其他临床症状如癫痫、颅内压增高和精神症状等确定。免疫学试验具有辅助诊断价值，尤其对无明显临床体征的脑型患者更具有重要参考意义，目前应用的免疫学方法有：①酶联免疫吸附试验（ELISA），敏感性和特异性均好；②斑点酶联免疫吸附试验（Dot ELISA）。皮下及肌肉囊尾蚴病主要是手术摘除结节后组织活检。

【流行】

本病呈世界性分布。在我国分布也很普遍，散发病例见于全国 32 个省（自治区、直辖市）。主要在东北、华北、中部、西北、西南地区。该病流行因素主要是猪饲养不善，猪感染囊尾蚴和人食肉方法不当。仔猪敞放和人厕畜圈相连（连茅圈）制造了猪受染的机会。在严重的流行区，当地居民有爱吃生的或未煮熟的猪肉的习惯，对本病的传播起着主要作用。如云南白族的"生皮"、傣族的"剁生"，哈尼族的"噢嚅"，均系用生猪肉制作。再如云南的"过桥米线"，福建的"沙茶面"等，都是将生肉片在热汤中稍烫后，蘸佐料或拌米粉或面条食用。另外，生熟砧板不分，切生食与熟食的刀具混用，亦可造成交叉污染。

患囊虫病的猪俗称"痘猪"，称其肉为"米猪肉"或"豆猪肉"。这种肉对人体健康危害性极大，不可食用。感官鉴别米猪肉的主要方法是注意其瘦肉（肌肉）切开后的横断面，看是否有囊虫存在。猪的腰肌是囊虫寄生最多的地方，囊虫呈石榴籽状，多寄生于肌纤维中。用刀在肌肉上切割，一般厚度间隔为1cm，连切四五刀后，在切面上仔细观察，如发现肌肉中附有石榴籽（或米粒）一般大小的白色、半透明水泡状物，即为囊虫，可断定这种肉就是米猪肉。

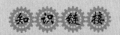

关于米猪肉的小知识

米猪肉即患囊虫病的死猪肉。这种肉对人体危害很大，不能食用。识别时主要是"看"，"米"猪肉一般不鲜亮，肥肉瘦肉及五脏、器官上都有或多或少米粒状的囊包。囊包虫呈石榴籽状，寄生在肌纤维（瘦肉）中，腰肌是囊包虫寄生最多的地方。用刀在肌肉上切，一般厚度1cm，长度20cm，每隔1cm切一刀，切4～5刀后，在切面上仔细看，如发现肌肉上附有石榴籽一般大小的水泡，即是囊包虫。这种猪肉即是米猪肉。

人吃了米猪肉会得人体猪带绦虫病，会在小肠长出长达2～4m的绦虫，在粪便中排出一节节的白虫体，叫寸白虫，寸白虫长寸许，实为绦虫的一个节片，每个节片可含多达4万个含胚体的卵。

现在绦虫病可以治疗，但是注意不要随便买蛔虫药来用，蛔虫和绦虫的生理结构是完全不一样的，一般的蛔虫药对绦虫病没有效果。

驱虫验方：南瓜籽250g炒熟去皮，槟榔50g煎汤至150g，硫酸镁15～20g加水200g。先吃瓜籽，再饮槟榔水，2～3h后饮硫酸镁导泻虫即排出（若驱虫需在医生指导下核定验方用量和吃药间隔时间）。

【防治措施】

各地防治猪带绦虫病及囊尾蚴病要抓好"驱、管、检"的综合防治措施。

1. 治疗患者　在普查的基础上及时为患者驱虫治疗。驱绦虫成虫药物较多，吡喹酮、甲苯达唑、阿苯哒唑、仙鹤草根芽（狼牙草）等都有较好的驱虫效果。也可用槟榔、南瓜子合剂疗法。治疗囊尾蚴病常用方法是以手术摘除囊尾蚴，但在特殊部位或较深处的囊尾蚴往往不易施行手术，仅能给予对症治疗，如治疗脑囊尾蚴病时给抗癫痫药物和激素等。

2. 管理厕所和猪圈　控制人畜互相感染，改进养猪方式，猪要圈养，猪圈与人厕要分开，防止猪吃人粪。

3. 注意个人卫生　大力进行健康教育，革除不良习惯，不吃生肉。饭前便后洗手，以防误食虫卵。烹调时应将肉煮熟，切生熟肉的刀和砧板以及相应容器应分开。

4. 加强肉类检查和检疫　搞好城乡肉品的卫生检查等是有效防止本病的重要措施。

二、肥胖带绦虫

肥胖带绦虫（*Taenia saginata* Goeze，1782）又称牛带绦虫、牛肉绦虫或无钩绦虫，在我国古籍中也被称作白虫或寸白虫。与猪带绦虫同属于带科、带属。两者的形态和发育过程相似。

【形态】

外形与猪带绦虫相似，见图30-10，30-11，30-12。但虫体大小和结构有差异，主要区别见表30-1。

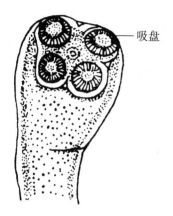

图 30-10 肥胖带绦虫头节

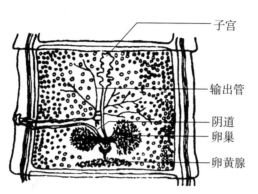

图 30-11 肥胖带绦虫成节

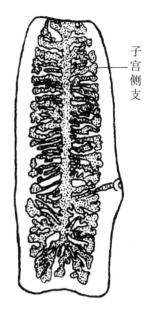

图 30-12 肥胖带绦虫孕节

表 30-1 人体两种带绦虫的形态区别

区别点	猪带绦虫	牛带绦虫
体长	2 ~ 4m	4 ~ 8m 或更长
节片	700 ~ 1000 节, 薄, 略透明	1000 ~ 2000 节, 肥厚, 不透明
头节	球形, 直径 0.6 ~ 1mm, 具顶突和 2 圈小钩, 25 ~ 50 个	略呈方形, 直径 1.5 ~ 2.0mm, 无顶突及小钩
成节	卵巢分 3 叶, 左右两叶和中央小叶, 睾丸 150 ~ 200 个	卵巢只分 2 叶, 子宫前端常可见短小的分支, 睾丸 300 ~ 400 个
孕节	子宫分支不整齐, 每侧为 7 ~ 13 只	子宫分支较整齐, 每侧 15 ~ 30 支, 枝端多有分叉
囊尾蚴	头节具顶突和小钩, 可寄生人体引起囊尾蚴病	头节无顶突和小钩, 一般不寄生人体

虫卵: 两种带绦虫的虫卵在形态上难以区别。

【生活史】

（一）生活史过程

肥胖带绦虫与猪带绦虫生活史相似, 其最大的区别在于人只被成虫寄生, 而无囊尾蚴寄生。人是牛带绦虫的唯一终宿主。成虫寄生在人小肠上段, 头节常固着在十二指肠壁, 孕节节片可脱离链体, 随宿主粪便排出。每一孕节含虫卵 8 万 ~ 10 万个。从链体脱下的孕节仍具有活动力, 当孕节蠕动时可将虫卵从子宫前端排出, 或由于孕节的破裂, 虫卵得以散播。当中间宿主牛吞食虫卵或孕节后, 虫卵内的六钩蚴即在其小肠内孵出, 然后钻入肠壁, 随血循环到周身各处, 尤其是到运动较多的股、肩、心、舌和颈部等肌肉内, 经 60 ~ 70 天发育为牛囊尾蚴 (图 30-13)。除牛之外, 羊、美洲驼、长颈鹿、野猪等也可被牛囊尾蚴寄生。

人若吃到生的或未煮熟的含有囊尾蚴的牛肉, 经肠消化液的作用, 囊尾蚴的头节即可翻出并吸附于肠壁, 经 8 ~ 10 周发育为成虫。成虫寿命可达 20 ~ 30 年或更长。

（二）生活史要点

1. 人是其唯一的终宿主, 牛为其中间宿主。

2. 感染阶段为囊尾蚴, 人因吃了生的或未煮熟的牛肉而感染。

3. 人不会成为其中间宿主。

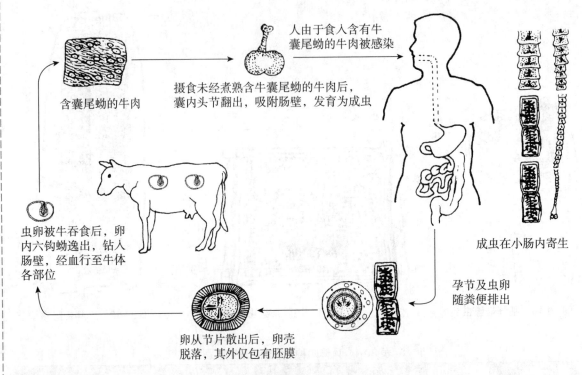

人由于食入含有牛
囊尾蚴的牛肉被感染

摄食未经煮熟含牛囊尾蚴的牛肉后，
囊内头节翻出，吸附肠壁，发育为成虫

含囊尾蚴的牛肉

成虫在小肠内寄生

虫卵被牛吞食后，卵
内六钩蚴逸出，钻入
肠壁，经血行至牛体
各部位

孕节及虫卵
随粪便排出

卵从节片散出后，卵壳
脱落，其外仅包有胚膜

图 30-13　肥胖带绦虫生活史

【致病】

寄生人体的牛带绦虫成虫多为 1 条，但在流行区，患者一般感染成虫 2 ~ 8 条，最多的一例达 31 条。患者一般无明显症状，仅时有腹部不适，消化不良、腹泻或体重减轻等症状。由于牛带绦虫孕节活动力较强，几乎所有患者都能发现自己排出节片，多数有孕节自动从肛门逸出和肛门瘙痒的症状。脱落的孕节在肠内移动受回盲瓣阻挡时，可加强活动而引起回盲部剧痛，偶尔还可引起阑尾炎、肠腔阻塞等并发症。人体几乎没有牛囊尾蚴寄生，至今全世界较可靠的人体感染记录仅有几例，显示人对牛带绦虫的六钩蚴具有天然免疫力。

【实验诊断】

询问病史对发现牛带绦虫患者比猪带绦虫更有价值，患者常自带孕节前来求诊。观察孕节的方法与猪带绦虫相同，根据子宫分支的数目特征可将两者区别。若节片已干硬，可用生理盐水浸软后再观察。通过粪便检查可查到虫卵甚至孕节，但采用肛门拭子法查到虫卵的机会较多。还可采用粪便淘洗法寻找头节，以判定虫种和明确疗效。

【流行】

世界性分布。我国 20 多个省、自治区都有散在分布的牛带绦虫患者，如新疆、内蒙古、西藏、云南、宁夏、四川的藏族地区、广西的苗族地区、贵州的苗族和侗族地区，以及台湾的雅美族和泰雅族地区有地方性的流行。造成地方性流行的主要因素是患者和带虫者粪便污染牧草和水源以及居民食用牛肉的方法不当。在上述流行区里牛的放牧很普遍。牛带绦虫卵在外界可存活 8 周或更久，因此牛很容易吃到虫卵或孕节而受感染。当地居民又有吃生的或半熟牛肉的习惯，如"红肉""腌肉""剁生""风干牛肉"等。这些食肉习惯都容易造成人群的感染。非流行地区无吃生肉的习惯，但可因牛肉未煮熟或使用过切生牛肉的刀、砧板再切熟食菜时污染了牛囊尾蚴而引起感染。

【防治措施】

在流行区应进行普查普治（驱虫方法同猪带绦虫），以消灭传染源。注意牧场清洁，管理好人粪便，勿使污染牧场和水源，避免牛受感染。加强卫生宣教，注意饮食卫生，改变不良饮食习惯，不吃生肉和不熟的牛肉。加强肉类检查，禁止出售含囊尾蚴的牛肉。

三、微小膜壳绦虫

微小膜壳绦虫 [*Hymenolepis nana* （V Siebold，1852）Blanchard，1891] 也称为短膜壳绦虫，该虫主要寄生于鼠类，亦可寄生于人体，引起微小膜壳绦虫病（hymenolepiasis nana）。

【形态】

成虫体长 5 ~ 80mm，宽 0.5 ~ 10mm，为小型绦虫。头节呈球形，上有 4 个吸盘和 1 个可自由伸缩的顶突。顶突上有 20 ~ 30 个小钩，排成一圈。颈节细长。链体一般由 100 ~ 200 个节片组成，最多时可达 1000 节。所有节片均宽大于长并由前向后逐渐增大。成节有 3 个圆球形睾丸，横列在节片中部，贮精囊发达。卵巢呈分叶状，位于节片中央。卵黄腺在卵巢后方。孕节子宫呈袋状，其中充满虫卵（图 30-14）。

虫卵圆形或近圆形，大小为（48 ~ 60）μm×（36 ~ 48）μm，无色透明。卵壳很薄，其内有较厚的胚膜，胚膜两端略凸起，各发出 4 ~ 8 根丝状物，胚膜内含有 1 个六钩蚴（图 30-14）。

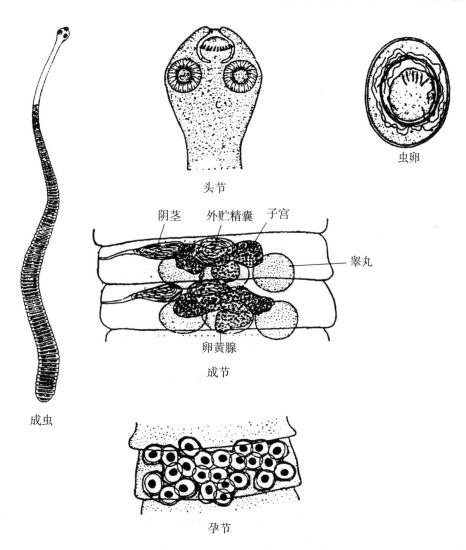

头节

虫卵

阴茎 外贮精囊 子宫

睾丸

卵黄腺

成节

成虫

孕节

图 30-14　微小膜壳绦虫

【生活史】

微小膜壳绦虫的发育，既可以不经过中间宿主而完成生活史，也可以经过某些节肢动物中间宿主而发育和传播（图 30-15）。

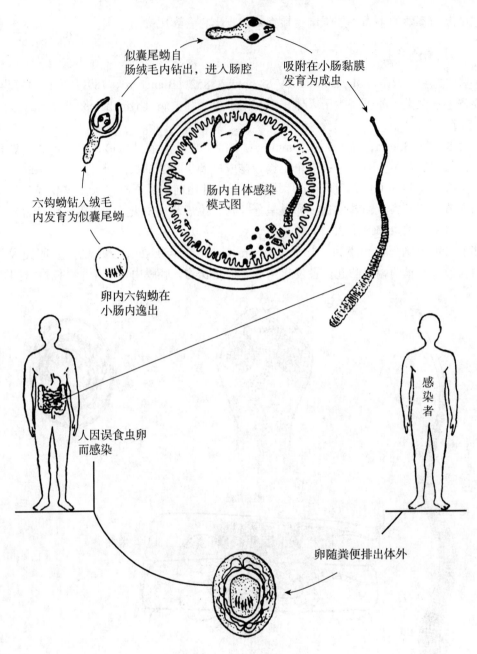

图 30-15　微小膜壳绦虫生活史

（一）直接感染和发育

成虫寄生在鼠类或人的小肠，脱落的孕节或虫卵随宿主粪便排出体外，若被另一宿主吞食，虫卵在小肠内孵出六钩蚴，然后钻入肠绒毛，约经 4 天发育为似囊尾蚴（cysticercoid），6 天后似囊尾蚴又穿破肠绒毛回到肠腔，以头节吸盘固着于肠壁，逐渐发育为成虫。从虫卵被吞食到发育至成虫产卵需时 2～4 周。成虫寿命仅数周。此外，当孕节在所寄生的宿主肠中被消化而释出虫卵时，亦可孵出六钩蚴，然后钻入肠绒毛发育成似囊尾蚴，再回到肠腔发育为成虫，即在同一宿主肠道内完成其整个生活史，称自体内重复感染。

（二）经中间宿主发育

已证明印鼠客蚤、犬蚤、猫蚤等多种蚤类和面粉甲虫等可作为微小膜壳绦虫的中间宿主。当这些昆虫吞食虫卵后，卵内的六钩蚴可在昆虫血腔内发育为似囊尾蚴，鼠和人若吞食这些带有似囊尾蚴的昆虫，亦可受感染。

【致病】

该虫的致病作用主要是成虫头节小钩和体表微毛对宿主肠壁的机械损伤，以及虫体的毒性分泌物所致。在虫体附着部位，有的可形成深达肌层的溃疡，并有淋巴细胞和中性粒细胞浸润。

人体感染数量少时，一般无明显症状；感染严重者特别是儿童可出现胃肠和神经症状，如恶心、呕吐、食欲缺乏、腹痛、腹泻，以及头痛、头晕、烦躁和失眠等。有的患者还可出现皮肤瘙痒和荨麻疹等过敏症状。宿主的免疫状态对该虫的感染和发育过程影响很大。近年来已发现，使用类固醇激素治疗造成的免疫抑制，可引起内脏中似囊尾蚴的异常增生和播散；而大多数重度感染者又都曾有过使用免疫抑制剂的病史。

【实验诊断】

从患者粪便中查到虫卵或孕节可作为确诊依据。采用自然沉淀法或饱和盐水浮聚法可增加检出率。

【流行】

呈世界性分布，在温带和热带地区较多见。国内各地的感染率一般低于1%。由于微小膜壳绦虫生活史可以不需中间宿主，由虫卵直接感染人体，该虫的流行主要与个人卫生习惯有关。特别在儿童聚集的场所更易互相传播。自体重复感染也具有一定的流行病学意义。

【防治措施】

宣传教育、养成良好的个人卫生习惯，注意环境卫生、消灭鼠类。彻底治疗患者，驱虫可用吡喹酮 15 ~ 25mg 一次顿服，治愈率达 90% ~ 98%；亦可用阿苯达唑等。

第三节　组织内寄生绦虫

案例 30-2

患者男性，38 岁，北京市区出生，司机。1990 年 8 月，患者感到饭后 2h 左右在右腹部有钝痛感。没有发热、畏寒、皮疹、体重减轻、恶心、呕吐或特异性食物过敏等症状。平时喜饮凉水。自诉在"文革"期间去过西北某建设兵团劳动三年，主要工作是养猪，也经常和狗一起玩耍。

体检：BP 110/70mmHg，R 16 次 / 分，P 82 次 / 分，体温正常，BW 60kg。腹部柔软，右上腹突出，有中度压痛，肝大肋下 1cm，叩诊时肝大 9cm，肠鸣音正常。

实验室检查：血红蛋白 15.6g%，白细胞计数 9600/mm³，白细胞分类正常；尿检查正常，腹部平片见有一钙化囊，肝扫描时，在腹部平片有钙化囊的位置处见一缺损区，约 8cm。胃肠钡餐检查，钡剂灌肠以及胆道检查正常。寄生虫抗原皮内试验为阳性。

问题与思考：

1. 据病例分析，患者很可能是患哪种寄生虫病？

2. 该种病是如何感染的？

3. 据体检和实验室检查，该病在治疗中应注意什么？

4. 如何预防此病，应采取哪些措施？

一、细粒棘球绦虫

细粒棘球绦虫（*Echinococcus granulosus* Batsch，1786）又称包生绦虫，成虫寄生在犬科食肉动物小肠内，幼虫（棘球蚴）寄生于人和多种食草类动物，引起严重的人畜共患病，称棘球蚴病或包虫病（echinococcosis，hydatidosis）。

【形态】

（一）成虫

成虫是绦虫中最小的虫种之一，体长 2 ~ 7mm，平均仅 3 ~ 6mm，除头颈节外，整个虫体只有幼节、成节和孕节各一节，偶或多一节。头节略呈梨形，有顶突和 4 个吸盘。顶突富含肌性组织，伸缩力强，其上有两圈大小相间的小钩共 28 ~ 48 个，放射状排列。顶突顶端有顶突腺。各节片均为扁长形。成节生殖孔位于节片一侧的中部偏后。睾丸 45 ~ 65 个，分布于生殖孔前后。孕节子宫具有不规则的分支和侧囊，内含虫卵 200 ~ 800 个。虫卵与猪、牛带绦虫卵在光镜下难以区别（图 30-16）。

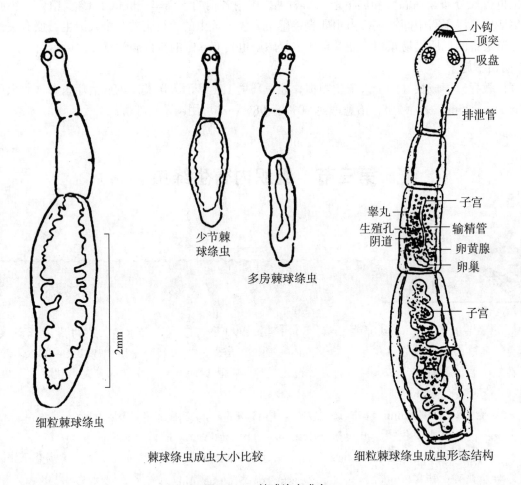

细粒棘球绦虫

少节棘球绦虫

多房棘球绦虫

棘球绦虫成虫大小比较

细粒棘球绦虫成虫形态结构

小钩
顶突
吸盘
排泄管
子宫
睾丸
生殖孔
阴道
输精管
卵黄腺
卵巢
子宫

图 30-16　棘球绦虫成虫

（二）棘球蚴

圆球形或不规则形囊状虫体，随寄生时间长短、寄生部位和宿主不同，直径可由不足 1cm 至数十厘米不等。单房性囊，由囊壁和内含物（生发囊、原头蚴、囊液等）组成。有的还有子囊和孙囊。囊壁分两层，外层为角皮层，厚约 1mm，乳白色，似粉皮状，松脆，易破裂。光镜下无细胞结构而呈多层纹理状。内层为生发层，亦称胚层，厚约 20μm，具有细胞核。紧贴在角皮层内，电镜下可见从生发层上有无数微毛延伸至角皮层内。囊腔内充满囊液，亦称棘球蚴液

（hydatid fluid）。无色透明或微带黄色，内含多种蛋白，对人体有抗原性。生发层向囊内长出许多原头蚴（protoscolex），椭圆形或圆形，大小为170μm×122μm，为向内翻卷收缩的头节，其顶突和吸盘内陷，保护着数十个小钩。此外，还可见石灰小体等。原头蚴与成虫头节的区别在于其体积小和缺顶突腺。

生发囊（brood capsule）也称育囊，是仅有一层生发层的小囊，直径约1cm，由生发层的有核细胞发育而来，形成小囊并长出小蒂与胚层连接。在小囊壁上生成数量不等的原头蚴，多者可达5～30个。原头蚴可向生发囊内生长，也可向囊外生长为外生性原头蚴。

子囊（daughter cyst）可由母囊生发层直接长出，也可由原头蚴或生发囊进一步发育而成。结构与母囊相似，其囊壁具有角皮层和生发层，囊内也可生长原头蚴、生发囊以及与子囊结构相似的小囊，称为孙囊。有的母囊无原头蚴、生发囊等，称为不育囊。原头蚴、生发囊和子囊可从胚层上脱落，悬浮在囊液中，称为棘球蚴砂（hydatid sand）（图30-17）。

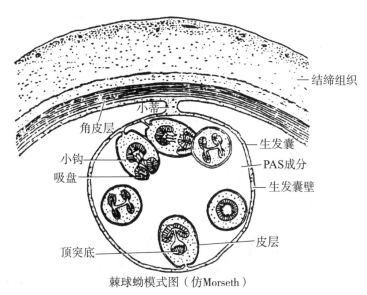

棘球蚴模式图（仿Morseth）

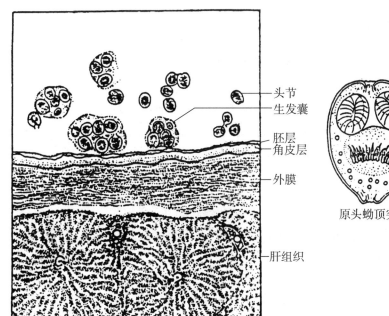

棘球蚴切片

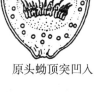

原头蚴顶突凹入　　　　原头蚴顶突外翻

图30-17　细粒棘球绦虫棘球蚴

【生活史】

（一）生活史过程

终宿主是犬、狼和豺等食肉动物；中间宿主是羊、牛、骆驼、猪和鹿等偶蹄类动物，偶可感染某些啮齿类、灵长类动物和人。成虫寄生在终宿主的小肠上段，以顶突上小钩和吸盘固着在肠绒毛基部隐窝内，孕节或虫卵随宿主粪便排出。孕节有较强的活动能力，可沿草地或植物蠕动爬行，致使虫卵污染动物皮毛和周围环境，包括牧场、畜舍、蔬菜、土壤及水源等。当中间宿主吞食了虫卵和孕节后，六钩蚴在其肠内孵出，然后钻入肠壁，经血循环至肝、肺等器官，经 3 ~ 5 个月发育成棘球蚴。随棘球蚴囊大小和发育程度不同、囊内原头蚴可有数千至数万，甚至数百万个。原头蚴在中间宿主体内播散可形成新的棘球蚴，在终宿主体内可发育为成虫（图 30-18）。

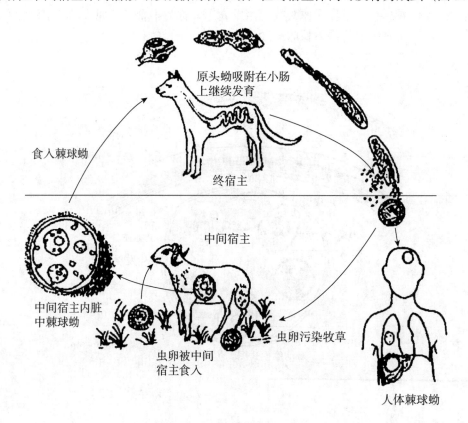

图 30-18　细粒棘球绦虫生活史

棘球蚴被犬、狼等终宿主吞食后，其所含的每个原头蚴都可发育为一条成虫。故犬、狼肠内寄生的成虫也可达数千至上万条。从感染至发育成熟排出虫卵和孕节需 6 ~ 9 周时间，成虫寿命 5 ~ 6 个月。人可作为细粒棘球绦虫的中间宿主，棘球蚴在人体内可发现于几乎所有部位，最多见的部位是肝，肺次之。

（二）生活史要点

1. 成虫寄生于犬、狼等食肉动物的小肠，犬、狼等为其终宿主。

2. 羊、牛等食草动物为中间宿主，因食入虫卵而感染，在羊、牛体内发育为棘球蚴。

3. 人因误食虫卵而感染，患棘球蚴病。

【致病】

棘球蚴对人体的危害以机械损害为主。由于棘球蚴不断生长，压迫周围组织器官，引起组织细胞萎缩、坏死。同时，因棘球蚴液渗出或溢出可引起毒性或过敏性反应。临床表现极其复杂，常见症状有：

1．局部压迫和刺激症状　寄生在肝可有肝区疼痛，在肺可出现呼吸急促、胸痛等呼吸道刺激症状，在颅脑则引起头痛、呕吐甚至癫痫等。

2．包块　位置表浅的棘球蚴可在体表形成包块，可有棘球蚴震颤。

3．过敏症状　常有荨麻疹、血管神经性水肿和过敏性休克等。

4．中毒和胃肠功能紊乱　如食欲缺乏、体重减轻、消瘦、发育障碍和恶病质。

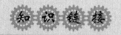

包虫病

包虫病（棘球蚴病）称白泡泡或者水疙瘩病，是人感染棘球绦虫的幼虫（棘球蚴）所致的慢性寄生虫病，是人类绦虫病中危害最严重的一种慢性寄生虫病。包虫病是人体受到狗体内绦虫的虫卵感染所引起的疾病。虫卵随狗粪散布到人们生活的周围环境里。这样，就很容易沾染到人的手上、衣服上和日常用品上。另外，通过狗毛、羊毛、干草、水等与人有接触机会的东西，也会沾染给人。如果人误食了虫卵，虫卵在小肠内孵出幼虫，穿过肠壁，随血液循环到达人体的各个脏器（主要是肝和肺），慢慢生长，以后变成像囊袋一样的肿块，里面充满了水一样的液体，有的包虫囊肿可以长到几十斤重，压迫脏器。如果囊肿破裂，将引起非常严重的后果，甚至危及生命。

【实验诊断】

询问病史，了解患者是否来自流行区，与犬、羊等动物和皮毛接触史对诊断有一定参考价值。确诊应以病原学结果为依据，即手术取出棘球蚴，或从痰、胸腔积液、腹水或尿等检获棘球蚴碎片或原头蚴等。免疫学试验是重要的辅助诊断方法。卡松尼（Casoni）皮内试验简便，15min 即可得出结果，但易出现假阳性（18%～67%）或假阴性。实验室常用方法有酶联免疫吸附试验（ELISA）、对流免疫电泳（CIEP）和间接荧光抗体试验（IFA）、胶乳凝集试验（LAT）。斑点酶联免疫吸附试验（Dot ELISA）则因操作简便、观察容易，适于基层使用。目前认为对包虫病的免疫诊断应采取综合方法，经皮内试验过筛阳性者，应再加 2～3 项血清学试验以提高诊断准确率。

【流行】

（一）流行情况

我国的细粒棘球绦虫和棘球蚴病主要流行在西北广大农牧区，即新疆、青海、甘肃、宁夏、西藏和内蒙古等。迄今全国已有 23 个省（自治区、直辖市）证实有当地感染患者。

（二）流行因素

1．虫卵对环境的严重污染　牧区犬感染通常较重，犬粪中虫卵量很大，随动物的活动以及尘土、风、水等播散。虫卵对外界低温、干燥有很强抵抗力。

2．人与家畜和环境的密切接触　牧区儿童多喜欢与家犬亲昵，易受到感染，成人感染可因从事剪羊毛、挤奶、加工皮毛等而引起；许多人则通过食入被虫卵污染的水、蔬菜或其他食物而受染。

3．病畜内脏喂犬或乱抛　在大量的家庭分散宰屠中，以病畜内脏喂犬，或将其随地乱抛，使野犬、狼、豺受到感染。反过来又加重羊、牛感染，使流行愈趋严重。

【防治措施】

在流行区应采取综合性预防措施，主要包括以下几方面：

1．加强宣传，普及棘球蚴病知识，提高全民的防病意识，在生产和生活中加强个人防护，杜绝虫卵感染。

2．结合必要的法规强化人的卫生行为规范，主要是根除以病畜内脏喂犬和乱抛的陋习；加强对屠宰场和个体屠宰的检疫，及时处理病畜内脏。

3．定期为家犬、牧犬驱虫，捕杀牧场周围野生食肉动物。

棘球蚴病的治疗，首选方法是外科手术，对早期的小棘球蚴，可使用阿苯达唑、吡喹酮等。

二、多房棘球绦虫

多房棘球绦虫（*Echinococcus multilocularis* leuckart，1863）成虫主要寄生在狐，中间宿主是啮齿类或食虫类动物，幼虫期是多房棘球蚴（亦称泡球蚴）。在人体引起严重的泡球蚴病（echinococcosis alveolaris），亦称泡型棘球蚴病或多房性包虫病。

【形态和生活史】

成虫外形和结构与细粒棘球绦虫相似，但虫体更小，长仅为 1.2 ～ 3.7mm，头节、顶突、小钩和吸盘等都相应偏小，顶突小钩为 13 ～ 34 个。虫体常有 4 ～ 5 个节片。成节生殖孔位于节片中线偏前，睾丸数较少，为 26 ～ 36 个，分布在生殖孔后方。孕节子宫为简单的囊状，无侧囊。虫卵形态和大小均与细粒棘球绦虫难以区别。

常见的终宿主是狐，其次是犬、狼、獾和猫等。多房棘球蚴主要寄生在野生啮齿类动物如田鼠、麝鼠、仓鼠、大沙鼠、棉鼠及褐家鼠体内。

泡球蚴为淡黄色或白色的囊泡状团块，常由无数大小囊泡相互连接、聚集而成。圆形或椭圆形，直径 0.1 ～ 0.7cm，囊泡内有的含透明囊液和许多原头蚴，有的含胶状物而无原头蚴，囊泡外壁角皮层很薄且常不完整，整个泡球蚴与宿主组织间无纤维组织被膜分隔。泡球蚴多以外生性出芽生殖不断产生新囊泡，长入组织，少数也可向内芽生形成隔膜而分离出新囊泡。一般 1 ～ 2 年即可使被寄生的器官几乎全部被大小囊泡占据。呈葡萄状的囊泡群还可向器官表面蔓延至体腔内，犹如恶性肿瘤。人因误食虫卵而感染，由于人是多房棘球绦虫的非适宜中间宿主，人体感染时囊泡内只含胶状物而无原头蚴。

当体内带有泡球蚴的鼠或动物脏器被狐、犬和狼等终宿主吞食后，一般经 45 天原头蚴可发育为成虫，并排出孕节和虫卵。鼠类常因食终宿主粪便而感染。地甲虫由于喜食狐粪而在消化道和体表携带虫卵，麝鼠又喜捕食地甲虫因而受染。

【致病】

人泡球蚴病通常比细粒棘球蚴病更严重，病死率较高。与棘球蚴病不同，泡球蚴病几乎100% 原发于肝。肺、脑等其他部位的继发感染多由血循环转移而来。由于泡球蚴在肝实质内呈弥漫性浸润生长，并逐渐波及整个肝，对肝组织的破坏特别严重，可引起肝衰竭而导致肝性脑病，或诱发肝硬化而引起门静脉高压，并发消化道大出血而死亡。

【实验诊断】

询问病史了解患者是否来自流行地区、有无与狐狸、犬或其皮毛接触史有一定意义。体检时发现肝肿块，特别是触诊时发现肿块质地坚硬又有结节感时更应高度警惕。X 线、B 超、CT、同位素扫描和各种免疫学试验都适用于泡球蚴病诊断。由于泡球蚴周围缺纤维组织被膜，虫体抗原很容易进入血液，故免疫诊断效果尤佳。鉴别诊断首先要注意与肝癌和细粒棘球蚴病相鉴别，其次是与肝硬化、肝脓肿、黄疸型肝炎以及肺癌、脑瘤等区别。

【流行】

主要流行在北半球高纬度地区，从加拿大北部、美国阿拉斯加州，直至日本北海道、俄罗斯西伯利亚，遍及北美、欧、亚三洲的寒冷地区和冻土地带。在我国，原发患者分布在宁夏、新疆、青海、甘肃和四川。流行因素：首先是有多房棘球绦虫在野生动物中的存在，形成自然疫源地；其次是人在狩猎等生产活动中误食虫卵，造成直接感染，如猎狐、饲养狐和加工、买卖毛皮制品等；再次虫卵污染环境如土壤、植物、蔬菜和饮用水引起间接感染。

【防治措施】

灭狐和消灭野鼠是根除传染源的主要措施。实施中要注意将动物尸体焚烧或深埋，野狗也应杀灭或控制，对家犬则应定期驱虫。加强宣传教育，使群众认识和了解泡球蚴病的危害和预防方法。流行区应对人群进行普查，使用免疫学试验和X线、B超等手段可早期发现患者，及时根治。注意个人防护和饮食卫生，生产及生活中注意防止虫卵污染。因虫卵耐寒而怕热，对污染的器具物品可用热力消毒。泡球蚴病的治疗主要靠手术，故应争取早期诊断，药物治疗可使用阿苯达唑、甲苯达唑和吡喹酮等。

三、曼氏迭宫绦虫

案例 30-3

患者女，19岁。因右腹部长包块一年余，于1996年2月14日来我院就诊。就诊前约8个月，右臀部皮下出现包块，未经治疗自行消退，继而又在右中腹壁皮下出现包块。包块局部不痛，也不痒，触摸包块有移动性，无逐渐长大趋势。检查发现患者右中腹壁皮下有一小包块，约1cm×1cm，无压痛，具移动性。包块上皮肤有色素沉着。切开皮肤行包块摘除，见皮下包块为一白色线状盘卷物，钳出后，包块随之消退。以探针触及盘卷物，可见蠕动。轻轻拉直，长度约5cm，宽度约1.5mm。镜下：虫头前部可见一裂口，体部有横皱纹。

问题与思考：

1. 该患者最有可能感染的是哪种寄生虫？
2. 对待该寄生虫的防治应注意哪些要点？

曼氏迭宫绦虫（*Spirometra mansoni* Joyeux et Houdemer, 1928）又称孟氏裂头绦虫，成虫主要寄生于猫科动物体内，偶然寄生于人体；裂头蚴（sparganum）可在人体寄生，导致曼氏裂头蚴病（sparganosis mansoni），其危害远较成虫为大。

【形态】

（一）成虫

成虫长60～100cm，宽0.5～0.6cm，头节细小呈指状，长1～1.5mm，背、腹面各有一条纵行的吸槽。颈节细长，链体有节片约1000个，节片一般宽大于长，但远端的节片长宽几近相等。成节和孕节的形态相似，均具有发育成熟的雌雄性生殖器官各一套。肉眼即可见到每个节片中部凸起的子宫。睾丸呈小泡状，散布在节片近背面的实质中。卵巢分两叶，位于节片后部，子宫位于节片中部，螺旋状盘曲呈发髻状，子宫孔开口于阴道口之后（图30-19）。

（二）虫卵

椭圆形，两端稍尖，长52～76μm，宽31～44μm，呈浅灰褐色，卵壳较薄，一端有卵盖，内有一个卵细胞和若干个卵黄细胞（图30-20）。

（三）裂头蚴

长带形，乳白色，大小为（52～76）μm×（31～44）μm，头端膨大，中央有一明显凹陷，与成虫头节相似；体不分节，但具有不规则横皱褶，后端多呈钝圆形，活虫伸缩能力很强。

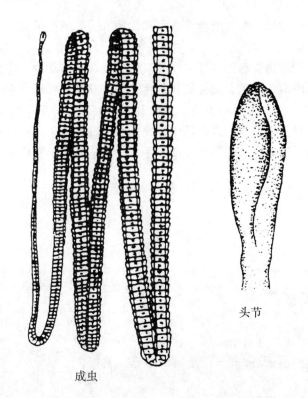

头节

成虫

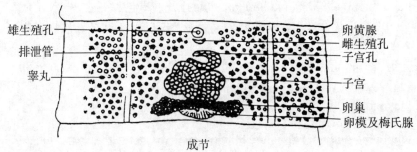

雄生殖孔　　　　　　　　　　　　卵黄腺
排泄管　　　　　　　　　　　　雌生殖孔
　　　　　　　　　　　　　　　子宫孔
睾丸　　　　　　　　　　　　　子宫
　　　　　　　　　　　　　　　卵巢
　　　　　　　　　　　　卵模及梅氏腺

成节

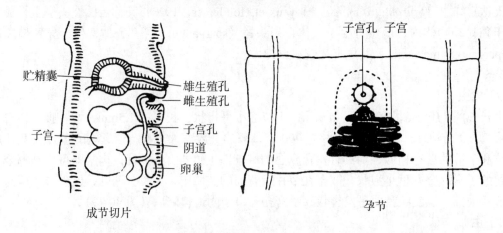

子宫孔　子宫

贮精囊　　　　　　　　雄生殖孔
　　　　　　　　　　雌生殖孔
子宫　　　　　　　　子宫孔
　　　　　　　　　　阴道
　　　　　　　　　　卵巢

成节切片　　　　　　　　　　孕节

图 30-19　曼氏迭宫绦虫成虫

【生活史】

（一）生活史过程

　　成虫寄生在终宿主猫和犬、虎、豹、狐等肉食动物的小肠内。卵自虫体子宫孔中产出，随宿主粪便排出体外，在水中适宜的温度（25～28℃）下，经过 2～5 周发育，孵出钩球蚴，遇到第一中间宿主剑水蚤时即被吞食，经 3 ～ 11 天发育为原尾蚴。带有原尾蚴的剑水蚤被第二中间宿主蝌蚪吞食后，随着蝌蚪逐渐发育成蛙，原尾蚴也发育成为裂头蚴。裂头蚴具有很强的收缩和移动能力，常迁移到蛙的肌肉，特别是在大腿或小腿的肌肉中寄居。当受染的蛙被蛇、鸟类或猪等兽类非正常宿主吞食后，裂头蚴不能在其肠中发育为成虫，而是穿出肠壁，移居到腹腔、肌肉或皮下等处继续生存，蛇、鸟、兽即成为其转续宿主。猫、犬等终宿主吞食了带有裂头蚴的第二中间宿主蛙或转续宿主后，裂头蚴逐渐在其肠内发育为成虫。一般在感染约 3 周后，终宿主粪便中开始出现虫卵（图 30-21）。人可作为此虫的第二中间宿主、转续宿主或终宿主，裂头蚴在人体组织内可存活达 12 年。

（二）生活史要点

1．成虫寄生于猫、犬等动物小肠，猫、犬等为其终宿主。

2．虫卵入水，剑水蚤为其第一中间宿主；蝌蚪（青蛙）为其第二中间宿主。

3．蛇、鸟、猪等动物因捕食青蛙可以成为其转续宿主。

4．人因生食蛙肉、蛇肉或用蛙肉敷伤口，裂头蚴侵入体内感染，或因喝生水，原尾蚴侵入而感染。

图 30-20　曼氏迭宫绦虫虫卵

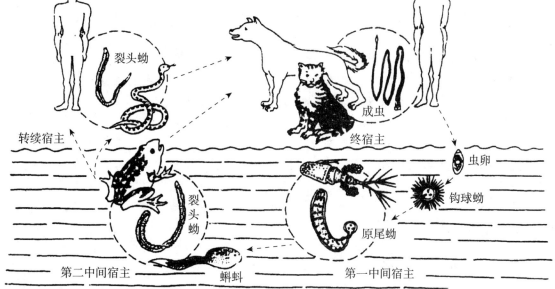

图 30-21　曼氏迭宫绦虫生活史

【致病】

曼氏迭宫绦虫成虫较少寄生人体，对人的致病力不强，可因虫体机械或化学刺激引起中、上腹不适、微痛、恶心、呕吐等症状。裂头蚴寄生人体引起曼氏裂头蚴病，危害远较成虫大，其严重程度因裂头蚴移行和寄居部位不同而异。常见寄生于人体的部位依次是：眼部、四肢与躯体皮下、口腔颌面部和内脏。在这些部位可形成嗜酸性肉芽肿囊包，使局部肿胀，甚至发生脓肿。主要归纳为四型：

（一）眼裂头蚴病

最常见，占 30.5%。多累及单侧眼睑或眼球，表现为眼睑红肿、结膜充血，畏光、流泪、微疼、奇痒或有虫爬感等；有时患者伴有恶心、呕吐及发热等症状。在红肿的眼睑和结膜下，可有游走性、硬度不等的肿块或条索状物，直径为 1cm 左右。偶尔破溃，裂头蚴自动逸出而自愈。严重者出现角膜溃疡，甚至并发白内障而失明。

（二）皮下裂头蚴病

常见，占患者数的 37.7%，常累及躯干表浅部如胸壁、乳房、腹壁、外生殖器以及四肢皮下，表现为游走性皮下结节，可呈圆形、柱形或不规则条索状，大小 0.5 ～ 5.0cm，局部可有瘙痒、虫爬感等。

（三）口腔颌面部裂头蚴病

占 27.7%，常在口腔黏膜或颊部皮下出现硬结，直径 0.5 ～ 3.0cm，患处红肿，发痒或有虫爬感，并多有小白虫（裂头蚴）逸出史。

（四）脑裂头蚴病

占 31.8%，临床表现似脑瘤，有阵发性头痛，严重时可出现昏迷、喷射状呕吐、视物不清、抽搐，甚至瘫痪等。

【实验诊断】

成虫感染可通过粪便中检出虫卵以确诊。裂头蚴病则主要靠从局部检出虫体做出诊断，询问病史有一定参考价值，必要时还可以进行动物感染实验。综合采用 CT 等影像技术可提高脑裂头蚴病确诊率，亦可用裂头蚴抗原进行各种免疫辅助诊断。

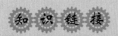

孕妇慎吃青蛙肉

孕妇吃蛙肉会增加母体和胎儿感染曼氏迭宫绦虫病的机会。曼氏迭宫绦虫病的成虫和幼虫——裂头蚴均可在人体内软组织和内脏寄生，但是成虫的致病能力不大，曼氏裂头蚴的危害远较成虫大，易使人感染裂头蚴病。

青蛙是曼氏迭宫绦虫的第二中间宿主，第一中间宿主是剑水蚤，带有原尾蚴的剑水蚤被蝌蚪吞食后，失去小尾球，逐渐发育成为裂头蚴，后者便寄生到了蝌蚪体内，等到蝌蚪长成青蛙时，裂头蚴常迁移到蛙的肌肉间隙中寄居，大腿和小腿部位最多。把青蛙腿部肌肉垂直剖开，就可看到成团的幼虫蠕动。当人们食用带有这种寄生虫而又没有烹炒熟透的蛙肉或者局部敷贴生蛙肉时，裂头蚴便会经肠道或局部皮肤进入人体，并在人体内移行。

孕妇感染裂头蚴后会造成母体和胎儿的感染。幼虫潜行至孕母的皮肤时，会引起其四肢、腹壁、外生殖器、胸壁甚至全身皮肤的皮下裂头蚴病，表现为游走性的皮下结节，局部有瘙痒，并有虫爬感，常被误诊为肿瘤。当幼虫移行至眼睑时，可在红肿的眼睑及结膜下出现游动性的肿块或条索状物，偶尔破溃，裂头蚴自动逸出而自愈，裂头蚴侵入眼球可引起眼球穿孔和失明。脑裂头蚴病的临床表现酷似脑瘤，有阵发性头痛，重时昏迷或伴喷射样呕吐，视力模糊，或出现间歇性抽搐、肢体麻木，甚至瘫痪，常被误诊。内脏裂头蚴病少见，偶尔因裂头蚴侵入腹膜而导致腹膜炎，或因侵入呼吸道而出现咯血，如果侵入尿道、脊髓则后果更为严重。

裂头绦虫的幼虫还可以穿过胎盘侵犯胎儿，在妊娠的早期可引起死胎、流产，中晚期则可造成胎儿的畸形。

【流行】

分布广，但成虫在人体感染并不多见，国外仅见于日本、俄罗斯等少数国家。在我国，成虫感染病例报道仅 21 例，分布在上海、江西、广东、台湾、四川和福建等地。曼氏裂头蚴病多见于东亚和东南亚各国，欧洲、美洲、非洲和大洋洲也有记录。在我国已有近千例报告，来自 23 个省（自治区、直辖市）。人体感染裂头蚴的途径有两个，即裂头蚴或原尾蚴经皮肤或黏膜侵入，或误食裂头蚴或原尾蚴。具体方式可归纳为以下三种：

1．局部敷贴生蛙肉　为主要感染方式，约占患者半数以上。在我国某些地区，民间传说生蛙肉有清凉解毒作用，常用生蛙肉敷贴伤口或脓肿部位，包括眼、口颊、外阴等部位。若蛙肉中有裂头蚴即可经伤口或正常皮肤、黏膜侵入人体。

2．吞食生的或未煮熟的蛙、蛇、鸡或猪肉　民间沿用吞食活蛙治疗疮疖和疼痛，或喜食未煮熟的肉类，吞食到裂头蚴，裂头蚴即穿过肠壁入腹腔，然后移行于其他部位。

3．误食感染的剑水蚤　饮用生水或游泳时误吞湖塘水，使受感染的剑水蚤有机会侵入人体。据报道原尾蚴可直接经皮侵入，或经眼结膜侵入人体。

【防治措施】

主要是宣传教育。不用蛙肉敷贴，不食生的或未煮熟的肉类，不饮生水以防感染。成虫感染可用吡喹酮、阿苯达唑等药驱除。裂头蚴主要靠手术摘除，术中注意务必将虫体尤其是头部取尽，方能根治。

本章小结

我国已知寄生人体的绦虫有十余种，其中常见的、对人体危害严重的主要有 6 种：链状带绦虫、肥胖带绦虫、细粒棘球绦虫、微小膜壳绦虫、曼氏迭宫绦虫、多房棘球绦虫。绦虫成虫与幼虫均营寄生生活。

1．消化道内寄生绦虫

（1）链状带绦虫：人是猪带绦虫的终宿主，也可作为其中间宿主；成虫寄生于人小肠上段引起绦虫病。幼虫寄生引起囊尾蚴病俗称囊虫病。对猪带绦虫病的诊断应观察检获头节上的吸盘和顶突小钩或孕节的子宫分支情况及数目。

（2）肥胖带绦虫：终宿主是人。成虫寄生在人小肠上段，引起牛带绦虫病，采用粪便淘洗法寻找孕节和头节，以判定虫种和明确疗效。驱虫方法同猪带绦虫。

（3）微小膜壳绦虫：主要寄生于鼠类，亦可寄生于人体。可以不经中间宿主直接感染和发育完成生活史，也可经节肢动物中间宿主发育和传播。致病主要是成虫头节小钩和体表微毛对宿主肠壁的机械损伤，以及虫体毒性分泌物。从粪便中查虫卵或孕节进行诊断。

2．组织内寄生绦虫

（1）细粒棘球绦虫：成虫寄生在犬科食肉动物小肠，幼虫寄生于人和多种食草家畜的各种脏器中，引起棘球蚴病（包虫病）。棘球蚴几乎可寄生于人体的所有部位，危害以机械损害为主，同时，因棘球蚴液渗出或溢出可引起毒性或过敏性反应。临床表现极其复杂，常见有局部压迫和刺激、包块、过敏症状、中毒和胃肠功能紊乱。确诊应以病原学结果为依据，即免疫学试验是重要的辅助诊断方法。

本章小结

（2）多房棘球绦虫：终宿主是狐等食肉动物，中间宿主是野生啮齿类动物。人因误食虫卵而感染。泡球蚴病比棘球蚴病严重，病死率高，有"虫癌"之称，几乎全部原发于肝。体检时发现肝肿块，尤其是确诊时发现肿块质地坚硬又有结节感的患者应高度警惕。X线、B超、CT、同位素扫描和各种免疫学试验都适用于泡球蚴病诊断。

（3）曼氏迭宫绦虫：成虫主要寄生于猫和犬、虎、豹、狐的小肠内。裂头蚴可寄生人体引起裂头蚴病。裂头蚴病可归纳为以下5型：眼裂头蚴病、皮下裂头蚴病、口腔颌面部裂头蚴病、脑裂头蚴病、内脏裂头蚴病，还可见于脊髓、椎管、尿道和膀胱等处。曼氏裂头蚴病主要是从局部检出虫体诊断。综合采用CT等放射影像技术可提高脑裂头蚴病确诊率，亦可用裂头蚴抗原进行各种免疫辅助诊断。

思 考 题

1. 简述链状带线虫（猪肉绦虫）的成虫及幼虫对人的危害。
2. 简述牛带绦虫和猪带绦虫生活史有何异同，在诊断时怎样鉴别。
3. 简述曼氏迭宫绦虫的致病机制。
4. 简述细粒棘球绦虫的生活史及致病机制。

（曹雪鹏）

第三十一章 医学原虫

学习目标

通过本章内容的学习，学生应能：
1. 掌握：溶组织内阿米巴、杜什利什曼原虫、蓝氏贾第鞭毛虫、阴道毛滴虫、疟原虫的形态、生活史、致病机制及诊断方法。
2. 熟悉：原虫的形态结构、生殖、运动特点及生活史类型，以及弓形虫等机会致病原虫的致病特点及与免疫缺陷、艾滋病的关系。
3. 了解：医学原虫的概念及国内常见的种类。

第一节 原虫概述

原虫（*protozoa*）为单细胞真核动物，属原生动物亚界。分布广，主要存在于海洋、土壤、水体或腐败物中。种类繁多，迄今已发现约 65 000 种，大部分营自由生活，约有 40 种可寄生于人体。其中能引起疾病的原虫只有十余种，分别寄居于人体的管腔、体液、组织或细胞内，称医学原虫。

一、形态特征

原虫体积微小，圆形、卵圆形或其他不规则的形状，大小由 2 ~ 3μm 到 100 ~ 200μm 不等，基本构造与动物细胞一样，由细胞膜、细胞质和细胞核三部分组成。

1. 细胞膜　由单位膜构成，包裹虫体，也称表膜。它维持着原虫的固有形态，并参与原虫的营养、排泄、运动、侵袭，以及逃避宿主免疫效应等生命活动。

2. 细胞质　由基质、细胞器和内含物组成，基质主要为蛋白质。叶足纲的胞质可分为内质和外质。外质无色透明，呈凝胶状，具有运动、摄食、营养、排泄和保护等功能；内质为溶胶状，为细胞代谢和营养存储的主要场所，内含线粒体、高尔基体、内质网、核糖体、溶酶体等细胞器及食物泡。由细胞质形成的运动细胞器（伪足、鞭毛、纤毛等）是原虫分类的重要依据。有些原虫还具有胞口、胞肛及吸器、波动膜、轴柱和动基体等结构，亦有助于虫种的鉴别。

3. 细胞核　由核膜、核质、核仁及染色质组成。核膜为双层单位膜，上有微孔与胞质相通。染色质和核仁分别富含 DNA 和 RNA，控制着细胞的代谢和老化，是原虫生存、繁殖的遗传物质。原虫细胞核可分两型：

（1）泡状核：圆形、核仁位于中央或略偏位，染色质少，呈颗粒状，分布于核质或核膜内缘。多数原虫（如阿米巴）为此型细胞核。

（2）实质核：体积较大，形状不一，大量染色质分散于少量核质中，具一个以上核仁，染色较深，如纤毛虫。

二、生理

原虫虽然是单细胞生物，但具有完整的生理功能，如运动、呼吸、摄食、消化、排泄、生殖及对外界刺激的反应等，构成了原虫的生命活动。

1．运动　原虫的运动方式包括伪足运动、鞭毛运动和纤毛运动。没有运动细胞器的原虫则以扭动或滑行的方式进行运动。

2．营养与代谢　原虫一般可通过表膜的渗透和扩散吸收小分子养料。大分子物质则经胞饮方式摄取。多数原虫具有胞口或微胞口，以吞噬方式摄取固体食物，如疟原虫和纤毛虫的滋养体。不具备胞口的原虫，则通过胞膜内陷将食物摄入胞内，形成食物泡，再与溶酶体结合，经水解酶将养料消化、分解和吸收。虫体代谢产物、残渣等可经体表、胞肛排出。

三、生殖

有无性生殖和有性生殖两种。

1．无性生殖　包括二分裂、多分裂和出芽生殖。二分裂是细胞核先分裂为二，然后胞质分裂，最后形成两个独立的虫体，如溶组织内阿米巴；多分裂又称裂体增殖，是细胞核首先进行多次分裂，达到一定数量后，细胞质再分裂，一个虫体一次增殖为多个子代，如疟原虫；出芽生殖是母体先经过不均等的细胞分裂，产生一个或多个芽体，再分化发育成新的个体，如弓形虫滋养体的内二芽殖。

2．有性生殖　包括配子生殖和接合生殖。配子生殖是雌雄配子受精形成合子，然后再进行无性的孢子生殖，发育为新个体，如疟原虫在按蚊体内的增殖；接合生殖是较低级的有性生殖方式，两个虫体在胞口处相互连接，互相交换核质，然后分开，形成两个新细胞，仅见于纤毛虫纲。有些原虫如疟原虫等，生活史中有性生殖与无性生殖交替出现，称为世代交替。

四、生活史

原虫的生活史包括原虫生长、发育和繁殖等不同发育阶段以及虫体从一个宿主传播到另一个宿主的全过程。依据所需宿主的情况可分为以下 3 种类型：

1．人际传播型　完成生活史只需要一种宿主，通过直接接触或传播媒介的机械携带而传播。某些原虫仅有滋养体期，通过接触而传播，如阴道毛滴虫；多种原虫具有滋养体期和包囊期，滋养体能运动、摄食、分裂增殖。包囊是滋养体在理化环境改变时分泌囊壁而成，不能运动。其抵抗力强，为感染阶段，通过污染食物、饮水而传播。

2．循环传播型　该型原虫完成生活史需要在一种以上的脊椎动物宿主体内分别进行有性和无性生殖，如刚地弓形虫以猫为终末宿主，以人、鼠或猪等为中间宿主。

3．昆虫传播型　此类原虫完成生活史需经在吸血昆虫体内进行有性或无性繁殖，再通过叮咬传播给人或其他动物，如利什曼原虫和疟原虫。

五、致病

原虫的致病作用与虫种、株系、寄生部位及宿主的抵抗力有关。致病机制主要是虫体在宿主体内增殖、使被寄生的细胞或组织破坏，或通过释放分泌物以及代谢产物对宿主造成毒性或变态反应。随着虫体增殖，多数原虫有向邻近或远方播散的倾向，因此可导致多个组织器官受累。某些原虫感染后，如果宿主免疫功能正常，则处于隐性感染状态。倘若机体免疫功能低下，如 AIDS 患者、长期接受免疫抑制剂治疗或晚期肿瘤患者，原虫大量繁殖，致使患者出现明显的临床症状和体征，甚至危及生命，这类原虫称为机会性致病原虫（opportunistic protozoa）。常见有弓形虫和隐孢子虫等。

六、分类

原虫分类的主要依据是运动细胞器的有无及其类型。新的生物分类系统将医学原虫归属于原生动物亚界（*Subkingdom Protozoa*）的四个纲。

叶足纲　以伪足为运动细胞器进行运动，统称为阿米巴原虫，如溶组织内阿米巴。

动鞭毛纲　以鞭毛为运动细胞器，如阴道毛滴虫、蓝氏贾地鞭毛虫。

孢子虫纲　寄生于细胞内，无显著运动细胞器，如疟原虫、弓形虫。

毛基裂纲　以纤毛为运动细胞器，如结肠小袋纤毛虫。

第二节　肠道及腔道内寄生原虫

一、溶组织内阿米巴

案例 31-1

患者，男性，50 岁，因腹痛、腹泻，黏液血便 3 天入院，在发病前三天有食用不洁食物病史。患者自述脐周阵发性隐痛，多于有便意时出现，便后能缓解，腹泻每日 7 ~ 8 次，大便为黏液血便，每次粪便量少。

入院后大便常规检查显示脓细胞（+++）、红细胞（+++）。考虑为急性肠炎，予以氧氟沙星 0.2g，静脉注射，每 12h 1 次，口服黄连素 0.3g，每天 3 次，治疗四天后，症状无明显好转，每日腹泻 3 ~ 6 次，大便仍为黏液血样便，近闻之有腥臭味，以后连续 3 天复查，大便常规仍显示脓细胞（+ ~ ++）、红细胞（+ ~ ++）、大便培养（-）。

在随后的两次复检中均查到原虫的滋养体，故考虑为阿米巴感染所致痢疾，予以甲硝唑 800mg 口服，每天 3 次，治疗一天后症状明显好转，再连服 5 天后症状消失，患者痊愈出院。

问题与思考：

1. 患者初诊时为什么会被误诊为急性肠炎？

2. 阿米巴感染所致痢疾有何临床表现？应如何预防和治疗？

溶组织内阿米巴（*Entamoeba histolytica* Schaudinn 1903）又称痢疾阿米巴，是阿米巴病的病原体，主要寄生于结肠，在一定条件下可侵入肠壁组织形成溃疡，引起阿米巴痢疾。并可侵入血管，随血流到肝、肺、脑等，引起炎症或脓肿。

【形态】

溶组织内阿米巴可分包囊和滋养体两个不同时期，成熟的 4 核包囊为其感染阶段。

（一）滋养体

滋养体是阿米巴运动、摄食、增殖及致病的阶段。虫体直径 10 ~ 60mm。生活在肠腔时虫体较小，内外质分界不明显，不吞噬红细胞，称小滋养体或肠腔共栖型。侵入肠壁后，体积明显增大，并吞噬红细胞，称大滋养体或组织型。在新鲜粪便涂片中，大滋养体内外质分明，内质颗粒状，外质无色透明，常伸出伪足，运动活泼、定向。经铁苏木素染色后，虫体变圆或椭圆形，内质蓝灰色，其中可见 1 个泡状细胞核，核膜内缘分布均匀的染色质颗粒，核仁圆形较小居中。被吞噬的红细胞染成黑色，大小、数目不等。

（二）包囊

包囊呈圆球形，直径 10 ~ 20mm。粪便直接涂片在镜下为无色透明、折光性较强的圆形小体，结构不清；加碘液染色后，淡黄色，内含单核、双核或四核，并可见到染成棕黄色的糖原块。铁苏木素染色后，囊壁透明无色，胞质蓝灰或蓝黑色，核的数量清晰可数，其结构和滋养体相似，糖原块因在染色过程中溶解呈空泡状，还可见到染成蓝黑色、棒状，两端钝圆的拟染色体。糖原块、拟染色体均为虫体储存的营养物质，随着包囊的成熟而随之消失。单核、双核包囊均为未成熟包囊，四核包囊是成熟包囊，为感染阶段（图 31-1）。

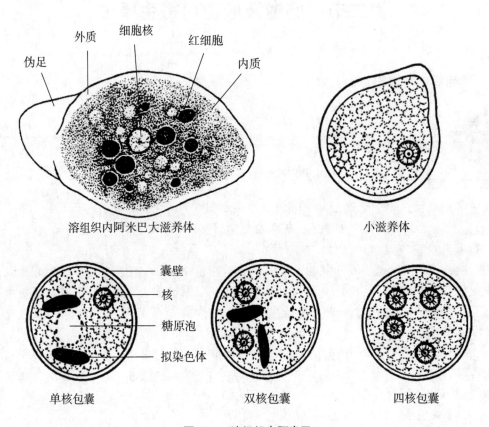

溶组织内阿米巴大滋养体　　　　　小滋养体

单核包囊　　　　双核包囊　　　　四核包囊

图 31-1　溶组织内阿米巴

【生活史】

（一）发育过程

生活史基本过程：包囊—滋养体—包囊。被粪便污染的食品、饮水中的四核包囊经口摄入，通过胃和小肠，到达回肠末端或结肠中，含 4 个核的滋养体脱囊而出，并分裂成 8 个小滋养体，寄生于结肠黏膜和肠腺窝内，以肠内黏液、细菌及已消化的食物为营养，并以二分裂法增殖。在结肠生理功能正常时，小滋养体可随肠内容物下移，至结肠下段，因肠内水分和营养物质的缺乏，活动停止，虫体变圆，分泌囊壁，形成包囊。早期包囊仅含 1 个核，经两次分裂后形成四核包囊。在肠腔外的脏器或外界则不能成囊。在外界潮湿环境中包囊可存活并保持感染性数日至一个月，但在干燥环境中易死亡。

当宿主免疫力下降、肠功能紊乱或肠壁受损时，小滋养体可借助伪足运动及分泌的酶和毒素的作用侵入肠黏膜，吞噬红细胞，虫体增大变为大滋养体。大滋养体可在肠壁组织中进行二分裂繁殖。致使局部肠黏膜和组织坏死，引起溃疡。肠壁组织内的大滋养体可随坏死组织落入肠腔，随粪便排出体外而死亡，或在肠腔中变为小滋养体，再形成包囊而排出体外。而组织内的大滋养体则不形成包囊。肠壁组织内的大滋养体也可随血流侵入肝、肺和脑等其他组织或器官内增殖，引起肠外阿米巴病（图31-2）。

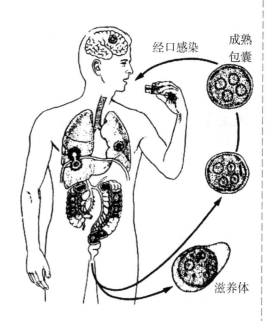

图 31-2　溶组织内阿米巴生活史

（二）生活史特点

1．人是溶组织内阿米巴唯一适宜宿主，只在人际间传播。

2．主要寄生于人体结肠，包囊—滋养体—包囊为其基本生活过程。

3．四核包囊为其感染阶段，随粪便污染食物、饮水等经口感染。

4．大滋养体可随脓血黏液便排出，包囊可随成形粪便排出，均可作为实验诊断的依据。

5．致病阶段为大滋养体。

【致病】

（一）致病机制

溶组织内阿米巴的致病机制比较复杂，与虫株的致病力、虫体的寄生环境以及宿主的免疫状态等多种因素有关。

1．虫株的毒力　一般认为，溶组织内阿米巴存在着致病株和非致病株。早在1925年，Brumpt 就曾提出此种假说。后来分子分类学的研究表明：溶组织内阿米巴确实存在着致病与非致病两类不同的虫株，二者基因型有明显差异。因此，1993年 WHO 专家会议正式将非致病性虫株命名为迪斯帕内阿米巴（E.dispar），而致病性虫株依旧被称为溶组织内阿米巴。国内存在的主要是致病性溶组织内阿米巴。

2．对宿主的侵袭力　溶组织内阿米巴滋养体具有侵入宿主组织或器官、适应宿主的免疫反应和表达致病因子的能力。滋养体可表达三种致病因子，即260kDa 半乳糖/乙酰氨基半乳糖凝集素，介导虫体吸附于宿主细胞；阿米巴穿孔素可对宿主细胞形成孔状破坏；半胱氨酸蛋白酶能溶解宿主组织。滋养体首先通过260kDa 凝集素吸附在肠黏膜上，接着分泌穿孔素和蛋白酶以破坏肠黏膜上皮屏障并穿破细胞，杀伤宿主肠上皮细胞和免疫细胞，引起溃疡，而后可导致肠外感染，这便是溶组织内阿米巴致病的特点。

3．共生细菌的作用　志愿者实验表明吞食无菌包囊只发生带虫状态，随后吞服患者肠道菌种就发生了痢疾；国内外动物实验也证明，用混加产气荚膜梭菌等多种细菌的阿米巴感染小猫或豚鼠，其感染率均较无菌对照组为高，所致病变也较重。

（二）所致疾病及临床表现

1．肠内阿米巴病　多发于盲肠或阑尾，也易累及乙状结肠和升结肠，偶及回肠。典型病变是在肠壁上形成口小底大的烧瓶样溃疡，溃疡间黏膜正常或稍有充血水肿，这与细菌引起的弥漫性炎性病灶不同。坏死的肠黏膜、血液和滋养体会落入肠腔。患者出现腹痛、腹泻、排出脓血、黏液便，有特殊的腥臭味，排便次数多，形成阿米巴痢疾。

2．肠外阿米巴病　大滋养体若随血流侵入其他组织和脏器，则引起肠外阿米巴病。病变常呈无菌性、液化性坏死，周围以淋巴细胞浸润为主，极少伴有中性粒细胞。最常见的是肝脓肿，脓液呈酱红色，由坏死变性的肝细胞、红细胞、胆汁、脂肪滴、组织残渣组成。患者有发热、肝大、肝区疼痛等症状。其他组织亦可出现脓肿，例如肺、腹腔、心包、脑、生殖器官等。

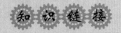

阿米巴痢疾与细菌性痢疾的区别

细菌性痢疾起病急，发热，全身状态不良，粪便检查可见大量白细胞，阿米巴滋养体阴性，抗生素治疗有效。而阿米巴痢疾常呈慢性或间歇性发作，粪便检查可见很多聚集成团的红细胞和少量白细胞、滋养体、夏科 - 雷登结晶体，甲硝唑治疗有效。

【实验诊断】

（一）病原学检查

1. **检查大滋养体**　以生理盐水涂片法从新鲜脓血、黏液便中查大滋养体。根据大滋养体运动活泼、定向，特别是吞噬新鲜的红细胞等特点，即可判断。此类粪便中还可见到黏集成团的红细胞和少量白细胞，有时可见到夏科 - 雷登结晶。但须注意，该法要求粪便新鲜。

2. **包囊检查**　从慢性腹泻患者或带虫者的成形粪便中，以检查包囊为主，可作碘液染色，以显示包囊的胞核，同时进行鉴别诊断。

3. **体外培养**　培养法在诊断和保存虫种方面有重要意义，且比涂片法敏感。取粪便或脓肿抽出物接种 Robinson 氏培养基进行培养，对亚急性或慢性病例均有较高检出率。

（二）免疫学诊断

近年来，间接血凝试验（IHA）、间接荧光抗体试验（IFA）、酶联免疫吸附试验（ELISA）等已用于阿米巴病的诊断和流行病学调查，对阿米巴患者具有较高的敏感性和特异性。

（三）分子生物学诊断

从脓液、穿刺液、粪便培养物、活检的肠组织、皮肤溃疡分泌物、脓血便甚至成形粪便中提取虫体的 DNA，以特异性的引物进行多聚酶链式反应。通过对扩增产物进行电泳分析，可以区别溶组织内阿米巴和其他阿米巴原虫。

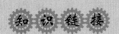

送检注意事项

采用病原学方法从患者的脓血便、痰或溃疡组织中查找滋养体时，因其抵抗力弱，要特别注意盛器洁净及患者服药和治疗措施的影响。某些抗生素，杀虫药物，泻剂、收敛剂，高低渗灌肠液，钡餐以及自身尿液污染均可使滋养体致死而干扰病原体的检出。冬天还应注意保温，快送快检，不能及时送检的标本应冷藏，且冷藏时间不宜超过12h。

【流行】

呈世界性分布，但常见于热带和亚热带地区。1988—1992 年的调查结果显示，国内的平均感染率0.949%，多见于西北、西南和华北地区，如云南、贵州、新疆、甘肃等地。包囊持续排出者为最重要的传染源。包囊抵抗力强，在适当温度、湿度下可生存数周，并保持感染性。通过蝇或蟑螂消化道的包囊仍具感染性。人体主要是经口感染，食用被粪便污染的食品、饮水或使用污染的餐具均可导致感染。另外，口 - 肛性行为的人群，粪便中的包囊可直接经口侵入，所以阿米巴病在美、日等国家被列为性传播疾病（sexually transmitted disease，STD），我国尚未见报道，但应引起重视。

【防治措施】

及时发现和治疗从事饮食工作的包囊携带者及慢性患者，必要时应鉴别虫种，决定治疗对策。目前以甲硝唑为急性或慢性侵入性肠阿米巴病患者（包括不同部位的脓肿）的首选药物。对于带虫者的治疗应选择肠壁不宜吸收且副作用小的药物，例如巴龙霉素、喹碘方、二氯尼特等。肠外阿米巴病（包括不同部位的脓肿）也以甲硝唑为主，氯喹亦为有效药物。肝脓肿通常可药物化疗配以外科穿刺，以达到较好效果。中药鸦胆子仁、大蒜素、白头翁等也有一定疗效。粪便无害化处理，保护水源为切断阿米巴病传播途径的主要环节。防止病从口入，是保护易感人群的有力措施。

二、其他消化道阿米巴

寄生于人体消化道的阿米巴除溶组织内阿米巴外，其余均为腔道共栖原虫，它们一般不侵入人体组织，但在重度感染或宿主防御功能减弱时也可产生不同程度的黏膜浅表炎症，在合并细菌感染时可引起腹泻或肠功能紊乱。

（一）迪斯帕内阿米巴

迪斯帕内阿米巴（*Entamoeba dispar*）是与溶组织内阿米巴形态相同、生活史相似的另一虫种。全世界约有 5 亿人感染内阿米巴，其中很大一部分为迪斯帕内阿米巴。迪斯帕内阿米巴与溶组织内阿米巴的鉴别可通过同工酶分析、ELISA 和 PCR 分析。

（二）结肠内阿米巴

结肠内阿米巴（*Entamoeba coli* Grassi，1879）是人体肠道常见的共栖原虫，常与溶组织内阿米巴共同存在。其形态与溶组织内阿米巴相似，滋养体直径 15 ~ 50mm，核内含大而偏位的核仁和大小不一、排列不齐的核周染色质粒，胞质内含颗粒、空泡和食物泡，多含细菌但不含红细胞。包囊较溶组织内阿米巴的大，直径 10 ~ 35mm，核 1 ~ 8 个，成熟包囊常可超过 8 个核。未成熟包囊内含糖原泡和草束状的拟染色体（图 31-3）。生活史和流行情况与溶组织内阿米巴相似，成熟包囊经口感染宿主，除人外，鼠、猪、犬等动物肠内也有发现。结肠内阿米巴在结肠寄生，不侵入组织，亦无临床症状。

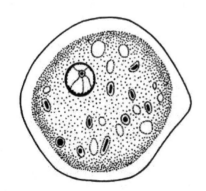
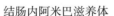

结肠内阿米巴滋养体

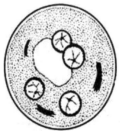
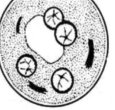
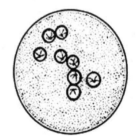

结肠内阿米巴包囊

图 31-3　结肠内阿米巴

（三）哈氏内阿米巴

哈氏内阿米巴（*Entamoeba hartmani* Von Prowazek，1912）的生活史和形态与溶组织内阿米巴相似。虫体较小，滋养体直径 4 ~ 12mm，包囊 4 ~ 10mm。流行病学调查中，常以包囊小于10mm 为界线而与溶组织内阿米巴相区别。但值得注意的是溶组织内阿米巴包囊在治疗后或营养不良的患者体内也可能会变小。该虫对人不致病，滋养体不吞噬红细胞，仅在猫、狗引起阿米巴性结肠炎。为区别溶组织内阿米巴和哈氏内阿米巴，可应用血清学或 DNA 扩增分析作为辅助诊断。哈氏内阿米巴呈世界性分布，据 1992 年调查资料，我国的平均感染率为 1.48%。感染与食用或饮入了被粪便污染的食物或水源有关。与溶组织内阿米巴鉴别可避免不必要的治疗。

（四）微小内蜒阿米巴

微小内蜒阿米巴（*Endolimax nana* Wenyon & O'Connor，1917）为寄生于人、猿、猴、猪等动物肠腔的小型阿米巴。滋养体直径 6 ~ 12mm，核型特别，有一粗大明显核仁，无核周染色质粒。胞质量少，食物泡内含细菌。滋养体以其短小、钝性而透明的伪足而做迟缓运动。包囊直径 5 ~ 10mm，成熟包囊内含 4 个核。一般认为是非致病性，但也有该虫可能与腹泻有关的报道。诊断以粪检为主，但需与哈氏内阿米巴和布氏嗜碘阿米巴相鉴别。该虫体积比哈氏内阿米巴小，且含粗大核仁。胞核与布氏嗜碘阿米巴相似，但包囊较小。本虫呈世界性分布，但少于结肠内阿米巴。

（五）布氏嗜碘阿米巴

布氏嗜碘阿米巴（*Iodamoeba butschlii* Von Prowazek，1912），以包囊期具有特殊的糖原泡而得名。该虫寄生于结肠，虫体稍大于微小内蜒阿米巴，滋养体直径 8 ~ 20mm，有大而明显的核仁，与核膜间绕有一层几乎无色的颗粒，这一结构是鉴别的主要特征之一，无核周染色质粒，胞质内含粗大的颗粒和空泡。包囊直径 5 ~ 20mm，糖原泡圆形或卵圆形、边缘清晰，常把核推向一侧。碘染糖原泡呈棕色团块，铁苏木素染色为泡状空隙。布氏嗜碘阿米巴无致病性，特殊的糖原泡和核结构是鉴定本虫的主要依据。

（六）齿龈内阿米巴

齿龈内阿米巴（*Entamoeba gingivalis* Gros，1849）为人及许多哺乳动物齿龈部的共栖型阿米巴，生活史中仅有滋养体期，直径 5 ~ 15mm，其形态与溶组织内阿米巴相似。内、外质分明，活动迅速。食物泡常含细菌、白细胞，偶有红细胞。核仁明显居中或略偏位，有核周染色质粒。齿龈内阿米巴偶有子宫内感染的报告，但仅在置有宫内节育器和细菌感染时发生。在口腔疾病患者或正常人口腔中均可检获，前者检出率较高。在牙周病、牙周炎的患者口腔中检出率达 50% 以上，但病理切片中不曾发现虫体侵入组织。

三、蓝氏贾第鞭毛虫

蓝氏贾第虫鞭毛虫（*Giardia lamblia* Stile，1915）简称贾第虫，主要寄生于人和某些哺乳动物的小肠，引起腹泻和消化不良。贾第虫感染在旅游者中流行引起的腹泻，也称"旅游者腹泻"。目前已被列为全世界危害人类健康的十种主要寄生虫病之一。

案例 31-2

患者，男性，12 岁，因腹泻 3 个月就诊。腹泻以稀水便为主，伴腹部绞痛恶心、呕吐等症状。患儿曾被诊断为急性肠炎，服用过抗生素，但症状无明显改善。体检：腹软，无压痛。血常规检查：WBC 9.2×10^9/L，N 78%，L 22%。粪便常规检查：脓细胞 2 ~ 5 个 / 高倍镜视野。初诊为慢性肠炎，给予抗生素治疗，效果不明显。复查粪便，发现贾第虫滋养体，确诊为贾第虫病，给予甲硝唑口服，一周后腹泻停止，其他症状消失。

问题与思考：

1. 为什么患儿曾被误诊为急性与慢性肠炎？

2. 在新鲜标本中如何鉴定贾第虫与溶组织内阿米巴的滋养体？

【形态】

（一）滋养体

呈纵切的梨形，长 9 ～ 21μm，宽 5 ～ 15μm，厚 2 ～ 4μm。两侧对称，前端宽钝，后端尖细，腹面扁平，背部隆起。腹面前半部向内凹陷形成吸盘。一对泡状细胞核位于虫体前端 1/2 的吸盘处，核内无核仁。1 对平行的轴柱沿中线由前向后连接尾鞭毛，将虫体分为两半。1 对半月形的中体与轴柱 1/2 处相交，其前端有基体复合器，由此向前、后侧、腹侧和尾部发出 4 对鞭毛。1 对前鞭毛由此向前伸出体外，其余 3 对发出后分别向体两侧、腹侧和尾部伸出体外。活虫体借助鞭毛摆动做活泼的翻滚运动（图 31-4）。

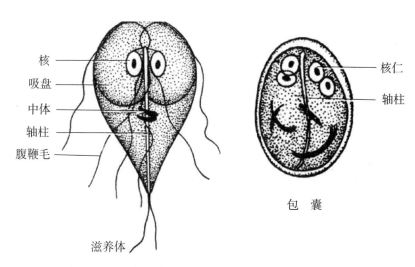

核
吸盘
中体
轴柱
腹鞭毛

核仁
轴柱

包 囊

滋养体

图 31-4 蓝氏贾弟鞭毛虫

（二）包囊

椭圆形，长 8 ～ 14μm，宽 7 ～ 10μm。囊壁较厚，与虫体间有明显的间隙。在碘染的标本内，未成熟包囊内含 2 个细胞核，成熟的含细胞核 4 个。胞质内可见中体和鞭毛的早期结构。

【生活史】

（一）发育过程

生活史简单，包括滋养体和包囊两个阶段。滋养体为营养繁殖阶段，包囊为感染传播阶段。人或动物摄入被包囊污染的饮水或食物而感染。包囊在十二指肠脱囊形成 2 个滋养体，后者主要寄生于十二指肠或小肠上段。虫体借助吸盘吸附于小肠绒毛表面，以二分裂方式繁殖。在外界环境不利时，滋养体分泌囊壁形成包囊并随粪便排出体外。包囊在水中和凉爽环境中可存活数天至 1 个月之久。

（二）生活史要点

1. 人是本虫的主要宿主，海狸、犬、羊、猪等也可成为保虫宿主。
2. 滋养体主要寄生于人体十二指肠，是其主要的致病阶段。
3. 滋养体和包囊均可随粪便排出体外。
4. 四核包囊为其感染阶段，可通过污染水、食物而经口感染。

【致病】

由于大量的滋养体吸附于肠黏膜上，妨碍了肠的吸收功能，使大部分可溶性脂肪不能被吸收，引起腹泻。人体感染贾第虫后，无临床症状者称带虫者。典型患者表现为以腹泻为主的吸收不良综合征，水样便，量大、恶臭、无脓血。儿童患者可由于腹泻引起贫血等营养不良，导致生长滞缓。若不及时治疗，多发展为慢性，表现为周期性稀便，反复发作，大便甚臭。当虫体寄生在胆道系统时，可能引起胆囊炎或胆管炎。如出现上腹疼痛、食欲缺乏、发热、乏力、厌油、恶心、呕吐、肝大以及脂肪代谢障碍，少数患者可出现黄疸。

【实验诊断】

（一）病原学诊断

急性期取新鲜粪便做生理盐水涂片镜检查滋养体。慢性期直接涂片用碘液染色、硫酸锌浮聚或醛-醚浓集等方法查包囊。由于包囊排出具有间断性，隔日查一次，连查三次，可提高检出率。另外还可用十二指肠引流或肠内试验法采集标本，进行小肠液镜检。

（二）免疫学诊断

以酶联免疫吸附试验（ELISA）、间接荧光抗体试验和对流免疫电泳等试验从患者标本中查抗原或抗体，均有较高的敏感性和特异性。

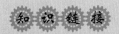

肠检胶囊法

让受检者吞下装有尼龙线的胶囊，线的游离端留于口外，胶囊溶解后，尼龙线松开伸展，3～4h后到达十二指肠和空肠，滋养体粘附于尼龙线上，然后慢慢拉出尼龙线，刮取附着物镜检。

【流行】

据WHO估计全世界感染率为1%～20%。国内也呈全国性分布，平均感染率2.67%，儿童感染率较高，有家庭聚集性。粪便排出包囊的人和动物均为贾第虫病的传染源，包囊在潮湿的粪便里能存活3周，在水里能存活5周，在经氯化消毒后的水里也可活2～3天，但在高温和干燥环境中易死亡。包囊通过粪便污染食物或饮水而引起感染。一些家畜和野生动物也常为本虫宿主，在流行病学上可能有一定的意义，应予以重视。

【防治措施】

积极治疗患者和无症状带囊者，加强人和动物宿主粪便管理，防止水源污染，搞好环境卫生、饮食卫生。幼儿园共用的玩具应定期消毒。艾滋病患者和其他免疫功能缺陷者，均应接受防止贾第虫感染的预防和治疗措施。常用药物有甲硝唑、呋喃唑酮、替硝唑。巴龙霉素多用于治疗有临床症状的贾第虫患者，尤其是感染本虫的孕妇。

四、阴道毛滴虫

案例31-3

患者，女性，35岁，已婚。以主诉"两周前曾去外地出差，近日常感觉外阴瘙痒，白带多，有异味"就诊。查生殖器没有异常，怀疑是妇科炎症。做阴道分泌物涂片镜检，发现阴道毛滴虫活动滋养体，确诊为滴虫性阴道炎。

问题与思考：

1. 该患者是如何感染阴道毛滴虫的？

2. 该患者应如何治疗？其丈夫需要治疗吗？

3. 患者今后应当如何预防该疾病的发生？

阴道毛滴虫（*Trichomonas vaginalis*，Donne，1837）是寄生在人体阴道和泌尿道的鞭毛虫，以性接触等方式传播，可引起滴虫性阴道炎和尿道炎。

【形态】

仅有滋养体阶段而无包囊时期。滋养体呈梨形或椭圆形，在新鲜标本中虫体无色透明，似水滴，活动力强，体长（7～23）µm ×（5～15）µm。染色后可见前端有一个泡状核，核上缘有5颗排列成环状的基体，由此发出5根鞭毛：4根前鞭毛，1根后鞭毛。轴柱1根，纵贯虫体，自后端伸出体外。体外侧前1/2处，有一波动膜，其外缘与向后延伸的后鞭毛相连。虫体借助鞭毛和波动膜做旋转式运动（图31-5）。

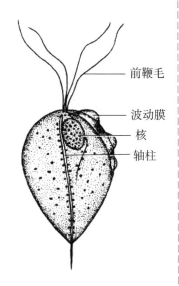

图31-5 阴道毛滴虫

前鞭毛
波动膜
核
轴柱

【生活史】

生活史简单。滋养体主要寄生于女性阴道，尤以后穹窿多见，偶可侵入尿道。男性感染者一般寄生于尿道、前列腺、睾丸、附睾及包皮下组织。以纵二分裂法繁殖。滋养体既是繁殖阶段，也是感染和致病阶段。该虫通过直接或间接接触方式在人群中传播。生活史要点如下：

1. 生活史中只有滋养体，无包囊阶段。

2. 生活史简单，感染阶段、寄生阶段、致病阶段和诊断阶段均为滋养体。

3. 感染方式：直接或间接接触。

【致病】

感染该虫而未出现症状者称带虫者。多数感染者，可出现轻重不同的临床症状。滴虫性阴道炎主要表现为外阴瘙痒或烧灼感、腰痛、阴道分泌物增多，呈灰黄色，泡状，伴有特殊气味。当滴虫侵及尿道时，可有尿频、尿急和尿痛等症状。男性感染还可引起尿痛、夜尿、前列腺肿大及触痛和附睾炎等症状。阴道毛滴虫的致病力与阴道内环境密切相关，正常情况下，健康妇女阴道内环境因乳酸杆菌酵解上皮细胞内的糖原产生乳酸而保持酸性（pH3.8～4.4），可抑制虫体及细菌生长繁殖，称为阴道的自净作用。滴虫寄生于阴道时，消耗糖原，妨碍了乳酸杆菌的酵解作用，阴道 pH 变为中性或碱性，滴虫得以大量繁殖，促进继发性细菌感染，加重炎症反应。

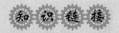

阴道滴虫与疾病

据报道，在呼吸道感染的新生儿呼吸道眼结膜发现阴道毛滴虫，可能是新生儿在通过产道时获得感染。有研究表明，阴道滴虫能吞噬精子，其分泌物可阻碍精子存活，因此有可能与引起男性不育症有关，也有研究认为宫颈癌与阴道滴虫的感染有关。

【实验诊断】

取阴道后穹窿分泌物、尿液沉淀物或前列腺分泌物，用生理盐水涂片或经吉姆萨染色后镜检，查到滋养体即可确诊。如寄生于尿道，也可从尿液的离心沉淀物中查获虫体。也可将分泌物加入肝浸液培养基，37℃孵育48h后镜检滋养体。

【流行】

呈世界性分布，我国流行也很广泛。各地感染率不一，以16～35岁年龄组的女性感染率最高。传染源为滴虫性阴道炎患者或无症状带虫者或男性带虫者。传播途径包括直接和间接传播。前者主要通过性交，后者主要通过使用公共浴池、浴具、共用游泳衣裤、坐式马桶等传播。滋养体在外界环境中可保持较长时间的活力，在半干燥环境下可存活 14 ～ 20h，-10℃至少存活 7h，潮湿的毛巾、衣裤中可存活 23h，40℃水中可存活 102h，在普通肥皂水中也可存活 45 ～ 150min。因此人体可通过间接方式感染。

【防治措施】

及时治疗无症状的带虫者和患者以减少和控制传染源。夫妻或性伴侣双方应同时治疗方可根治。临床上常用的口服药物为甲硝唑。局部治疗可用滴维净或 1∶5000 高锰酸钾溶液冲洗阴道；也可用甲硝唑和扁桃酸栓，后者效果较好且安全。注意个人卫生和经期卫生，不共用泳衣裤和浴具，在公共浴室提倡使用淋浴，慎用公共坐式马桶。

五、结肠小袋纤毛虫

结肠小袋纤毛虫（*balantidium coli* malmsten，1857）是人体最大的寄生原虫。寄生于人的大肠中，可侵犯宿主的肠壁组织引起结肠小袋纤毛虫痢疾。

【形态】

生活史中有滋养体和包囊两个时期。滋养体呈椭圆形，无色透明或淡灰略带绿色，大小 (30 ～ 150) μm × (25 ～ 120) μm。全身有纤毛，可借纤毛摆动迅速旋转前进。虫体极易变形，前端有一凹陷的胞口，下接漏斗状胞咽，颗粒食物借胞口纤毛的运动进入虫体。胞质内含食物泡，消化后的残渣经胞肛排出体外。虫体中、后部各有一伸缩泡用以调节渗透压。苏木素染色后可见一个肾形的大核和一个圆形的小核，后者位于前者的凹陷处（图 31-6）。

包囊圆形，直径为 40 ～ 60μm，淡黄或淡绿色，囊壁厚而透明，染色后可见胞核。新形成的包囊可清晰地看到滋养体在囊内活动（图 31-6）。

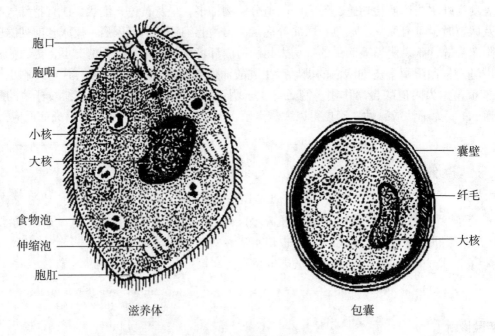

图 31-6　结肠小袋纤毛虫

【生活史】

包囊随污染的食物、饮水经口感染宿主，在胃肠道脱囊逸出滋养体。滋养体在结肠内以淀粉颗粒、细菌和细胞为食，以横二分裂法增殖，有时也可由两虫在胞口处进行接合生殖。在繁殖过程中部分滋养体变圆，并分泌囊壁形成包囊，包囊随粪便排出体外。滋养体和包囊均可随粪便排出，滋养体可在外界适宜的条件下形成包囊。

【致病】

滋养体寄生于结肠，虫体可分泌透明质酸酶并借助机械运动侵犯结肠黏膜甚至黏膜下层，引起类似阿米巴痢疾的溃疡。患者出现腹痛、腹泻和黏液便，并常有脱水及营养不良等。多数感染者可排出虫体但无任何症状；部分患者主要表现为长期的周期性腹泻、粪便带黏液而无脓血，腹泻与便秘可交替出现，并伴有腹胀或回盲部及乙状结肠部压痛。

该虫偶可经淋巴管侵袭肠以外的组织，如肝、肺或泌尿生殖器官等，曾报告从1例慢性鼻炎的鼻分泌物中查见滋养体。

【实验诊断】

确诊本病可用粪便直接涂片法检查滋养体和包囊。标本宜新鲜，反复送检可提高检出率。必要时行乙状结肠镜检，取活组织做病理检查。用阿米巴培养基也可培养本虫。

【流行】

主要分布在热带和亚热带。猪是本病的重要传染源。我国分布在西南、中南和华南地区。通常认为人的感染来源于猪，不少病例有与猪接触的病史。人体主要通过吞食被包囊污染的食物或饮水而感染。包囊可抵抗外界不良环境，在室温中，包囊在潮湿环境里能生活2个月，在干燥而阴暗的环境能活1～2周，其对化学药物也有较强的耐受性。

【防治措施】

本虫的防治与溶组织内阿米巴相同。患者可用灭滴灵或黄连素等治疗。应管好人粪、猪粪。避免虫体污染食物和水源。注意个人卫生与饮食卫生。

第三节　血液及组织内寄生原虫

寄生于血液和组织内的原虫主要有疟原虫、弓形虫、杜氏利什曼原虫、卡肺孢子虫和隐孢子虫等。其中的卡肺孢子虫和隐孢子虫为典型的机会感染性原虫。

案例 31-4

患儿，女性，5岁4个月，因"间断发热7天，腹部增大5天"入院。患儿于入院前7天、4天、1天各发热1次，体温最高达40.3℃，每次发热均伴畏寒、寒战、头痛，口服退热药后出汗较多，体温可降至正常。5天前，家长发现患儿腹部隆起。患儿为黑色人种，来自西非科特迪瓦（为疟疾高发区），既往曾几次患"疟疾"，每次疟疾发作均口服抗疟药3～4天症状可控制，患儿全家5口人，均患过"疟疾"。入院检查：WBC 5.14×10⁹/L，N 33%，L 54%，Hb 67g/L，RBC 2.64×10¹²/L，PLT 62×10⁹/L，外周血涂片及骨髓涂片红细胞内找到疟原虫。腹部B超：肝脾大，实质回声均匀，未见腹水。

问题与思考：

1. 试说出临床诊断及其依据？

2. 简述疟疾的传播途径及主要的临床诊断。

3. 试分析患儿出现肝脾大、血象异常的可能机制？

一、疟原虫

疟原虫（malaria parasite）是疟疾的病原体。种类繁多，约130种，多寄生于各种动物（两栖类、爬行类、鸟类、哺乳动物等）体内。寄生于人体的疟原虫有4种，即间日疟原虫（Plasmodium vivax）、恶性疟原虫（P. falciparum）、三日疟原虫（P. malariae）和卵形疟原虫（P. ovale），分别引起间日疟、恶性疟、三日疟和卵形疟。我国较常见的是间日疟和恶性疟，三日疟少见，卵形疟仅发现少数病例。

【形态】

疟原虫在人体的寄生包括红外期和红内期两个时期，其中红内期又包括环状体、大滋养体、裂殖体及配子体等不同阶段，此期既是疟原虫的致病阶段，其形态特征又是临床实验诊断的依据。经姬氏或瑞氏染色后，寄生于红细胞内各阶段的疟原虫其胞浆被染成蓝色，胞核被染成紫红色，代谢产物——疟色素被染成棕黄色或棕褐色。4种疟原虫的形态、结构很相似，但不同的发育阶段又各有不同。现以间日疟原虫为例，介绍其红内期各阶段的形态特征。

（一）环状体

也称小滋养体，大小约占红细胞直径的1/3，红色点状核在虫体一侧。胞质蓝色，呈环状，中间含空泡。整个虫体形如指环。被寄生红细胞的大小、颜色、形状无明显变化。

（二）大滋养体

小滋养体逐渐长大，胞核呈杆状或块状，胞质明显增多，形态多样，有时伸出伪足，胞质中含有空泡，因吞噬血红蛋白出现疟色素。被寄生的红细胞体积显著胀大，颜色变浅，并出现细小的染成红色的薛氏小点。

（三）裂殖体

大滋养体进一步发育，核开始分裂，但胞质未分裂，经多次分裂后，核的数目若为2～12个，则称未成熟裂殖体。若细胞核的数目12～24个，胞质随之分裂，每一个核都被部分胞质包裹，成为一个裂殖子，则称成熟裂殖体。此期，棕褐色的疟色素集中成团出现在虫体中部。被寄生的红细胞变化同大滋养体。

（四）配子体

疟原虫经过数次裂体增殖后，部分裂殖子侵入红细胞后不再进行裂体增殖，而虫体长大、变圆或卵圆形，形成配子体。配子体有雌、雄之分。雌配子体较大，虫体饱满，胞质致密，深蓝色，疟色素多而粗大，核小而致密，深红色，多偏于虫体一侧；雄配子体较小，胞质稀薄，浅蓝色，疟色素少而细小，核大较疏松，淡红色，位于虫体中央。被配子体寄生的红细胞，大小颜色变化同裂殖体。4种疟原虫的形态比较见表31-1。

表31-1　薄血膜中4种疟原虫的形态比较

	间日疟原虫	恶性疟原虫	三日疟原虫	卵形疟原虫
被寄生红细胞的变化	除环状体外，其余各期均胀大，色淡；滋养体期开始出现较多鲜红色、细小的薛氏小点	正常或略小，可有数颗粗大紫红色的茂氏点	正常或略小；偶见少量、淡紫色、微细的齐氏小点	略胀大、色淡、多数卵圆形，边缘不整齐；常见较多红色、粗大的薛氏小点，且环状体期已出现
环状体（早期滋养体）	胞质淡蓝色，环较大，约为红细胞直径的1/3；核1个，红色，1个红细胞内通常只含1个疟原虫	环纤细，约为红细胞直径的1/5；核1～2个；红细胞内可含2个以上原虫；虫体常位于红细胞边缘	胞质深蓝色，环较粗壮，约为红细胞直径的1/3；核1个；红细胞内很少含有2个原虫	虫体似三日疟原虫

续表

	间日疟原虫	恶性疟原虫	三日疟原虫	卵形疟原虫
大滋养体（晚期滋养体）	核1个；胞质增多，形状不规则，有伪足伸出，空泡明显；疟色素棕黄色，细小杆状，分散在胞质内	一般不出现在外周血液，主要集中在内脏毛细血管。体小，圆形，胞质深蓝色；疟色素黑褐色，集中	体小，圆形或带状，空泡小或无，亦可呈大环状；核1个；疟色素深褐色、粗大、颗粒状，常分布于虫体边缘	体较三日疟原虫大，圆形，空泡不显著；核1个；疟色素似间日疟原虫，但较少、粗大
未成熟裂殖体	核开始分裂，胞质随着核的分裂渐呈圆形，空泡消失，疟色素开始集中	外周血不易见到。虫体仍似大滋养体，但核开始分裂；疟色素集中	体小，圆形，空泡消失；核开始分裂；疟色素集中较迟	体小，圆形或卵圆形，空泡消失；核开始分裂；疟色素集中较迟
成熟裂殖体	虫体充满胀大的红细胞，裂殖子12～24个，排列不规则；疟色素集中	外周血不易见到。裂殖子8～36个，排列不规则；疟色素集中成团	裂殖子6～12个，通常为8个，排成一环；疟色素常集中在中央	裂殖子6～12个，通常8个，排成一环；疟色素集中在中央或一侧
雌配子体	圆形或卵圆形，占满胀大的红细胞，胞质蓝色；核小致密，深红色，偏向一侧；疟色素分散	新月形，两端较尖，胞质蓝色，核结实，深红色，位于中央；疟色素黑褐色，分布于核周围	如正常红细胞大，圆形；胞质深蓝色；核较小致密，深红色，偏于一侧；疟色素多而分散	虫体似三日疟；疟色素似间日疟原虫
雄配子体	圆形，胞质蓝而略带红色；核大，疏松，淡红色，位于中央；疟色素分散	腊肠形，两端钝圆，胞质蓝而略带红色；核疏松，淡红色，位于中央；疟色素分布核周	略小于正常红细胞，圆形，胞质浅蓝色；核较大，疏松，淡红色，位于中央；疟色素分散	虫体似三日疟原虫，疟色素似间日疟原虫

【生活史】

（一）发育过程

4种疟原虫生活史基本相同，需要人和按蚊二个宿主。在人体内先后寄生于肝细胞和红细胞内，以裂体增殖方式进行无性生殖；在雌性按蚊体内，以配子生殖方式完成有性生殖，继而又进行无性生殖，此称世代交替（图31-7）。

1. 在人体内的发育 疟原虫在人体先后经历红外期（肝细胞内）和红内期（红细胞内）两个发育阶段。

（1）红外期发育：当唾液中带有成熟子孢子的雌性按蚊刺吸人血时，子孢子进入人体，约30min后随血流侵入肝细胞，在其中发育并裂体增殖，形成红外期裂殖体。成熟的红外期裂殖体内含数以万计的裂殖子。肝细胞被胀破，释放出的裂殖子一部分被巨噬细胞吞噬，其余则进入血流侵入红细胞。间日疟原虫完成红外期发育需7～9天，恶性疟原虫6～7天，三日疟原虫为11～12天，卵形疟原虫为9天。目前认为间日疟原虫和卵形疟原虫的子孢子具有遗传学上的两种不同类型，即速发型子孢子和迟发型子孢子。当子孢子进入肝细胞后，速发型子孢子随即开始发育，完成红外期的裂体增殖后，立即进入红内期。而迟发型子孢子，在肝细胞中需经过一段或长或短（数月至年余）的休眠期，才开始红外期的裂体增殖。经休眠期的子孢子被称为休眠子，与日后疟疾的复发有关。恶性疟原虫和三日疟原虫无休眠子。

（2）红内期发育

红内期裂体增殖：侵入红细胞的裂殖子以血红蛋白为食，经环状体、大滋养体、未成熟裂殖体，发育为含有12～24个裂殖子的成熟裂殖体。最后，红细胞被胀破，释出裂殖子，其中一部分被巨噬细胞吞噬，其余再侵入其他正常红细胞，重复其红内期的裂体增殖过程。完成一代红内期裂体增殖，间日疟原虫约需48h，恶性疟原虫需36～48h，三日疟原虫约需72h，卵形疟原虫约需48h。恶性疟原虫的早期滋养体在外周血液中经十几小时的发育后，逐渐隐匿于微血管、血窦或其他血流缓慢处，继续发育成晚期滋养体及裂殖体，故此两期虫体形态在外周血中一般不易见到。

配子体形成：红内期裂殖子经几代红细胞内期裂体增殖后，部分不再进行裂体增殖，侵入新的红细胞后则发育成雌、雄配子体，为有性生殖做准备。恶性疟原虫的配子体主要在肝、脾、骨髓等器官的血窦或微血管里发育，成熟后始出现于外周血液中。配子体必须在按蚊胃内才能进一步发育，否则在人体内经30～60天即衰老变性而被清除。

2．在按蚊体内的发育　当雌性按蚊叮人吸血（患者或带虫者）时，在红细胞内发育的各期原虫随血液进入蚊胃，仅雌、雄配子体能在蚊胃内继续发育，其余各期原虫均被消化。在蚊胃内，雌、雄配子体发育形成雌、雄配子，雌、雄配子结合形成合子，合子变长，能动，称为动合子。动合子穿过蚊胃壁，在胃基底膜下形成圆球形的卵囊。卵囊长大，囊内的核和胞质反复分裂进行孢子增殖，形成数以万计的子孢子。子孢子随卵囊破裂逸出或由囊壁钻出，经血淋巴集中于按蚊的唾液腺，发育为成熟子孢子。当受染蚊再次吸血时，子孢子即可随唾液进入人体，又开始在人体内的发育（图31-7）。在最适条件下，疟原虫在按蚊体内发育成熟所需时间：间日疟原虫9～10天，恶性疟原虫10～12天，三日疟原虫25～28天，卵形疟原虫约16天。

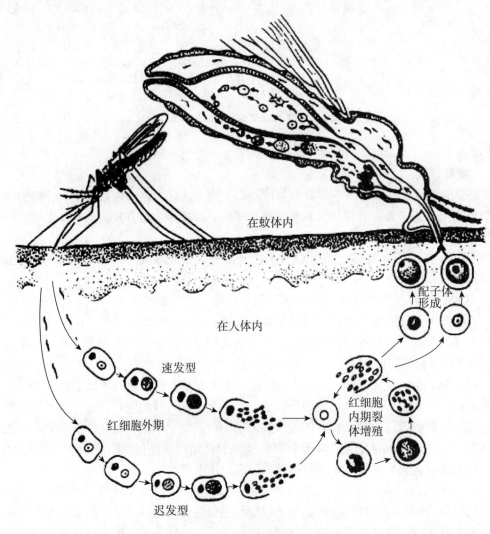

图31-7　间日疟原虫生活史

（二）生活史要点

1. 生活史中需人和蚊两个宿主，人为其中间宿主，雌性按蚊为终宿主。

2. 末梢血中含有雌、雄配子体的患者和带虫者为疟疾的传染源。

3. 感染人体的是蚊体内的成熟子孢子，人被蚊子叮咬而感染。

4. 疟原虫在人体内的发育有红外期（肝细胞内）和红内期（红细胞内）之分。

5. 红内期是疟原虫的致病阶段，不同疟原虫的红内期增殖周期不同，间日疟原虫约需 48h，恶性疟原虫需 36～48h，三日疟原虫约需 72h，卵形疟原虫约需 48h。

6. 间日疟原虫红内期各期均可出现在外周血中，恶性疟原虫在外周血中一般只见环状体和配子体。疟原虫红内期形态特征是临床实验诊断的依据。

【致病】

疟原虫的主要致病阶段是红内期裂体增殖阶段，其致病情况随虫株、侵入的数量和宿主的免疫状况而异。

（一）潜伏期

指疟原虫侵入人体到出现临床症状的间隔时间，包括红外期发育的时间和红内期原虫经几代裂体增殖达到一定数量所需的时间。潜伏期长短与进入人体的原虫种株、子孢子数量和机体的免疫力有密切关系。恶性疟潜伏期一般 7～27 天；三日疟潜伏期 18～35 天；卵形疟潜伏期 11～16 天；间日疟短潜伏期株为 11～25 天，长潜伏期株为 6～12 个月或更长。

（二）疟疾发作

疟疾一次发作的典型表现为寒战、高热和出汗退热三个连续阶段，并呈周期性。发作是由红内期的裂体增殖所致，当经过几代红内期裂体增殖后，血中原虫的密度达到一定发热阈值（如间日疟原虫为 10～500 /μl 血，恶性疟原虫为 500～1300/μl 血），大量的裂殖子、原虫代谢产物及被胀破的红细胞碎片进入血流，其中一部分被巨噬细胞、中性粒细胞吞噬，刺激这些细胞产生内源性致热原，内源性致热原和疟原虫代谢产物共同作用于宿主下丘脑的体温调节中枢，引起发热。随着血内刺激物被吞噬和降解，机体通过大量出汗，体温逐渐恢复正常，机体进入发作间歇阶段。由于红内期裂体增殖是发作的基础，因此发作与裂体增殖的周期一致。典型的间日疟和卵形疟隔日发作 1 次，三日疟为隔 2 天发作 1 次，恶性疟隔 36～48h 发作 1 次。但初发患者、儿童、不同种疟原虫混合感染及曾服过抗疟药者，发作的症状及周期性均不典型。

（三）疟疾的再燃和复发

疟疾初发停止后，患者若无再感染，仅由于体内残存的少量红细胞内期疟原虫在一定条件下重新大量繁殖又引起的疟疾发作，称为疟疾的再燃（recrudescence）。再燃与宿主抵抗力和特异性免疫力的下降及疟原虫的抗原变异有关。

疟疾复发（relapse）是指疟疾初发患者红细胞内期疟原虫已被消灭，未经蚊媒传播感染，经过数周至年余，又出现疟疾发作，称复发。关于复发机理目前仍未阐明清楚，其中子孢子休眠学说认为由于肝细胞内的休眠子复苏，发育释放的裂殖子进入红细胞繁殖引起的疟疾发作。恶性疟原虫和三日疟原虫无迟发型子孢子，因而只有再燃而无复发。间日疟原虫和卵形疟原虫既有再燃，又有复发。

（四）贫血

疟疾发作数次后，可出现贫血，尤以恶性疟为甚。怀孕妇女和儿童最常见。贫血的原因与下列因素有关：①疟原虫直接破坏红细胞。②脾功能亢进，吞噬大量正常的红细胞。③免疫病理损害。疟原虫寄生于红细胞时，使红细胞隐蔽的抗原暴露，刺激机体产生自身抗体，导致红细胞的破坏。此外宿主产生特异性抗体后，形成抗原抗体复合物，附着在红细胞上的免疫复合物可与补体结合，使红细胞膜发生显著变化而具有自身免疫原性，并引起红细胞溶解或被巨噬细胞吞噬。④骨髓造血功能受到抑制。

（五）脾大

初发患者多在发作 3～4 天后，脾开始肿大，长期不愈或反复感染者，脾大十分明显，可达脐下。主要原因是脾充血和单核-巨噬细胞增生。患者多伴有肝大、门脉高压、脾功能亢进、巨脾症、贫血等症状。因此脾大作为判断一个地区疟疾流行程度的指标。

（六）凶险型疟疾

因延误诊断及治疗的患者和无免疫力的重感染者易引起凶险性疟疾，既见于恶性疟原虫，也见于重症间日疟。机械阻塞学说认为：恶性疟原虫发育至裂殖体时，被寄生的红细胞膜上出现瘤状突起而和血管内皮细胞发生粘连，造成微血管阻塞及局部缺氧。临床表现复杂，常见的有脑型和超高热型，多表现为持续高烧、全身衰竭、意识障碍、呼吸窘迫、多发性惊厥、昏迷、肺水肿、异常出血、黄疸、肾衰竭、血红蛋白尿和恶性贫血等。凶险型疟疾来势凶猛，若不能及时治疗，死亡率很高。

（七）疟性肾病

多见于三日疟患者，发病机制是由Ⅲ型变态反应所致的一种免疫病理变化，即抗原抗体复合物沉积于肾小球毛细血管的基膜上，激活补体，产生趋化因子，使中性粒细胞聚集，释放溶酶体酶，导致血管损伤并引起炎症，严重者可导致肾衰竭死亡。

另外尚有其他特定的类型，如，输血型疟疾：临床表现与蚊传疟疾相似，但潜伏期短。先天疟疾：因胎盘受损或在分娩过程中母体血污染胎儿伤口所致，胎儿出生后即有贫血、脾大、发热。婴幼儿疟疾：逐渐起病，精神萎顿，不规则发热，伴消化道和呼吸道症状，贫血，病死率高。

【免疫】

人体对某些疟原虫具有先天性的免疫力，如 90% 以上的西非黑人因为 Duffy 抗原阴性，而对间日疟原虫有先天抵抗力。此外，由遗传因素造成的镰状细胞贫血者，对恶性疟原虫不易感。人体在感染疟疾后可诱导机体产生获得性免疫。这种免疫与血中特异性抗体增长有关，这些抗体不影响原虫滋养体的发育，但却能抑制裂殖体的发育和繁殖，并能促进吞噬细胞对裂殖体及裂殖子的吞噬作用。疟原虫可通过多种机制逃避宿主免疫，这也是造成疟疾再燃的主要原因。人类感染疟原虫后产生的免疫力不能长期持续，随着疟原虫在人体内的消灭而逐渐消失，这种免疫状态称为带虫免疫。

【实验诊断】

（一）病原学诊断

从受检者外周血液中检出疟原虫是疟疾确诊的最好依据。最好在服药前采血检查。常用的是取外周血制作厚、薄血膜，经姬氏或瑞氏染色后镜检查找疟原虫。薄血膜中疟原虫形态完整、典型、易识别，但原虫密度低时，易漏检。厚血膜由于原虫较集中，易检获，但染色过程中红细胞溶解，原虫形态有所改变，虫种鉴别较困难。因此，最好一张玻片上同时制作厚、薄两种血膜，如果在厚血膜查到原虫而鉴别有困难时，可再检查薄血膜。恶性疟在发作开始时，间日疟在发作后数小时至十余小时采血能提高检出率。

（二）免疫学诊断

常用方法有间接荧光抗体试验、间接血凝试验和酶联免疫吸附试验等。由于抗体在患者治愈后仍能持续一段时间，且广泛存在个体差异，因此主要用于疟疾的流行病学调查、防治效果评估及输血对象的筛选，而在临床上仅作辅助诊断用。

（三）分子生物学技术

PCR 和核酸探针已用于疟疾的诊断，分子生物技术的优点是对低原虫血症检出率较高。用核酸探针检测恶性疟原虫，其敏感性可达感染红细胞内 0.0001% 的原虫密度。

【流行】

（一）分布

据世界卫生组织（WHO）统计，目前世界上仍有 90 多个国家为疟疾流行区，全球每年发病人数达 3 亿～5 亿，其中 80% 以上的病例发生在非洲。在我国，间日疟分布于长江以南山区、平原、黄河下游诸省平原地带；恶性疟原虫多见于南方山区；三日疟则在长江以南某些省区呈点状分布，卵形疟罕见，偶有报道。青藏高原、西北、内蒙古的荒漠和东北林区为天然无疟区。随着抗疟工作的开展，我国的恶性疟流行范围逐渐缩小，1995 年后除海南、云南两省仍有恶性疟流行外，其余各省、自治区、直辖市已无恶性疟传播。

（二）流行因素

外周血中有配子体的患者和带虫者是疟疾的传染源。血中带红内期疟原虫的献血者也可通过供血传播疟疾。我国主要的传疟按蚊是中华按蚊、嗜人按蚊、微小按蚊和大劣按蚊。除了因某些遗传因素外，一般人群对人疟原虫普遍易感。反复多次疟疾感染可使机体产生一定免疫力，因此疟区成人发病率低于儿童，而外来的无免疫力的人群，常可引起疟疾暴发。疟疾的流行除需具备三个基本环节外，传播强度还受自然和社会因素的影响，温度和雨量影响着按蚊的数量和吸血活动及原虫在按蚊体内的发育。全球气候变暖，延长了虫媒的传播季节是疫情回升的原因之一。

【防治措施】

消灭疟疾必须贯彻治疗、灭蚊、防护三结合的综合性防治措施。治疗患者和带虫者，防止传播。疟疾发作时可用氯喹、青蒿素及磷酸咯萘啶等药物，以杀死红内期的疟原虫。杀死红外期疟原虫和配子体的药物有伯氨喹。乙胺嘧啶具有杀死红外期疟原虫和抑制红内期未成熟裂殖体的作用，常用于预防用药。氯喹和伯氨喹合用，可根治间日疟，并作为休止期的抗复发治疗。恶性疟可单服氯喹。监测是疟疾防治的重要组成部分，包括死亡率、发病率及疫情报告、个案调查、观察媒介情况、人口及环境调查等。

二、刚地弓形虫

案例 31-5

孕妇，28 岁，农民，家里饲养有猫、犬等宠物。第一胎妊娠，孕期常有"伤风感冒"，未经药物治疗。妊娠 7 个月时行产前检查，B 超提示"无脑儿可能"。实验室检查：孕妇血清弓形虫抗体（IHA）1 : 80（+）；（IFA）1 : 50（+）。其丈夫血清学实验阴性。病原分析：取羊水沉淀物接种小鼠，盲目传代 3 次，小鼠出现症状，部分死亡。剖杀小鼠取腹腔液涂片镜检，见有大量典型的弓形虫速殖子。孕妇入院引产。

死胎血涂片羊水涂片及肝肺脾印片镜检未查见弓形虫。尸检报告：①无脑儿伴双侧外耳畸形。②肝肺肾淤血浊肿，部分坏死。③颅骨损伤未见脑组织。

术后诊断：先天性弓形虫病。

问题与思考：

1. 试说出临床诊断及其依据？

2. 试说出胎儿的弓形虫病是如何感染的？有何危害？

3. 应如何有效避免弓形虫感染？

刚地弓形虫（*Toxoplasma gondii*）是猫科动物的肠道寄生虫，虫体呈弓形，简称为弓形虫。人和许多动物都能感染，引起人兽共患的弓形虫病，尤其在宿主免疫功能低下时，可致严重后果，是一种重要的机会致病原虫。我国首例弓形虫感染是钟惠澜（1957 年）从一例患者的肝穿刺涂片中发现，之后有关报道逐渐增多。

【形态】

弓形虫有 5 种不同形态的发育阶段：滋养体、包囊、裂殖体、配子体和卵囊。以上 5 种形态均可存在于终宿主（猫和猫科动物）体内，在中间宿主（人、哺乳动物、鸟类等）体内仅见滋养体和包囊两种。

（一）滋养体

指在中间宿主细胞内营分裂繁殖的虫体，包括速殖子和缓殖子。两种虫体形态相似，呈弓形、香蕉形或半月形，一端较尖，一端钝圆，一边扁平，另一边较膨隆。速殖子长 4 ~ 7μm，最宽处 2 ~ 4μm。姬氏染色后可见胞浆呈蓝色，胞核呈紫红色、位于虫体中央（图 31-8）。

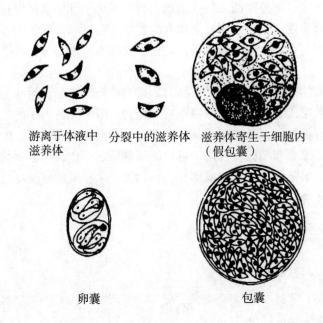

游离于体液中　　分裂中的滋养体　　滋养体寄生于细胞内
滋养体　　　　　　　　　　　　　　　（假包囊）

卵囊　　　　　　　　　　　　　包囊

图 31-8　刚地弓形虫

（二）包囊

有假包囊和包囊之分。以宿主细胞膜包绕的滋养体虫团称假包囊，因缺乏真正的囊壁而得名。内含数个至十多个滋养体，因其增殖快速故常称此滋养体为速殖子。速殖子增殖到一定数目时，胞膜破裂，速殖子释出并侵入其他细胞内继续繁殖。

包囊圆形或椭圆形，直径 5 ~ 100μm，外被一层由虫体分泌的成囊物质形成的坚韧囊壁。囊内含数个至数千个滋养体，囊内的滋养体增殖缓慢称缓殖子。包囊在一定条件下可破裂，释出的缓殖子可重新进入新的细胞，形成包囊或假包囊（图 31-8）。

（三）卵囊

圆形或椭圆形，大小 10 ~ 12μm，具两层光滑透明的囊壁。成熟卵囊内含 2 个孢子囊，分别含有 4 个新月形的子孢子。

【生活史】

（一）发育过程

生活史比较复杂，需要两个宿主。在猫科动物体内完成有性生殖，同时也进行无性生殖。在人或其他动物体内只能完成无性生殖。弓形虫对中间宿主的选择极不严格，除哺乳动物外，鸟类和人等都是中间宿主，对组织的选择也无特异亲嗜性，可寄生在除红细胞外的几乎所有有核细胞中。

1．在终宿主体内的发育　猫或猫科动物食入动物内脏或肉类组织时，将带有弓形虫的包囊或假包囊吞入消化道而感染。此外食入或饮入被成熟卵囊污染的食物或水也可致感染。包囊内的速殖子、假包囊的缓殖子或卵囊内的子孢子在小肠腔逸出，主要在回肠部侵入小肠上皮细胞发育增殖，经3～7天，上皮细胞内的虫体形成裂殖体，成熟后释出裂殖子，侵入新的肠上皮细胞形成第二、三代裂殖体，经数代增殖后，部分裂殖子发育为雌雄配子体，继续发育为雌雄配子，雌雄配子受精成为合子，最后形成卵囊。卵囊从上皮细胞逸出进入肠腔，随粪便排出体外。在适宜的温、湿度环境中经2～4天即发育为有感染性的成熟卵囊。受染猫每天可排出1000万个卵囊，持续10～20天。成熟卵囊是重要的感染阶段。弓形虫在猫体内除了可以进行有性生殖外，也可进行无性生殖，发育过程与中间宿主体内相同（图31-9）。

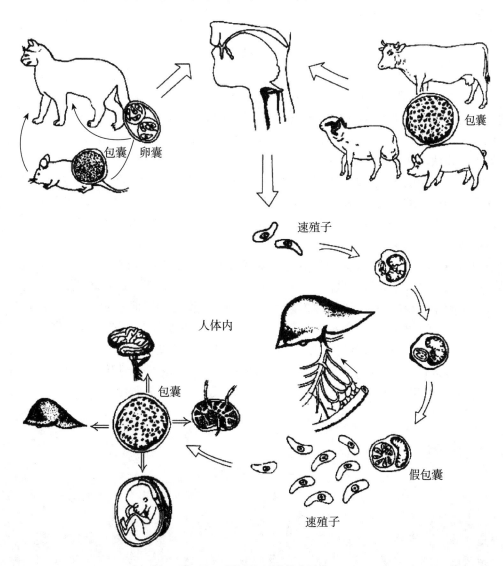

图31-9　刚地弓形虫的生活史

2．中间宿主体内的发育　当猫粪中的卵囊或动物肉类中的包囊或假包囊被中间宿主如人、牛、羊、猪等吞食后，在肠内逸出子孢子、速殖子或缓殖子，随即侵入肠壁经血或淋巴进入单核巨噬系统的细胞内寄生，并扩散至全身各器官组织，如脑、淋巴结、肝、心、肺、肌肉等，进入细胞内并发育增殖，形成假包囊。当速殖子增殖到一定数量时，胞膜破裂，释出的速殖子继续侵入新的组织细胞。在免疫功能正常的机体，部分速殖子侵入宿主细胞后，特别是脑、眼、骨骼肌的虫体增殖速度减慢，转化为缓殖子，并分泌成囊物质，形成包囊。包囊在宿主体内可存活数月、数年或更长。当机体免疫功能低下或长期应用免疫抑制剂时，组织内的包囊可破裂，释出缓殖子，进入血流和其他新的组织细胞继续发育繁殖（图31-9）。

（二）生活史要点

1．猫及猫科动物是该虫的终宿主，以家猫为主。在终宿主小肠上皮细胞内进行有性生殖，形成卵囊随猫粪排出。猫亦可作为中间宿主。

2．人、哺乳动物、鱼类、鸟类等多种动物是该虫的中间宿主，弓形虫对中间宿主及寄生细胞无严格的选择性，可寄生于除成熟细胞外的所有有核细胞。

3．人体感染弓形虫的方式多样，感染阶段包括卵囊、包囊、假包囊。感染方式有：①食入生的或未煮熟的含弓形虫的肉制品、蛋类、奶类而感染。②食入被成熟卵囊污染的食物或水源感染。③经损伤的皮肤和黏膜而感染。

【致病】

弓形虫的致病作用与虫株毒力和宿主的免疫状态有关，速殖子是其主要的致病阶段。弓形虫在细胞内寄生并迅速增殖，以致破坏细胞，速殖子逸出后又侵犯邻近的细胞，如此反复破坏，因而引起组织的炎症、水肿、单核细胞及少数多核细胞浸润。慢性感染时包囊一般不形成明显的病理变化，当包囊因缓殖子增殖而体积增大，挤压器官时，可致功能障碍，若包囊破裂则可引起炎症和坏死，或形成肉芽肿。人体感染弓形虫，绝大多数没有明显的症状和体征，属隐性感染。临床上分先天性和获得性弓形虫病两种。

1．先天性弓形虫病　是受染的妊娠妇女经胎盘将弓形虫传播给胎儿，多表现为隐性感染，有的出生后数月甚至数年才出现症状，也可造成流产、早产、畸胎或死胎，如无脑儿、小头畸形、小眼畸形、脊柱裂等。在孕早期畸形胎发生率高，是致畸综合征（TORCH综合征，即弓形虫、风疹病毒、巨细胞病毒和单纯疱疹病毒所致胎儿畸形）的病因之一。

2．获得性弓形虫病　主要为经口感染。免疫力正常者多为隐性感染，仅表现为血清特异性抗体增高。淋巴结肿大是获得性弓形虫病的常见表现，多见于颌下和颈后淋巴结。弓形虫常累及脑和眼部，引起中枢神经系统损害，如脑炎、脑膜脑炎、癫痫和精神异常，弓形虫眼病以视网膜脉络膜炎多见，成人表现为视力突然下降，婴幼儿可见手抓眼症，也有出现斜视、虹膜睫状体炎、色素膜炎等。隐性感染者若患有恶性肿瘤、因长期接受免疫抑制剂和放射治疗等引起的医源性免疫受损或先天性、后天性免疫缺陷者，如艾滋病患者，都可使隐性感染转变为急性或亚急性感染，从而出现严重的全身性弓形虫病，其中多因并发弓形虫脑炎而死亡。

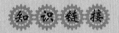

弓形虫病的危害

人和绝大多数哺乳动物、家畜家禽类对弓形虫都易感，其感染严重程度取决于寄生虫和宿主相互作用的结果。在正常情况下，宿主感染弓形虫后多为隐性感染，当患有恶性肿瘤、施行器官移植、长期接受免疫抑制剂、放化疗等医源性免疫受损情况下或先天性、后天性免疫缺陷者如艾滋病患者、孕妇等都可由隐性感染转为急性重症，使原有病症恶化。以脑积水、大脑钙化灶、视网膜脉络膜炎和精神、运动障碍为先天性弓形虫病典型症候。

【实验诊断】

（一）病原学检查

可取急性期患者的腹水、胸水、羊水、脑脊液、骨髓或血液等，离心后取沉淀物涂片，或活组织穿刺物涂片，姬氏染色，镜检弓形虫滋养体。该法简便，但阳性率不高。

（二）血清学试验

由于弓形虫病原学检查比较困难，阳性率又不高，所以血清学试验是目前重要的辅助诊断手段。常用的有弓形虫染色试验、间接血凝试验（IHA）、间接免疫荧光抗体试验（IFA）、酶联免疫吸附试验（ELISA），其中 IHA 和 ELISA 应用广泛。

近年来随着分子生物学技术的发展，具有敏感性高、特异性强和早期诊断价值的 PCR 和 DNA 探针技术开始应用于临床，具有敏感性高，特异性强的优点。

【流行】

（一）分布

呈世界性分布，广泛存在于多种哺乳动物体内，人群感染也较普遍，为人兽共患寄生虫病。据血清学调查，人群抗体阳性率为 25% ~ 50%，估计全球约有 10 亿人感染弓形虫，绝大多数属隐性感染。我国的阳性率为 5% ~ 20%。

（二）流行因素

家畜、家禽及野生动物为人弓形虫病的传染源，尤其是猫及猫科动物。先天性弓形虫病由母体经胎盘传播给胎儿；获得性弓形虫病主要经口感染。食入未煮熟的含各发育期弓形虫的肉制品、蛋类、乳类或被卵囊污染的食物和水可致感染；肉类加工人员和实验室工作人员有可能经口、鼻、眼结合膜或破损的皮肤、黏膜感染；输血或器官移植也可能引起感染；节肢动物携带卵囊也具有一定的传播意义。胎儿和婴幼儿的易感性较成人高，肿瘤和免疫功能缺陷或受损患者比正常人更易感。人的易感性随接触机会增多而上升，但无性别上的差异。

造成弓形虫病广泛流行的原因有：①生活史各阶段都具感染性；②中间宿主广泛，140 余种哺乳动物易感；③在终宿主之间、中间宿主之间以及终宿主与中间宿主间均可互相传播；④包囊在中间宿主组织内可长期生存；⑤卵囊排放量大，被感染的猫可持续 10 ~ 20 天每天排放约 1 000 万个卵囊；⑥滋养体、包囊和卵囊均具有较强的抵抗力。滋养体在低温冷冻下可保持较长时间而不丧失活力；卵囊在室温下可活 3 个月，在潮湿泥土中可存活 117 天，粪便中的卵囊在自然界常温常湿条件下可存活 1 ~ 1.5 年。

【防治措施】

加强饮食卫生管理和肉类食品检疫；加强对家畜、家禽和可疑动物的监测和隔离；教育群众不吃生或半生的肉、蛋和奶制品；孕妇应避免与猫、猫粪和生肉接触并定期做弓形虫检查，以减少先天性弓形虫病的发生。对急性期患者应及时治疗，但至今尚无特效药物。乙胺嘧啶、磺胺类如复方新诺明对增殖阶段弓形虫有抑制作用。这两类药物联合应用可提高疗效。对孕妇感染的首选药物是螺旋霉素。疗程中适当佐用免疫增强剂。

三、杜氏利什曼原虫

杜氏利什曼原虫 [*L. donovani*（Laveran et Mesnil，1903）]，生活史有前鞭毛体和无鞭毛体两个时期。无鞭毛体寄生在人和脊椎动物的肝、脾、骨髓、淋巴结等器官的巨噬细胞内，常引起如发热、肝脾大、贫血、鼻出血等全身症状。患者皮肤常有暗的色素沉着，并有发热故称黑热病。

案例 31-6

患者，男，36岁，民工，因畏寒、发热1个多月入院。1个月前患者出现不规则发热，盗汗，体温最高达40℃，在当地卫生院按感冒对症治疗效果不佳。入院前1天突发鼻出血，血量600～700ml。查体：体温39.7℃，急性热病容，中度贫血貌，全身无出血点、无黄疸。心肺（－）。B超显示：肝正常大小，脾肋下约8.0cm，余无异常。患者最近2年内曾间断在四川阿坝藏族自治州黑水等县工作8个多月。实验室检查：血常规 WBC 1.2×10^9/L，RBC 2.8×10^{12}/L，Hb 78g/L，PLT 60×10^9/L。骨髓涂片查见杜氏利什曼原虫无鞭毛体。

诊断：黑热病。

问题与思考：

1．试说出临床诊断及其依据？

2．试说出杜氏利什曼原虫的典型症状以及在人体的寄生部位，寄生阶段、致病性和传播媒介。

3．应如何有效地避免黑热病的感染？

【形态】

（一）无鞭毛体

又称利杜体，虫体卵圆形，大小（2.9～5.7）μm ×（1.8～4.0）μm，常见于巨噬细胞内。瑞氏染色后，细胞质呈淡蓝或深蓝色，内有一个较大的圆形核，呈紫红色。动基体位于核旁，着色较深，细小，杆状（图31-10）。动基体之前有一点状的基体中与根丝体相连。

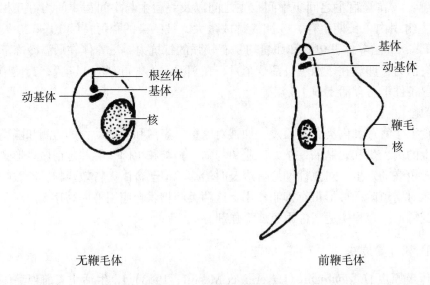

无鞭毛体   前鞭毛体

图 31-10　杜氏利什曼原虫

（二）前鞭毛体

前鞭毛体寄生于白蛉消化道内。虫体呈梭形，长11.3～15.9μm（有时可达20μm），核位于虫体中部，动基体在前部。基体在动基体之前，由此发出一根鞭毛游离于虫体外（图31-10）。前鞭毛体运动活泼，鞭毛不停地摆动。在培养基内其鞭毛常缠绕在一起，虫体聚集成菊花状。经染色后，着色特性与无鞭毛体相同。

【生活史】

（一）发育过程

杜氏利什曼原虫的发育包括在白蛉体内发育和在人体内发育两个阶段。

1．在白蛉体内发育　当雌性白蛉叮刺患者或被感染的动物时，无鞭毛体随血液被吸入白蛉胃内，3～4天后，长出鞭毛，发育成前鞭毛体。前鞭毛体活动明显加强，并以纵二分裂法繁殖。因数量急增，虫体逐渐向白蛉食道和咽部移动。第7天时，大量聚集于白蛉的喙，当白蛉叮刺健康人时，前鞭毛体即随白蛉唾液进入人体。

2．在人体内发育　进入人体或哺乳动物体内的前鞭毛体，一部分被多形核白细胞吞噬消灭，另一部分则被巨噬细胞吞噬，进入巨噬细胞后虫体逐渐变圆，失去鞭毛，形成无鞭毛体。无鞭毛体在巨噬细胞内分裂增殖，导致巨噬细胞破裂。游离的无鞭毛体又可侵入其他巨噬细胞，重复上述增殖过程（图31-11）。

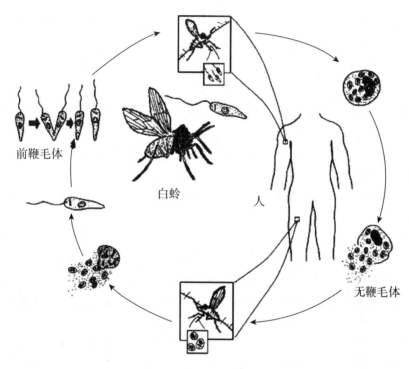

前鞭毛体

白蛉

人

无鞭毛体

图 31-11　杜氏利什曼原虫生活史

（二）生活史特点

1．生活史中需要两个宿主，人（或哺乳动物）和白蛉。

2．无鞭毛体寄生于人（或哺乳动物）的巨噬细胞内，前鞭毛体寄生于白蛉体内。

3．患者和病犬为重要的传染源。

4．白蛉为传播媒介，人被白蛉钉咬而感染。

【致病】

人体感染杜氏利什曼原虫后，无鞭毛体在巨噬细胞内繁殖，使巨噬细胞大量破坏和增生。浆细胞也大量增生，引起脾、肝、淋巴结肿大，尤以脾大最常见。随后，肝肾功能减退，肝合成的白蛋白明显减少，球蛋白增加，导致患者血浆内白蛋白与球蛋白的比例倒置。由于脾功能亢进，血细胞在脾内遭到大量破坏，使血液中红细胞、白细胞及血小板减少，患者出现长期不规则发热、鼻出血、牙龈出血等症状。脾被切除后血象可迅速好转。因此，脾大、贫血是黑热病最主要的体征。

我国的黑热病患者除内脏黑热病外，还可引起皮肤型黑热病。皮肤损伤除少数为褐色型外，多数为结节型。结节呈大小不等的肉芽肿，或呈暗色丘疹状，常见于面部及颈部，在结节内可查到无鞭毛体。皮肤型黑热病易与瘤型麻风混淆。

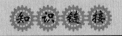

宿主对杜氏利什曼原虫的杀伤

　　杜氏利什曼原虫在巨噬细胞内寄生和繁殖，其抗原可在巨噬细胞表面表达。宿主对杜氏利什曼原虫的免疫应答属细胞免疫，效应细胞为激活的巨噬细胞。通过细胞内产生的活性氧杀伤无鞭毛体。有研究表明，抗体在宿主杀伤杜氏利什曼原虫的过程中也起了作用。

【实验诊断】
（一）病原学检查
　　可进行骨髓、淋巴结或脾穿刺，以穿刺液涂片染色镜检。对于皮肤型黑热病，在皮肤结节处用消毒针头刺破皮肤，取少许组织液或刮取少许组织做涂片染色镜检。也可将穿刺物接种于人工培养基上进行培养，或接种易感动物进行动物实验。
（二）免疫诊断法
　　可采用酶联免疫吸附试验（ELISA）、对流免疫电泳（CIE）、间接荧光试验（IF）、直接凝集试验等检测患者血清中的抗原或抗体，阳性检出率高，但假阳性时有发生。
（三）分子生物学诊断
　　近年来用 PCR 即 DNA 探针技术进行检测，取得较好的效果。敏感性、特异性高。
【流行】
（一）分布
　　人兽共患寄生虫病之一，可在人与人、人与动物、动物与动物间传播。主要流行于印度及地中海沿岸国家。在我国，黑热病流行于长江以北的广大农村，包括山东、河北、天津、河南、江苏、安徽、陕西、甘肃、新疆、宁夏、青海、四川、山西、湖北、辽宁、内蒙古及北京等 17 个省、市、自治区。建国后开展了大规模的防治工作，取得了显著成绩。近年来主要在甘肃、四川、陕西、山西、新疆和内蒙古等地每年有病例发生，患者集中于陇南和川北。另外新疆、内蒙古都证实有黑热病的自然疫源地存在。
（二）流行环节
　　患者、病犬以及某些野生动物均可为本病的传染源。主要通过白蛉叮刺传播，偶可经口腔黏膜、破损皮肤、胎盘或输血传播。人群普遍易感，病后免疫力持久。
（三）传播类型
　　根据传染源的差异，黑热病在流行病学上可大致分为三种不同的类型，即人源型、犬源型和自然疫源型，它们在流行历史、寄生虫与宿主的关系以及免疫等方面，存在明显的差异，在流行病学上各有其特点。
　　1. 人源型　多见于平原，分布在黄淮地区的苏北、皖北、鲁南、豫东以及冀南、鄂北、陕西关中和新疆南部的喀什等地。患者为主要传染源，犬类很少感染，可发生皮肤型黑热病，患者以年龄较大的儿童和青壮年占多数。传播媒介为家栖型中华白蛉和新疆的长管白蛉。
　　2. 犬源型　多见于西北、华北和东北的丘陵山区，分布在甘肃、青海、宁夏、川北、陕北、冀东北、辽宁和北京市郊县。犬为主要传染源，人的感染大多来自病犬，患者多数是 10 岁以下的儿童，婴儿发病率较高。传播媒介为近野栖或野栖型中华白蛉。
　　3. 自然疫源型　分布在新疆和内蒙古的某些荒漠地区，亦称荒漠型。主要是某些野生动物感染。当人进入这些地区时可发生黑热病。患者几乎全是幼儿。外地成人如受感染，可发生淋巴结型黑热病。传播媒介为野栖蛉种，主要是吴氏白蛉，亚历山大白蛉次之。

【防治措施】

我国黑热病虽已基本消失，但仍有散在发生，仍需要加强疫情监测，以达到控制和消灭黑热病的目的。治疗首选药物为葡萄糖酸锑钠，低毒高效，疗效可达97.4%。也可用括戊脘脒（喷他脒），二脒替等，具有抗利什曼原虫活力，但药物毒性大，疗程长，故仅用于抗锑患者。在流行区采取查治患者，杀灭病犬和消灭白蛉的综合措施是预防黑热病的有效办法。

四、隐孢子虫

隐孢子虫（*Cryptosporidium*）为机会致病性原虫。广泛存在多种脊椎动物体内，寄生于人和大多数哺乳动物的主要为微小隐孢子虫（*C. parvum*），引起的疾病称隐孢子虫病（cryptosporidiosis），是一种以腹泻为主要临床表现的人畜共患性原虫病。

【形态】

卵囊呈圆形或椭圆形，直径 4 ~ 6μm，成熟卵囊内含 4 个裸露的子孢子和残留体。子孢子呈月牙形，残留体由颗粒状物和一空泡组成（图 31-12）。在改良抗酸染色标本中，卵囊为玫瑰红色，背景为蓝绿色，对比性很强，囊内子孢子排列不规则，形态多样，残留体为暗黑（棕）色颗粒状。

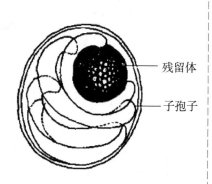

残留体
子孢子

图 31-12　隐孢子虫卵囊

【生活史】

完成整个生活史只需一个宿主。可分为裂体增殖、配子生殖和孢子生殖三个阶段。虫体在宿主体内的发育时期称为内生阶段。随宿主粪便排出的成熟卵囊为感染阶段。

人和许多动物都是本虫的易感宿主，当宿主吞食成熟卵囊后，在消化液作用下，子孢子在小肠脱囊而出，先附着肠上皮细胞，再侵入其中，在被侵入的胞膜下与胞质之间形成纳虫空泡，虫体在空泡内无性繁殖，先发育为滋养体，经 3 次核分裂发育为Ⅰ型裂殖体。成熟的Ⅰ型裂殖体含有 8 个裂殖子。裂殖子被释出后侵入其他上皮细胞，发育为第二代滋养体。第二代滋养体经 2 次核分裂发育为Ⅱ型裂殖体。成熟的Ⅱ型裂殖体含 4 个裂殖子。此裂殖子释出后侵入肠上皮发育为雌、雄配子体，进入有性生殖阶段，雌雄配子结合形成合子，进入孢子生殖阶段。合子发育为卵囊。卵囊有薄壁和厚壁两种类型，薄壁卵囊约占 20%，仅有一层单位膜，其子孢子逸出后直接侵入宿主肠上皮细胞，继续无性繁殖，形成宿主自身体内重复感染；厚壁卵囊约占 80%，在宿主细胞内或肠腔内孢子化（形成子孢子）。孢子化的卵囊随宿主粪便排出体外，即具感染性（图 31-13）。完成生活史需 5 ~ 11 天。

【致病】

本虫主要寄生于小肠上皮细胞的刷状缘纳虫空泡内。空肠近端是虫体寄生数量最多的部位，严重者可扩散到整个消化道。亦可寄生在呼吸道、肺、扁桃体、胰腺、胆囊和胆管等器官。免疫功能正常者症状一般较轻，潜伏期一般为 3 ~ 8 天，急性起病，腹泻为主要症状，大便呈水样或糊状，一般无脓血，日排便 2 ~ 20 次。严重感染的幼儿可出现喷射性水样便，量多。常伴有痉挛性腹痛、腹胀、恶心、呕吐、食欲减退或厌食、口渴和发热。病程多为自限性，持续 7 ~ 14 天，但症状消失后数周，粪便中仍可带有卵囊。少数患者迁延 1 ~ 2 个月或转为慢性反复发作。免疫缺陷者症状重，常为持续性霍乱样水泻，每日数次至数十次，量多，达数升至数十升。常伴剧烈腹痛，水、电解质紊乱和酸中毒。病程可迁延数月至 1 年。患者常并发肠外器官隐孢子虫病，如呼吸道和胆道感染，使得病情更为严重复杂。隐孢子虫感染常为 AIDS 患者并发腹泻而死亡的原因。

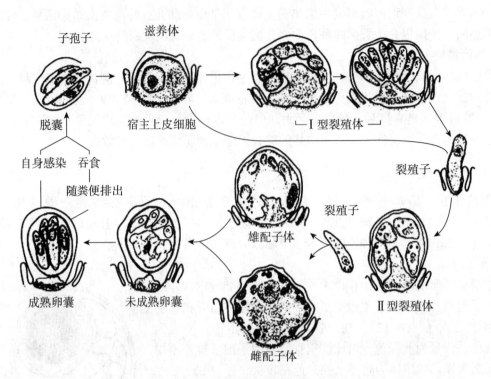

图 31-13　隐孢子虫生活史

【实验诊断】

（一）病原学诊断

粪便直接涂片染色，检出卵囊即可确诊。有时呕吐物和痰也可作为受检标本。可在做金胺—酚染色发现阳性后，再用改良抗酸染色法进行鉴别，以提高检出率。

（二）免疫学诊断

隐孢子虫病的免疫学诊断近年发展较快，具有弥补粪检不足的优点。采用 IFA、ELISA 等方法检测，在感染后 6～8 周可显示血清抗体升高，一般持续 1 年左右。

【流行】

呈世界性分布。迄今已有 74 个国家，至少 300 个地区有过报道。各地感染率高低不一，一般发达国家或地区感染率低于发展中国家或地区。带虫者和动物都是传染源，在与患者、病牛接触的人群和在幼儿集中的单位，隐孢子虫腹泻暴发流行时有发生。人对隐孢子虫普遍易感，婴幼儿、艾滋病患者、接受免疫抑制剂治疗的患者以及免疫功能低下者更易感染，同性恋并发艾滋病患者近半数感染隐孢子虫。

【防治措施】

应避免患者、病畜及带虫者的粪便污染食物和饮水，注意粪便管理和个人卫生，保护免疫功能缺陷或低下的人，增强其免疫力，避免与患者、病畜接触。国外目前使用螺旋霉素、巴龙霉素治疗患者。用人工高免疫牛初乳、牛乳球蛋白、牛转移因子治疗也获得疗效。国内用大蒜素治疗，有一定效果。

本章小结

　　原虫属单细胞的真核动物，基本结构由细胞膜、细胞质、细胞核构成。虽然只有一个细胞，原虫仍然可以完成如运动、呼吸、摄食、消化、排泄、生殖等生命活动。原虫的形态多为滋养体和包囊，滋养体是大多数原虫的运动、摄食和增殖阶段，在寄生原虫中多为致病阶段；包囊是原虫不运动、不摄食相对静止的状态，是原虫的感染阶段。原虫运动方式是其分类的重要依据，据此，将原虫分为叶足纲、动鞭纲、动基裂纲和孢子虫纲。

　　1. 寄生于人体腔道内的原虫　溶组织内阿米巴寄生于结肠，生活史过程：包囊 - 滋养体 - 包囊。四核包囊为其主要的感染阶段，感染方式为经口感染。大滋养体为主要的致病阶段，可引起肠内和肠外的阿米巴病，从粪便中查到滋养体或包囊即可确诊。

　　蓝氏贾第鞭毛虫寄生于人体小肠，生活史中也包含滋养体和包囊两个时期，感染阶段为四核包囊，也是经消化道感染，主要引起腹泻，实验诊断方法同阿米巴。

　　阴道毛滴虫主要寄生于人泌尿生殖道，仅有滋养体，是其感染、致病和诊断的阶段。

　　结肠小袋纤毛虫引起的病理学特征类似阿米巴痢疾，该虫滋养体也可入侵肠外组织，引起组织病变。

　　2. 寄生于人体血液和组织内的原虫　寄生于人体的疟原虫共有四种，在我国最常见的是间日疟原虫。疟原虫生活史中需要蚊和人两个宿主。人是因为被蚊子叮咬而感染，感染阶段为子孢子。疟原虫在人体红细胞内的裂体增殖是疟原虫致病的主要原因，因其侵染红细胞具有周期性，故引起的疟疾也呈周期性发作。疟疾反复发作导致患者贫血、脾大、疟性肾病等。实验诊断主要是从外周血（涂片）中查找红内期各阶段的疟原虫。

　　弓形虫：猫科动物既是重要的终宿主也是其中间宿主，人和其他脊椎动物为中间宿主，主要因误食卵囊、包囊、假包囊受染，引起先天性和获得性弓形虫病，应特别注意的是，本虫可通过胎盘侵犯胎儿，引起流产、畸胎甚至是死胎等。

　　杜氏利什曼原虫是黑热病的病原体，前鞭毛体寄生于白蛉体内，无鞭毛体寄生于人及哺乳动物的单核巨噬细胞内，引起以脾大、贫血以及长期不规则发热为典型症状的黑热病，此种疾病为重要的人兽共患寄生虫病，也是只有我国北方才有的寄生虫病。

　　隐孢子虫和弓形虫为机会致病性原虫，当人体免疫功能正常时，处于隐性感染状态，当宿主免疫功能下降或服用免疫抑制剂时，在人体内大量增殖并引起致病。

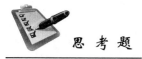

思 考 题

1. 简述医学原虫的主要生活史类型。
2. 简述医学原虫的致病特点。
3. 试述阿米巴病的发病机制和临床类型。
4. 试述蓝氏贾第鞭毛虫和阴道毛滴虫的生活史和致病特点。
5. 试述间日疟原虫生活史与间日疟临床发病过程的关系。

6．简述间日疟再燃与复发的机制。

7．试述疟疾贫血的发生机制。

8．试述输血与按蚊传播的间日疟原虫的生活史、致病性、治疗及流行方面的主要不同点。

9．试述人体弓形虫感染的主要方式及临床上弓形虫病的主要表现类型。

（任　芳）

第三十二章 医学节肢动物

学习目标

通过本章内容的学习，学生应能：
1. 掌握：医学节肢动物的基本概念以及对人体的危害。
2. 了解：蚊、蝇、蚤、虱等昆虫的形态、结构特点、主要生活习性及对人体的危害；几种常见的蜱、螨的形态、结构特点及对人体的危害。

第一节 概 述

一、定义

节肢动物隶属动物界节肢动物门，主要形态特征是：躯体分节，左右对称，体壁由含几丁质的外骨骼组成，有成对的分节附肢，如足、触角等。危害人类健康的节肢动物称为医学节肢动物。研究医学节肢动物的目的在于掌握其形态特征、生活习性及其与人类疾病的关系，并利用其生活史过程中的薄弱环节，有效地控制医学节肢动物及由其而引起的人类疾病。

二、分类及形态结构特点

医学节肢动物（medical arthropod）主要含昆虫纲、蛛形纲、甲壳纲、唇足纲等四个纲中的某些种类，对人危害较大的是昆虫纲和蛛形纲。

昆虫纲（Insecta）：虫体分头、胸、腹三部分。头部具触角1对，胸部具足3对，多数种类有翅1～2对。与人类疾病有关的种类主要有蚊、蝇、白蛉、蚤、虱、蜚蠊等。

蛛形纲（Arachnida）：虫体分头胸部、腹部两部分，或头、胸、腹愈合成为颚体和躯体。无翅，无触角。若虫和成虫有足4对，幼虫有足3对。较重要的有蜱、螨等。

三、发育

节肢动物从卵发育到成虫的过程中，其形态、生理和生活习性上发生的一系列变化称为变态，节肢动物的变态可分为完全变态和半变态两类。

（一）完全变态

生活史中包含卵、幼虫、蛹及成虫4个阶段，各期的形态、生理及生活习性截然不同，如蚊、蝇等。在此过程中，由卵发育为幼虫称为孵化，幼虫发育为蛹称化蛹，由蛹发育为成虫的过程称为羽化。

（二）不完全变态（半变态）

生活史中分卵、若虫、成虫3个阶段。若虫体小，形态及生活习性与成虫相似，但翅和生殖器尚未发育，如虱、蜱等。

四、对人体的危害

医学节肢动物对人体的危害有直接危害与间接危害。

（一）直接危害

直接危害的方式有骚扰和吸血、毒性物质损害、寄生、侵害和致敏作用等。如人疥螨寄生引起疥疮，部分蝇类幼虫寄生人体导致的蝇蛆病。而蚤、蚊则以骚扰和叮咬吸血，影响人们工作和休息。有些种类在叮咬或刺螫时释放有毒物质，导致局部损伤，如蝎、蜈蚣的刺螫均可致局部红肿疼痛，甚至引起全身症状；蜱叮咬时释放的毒素可致蜱瘫痪。还有些节肢动物及其排泄物、分泌物、代谢物可作为致敏原，引起过敏反应，如尘螨可引起过敏性哮喘等。

（二）间接危害

间接危害指节肢动物通过携带病原生物传播疾病。传播方式主要有两种：

1. 机械性传播　病原体附着在医学节肢动物体表或体内，其形态和数量均不改变，仅随节肢动物将其进行机械的传播和扩散，使病原体在人与人之间、人与动物之间或污染物与宿主之间传播，如蝇类传播痢疾志贺菌、溶组织内阿米巴包囊等。

2. 生物性传播　病原体必须在相应种类的医学节肢动物体内经过生长、发育和（或）繁殖后，才能随节肢动物吸血、摄食、排泄等活动而传播。在生物性传播中，节肢动物是病原体发育繁殖不可缺少的宿主，二者相互适应，有较严格的选择性，如班氏丝虫的主要传播媒介多为库蚊，而马来丝虫多以按蚊为媒介。

第二节　几种常见的医学昆虫

一、蚊

蚊（mosquito）的种类多，分布广，并传播多种疾病。迄今已知全世界的蚊种有3350多种及亚种。

危害人类健康的蚊种主要是按蚊属（*Anopheles*）、库蚊属（*Culex*）、伊蚊属（*Aedes*）。

【形态】

成虫体长1.6～12.6mm，灰褐色、黄褐色或黑褐色，虫体分头、胸、腹三部分（图32-1）。头部似半球形，具复眼、触角及触须各1对，在前下方有一向前伸出的刺吸式口器，亦称喙，末端有唇瓣1对。触角分15节，触须5节。喙包含上内唇和舌各1个、上下颚各1对，这6根针状器官被包藏在鞘状下唇内。雌蚊吸血时针状结构刺入皮肤，而唇瓣在皮肤外挟住所有的刺吸器官，下唇向后弯曲留在皮外。雄蚊上颚、下颚均不发达，故不能刺入皮肤吸血。胸部分前胸、中胸、后胸3节，各具足1对，中胸具翅1对，中胸具平衡棒。腹部分11

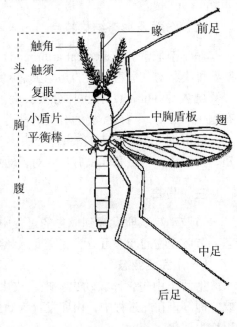

图32-1　蚊成虫

节，最末 3 节变为生殖器。三属蚊虫卵、幼虫、蛹、成虫各期形态不一（如图 32-2）。

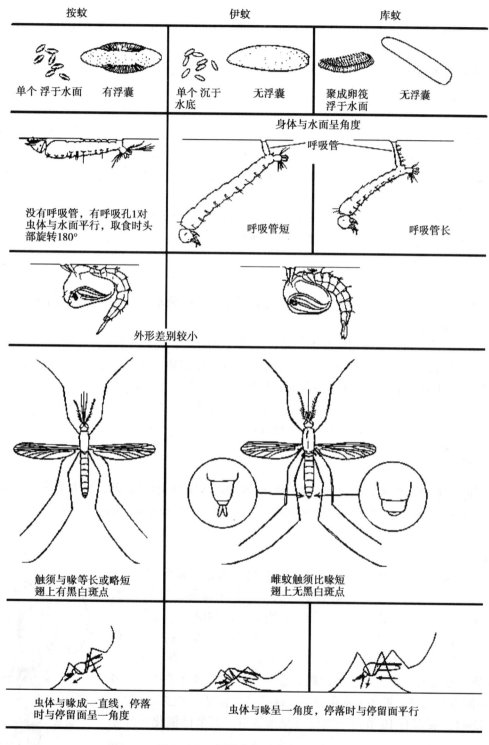

图 32-2　三属蚊各期形态主要区别

【生活史及生态】

蚊的发育为全变态。分卵、幼虫、蛹、成虫 4 个时期，前三期生活于水中，成虫生活于陆地上。按蚊多产卵于大型清洁水体中，如沼泽、稻田、河塘等；库蚊多产卵于污水型水体，如污水坑沟等，伊蚊则喜产卵于小型清洁水体，如雨后积水的盆、罐、桶和树洞中。雌蚊在 10℃ 以上开始叮人吸血，伊蚊主要在白天吸血，其他蚊种多在晚上吸血。吸血对象也因蚊种而不同，嗜人按蚊、大劣按蚊、淡色库蚊等嗜吸人血；中华按蚊、三带喙库蚊偏嗜吸畜（牛）血，也兼吸人血。

温度、湿度和雨量对蚊的季节分布有很大影响。长江中下游，蚊虫 3 月份开始出现、5 月份密度上升，7～8 月达到高峰，以后逐渐下降。

【与疾病的关系】

蚊与人类健康关系密切，除叮刺、吸血和骚扰外，更重要的是在叮刺吸血时可将多种疾病传播给人类。

1．疟疾　传播媒介为按蚊，平原地区多为中华按蚊；长江流域山区和丘陵地带多为嗜人按蚊；南方山区和森林地带多为微小按蚊；南方热带雨林地带多为大劣按蚊。

2．丝虫病　我国班氏丝虫病的主要传播媒介为淡色库蚊和致倦库蚊，而马来丝虫病则主要是中华按蚊和嗜人按蚊。

3．流行性乙型脑炎　主要传播媒介是三带喙库蚊和白纹伊蚊。

4．登革热　是由病毒引起的以骨关节剧烈疼痛为特征的一种急性传染病。主要传播蚊种有埃及伊蚊和白纹伊蚊。

【防治措施】

1．环境防治　安装纱窗纱门、蚊帐、灯光诱杀、铲除杂草、疏通沟渠、填平积水坑洼、稻田间歇灌溉等措施进行防蚊灭蚊。

2．化学防治　目前常使用菊酯类药物，如炔呋菊酯、生物苄呋菊酯、胺菊酯等。

3．生物防治　燕子、蝙蝠等食成蚊，食幼虫的有淡水鱼、水螅、松藻虫，还有病毒、微孢子虫、苏云金杆菌、球形芽胞杆菌和食蚊罗索线虫等。

4．遗传防治　是改变和取代遗传物质的方法，以降低蚊的生殖潜能来达到消灭蚊虫的目的，如射线不育法、化学不育法、杂交、染色体易位、性比例畸变等。

二、蝇

蝇（fly）的种类很多，全世界已知 10000 多种，我国有 1500 多种，与人类疾病有关的主要为蝇科（Muscidae）、丽蝇科（Calliphoridae）、麻蝇科（Sarcophagidae）和狂蝇科（Oestridae）中的蝇种。

【形态】

成蝇体长为 4～14mm，体呈暗灰、黄褐、黑色，常伴绿、青、蓝、紫色的金属光泽，全身覆有鬃毛。头部近似半球形。复眼 1 对，触角 1 对，分 3 节。多数蝇类的口器为舐吸式，由基喙、中喙和唇瓣组成，基喙上有 1 对触须（如图 32-3）。吸血蝇类的口器为刺吸式，能刺入人、畜皮肤吸血。中胸发达，有翅 1 对，翅上有前缘脉、亚前缘脉及 6 条不分支的纵脉。足 3 对，跗节分 5 节，其末端有爪和爪垫各 1 对，中间有爪间突，爪垫上密布黏毛，这些结构容易携带多种病原体（如图 32-4）。腹部有 10 节，一般仅可见前 5 节，其余已演化为外生殖器。

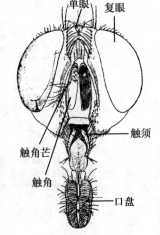

图 32-3　蝇的头部

单眼　复眼
触角芒
触角
触须
口盘

【生活史及生态】

绝大多数蝇的生活史分卵、幼虫、蛹、成虫 4 期（如图 32-5）。在适宜条件下，卵期 1 天，幼虫期 4～8 天，蛹期 3～6 天，成蝇寿命多为 1～2 个月，完成一个世代需 8～10 天。蝇多孳生于富含有机质的粪便、垃圾、动植物腐

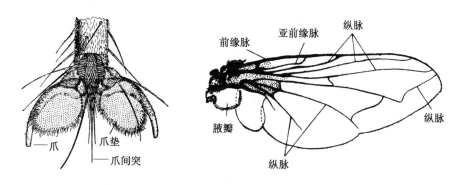

图 32-4　蝇翅脉及足跗节末端

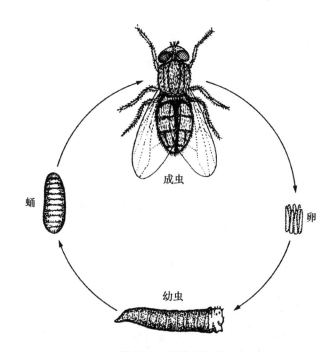

图 32-5　蝇的生活史

败物及土壤中，且嗜食香甜食品、人与动物分泌排泄物及腐烂有机质；由于蝇的杂食性特点、孳生习性和特有的形态结构，可从粪便、垃圾中携带大量的病原体，而成为重要的传病媒介。

【与疾病的关系】

（一）机械性传播

与传播疾病有关的结构、生活习性和孳生特点是：①全身披有鬃毛；②多数为舐吸式口器；③唇瓣、爪和爪垫上密布黏毛可黏附和携带多种病原体；④杂食性，多孳生于富含有机质的粪便、垃圾、动植物腐败物及土壤中，且嗜食香甜食品、人与动物分泌排泄物及腐烂有机质；⑤边吃、边吐、边排便；⑥有趋光习性和随车船等远距离飞行迁移能力。可以传播胃肠道传染病、呼吸道疾病、神经系统疾病、眼病、皮肤病等。

（二）生物性传播

有的蝇种可作为眼结膜吸吮线虫的中间宿主，如变色纵眼果蝇；非洲流行的锥虫病（睡眠病）是由舌蝇（采采蝇）传播的。

（三）蝇蛆病

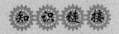

尿道蝇蛆病例

　　患者，男，64岁。自感下腹疼，排尿时阴茎刺痛，尿中带血、尿频（每日30～40次），并发现自尿道口排出白色蛆虫（1～5条/次）。医院诊断为尿道炎，经抗感染治疗无效，次年因发生相同症状再次就诊。体检：慢性病容，T 37.6℃，BP 120/82mmHg，全身皮肤黏膜未见异常，下腹部压痛，外生殖器正常，尿常规检查：黄色、微混浊、脓细胞10～15个/高倍镜，红细胞2～3个/高倍镜，尿蛋白（±）。就诊当日晨，患者尿痛，由阴茎内向外挤出活动白色蛆虫4条。经鉴定：蛆虫为家蝇属中南方家蝇和金蝇属中大头金蝇的第Ⅲ期幼虫。

　　蝇蛆病是由蝇类幼虫寄生在人体或动物的组织或器官而引起的疾病，临床常见的有：胃肠蝇蛆病、眼蝇蛆病、皮肤蝇蛆病、口腔耳鼻咽蝇蛆病、尿道蝇蛆病、创伤蝇蛆病等。

【防治措施】

　　根据蝇的生态习性和季节消长规律，消除蝇的孳生场所，如搞好环境卫生，彻底清除垃圾、粪便等。化学防治如用菊酯类杀虫剂喷洒及毒饵诱杀。生物防治如寄生蜂可消灭蝇蛹，苏云金杆菌可使蝇幼虫中毒死亡。遗传防治是以降低蝇的生殖潜能来达到消灭蝇的目的，如射线不育法和化学不育法以及杂交、染色体易位、性比例畸变等方法。

三、虱

　　寄生于人体的虱有人虱（*Pediculus humanus*）和耻阴虱（*Phthirus pubis*）。人虱又分为人头虱（*Phcapitis*）和人体虱（*Phcorporis*）两个亚种。人虱成虫灰黑色或灰白色（如图32-6），体长约4.4mm，无翅，足3对，口器为刺吸式。各足末端有弯曲的爪，爪与胫节末端内侧的指状突起相对形成强有力的抓握器。耻阴虱体形似蟹（如图32-6），灰白色，雌虫长1.5～2.0mm。胸腹相连而宽短，足3对。

　　人头虱多寄生于后颈及耳后毛发根上，人体虱多寄生于内衣、裤的皱缝内，卵表面有胶性，常黏着于衣裤的织物纤维上。耻阴虱多寄生在阴毛和肛周等处。

　　虱为不完全变态，生活史分卵、若虫和成虫3个时期。卵椭圆形，0.8mm×0.3mm，白色，俗称虮子。卵黏附在毛发或纤维上，其游离端有盖，上有气孔和小室。若虫就从卵盖处孵出，其外形与成虫相似，但较小，尤以腹部较短，生殖器官尚未发育成熟。若虫经3次蜕皮长为成虫。人虱产卵量可达300枚，耻阴虱约为30枚。在适宜温度（29～32℃）、湿度（76%）下，由卵发育到成虫需23～30天，耻阴虱需34～41天。雌性人虱寿命为30～60天，耻阴虱寿命不到30天；雄虱的寿命较短。若虫、雌雄成虫均吸人血，每天吸血数次，常边吸血边排粪。虱对温度、湿度极为敏感，最适宜的温度为29～30℃。当人体温升高、出汗、死后变冷时，则迅速爬离，另觅新宿主。

　　人虱主要通过互相穿衣戴帽、公用被褥等途径传播；通过生物性传播方式传播流行性斑疹伤寒、虱媒回归热等。耻阴虱可通过性接触传播病原体。保持衣被清洁是预防生虱的重要措施。灭虱可用灭虱灵、0.02%二氯苯醚菊酯或0.01%氯氰酯醇等药物。

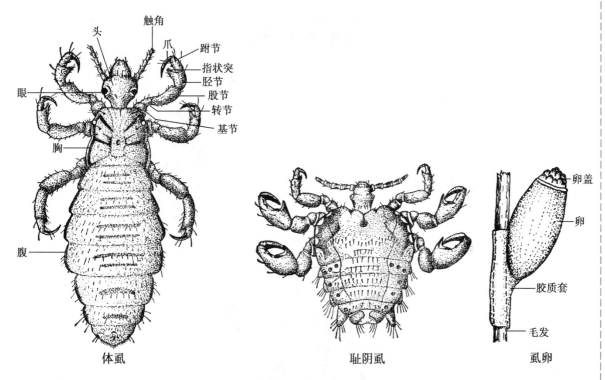

图 32-6　虱成虫及虱卵

四、蚤

跳蚤无翅，极善跳跃，是哺乳动物或鸟类的体表寄生虫。可通过生物性传播方式传播鼠疫、地方性斑疹伤寒、微小膜壳绦虫病等。

【形态】

雌蚤体长 3mm，雄蚤稍短，体侧扁，呈棕黄色或棕黑色，体表具毛、鬃、刺。头部较小，似三角形，具刺吸式口器，头部中央有触角窝，触角有 3 节，有眼或已退化或无。胸部分前、中、后 3 节，无翅，有足 3 对，长而发达，足基节宽大，跗节又分 5 节，末节具 1 对爪。腹部 10 节，雄蚤 8、9 腹节及雌蚤第 7 ～ 9 腹节特化为外生殖器，第 10 腹节为肛节。

【生活史】

分卵、幼虫、蛹、成虫 4 期（如图 32-7）。卵多产于宿主体表，温湿度适宜时大约 5 天可孵出幼虫，幼虫呈蛆状、白色。幼虫经 2 ～ 3 周蜕皮两次吐丝作茧在茧内化蛹。蛹期为 1 ～ 2 周，有时长达一年。蚤羽化需要刺激，若受到动物骚扰、触动、振荡或温度升高均可使成虫破茧而出。在适宜条件下，由卵发育为成虫需 3 ～ 8 周。

【与疾病的关系】

（一）叮刺骚扰

人们对蚤的叮刺骚扰反应不同，有的被叮咬后可无任何反应，有的可发生红斑、丘疹、风团，局部皮肤红肿剧痒，损害中央可见针头大紫红色斑点，是叮咬的痕迹，有的可在红肿表面出现水疱，严重者可因致痒而影响休息。

（二）皮下寄生

潜蚤属雌虫可寄生于动物皮下，寄生于人体的是穿皮潜蚤。

（三）传播疾病

蚤主要通过生物性方式传播疾病。

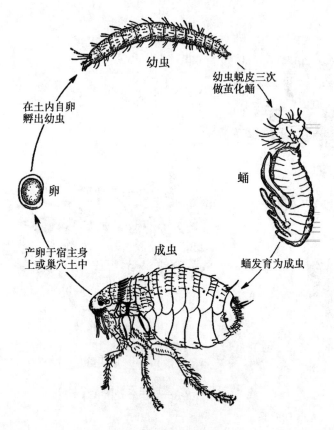

图 32-7　蚤的生活史

1．鼠疫　当蚤吸入鼠疫宿主血后，鼠疫杆菌在蚤前胃棘间增殖，形成菌栓堵塞消化道，再吸血时血液不能进入胃内，而是连同鼠疫杆菌回流宿主体内。受染蚤因饥饿而频繁吸血并感染更多的宿主，使鼠疫杆菌广泛传播。重要传播媒介有方形黄鼠蚤、谢氏山蚤等。

2．鼠型斑疹伤寒　亦称地方性斑疹伤寒。莫氏立克次体在蚤胃上皮细胞内繁殖，随蚤粪污染叮咬的伤口而感染。

3．绦虫病　蚤可作为微小膜壳绦虫、缩小膜壳绦虫和犬复孔绦虫的中间宿主。人因误食含似囊尾蚴的蚤而感染。

【防治】

1．灭鼠　处理蚤的孳生地，防鼠灭鼠是灭蚤的重要措施。

2．灭蚤　采用烧燎法、抹垫法，保持住房及犬、猫窝的清洁，并结合杀虫剂灭蚤。

3．对叮咬部位的皮肤主要是止痒消炎，可涂搽 1% 酚炉甘石洗剂或薄荷炉甘石洗剂，5% 樟脑醑、清凉油等。皮疹广泛或反应较重者可给予抗组胺药或皮质类固醇。

第三节　几种常见的螨虫

一、疥螨

疥螨（scab mite）寄生于人和哺乳动物的皮肤表层内，是一种永久性寄生螨，可引起疥疮。

【形态】

疥螨成虫虫体近圆形或椭圆形，背面隆起，乳白或浅黄色（图 32-8）。大小 0.3 ~ 0.5mm。

颚体短小，位于前端，螯肢如钳状，尖端有小齿，适于啮食宿主皮肤角质层。须肢分三节。无眼和气门。躯体背面有横形的波状横纹和成列的鳞片状皮棘，躯体后半部有几对杆状刚毛和长鬃，腹面光滑，仅有少数刚毛和4对足，足短粗，分5节，呈圆锥形，前2对足的末端均有具长柄的爪垫，称吸垫，后2对足的末端雌雄不同，雌虫均为长刚毛，而雄虫的第4对足末端具吸垫。雌螨的产卵孔位于后2对足之前的中央，呈横裂缝状，雄螨的外生殖器位于第4对足之间略后处，两者的肛门都位于躯体后缘正中。

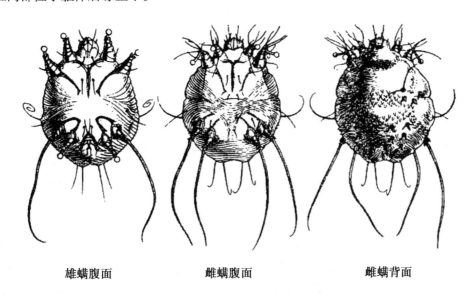

雄螨腹面　　　　　　　雌螨腹面　　　　　　　　雌螨背面

图 32-8　疥螨的成虫

【生活史及生态】

分为卵、幼虫、前若虫、后若虫和成虫5期。疥螨寄生在人体皮肤表皮角质层间，啮食角质组织，并以其螯肢和足跗节末端的爪在皮下开凿一条与体表平行而迂曲的隧道，雌虫就在此隧道产卵（如图32-9）。产出后经3～4天孵化为幼虫，幼虫经3～4天蜕皮为前若虫，再经3～4天蜕皮为后若虫，最后发育为成虫。完成一代需8～17天。

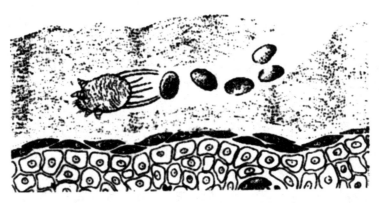

图 32-9　皮内隧道中的雌疥螨及卵

疥螨多于晚间在人皮肤表面交配，交配发生在雄性成虫和雌性后若虫之间，雄虫多在交配后不久即死亡，雌性后若虫在交配后20～30min内钻入宿主皮内，蜕皮为雌虫，2～3天后即在隧道内产卵，每日可产2～4个卵，一生共可产卵40～50个。雌螨寿命6～8周。

1．寄生部位　疥螨常寄生于人体皮肤较柔软嫩薄之处，常见于指间、腕屈侧、肘窝、腋窝前后、腹股沟、外生殖器、乳房下等处；在儿童则全身皮肤均可被侵犯。

2．活动与挖掘隧道　疥螨寄生在宿主表皮角质层深处，以角质组织和淋巴液为食，并以螯肢和前跗爪挖掘，逐渐形成一条与皮肤平行的蜿蜒隧道。隧道最长可达 10 ～ 15mm。交配受精后的雌螨，最为活跃，每分钟可爬行 2 ～ 5cm，此时也是最易感染新宿主的时期。

3．温、湿度的影响　雌性成虫离开宿主后的活动、寿命及感染人的能力与所处环境的温度和相对湿度有关。温度较低、湿度较大时寿命较长，而高温低湿则对其生存不利。雌螨最适扩散的温度为 15 ～ 31℃。

【致病】

疥螨寄生部位的皮损为小丘疹、小疱疹及隧道，多为对称分布。疥疮丘疹淡红色、针头大小、稀疏分布，中间皮肤正常；亦可密集成群，但不融合。隧道盲端常有虫体隐藏，呈针尖大小的灰白小点。剧烈瘙痒是疥疮最突出的症状，引起发痒的原因是雌螨挖掘隧道时的机械性刺激及生活中产生的排泄物、分泌物的作用。常由于搔抓，引起继发性感染，发生脓疱、毛囊炎或疖肿。

【实验诊断】

根据接触史及丘疹、疱疹、奇痒等临床症状，不难作出诊断。若能找出疥螨，则可确诊。检出方法过去常用消毒针尖挑破隧道的尽端，取出疥螨；或用消毒的矿物油滴于皮肤患处，再用刀片轻刮局部，将刮取物镜检。最近国内学者采用解剖镜直接检查皮损部位，发现有隧道和其盲端的疥螨轮廓，用手术刀尖端挑出疥螨，即可确诊，阳性率可达 97.5%。

【防治措施】

疥螨多为直接传播，亦可通过患者的衣物、用具等间接传播。预防措施主要是加强卫生宣传，注意个人卫生，避免与疥疮患者直接接触及使用其衣物。患者的衣物要用蒸汽或煮沸消毒。治疗常用硫磺软膏、苯甲酸苄酯、伊维菌素等。用药前需用温水将患处洗净，除去脓痂，然后搽药，一般治疗 2 个疗程，即可痊愈。

二、蠕形螨

蠕形螨（demodicid mite）成虫寄生于人和哺乳动物的毛囊和皮脂腺内。为酒渣鼻样皮炎、痤疮和脂溢性皮炎的病因之一。寄生于人体的有毛囊蠕形螨（*Demodex folliculorum*）和皮脂蠕形螨（*D.brevis*）两种。

【形态】

成虫细长呈蠕虫状，长 0.1 ～ 0.4mm，乳白色，半透明，环纹明显。颚体呈梯形，位于虫体前端。躯体分足体和末体两部分，足体约占虫体的 1/4，腹面有足 4 对，足粗短呈芽突状。末体细长，尾状（图 32-10）。

【生活史及生态】

毛囊蠕形螨和皮脂蠕形螨的生活史相似，分卵、幼虫、前若虫、若虫、成虫 5 期。雌、雄虫交配后雌虫产卵于毛囊内，卵一般经 60h 孵化，幼虫经 36h 蜕皮变为前若虫，再经 72h 发育为若虫，若虫静止约 60h 发育为成虫。由卵发育为成虫约需 14.5 天。雌螨寿命约 4 个月。蠕形螨一般寄生在人体皮肤皮脂腺较发达的部位，尤以鼻翼、鼻尖及眼周围、脸颊、前额、外耳道等处感染率较高，其次是头皮、颈部、乳头、胸背部等处。蠕形螨在毛囊和皮脂腺内以上皮细胞、腺细胞、皮脂为食。毛囊蠕形螨多群居，皮脂蠕形螨多单个寄生。蠕形螨具背光性，对温度、湿度较敏感，发育最适温度为 37℃。

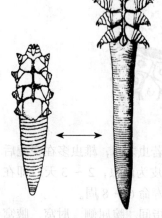

皮脂蠕形螨　　毛囊蠕形螨

图 32-10　蠕形螨

【与疾病的关系】

关于蠕形螨的致病性，多年来一直有所争论，因为感染蠕形螨的人绝大多数为无症状的带虫者。近年研究表明，人体蠕形螨属条件致病螨。虫体多时可引起角化过度或角化不全，真皮层毛细血管增生并扩张。寄生在皮脂腺的螨还可引起皮脂腺分泌阻塞。此外虫体代谢产物可引起变态反应，虫体进出活动可携带病原微生物，引起毛囊周围细胞浸润，纤维组织增生。因而临床上可表现为鼻尖、鼻翼两侧、颊、须眉间等处血管扩张，皮肤出现弥漫性潮红，继发红斑湿疹或散在针尖大小至粟粒大小红色痤疮状丘疹、脓疮、结痂及脱屑等。根据广泛的调查证明，患有酒渣鼻、毛囊炎、痤疮、脂溢性皮炎和睑缘炎等皮肤病的患者，蠕形螨感染率及感染度均显著高于健康人及一般皮肤病患者。

【实验诊断】

从皮肤取材，镜检见蠕形螨即可确诊。常用方法有3种：①透明胶纸粘贴法：用透明胶纸于晚上睡前，粘贴于面部的鼻、鼻沟、额、颧及颏部等处，次晨取下贴于载玻片上镜检。②挤刮涂片法：用痤疮压迫器刮取或用手挤压受检部位皮肤，将刮出物置于载玻片上，加1滴70%甘油，铺开，加盖玻片镜检。③挤粘结合法：在检查部位粘贴透明胶纸后，再用拇指挤压胶纸粘贴部位，取下胶带镜检。此法检出率较高。

【防治措施】

1. 加强卫生宣教，注意个人卫生，避免与患者直接接触及合用脸盆、毛巾、衣被等生活用品，毛巾、枕巾、被褥等物要勤洗勤晒，可预防感染。

2. 治疗药物常用的有，口服甲硝唑（灭滴灵）及维生素 B_2，外用2%甲硝唑霜、10%硫磺软膏，苯甲酸苄脂乳剂等，桉叶油、百部、丁香和花椒煎剂也有一定疗效。

第四节 蜱

蜱（tick），俗称草扒子、壁虱等，是许多种脊椎动物体表的暂时性寄生虫，也是一些人兽共患病的传播媒介和贮存宿主。成虫在躯体背面有壳质化较强的盾板，通称为硬蜱（hard ticks）；无盾板者，通称软蜱（soft ticks）。

【形态】

虫体未吸血时腹背扁平，背面稍隆起，成虫体长2～10mm；吸饱血后胀大如赤豆或蓖麻籽状，大者可长达30mm。表皮革质，背面有壳质化盾板。虫体分颚体和躯体。颚体位于躯体前端，由颚基、螯肢、口下板及须肢组成。颚基与躯体前端相连，是一个界限分明的骨化区，呈六角形或方形；雌蜱的颚基背面有1对孔区，有感觉及分泌体液帮助产卵的功能。螯肢1对，从颚基背面中央伸出，是重要的刺割器。口下板1块，位于螯肢腹面，与螯肢合拢时形成口腔。口下板腹面有倒齿，为吸血时固定于宿主皮肤内的附着器官。螯肢的两侧为须肢，由4节组成，第4节短小，嵌出于第3节端部腹面小凹陷内。躯体呈袋状，全沟硬蜱颚体两侧对称。雄蜱盾板几乎覆盖整个背面，雌蜱的盾板则仅占体背前部的一部分。腹面有足4对，每足6节，即基节、转节、股节、胫节、后跗节和跗节。基节上通常有距刺。足I跗节背缘近端部具哈氏器，有嗅觉功能，末端有爪1对及垫状爪间突1个。生殖孔位于腹面的前半，常在第II、III对足基节的水平线上。肛门位于躯体后部，常有肛沟。气门1对，位于足IV基节的后外侧。雄蜱腹面有几丁质板，其数目因蜱的属种而不同（图32-11、图32-12、图32-13）。

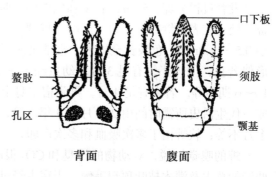

图 32-11 全沟硬蜱颚体

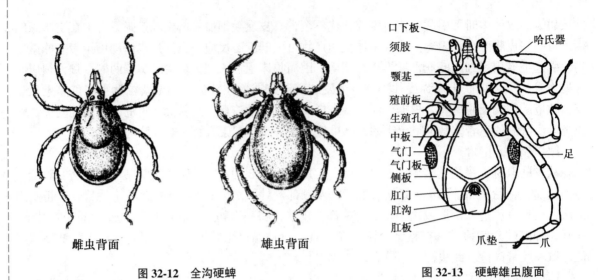

雌虫背面　　　　　　　　　　雄虫背面

图 32-12　全沟硬蜱

图 32-13　硬蜱雄虫腹面

（图 32-13 标注：口下板、须肢、颚基、殖前板、生殖孔、中板、气门、气门板、侧板、肛门、肛沟、肛板、爪垫、爪、哈氏器、足）

软蜱颚体在躯体腹面，从背面看不见。躯体背面无盾板，体表多呈颗粒状小疣，或具皱纹、盘状凹陷（图 32-14）。各基节都无距刺，跗节虽有爪，但无爪垫。足基节 Ⅰ ～ Ⅱ 之间有基节腺的开口。基节腺液的分泌，有调节水分和电解质及血淋巴成分的作用。在吸血时，病原体也随基节腺液的分泌污染宿主伤口而造成感染，例如，钝缘蜱属的一些种类。

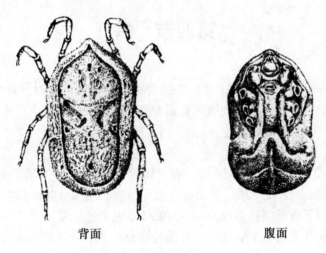

背面　　　　　　　　　　腹面

图 32-14　软蜱

【生活史及生态】

发育过程分卵、幼虫、若虫和成虫四个时期。成虫吸血后交配落地，爬行在草根、树根、畜舍等处，在表层缝隙中产卵。产卵后雌蜱即干死，雄蜱一生可交配数次。卵呈球形或椭圆形，大小 0.5 ～ 1.0mm，色淡黄至褐色，常堆集成团。在适宜条件下卵可在 2 ～ 4 周内孵出幼虫。幼虫形似若虫，但体小，有足 3 对，幼虫经 1 ～ 4 周蜕皮为若虫。硬蜱若虫只 1 期，软蜱若虫经过 1 ～ 6 期不等。若虫有足 4 对。再到宿主身上吸血，落地后再经 1 ～ 4 周蜕皮而为成虫。硬蜱完成一代生活史所需时间由 2 个月至 3 年不等；多数软蜱需半年至两年。硬蜱寿命自 1 个月到数十个月不等；软蜱由于多次吸血和多次产卵，一般可活五六年至数十年。

蜱的嗅觉敏锐，对动物的汗臭和 CO_2 很敏感，栖息在森林地带的全沟硬蜱，多聚集在小路两旁的草尖及灌木枝叶顶端等候，当宿主经过并与之接触时即爬附宿主。

【致病】

蜱在叮刺吸血时多无痛感，但由于螯肢、口下板同时刺入宿主皮肤，可造成局部充血、水肿、急性炎症，还可引起继发性感染。有些硬蜱在叮刺吸血过程中唾液分泌的神经毒素可导致宿主运动性纤维的传导障碍，引起上行性肌肉麻痹现象，可导致呼吸衰竭而死亡，称为蜱瘫痪。多见于儿童，如能及时发现，将蜱除去，症状即可消除。

蜱传播疾病：

1. 森林脑炎　是一种由森林脑炎病毒引起的神经系统急性传染病。我国主要的病媒蜱种为全沟硬蜱，病毒在蜱体内可长期保存，可经各变态期及经卵传至下一代或第三、第四代。

2. 新疆出血热　是一种蜱媒急性传染病，是荒漠牧场的自然疫源性疾病。病原为一种蜱媒RNA病毒。疫区牧场的绵羊及塔里木兔为主要传染源，急性期患者也可传染。传播媒介主要为亚东璃眼蜱，病原体可在蜱体内保存数月，并经卵传递。本病除经蜱传播外，羊血经皮肤伤口及医务人员接触急性期患者新鲜血液后，也可感染发病。

3. 蜱媒回归热　是由钝缘蜱传播的自然疫源性螺旋体病，不规则间歇发热为其主要临床特征。病原体可经卵传递。动物传染源主要是鼠类，患者也可作为本病的传染源。

4. 莱姆病　病原体是伯氏包柔螺旋体。它是一种由硬蜱传播的自然疫源性疾病，好发于春、夏季。我国主要媒介是全沟硬蜱，某些野生小型啮齿动物为贮存宿主。我国已证实有 20 个省（自治区、直辖市）有本病流行。

5. Q 热　病原体为贝氏立克次体。本病常在野生动物（啮齿类）与家畜之间传播流行，牛、羊为人体 Q 热的主要传染源。感染方式主要由呼吸道传播，也可通过消化道及蜱的叮咬、粪便污染伤口而感染。病原体能在蜱体内长期存在，并经卵传递。

6. 北亚蜱传播立克次体病　病原体为西伯利亚立克次体。小啮齿动物为主要传染源，草原革蜱为其主要媒介，边缘革蜱也能传播。病原体可经卵传递，在蜱体内可存活 2 年。病原体可通过蜱的叮刺或蜱粪污染而感染。我国新疆、内蒙古、黑龙江有本病存在。

7. 细菌性疾病　蜱能传播一些细菌性疾病，如鼠疫、布氏杆菌病、野兔热。蜱能长时间保存一些病原菌，并经卵传递。例如，鼠疫杆菌在草原革蜱成虫体内可保存 509 天；兔热杆菌在拉合尔钝缘蜱体内可存活 200 ~ 700 天，故蜱在保存这些病的自然疫源中起一定作用。

8. 无形体病　蜱虫会传播一种"吞噬细胞无形体"，它会使血小板、白细胞减少。但迄今为止，只有美国和欧洲一些国家从蜱虫咬伤患者体内分离出病原体。

【防治措施】

进入有蜱地区时尽量扎紧裤脚、袖口、领口等，外露部位涂擦趋避剂（驱蚊胺，邻苯二甲酸二甲酯）；衣服也可用趋避剂浸泡，离开有蜱地区时注意检查，不要将蜱带出。发现停留在皮肤上的蜱时，切勿用力撕拉，以防撕伤组织或口器折断而产生皮肤继发性损害。可用罗浮山百草油、氯仿、乙醚、煤油、松节油等涂在蜱头部待蜱自然从皮肤上落下。出现全身中毒症状时可给予抗组胺药和皮质激素。

本章小结

医学节肢动物对人体的危害有直接危害与间接危害。直接危害的方式有骚扰和吸血、毒性物质损害、寄生与侵害和致敏作用。节肢动物传播疾病的方式主要有机械性传播和生物性传播

本章小结

　　蚊除叮刺、吸血和骚扰外，可传播疟疾、丝虫病、流行性乙型脑炎、登革热等。蝇主要传播胃肠道传染病、呼吸道疾病、神经系统疾病、眼病、皮肤病等。虱传播流行性斑疹伤寒、虱媒回归热等。蚤主要通过生物性方式传播疾病如：鼠疫、鼠型斑疹伤寒、绦虫病等。

　　疥螨可引起疥疮。蠕形螨可引起酒渣鼻、毛囊炎、痤疮、脂溢性皮炎和睑缘炎等。蜱分为硬蜱和软蜱。蜱传播疾病有森林脑炎、新疆出血热、地方性回归热、莱姆病、Q热、北亚蜱传播立克次体病。蜱也能传播一些细菌性疾病，如鼠疫、布氏杆菌病、野兔热等。

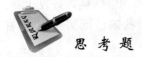

思考题

1．简述医学节肢动物的特征，常见有哪些纲？试各举一种说明。
2．试述医学节肢动物的传病方式及其机制。
3．哪些虫媒病是由蚊子传播的？
4．试述家蝇机械性传播消化道疾病的形态学和生态学特点。
5．蝇传播疾病的方式有哪些？请举例说明。
6．能够寄生在人体内的节肢动物有哪些？

（王小莲）

第三十三章　寄生虫病实验诊断技术

学习目标

通过本章内容的学习，学生应能：
1. 掌握：消化道常见寄生虫的病原学检查方法；血液内常见寄生虫的检查方法。
2. 熟悉：寄生虫感染的实验诊断方法；寄生虫感染的免疫学检查方法。
3. 了解：寄生虫分子生物学诊断的 DNA 探针技术和聚合酶联反应。

寄生虫感染的实验诊断技术，旨在通过寻找并确定寄生虫在机体的直接或间接证据，为寄生虫感染的临床诊断提供依据。根据诊断靶标及其性质不同，分为病原学诊断、免疫学诊断和分子生物学诊断。

第一节　病原学诊断

在寄生虫感染中，检查出病原体是确诊的依据。根据寄生虫的种类、在人体的发育阶段和寄生部位可采集相应的标本，如粪便、血液、阴道分泌物、尿液、痰液、组织活检或骨髓穿刺等，采取不同的检查方法。对于肉眼可见的大部分蠕虫和节肢动物、根据其标本来源和形态特征可做出初步判断。

一、粪便检查

粪便检查是诊断寄生虫病常用的方法。根据寄生虫可随粪便排出体外，如蠕虫的虫卵、幼虫、成虫或节片，原虫的滋养体、包囊、卵囊或孢子囊等，常用于消化道寄生虫的病原检查。为了取得准确的结果，粪便必须新鲜，送检时间一般不宜超过 24h；盛粪便的容器要干净，并防止污染与干燥；粪便不可混杂尿液等，以免影响检查结果。

（一）粪便直接涂片法

直接涂片法适用于检查蠕虫卵、原虫包囊和滋养体。方法简便，连续做 3 次涂片，可提高检出率。

1. 蠕虫卵检查　在洁净载玻片中央，滴一滴生理盐水，用竹签或牙签挑取米粒大小的粪便，置于生理盐水中均匀涂抹。其厚度以载玻片置于报纸上，能通过粪便隐约辨认玻片上的字迹为宜。一般在低倍镜下检查，如发现可疑虫卵转用高倍镜观察时，需加盖玻片，以免污染镜头。依据虫卵的形状、大小、颜色、卵壳（包括卵盖等）和内含物等特征加以鉴别。由于雌性蛔虫产卵量较大，该法特别适用于检查蛔虫卵，涂片一张的检出率约为 85%，涂片三张的检出率可达

90%～95%。

2. 原虫检查　可根据原虫不同的排离阶段，采用不同的方法。

（1）活滋养体检查：方法同检查蛲虫卵，但涂片要薄而均匀。要求粪便新鲜，不能混入尿液和水。若为检查溶组织内阿米巴，粪便标本要取黏液部分。在气温较低时，要注意保温或先将载玻片和生理盐水略加温，使滋养体保持活动状态，便于观察。

（2）包囊碘液染色检查：以碘液代替生理盐水滴加于载玻片上，挑取米粒大小的粪便置于碘液中，抹匀涂片，再加盖玻片。染色后的包囊呈黄色或棕黄色，糖原泡为棕红色，囊壁、核仁、核膜和拟染色体均不着色。碘液配方：碘化钾 4g，溶于 100ml 蒸馏水中，再加入碘 2g，溶解后贮于棕色瓶中即可。

（二）厚涂片透明法

又称为改良加藤法厚涂片法，适用于检查蛲虫卵。4cm×4cm 的 100 目 / 英寸金属筛或尼龙网筛过的粪便取 50g（绿豆大），置于载玻片上，盖以浸透甘油 - 孔雀绿溶液的玻璃纸片，轻压，使粪便铺开成约 20mm×25mm 的涂面。置于 30～36℃温箱中 30min，或 25℃约 1 小时，待粪膜稍干并透明即可镜检。

玻璃纸准备：市售亲水性的玻璃纸剪成 30mm×22mm 大小，在甘油 - 孔雀绿溶液（含纯甘油 100ml、蒸馏水 100ml 和 3% 孔雀绿 1ml）中浸泡 24h 以上，至玻璃纸呈绿色。

（三）浮聚法

1. 饱和盐水浮聚法　此法是根据某些蛲虫卵的比重小于饱和盐水（比重为 1.20）的原理，使虫卵浮于液面，达到集中虫卵的效果。适用于检查各种线虫卵（钩虫卵为佳）、带绦虫卵及微小膜壳绦虫卵，但不适宜检查吸虫卵。具体方法如下：

（1）用竹签挑取黄豆大小（约 1g）粪便置于盛有少量饱和盐水的漂浮瓶内（也可用青霉素小瓶代替）充分搅成粪浆，弃去竹签。

（2）用滴管继续滴加饱和盐水至略高出杯口而不溢出为止。

（3）取载玻片盖在杯口上，使之与液面完全接触，勿有气泡，静置 10～20min。

（4）平提玻片，迅速反转，置于镜下观察。（图 33-1）

饱和盐水的配制：烧杯中盛有清水煮沸后，慢慢加入食盐并不时搅动，直至食盐不再溶解为止，冷却后的液体即为饱和盐水。100ml 沸水加食盐 35～40g。

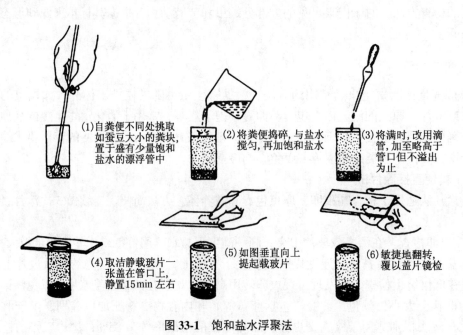

（1）自粪便不同处挑取如蚕豆大小的粪块，置于盛有少量饱和盐水的漂浮管中

（2）将粪便捣碎，与盐水搅匀，再加饱和盐水

（3）将满时，改用滴管，加至略高于管口但不溢出为止

（4）取洁静载玻片一张盖在管口上，静置 15min 左右

（5）如图垂直向上提起载玻片

（6）敏捷地翻转，覆以盖片镜检

图 33-1　饱和盐水浮聚法

2．硫酸锌离心浮聚法　此法适用于检查原虫包囊、球虫卵囊，线虫卵和微小膜壳绦虫卵。取粪便约 1g，加 10 ～ 15 倍的水，充分搅碎，按离心沉淀法过滤，反复离心 3 ～ 4 次，至水清为止，倒去上清液，在沉渣中加入比重为 1.18 的硫酸锌液（33% 的溶液），调匀后再加硫酸锌溶液至距管口约 1cm 处，离心 1min。用金属环粘取表面的粪液置于载玻片上，加碘液 1 滴（查包囊），镜检。取标本时，用金属环轻轻接触液面即可，切勿搅动。离心后应立即取标本镜检，若放置时间超过 1h，会因包囊或虫卵变形而影响观察效果。

（四）自然沉淀法

自然沉淀法主要用于蠕虫卵的检查，蠕虫卵比重大于水，可沉于水底，使虫卵集中，并经过水洗后，视野较清晰，易于检出，但较费时。比重较小的钩虫卵效果较差，但比重大的原虫包囊也可用此法。操作方法如下：

1．取粪便 20 ～ 30g，放入烧杯内，加入 10 ～ 20 倍清水，调成混悬液。

2．用 60 目铜筛或纱布过滤于 500ml 锥形量杯中，加水至离杯口 2cm 处，静置 20 ～ 30min。

3．缓缓倒去上液，再按上法加水，沉淀，如此重复 2 ～ 3 次，最后倾去上液，吸取沉渣涂片镜检（图 33-2）。若检查原包虫囊，则每隔 6h 换水 1 次，使包囊充分沉于水底。

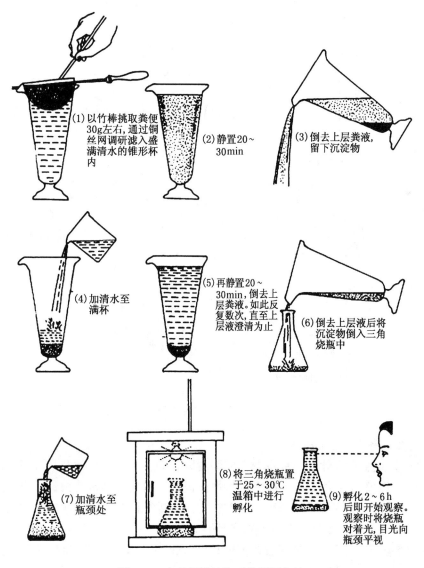

（1）以竹棒挑取粪便 30g 左右，通过铜丝网调研滤入盛满清水的锥形杯内

（2）静置 20 ～ 30min

（3）倒去上层粪液，留下沉淀物

（4）加清水至满杯

（5）再静置 20 ～ 30min，倒去上层粪液。如此反复数次，直至上层液澄清为止

（6）倒去上层液后将沉淀物倒入三角烧瓶中

（7）加清水至瓶颈处

（8）将三角烧瓶置于 25 ～ 30℃ 温箱中进行孵化

（9）孵化 2 ～ 6h 后即开始观察。观察时将烧瓶对着光，目光向瓶颈平视

图 33-2　自然沉淀法和毛钩蚴孵化法

（五）毛蚴孵化法

血吸虫卵内的毛蚴，在适宜条件下能很快孵出，并在水面下游动，可用肉眼或放大镜直接观察。毛蚴孵化法检出率高于直接涂片法，适于粪便中虫卵密度小的患者。操作的具体方法是：取30g 新鲜粪便，按自然沉淀法处理，将洗净的粪渣倒入烧瓶内，加水至瓶口处，放在 25～30℃温箱或室温孵化，2h 后，多次观察有无毛蚴孵出。如有毛蚴孵出，在瓶口水面下可见梭状白色小点做直线运动。（图 33-2）

（六）钩蚴培养法

在适宜的温度和湿度下，钩虫卵可在数日内发育并孵出幼虫，孵出的丝状蚴可做虫种鉴定。常用试管滤纸培养法，钩蚴培养法具体方法为：取 1cm×10cm 的洁净试管 1 只，加冷开水1.5～2.0ml。将滤纸剪成与试管内径等宽但略短于试管长度的"T"纸条，上端用铅笔写上受检者姓名或编号。用竹签挑取约 0.4g 粪便均匀涂于滤纸中 2/4 处，上、下各 1/4 处不涂粪便。将滤纸沿管壁插入试管内，使滤纸下端空白处的 1/2 浸入水中，勿使粪便接触液面，置于 25～30℃温箱中孵育（图 33-3）。每天沿管壁添加少量清水，以保持液面高度。3 天后，可见试管底部有做蛇样运动的钩蚴。如无钩蚴，可继续培养至第 5 天。如需做虫种鉴定应从管底吸出钩蚴镜检，气温较低时可将试管放入温水（30℃左右）中数分钟后，再做检查。

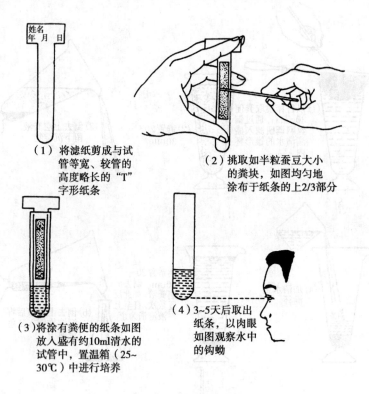

（1）将滤纸剪成与试管等宽、较管的高度略长的"T"字形纸条

（2）挑取如半粒蚕豆大小的粪块，如图均匀地涂布于纸条的上2/3部分

（3）将涂有粪便的纸条如图放入盛有约10ml清水的试管中，置温箱（25~30℃）中进行培养

（4）3~5天后取出纸条，以肉眼如图观察水中的钩蚴

图 33-3　钩蚴培养法

（七）肛门周围寄生虫虫卵检查

本法根据雌性蛲虫在人体肛门周围及会阴部皮肤产卵，牛带绦虫孕节从肛门排出或主动逸出过程中破裂、虫卵粘附于肛门周围皮肤上的特性而设计，对这两种寄生虫的检出率远高于其他粪便检查方法。一般在清晨醒后或午睡后、便前、洗澡前进行检查，如首次检查阴性，可连续检查2～3 天。常用方法有透明胶纸法和棉签拭子法：

1. 透明胶纸法　用宽 2cm 透明胶纸剪成长约 6cm 的小段，一段向胶面折叠约 0.4cm（易于揭开）后，再贴在洁净的载玻片上。载玻片一端贴上标签，并注明受检者姓名或编号等。检查时揭下胶纸，用胶面粘贴肛周皮肤，然后将胶纸复位贴在载玻片上、镜检。如胶纸下有较多气泡，可揭开胶纸加一滴生理盐水或二甲苯，覆盖胶纸后镜检。

2．棉签拭子法　先将棉签浸入生理盐水中，取出后挤去过多的盐水，用棉签在受检者肛门周围和会阴部皮肤擦拭，然后将棉签放入盛有饱和盐水的试管中，充分搅动，使虫卵洗入盐水中，迅速提起棉签，在试管内壁挤去盐水后弃之。再加饱和盐水至管口，并按饱和盐水浮聚法操作检查，也可将擦拭肛周皮肤的棉签放入盛有清水的试管中，充分浸泡后，提起棉签在管壁内挤去水分后弃之。试管静置 10min，或离心后，倒去上液，取沉渣镜检。

（八）肛周蛲虫成虫检查

雌性蛲虫常在宿主睡眠期间爬出肛门产卵，可在肛门周围被检获。对于儿童，可在睡眠 1h 后或肛门瘙痒惊醒时，暴露其肛门，仔细观察肛周皮肤，若发现白色小虫，可用透明胶纸粘附后贴于载玻片上镜检。也可用镊子夹入有生理盐水的小瓶内，蛲虫会产卵于生理盐水中，再将虫转入有 70% 乙醇溶液的小瓶内，虫体被固定后做进一步鉴定，虫卵形态更有助于虫种鉴定。对疑有蛲虫感染的成人，可在晨醒后便前，或肛门有异物瘙痒感时，暴露肛门，按上述方法进行检查。

（九）粪便虫体检查法

此法包括淘虫检查法和带绦虫孕节检查法，前者常用于驱虫疗效考核，后者可作为带绦虫的病原检查和虫种鉴定。

1．淘虫检查法　取患者服药后 24～72h 的全部粪便，加水搅拌，用 40 目铜筛或纱布滤出粪渣，经水反复冲洗后，倒在盛有清水的大玻璃器皿中，器皿下衬以黑纸，检出混杂在粪渣中的虫体进行鉴别。

2．带绦虫节片检查　猪带绦虫或牛带绦虫的孕节可从链体上脱落，随粪便排出体外或主动逸出肛门，或服药后驱除虫体。可取节片用清水洗净，置于两载玻片之间，轻轻压平，对光观察虫体结构鉴定虫种。如是孕节片可根据子宫分支情况直接鉴定，也可用小号针头连接结核菌素注射器，从孕节后端正中处生殖孔的位置插入子宫，徐徐注入墨水或卡红染液，用手指轻压使染液分布于侧支中。子宫分支显示黑色或红色，便于观察、鉴别。

卡红溶液配制：钾明矾饱和液 100ml，卡红 3g，冰醋酸 10ml，混合液置于 37℃温箱内过夜，过滤后即可使用。

二、血液检查

血液检查是进行疟疾、丝虫病病原学诊断的常规方法。通常制成血液涂片，染色后镜检。染色方法常用瑞氏染色法和吉氏染色法。

（一）检查疟原虫

1．薄、厚血膜制作　受检者耳垂用 75% 乙醇消毒，待干后，操作者左手拇指和示指固定并绷紧耳垂皮肤，右手持一次性刺血针快速刺破耳垂皮肤，蘸取少许血液于一洁净载玻片之 1/3 处，用推片向长端推制成薄血膜；另蘸取一滴血于同一玻片的空白部中央，用推片的一角将血滴自内向外均匀旋转展开至直径约 1.0 cm，为厚血膜（图 33-4）。

2．血涂片固定　用玻棒蘸取甲醇轻抹薄血膜使血细胞固定。向厚血膜滴加蒸馏水使其溶血，待血膜呈灰白色时，将水倒去，晾干，再固定。

3．染色　瑞氏染色时，不必先固定薄血膜，分别向薄血膜和厚血膜滴加瑞氏染色液并覆盖染色区，30s～1 min 后滴加等量蒸馏水，轻微旋转玻片使液体混匀，3～5min 后，倾斜玻片，流水冲洗玻片，晾干后镜检。吉氏染色时，先将吉氏染液用磷酸盐缓冲液作 1∶20 稀释，将稀释后染色液滴加并覆盖血片染色区，室温下静置 30 min，同上流水冲洗。若染色血片用磷酸盐缓冲液冲洗，则色泽更鲜艳。

4．晾干后油镜下检查。

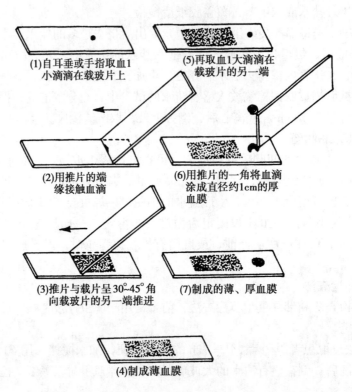

(1)自耳垂或手指取血1小滴滴在载玻片上

(5)再取血1大滴滴在载玻片的另一端

(2)用推片的端缘接触血滴

(6)用推片的一角将血滴涂成直径约1cm的厚血膜

(3)推片与载片呈30°~45°角向载玻片的另一端推进

(7)制成的薄、厚血膜

(4)制成薄血膜

图 33-4 薄厚血片制作

（二）检查微丝蚴

1. 新鲜血片检查法　于晚间 9 时至次日凌晨 2 时检查。消毒耳垂，取血 1 大滴于洁净载玻片上，加蒸馏水 1 滴溶血，加盖玻片，在低倍镜下观察，发现蛇形游动的幼虫后，做染色检查，以确定虫种。

2. 厚血膜检查　（取血时间和方法同上）取三大滴血均匀涂成 2.5cm×1.5cm 的长方形厚血膜，待干后加蒸馏水溶血、水洗、待干、甲醇固定、染色、镜检。镜检时，先在低倍镜下找到虫体，再转到高倍镜下观察，可进行虫种鉴定。

3. 活微丝蚴浓集法　在离心管内装蒸馏水半管，加血液 10 ~ 12 滴，再加生理盐水混匀，离心沉淀 3min，取沉渣检查。或取静脉血 1ml，置于盛有 3.8% 枸橼酸钠 0.1ml 的试管中，摇匀，加水 9ml，等红细胞溶化后，离心（3000rpm/min）2min，倒去上层液，加水再离心，取沉渣镜检。

三、其他排泄物和分泌物检查

（一）痰液检查

痰液检查主要用于检查肺吸虫虫卵，一般采用浓集法，具体方法是：收集受检者 24h 内咳出的痰液，以深咳出的为佳。将痰液置于容器内，加入等体积的 10% NaOH 溶液，摇动混匀，放入 37℃恒温箱数小时，期间多次用玻棒搅动液体，直至痰液完全消化。将消化的痰液经1500r/min 离心 5 ~ 10 min，弃去上清液，取沉渣涂片镜检。

（二）十二指肠液和胆汁检查

主要用于检查蓝氏贾第鞭毛虫滋养体和肝吸虫虫卵。用十二指肠引流管收集引流液，经2000r/min 离心 10 min，取沉渣涂片镜检；若引流液较黏稠，可先经 10% NaOH 消化处理。由于十二指肠引流术操作较复杂，且受检者多不易接受，可选用简单的胶囊拉线法，操作如下：取70cm 长细尼龙线，一端连接 24cm 长棉线（中间对折成一股），消毒后装入药用胶囊，尼龙线一端留在外面。于晚上睡觉前用温开水吞服胶囊，将尼龙线端用胶布固定在嘴角外；次日晨缓慢抽出棉线，刮取粘附物涂片镜检。

（三）尿液检查

尿液检查用于检查丝虫微丝蚴。受检者尿液一般需经离心浓集后取沉渣镜检。若为乳糜尿，则应先加等量乙醚混合以去除脂肪，再离心浓集。

（四）睾丸鞘膜积液检查

睾丸鞘膜积液检查用于检查班氏丝虫微丝蚴。睾丸局部皮肤经消毒后，用注射器刺入鞘膜腔并抽取液体，离心后取沉渣镜检。

（五）分泌物检查

阴道分泌物检查用于检查阴道毛滴虫。受检者外阴皮肤黏膜常规消毒后，扩阴器扩开阴道，用消毒棉签从阴道后穹隆、宫颈及阴道壁等部位蘸取分泌物，生理盐水涂片，或经瑞氏或吉氏染色后镜检。

四、活组织检查

（一）骨髓和淋巴结穿刺活检

骨髓和淋巴结穿刺活检用于检查杜氏利什曼原虫无鞭毛体。操作按内科操作常规进行，骨髓穿刺取髂前上棘处，淋巴结穿刺多选择腹股沟淋巴结。仅需少许骨髓液或淋巴结组织液，将之滴于洁净载玻片上，制成涂片，干燥后经甲醇固定，染色同薄血膜染色，油镜下观察。骨髓穿刺检出率高于淋巴结穿刺。阳性者可见巨噬细胞内含多个点状的无鞭毛体。

（二）皮肤组织液检查

皮肤组织液检查用于检查杜氏利什曼原虫无鞭毛体。选择有明显皮肤病变处，消毒后用针或刀片刺破皮肤，吸取少许组织液，制片、染色和观察均同上。

（三）肌肉组织活检

肌肉组织活检用于检查寄生在肌肉组织里的旋毛虫幼虫。操作按外科操作常规进行，手术切取患者腓肠肌或肱二头肌处米粒大小组织，置载玻片上，滴加50%甘油水溶液1滴，覆以载玻片并均匀用力压平，显微镜下观察。阳性者可见呈梭形的幼虫囊包。

（四）皮下结节活检

皮下结节活检用于检查寄生于皮下的并殖吸虫童虫和猪带绦虫的囊尾蚴。操作按外科操作常规进行，剥开结节后，可见相应的虫体；也可将摘除的皮下结节制成病理切片后检查。

（五）肠黏膜活检

肠黏膜活检用于检查日本血吸虫卵或溶组织内阿米巴滋养体。

1. 检查日本血吸虫卵　对粪检和免疫学检查均不能确定的血吸虫病疑似病例，可考虑进行直肠黏膜活检。检查前应询问患者有无出血史并测定出、凝血时间，嘱其排空粪便。操作时受检者取胸膝位或左侧卧位，直肠镜前端和镜筒外涂抹甘油或液状石蜡等润滑剂，经肛门缓慢插入约6 cm，抽出镜芯，灯光直视下选择病变部位，钳取米粒大小黏膜组织，置两张载玻片间，轻压后显微镜下观察。检获的虫卵因在组织中停留时间的不同可分为活卵、近期变性卵和远期变性卵，因此，诊断意义应结合病史和临床表现等做出综合判断。

2. 检查溶组织内阿米巴滋养体　通过纤维结肠镜取肠黏膜溃疡边缘组织或刮拭物，直接涂片或涂片后染色观察同粪便检查的相应操作。检出率高于粪便检查。

第二节　免疫学诊断技术

有些寄生虫病难以根据症状或体征及病原学检查做出诊断，此时需采取免疫学方法辅助诊断。在感染早期、轻度感染、单性感染（仅有雄虫）、隐性感染或由于特殊的感染部位而使病原检查十分困难，以及在流行病学研究中，免疫学诊断具有突出的优点。

一、皮内试验

皮内试验（IDT）主要用于各种蠕虫病如血吸虫病、肺吸虫病、姜片吸虫病、囊虫病、棘球蚴病等的辅助诊断及流行病学调查。

1. 反应原理　属I型超敏反应，即宿主在寄生虫变应原刺激后体内产生亲细胞抗体（IgE），当其与相应抗原结合后肥大细胞和嗜碱性粒细胞脱颗粒，释放生物活性物质，引起注射抗原的局部出现皮丘及红晕，以此可判断体内是否有某种特异性抗体存在。

2. 方法　在受试者前臂内侧消毒后，皮内注射一定稀释度的某种寄生虫抗原液0.03ml，在对侧手臂内侧消毒后，皮下注射生理盐水做对照，15min后测定皮丘直径，如增大至一定范围以上，而对照无反应为阳性。如血吸虫抗原皮试，皮丘的直径大于0.6cm为阳性。

二、环卵沉淀试验

1. 原理　环卵沉淀试验（COPT）是用于诊断血吸虫病的免疫学试验。血吸虫毛蚴的抗原（分泌物）透过卵壳微孔与血吸虫患者血清中的相应抗体结合，在虫卵周围形成镜下可见免疫复合物沉淀即为阳性反应；反之为阴性。产生阳性反应虫卵占全部虫卵的百分率称环沉率。

2. 方法　用毛笔蘸取熔化的石蜡，在洁净玻片上划两条与长轴垂直的平行线（间距为20mm）再划两条蜡线使成正方形。在其中滴加2～3滴待检血清，用细针挑取适量鲜卵或干卵（100～150个），混匀，盖以24mm×24mm盖玻片，用石蜡密封，37℃保温，48h后低倍镜观察结果（必要时可至72h）。

3. 结果观察　典型的阳性反应为卵壳周围出现泡状、指状、片状或细长卷曲的折光性沉淀物。观察100个虫卵，计算环沉率。环沉率≥5%者为阳性，1%～4%者为弱阳性。环沉率的动态变化在治疗上具有参考意义。

三、间接红细胞凝集试验

间接红细胞凝集试验（IHA）以红细胞作为可溶性抗原的载体并使之致敏。致敏的红细胞与特异性抗体结合而产生凝集，现已用于诊断疟疾、阿米巴病、弓形虫病、血吸虫病、囊虫病、旋毛虫病、肺吸虫病和肝吸虫病等。

四、间接荧光抗体试验

间接荧光抗体试验（IFA）用荧光素标记第二抗体，可以进行多种特异性抗原抗体反应，既可检测抗原又可检测抗体。除可用于寄生虫病的快速诊断、流行病学调查、疫情监测外，还可用于组织切片中抗原定位以及在细胞和亚细胞水平观察和鉴定抗原、抗体和免疫复合物。可用于疟疾、丝虫病、血吸虫病、肺吸虫病、华支睾吸虫病、包虫病及弓形虫病的诊断。

五、对流免疫电泳试验

对流免疫电泳试验（CIE）是以琼脂或琼脂糖凝胶为基质的一种快速电泳技术。既可用已知抗原检测抗体，又可用已知抗体检测抗原。依本法为基础改进的技术有酶标记抗原对流免疫电泳（ELACIE）和放射对流免疫电泳自显影（RCIEPA）等技术。本法可用于血吸虫病、肺吸虫病、阿米巴病、贾第虫病、锥虫病、棘球蚴病和旋毛虫病等的血清学诊断和流行病学调查。

六、酶联免疫吸附试验

酶联免疫吸附试验（ELISA）是将抗原或抗体与底物（酶）结合，使其保持免疫反应和酶的活性。把标记的抗原或抗体与包被于固相载体上的配体结合，再使之与相应的无色底物作用而显示颜色，根据显色深浅程度目测或用酶标仪测定光密度（OD）值判定结果。本法可用于宿主体液、排泄物和分泌物内特异抗体或抗原的检测。已用于多种寄生虫感染的诊断和血清流行病学调查。

七、免疫酶染色试验

免疫酶染色试验（IEST）以含寄生虫病原的组织切片、印片或培养物涂片为固相抗原，当其与待测标本中的特异性抗体结合后，可再与酶标记的第二抗体反应形成酶标记免疫复合物，后者可与酶的相应底物作用而出现肉眼或光镜下可见的呈色反应。本法适用于血吸虫病、肺吸虫病、肝吸虫病、丝虫病、囊虫病和弓形虫病等的诊断和流行病学调查。

八、免疫印迹试验

免疫印迹试验又称免疫印渍或 Western blot test，是由十二烷基硫酸钠 - 聚丙烯酰胺凝胶电泳（SDS-PAGE）、电转印及固相酶免疫试验三项技术结合为一体的分析检测技术。本法具有高度敏感性和特异性，可用于寄生虫抗原分析和寄生虫病的免疫诊断。

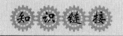

免疫学的应用

目前在寄生虫检验领域将着重研制新型低毒抗虫及抗媒介药物、开发简易快速的寄生虫病诊断试剂盒、研究新一代抗寄生虫病疫苗等。同时，随着计算机技术的广泛应用，寄生虫检验将不断引进现代化手段，建设与丰富用于寄生虫学与寄生虫病防治研究的网络实验室、网络参比中心、网络诊断中心、网络教学教室、网络标本馆、网络人才库等，为寄生虫学资源共享机制的建立提供平台。

第三节　分子生物学诊断技术

一、DNA 探针技术

又称核酸分子杂交技术，特异性和敏感性高；DNA 探针是直接检测寄生虫的基因，故比血清学方法可靠；在寄生虫病的诊断、现场调查、寄生虫种的鉴定及分类等方面的研究中均已使用了 DNA 探针技术，内容包括原虫、吸虫、线虫、绦虫、昆虫的鉴定和致病的诊断。

二、PCR 技术

聚合酶链反应（PCR）是一种体外扩增特异性 DNA 技术。可用于寄生虫病诊断，如锥虫病、利什曼病、肺孢子虫病、肠球虫病、贾第虫病、弓形虫病等。在一些疾病中，有时原虫数量极少，用一般方法无法检测，经用 PCR 扩增 DNA 模板，提供了一条诊断的途径。如在检测锥虫时，PCR 扩增纯化 DNA 可使探针检测到血样中 1 个虫体；国内建立了弓形虫病 PCR 诊断方法，具有高度特异、敏感且快速的优点。常见人体寄生虫实验诊断方法及其致病见表 33-1。

表 33-1   常见人体寄生虫实验诊断方法及其致病

寄生虫种类	诊断方法	致病
似蚓蛔线虫	粪便涂片查虫卵；检获成虫	蛔虫病、蛔虫并发症
十二指肠钩口线虫 美洲板口线虫	粪便涂片法、浮聚法查虫卵； 钩蚴培养法查幼虫	钩虫病（钩蚴性皮炎、消化道症状、贫血）
毛首鞭形线虫	粪便涂片法、浮聚法查虫卵	鞭虫病（消化道症状）
蠕形住肠线虫	透明胶纸法、棉签拭子法	蛲虫病（肛门瘙痒）
班氏吴策线虫 马来布鲁线虫	夜间采血或体液、尿液查找微丝蚴； 免疫学及 DNA 诊断	淋巴丝虫病（超敏反应、慢性阻塞性病变）
旋毛形线虫	免疫诊断、肌肉活检查包囊	旋毛虫病
华支睾吸虫	粪便或十二指肠液涂片查虫卵； 免疫学诊断	胆管（囊）炎、胆结石、肝脾大、肝硬化等
卫氏并殖吸虫	痰或粪便查虫卵、免疫诊断	肺吸虫病
布氏姜片虫	粪便直接涂片查虫卵	姜片虫病
日本血吸虫	粪便涂片、浓集查虫卵；毛蚴孵化法；环卵沉淀试验；免疫检查	尾蚴性皮炎、肝硬化、肾病
链状带绦虫	粪便查节片或虫卵；皮下结节活检查囊尾蚴；免疫检查	猪带绦虫病、囊尾蚴病（脑、眼、皮下等）
肥胖带绦虫	粪便查节片、头节；肛门拭子法查虫卵	牛带绦虫病（消化道症状）
细粒棘球绦虫	体液检查棘球蚴砂、免疫诊断	棘球蚴病（肝、肺等）
曼氏迭宫绦虫	手术取虫鉴定	裂头蚴病
微小膜壳绦虫	粪便检查虫卵或孕节	膜壳绦虫病（肠炎等）
溶组织内阿米巴	粪便直接查滋养体；碘液染色查包囊；体外培养；浓集法	阿米巴痢疾、肠炎、肠外阿米巴病（脏器脓肿）
杜氏利什曼原虫	穿刺涂片；NNN 培养基培养；动物接种	黑热病（发热、肝脾及淋巴结肿大）
蓝氏贾第鞭毛虫	粪便检查同阿米巴原虫；十二指肠液或胆汁查滋养体	贾第虫病（腹泻、胆道感染）
阴道毛滴虫	阴道分泌物涂片镜检、前列腺液检查	滴虫性阴道炎、前列腺炎、尿道炎
疟原虫	血液涂片染色（瑞氏或吉姆萨染色）；ELISA PCR	疟疾（冷、热、汗、肝脾大、凶险型疟疾）
刚地弓形虫	组织印片或切片查滋养体；免疫检查	先天感染（流产、胎儿畸形）；获得性感染（发热、淋巴结肿大、脑炎）
隐孢子虫	粪便涂片检查；免疫诊断	隐孢子病（腹泻）

本章小结

　　寄生虫学实验诊断技术主要包括病原学诊断、免疫学诊断及分子生物学诊断技术。病原检查是确诊寄生虫感染或寄生虫病的可靠方法，其标本包括粪便、血液、骨髓、痰液、尿液、其他组织液或分泌物及活组织等；免疫学技术在寄生虫病实验诊断中具有辅助诊断意义。分子生物学诊断因其敏感性、特异性高且快速等优点，也将广泛应用于临床。

 思 考 题

1. 蛔虫卵与其他线虫卵的主要不同是
   A. 椭圆形
   B. 卵壳透明
   C. 卵内含卵细胞
   D. 棕黄色
   E. 有凹凸不平的蛋白质膜

2. 以下不属于钩虫卵的形态结构特征是
   A. 大小与蛔虫卵相似
   B. 卵圆形
   C. 无色透明
   D. 内含4～8个卵细胞
   E. 卵壳厚

3. 最具有诊断价值的鞭虫卵形态结构特征是
   A. 黄褐色
   B. 呈腰鼓形
   C. 两端各有一个透明结节
   D. 卵壳较厚
   E. 卵内含一个卵细胞

4. 检查蛲虫卵最好的方法是
   A. 直接涂片法
   B. 沉淀法
   C. 饱和盐水漂浮法
   D. 透明胶纸法
   E. 加藤法

5. 检查钩虫卵最好的方法是
   A. 直接涂片法
   B. 沉淀法
   C. 饱和盐水漂浮法
   D. 透明胶纸法
   E. 钩蚴培养法

6. 检查蛲虫卵的最佳时间是
   A. 清晨起床前
   B. 上午
   C. 中午
   D. 下午
   E. 晚上

7. 诊断肝吸虫病应检查
   A. 肝穿刺液
   B. 痰液
   C. 血液
   D. 粪便
   E. 尿液

8. 不属于肝吸虫病原检查的方法是
   A. 直接涂片法
   B. 加藤法
   C. 消化法
   D. 沉淀法
   E. 培养法

9. 肺吸虫的主要病原检查是
   A. 痰液查成虫
   B. 痰液查虫卵
   C. 粪便查成虫
   D. 尿液查虫卵
   E. 十二指肠引流液查虫卵

10. 直肠黏膜活组织检查可用于诊断的寄

生虫病是

A．肝吸虫病

B．肺吸虫病

C．血吸虫病

D．姜片虫病

E．蛲虫病

11．可查到囊尾蚴的患者标本是

A．粪便

B．尿液

C．皮下结节

D．痰液

E．血液

12．确诊猪带绦虫病的诊断方法是

A．粪便涂片

B．饱和盐水浮聚法

C．沉淀法

D．活组织检查法

E．观察孕节子宫侧支数

13．确诊阿米巴痢疾患者的主要依据是

A．粪便中查到红细胞

B．粪便中查到糖原泡

C．粪便中查到小滋养体

D．粪便中查到大滋养体

E．粪便中查到包囊

14．在检查可疑急性阿米巴痢疾患者的粪便时的首选方法是

A．自然沉淀法

B．透明胶拭子法

C．硫酸锌离心浮聚法

D．生理盐水直接涂片法

E．饱和盐水浮聚法

15．阴道毛滴虫病原检查常用的方法是

A．碘液涂片法

B．生理盐水涂片法

C．饱和盐水浮聚法

D．自然沉淀法

E．动物接种法

16．疟原虫病原检查常用的方法是

A．浓集法

B．厚、薄血膜联合检查法

C．动物接种法

D．骨髓穿刺

E．体外培养法

17．间日疟患者外周血涂片可查见

A．裂殖体、配子体、动合子、子孢子

B．小滋养体、大滋养体、子孢子、裂殖子

C．小滋养体、大滋养体、裂殖体、配子体

D．雌配子、雄配子、裂殖体、动合子

E．配子体、合子、裂殖体、滋养体

（吴展奎）

第三十四章　医学免疫学概述

学习目标

通过本章内容的学习，学生应能：
1. 掌握：现代免疫的概念及其主要功能。
2. 熟悉：免疫学发展和重要成就。
3. 了解：免疫学的地位和发展趋势。

免疫学（immunology）是研究机体免疫系统的构成和功能的一门科学。随着医学科学的发展，人类对免疫的认识逐渐深入，免疫学已成为生命科学的前沿科学，与分子生物学、细胞生物学并列为推动医学科学飞速发展的三大动力。

医学免疫学（medical immunology）是研究人体免疫系统的组成和功能、免疫应答的规律和效应、免疫功能异常所致疾病及其发生机制，以及免疫学诊断与防治的一门生物科学。

一、免疫的概念与功能

（一）免疫的概念

免疫（immunity）一词是借用拉丁字 immunis 演变而来，其原意是免除赋税或差异，在医学上引申为免除瘟疫，即抗御传染病的能力。随着免疫学研究的发展，人们对免疫的概念有了新的认识。现代"免疫"的概念是指机体免疫系统识别"自己"和"非己"，对自身成分产生天然免疫耐受，对非己抗原性异物产生排除作用的一种生理反应。正常情况下，机体免疫系统不仅能够识别并清除病原体等外来入侵的抗原性异物，还能及时识别并清除体内发生突变的肿瘤细胞和衰老死亡的组织细胞，从而产生对机体有益的保护作用。在有些情况下，免疫超常或低下也能产生对机体有害的结果，如引发超敏反应、自身免疫病、免疫缺陷病或肿瘤等。

（二）免疫的功能

机体的免疫功能根据清除抗原性异物种类的不同，主要表现在以下三个方面（表34-1）：

1. 免疫防御（immunologic defense）　是机体识别和排除外源性抗原异物如病原微生物、寄生虫等，使机体保持健康的一种功能。如这种功能低下，可表现免疫缺陷病，机体可反复遭受到病原体感染；若过高，则可引起超敏反应，造成自身组织损伤或生理功能紊乱。

2. 免疫自稳（immunologic homeostasis）　指机体识别和排除损伤或衰老、死亡的细胞，进行免疫调节，维持自身稳定的一种功能。若此功能失调，可对自身细胞产生免疫应答，引起自身免疫性疾病。

3. 免疫监视（immunologic surveillance）　是机体免疫系统及时识别、清除体内基因突变产生的肿瘤细胞和病毒感染细胞的一种生理性保护作用。免疫监视功能失调，可引发肿瘤或病毒持续性感染。

表 34-1　免疫的主要功能及其生理和病理表现

主要功能	生理表现	病理表现
免疫防御	抗感染免疫作用	超敏反应性疾病 免疫缺陷病
免疫监视	清除肿瘤等突变细胞 清除病毒感染细胞	肿瘤 病毒持续性感染
免疫自稳	对自身成分产生免疫耐受 对衰老损伤细胞及时清除 对非己抗原产生适度免疫应答	自身免疫性疾病 超敏反应性疾病

（三）免疫的分类

按照免疫应答发生机制，将免疫分为固有免疫和适应性免疫。

1. 固有免疫（innate immune）　固有免疫是机体在长期进化过程中逐渐形成的防御功能，与生俱来，并非针对特定抗原而产生，故又称天然免疫，亦称非特异免疫。其主要特点为：先天具有；无特异性；无记忆性；作用快，在感染的 0 ~ 96h 即可发挥作用。

2. 适应性免疫（adaptive immune）　适应性免疫是个体受特定抗原刺激而建立起来的免疫功能，仅针对该特定抗原产生反应，故又称特异免疫。此外，免疫的分类方法还有：按照免疫的次数分为初次应答和再次应答，按照免疫的结果分为正免疫应答和负免疫应答（免疫耐受）。

二、免疫学发展及重要成就

人类对免疫现象的认识及应用，可追溯到 2000 多年前。早在 11 世纪，中国医学家创造性发明了人痘苗预防天花的方法。18 世纪末，英国乡村医生 Jenner 发明牛痘苗预防天花的方法逐渐被广泛接受。从 18 世纪末至 20 世纪中叶，随着微生物学的发展，人们对免疫的认识从现象的观察进入科学实验时期，这一时期的重要成就有：

1880 年，Louis Pasteur 成功研制多种减毒活疫苗；

1883 年，Elie Metchnikoff 发现吞噬作用，提出细胞免疫学说；

1894 年，Jules Bordet 发现补体的溶菌作用；

1900 年，Landsteiner 发现人类 ABO 血型抗原及抗体；

1908 年，Ehrlich 提出抗体形成的侧链学说及体液免疫学说；

1948 年，Snell 发现组织相容性抗原；

1957 年，Burnet 提出克隆选择学说；

1959 年，Porter 和 Edelman 阐明免疫球蛋白分子结构；

1974 年，Jerne 提出独特型—抗独特型免疫网络学说；

1976 年，Milstein 和 Köhler 建立杂交瘤细胞和单克隆抗体制备方法；

1978 年，Tonegawa 阐明免疫球蛋白基因结构。

20 世纪 60 年代后，分子生物学的迅速兴起，极大地推动了免疫学的发展，使人们对免疫学的研究深入到分子水平和基因水平，以一种崭新的"基础研究—应用研究—高技术开发"的模式发展，将科学研究成果迅速转化为生产力，这是现代免疫学发展的一个重要特点。如疫苗的研制进入了一个崭新的阶段，近年来新发展的疫苗有亚单位疫苗、合成肽疫苗、基因工程疫苗和核酸疫苗等。疫苗的应用已超出了传染病的领域，不再是单纯的预防制剂，已成为有前途的治疗性制剂。免疫学检测技术亦得到了不断地发展和完善。免疫生物治疗已成为继手术、化疗、放疗之后的又一重要疗法。

三、免疫学的地位和发展趋势

随着现代免疫学迅速发展，以免疫学为主干形成了诸多分支学科和交叉学科，如免疫化学、分子免疫学、变态反应学、免疫遗传学、免疫病理学、肿瘤免疫学、移植免疫学、临床免疫学等，为免疫学的发展注入了新的活力，极大地促进了现代医学发展。免疫学理论几乎涉及基础医学和临床医学各学科。

医学免疫学起始于医学微生物学，以研究抗感染免疫为主，现已广泛渗透到医学科学的各个领域，发展成为一门具有多个分支、与其他众多学科交叉融合的医学主干课程。免疫学作为生命科学和现代医学的前沿学科，在重大疾病发生机制研究和防治以及生物高科技产品开发和应用等方面正在发挥着越来越重要的作用。

目前免疫学理论和技术在疾病诊断、防治中得到了广泛的应用。免疫学技术更是基础医学、临床医学各学科进行科学研究的重要方法和手段之一。未来，体内免疫应答将是免疫学研究的重点，体内免疫细胞在时间和空间的相互作用，细胞因子及其受体，以及信号转导的研究将更受重视。免疫诊断方法正向微量化、自动化、快速化的方向发展。随着人们的不懈努力，免疫学的发展必将为人类的健康做出更大的贡献。

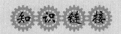

免疫学的应用

现代免疫学主要为疾病的诊断与防治提供新的策略和方法。

免疫学诊断方法主要包括凝集反应、沉淀反应，免疫标记技术、免疫细胞及其功能检测等技术。上述检测方法已广泛应用于感染性疾病、超敏反应、免疫缺陷、自身免疫和肿瘤等疾病的诊断及疗效评估。

免疫预防的主要措施是接种疫苗，目前用于人工主动免疫的疫苗主要包括：①灭活疫苗（如伤寒和霍乱疫苗等）；②减毒活疫苗（如卡介苗和脊髓灰质炎病毒疫苗等）；③其他，如亚单位疫苗（如脑膜炎球菌和肺炎球菌多糖疫苗）和重组抗原疫苗（如乙型肝炎和莱姆病疫苗）等。

目前用于免疫治疗的生物制剂包括抗体、细胞因子、免疫效应细胞、造血干细胞、细胞疫苗和微生物制剂等。

本章小结

免疫是指机体识别并清除抗原性异物以维持自身生理平衡和稳定的功能。

免疫的功能表现为免疫防御、免疫自稳、免疫监视。

根据发生机制免疫分为固有免疫和适应性免疫。

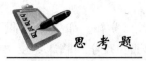

思 考 题

1. 简述免疫的概念及其主要生理功能。
2. 简述免疫的组成及其主要功能。

（张荔茗）

第三十五章 抗　　原

学习目标

通过本章内容的学习，学生应能：
1. 掌握：抗原的概念、特性及构成条件。
2. 熟悉：常见的抗原物质。
3. 了解：超抗原、佐剂、丝裂原的概念及应用。

在免疫学发展的早期，人们应用细菌或外毒素给动物注射，经过一定时间后，动物血清中会产生一种能与细菌或毒素发生结合反应的物质。人们将血清中这种具有特异性反应的物质称为抗体，而将刺激机体的物质统称为抗原。抗原是机体免疫系统识别和清除的对象，既可以是侵入机体的异物，也可以是体内形成的"异物"。抗原是刺激机体产生特异性免疫反应的始动因素，没有抗原刺激就没有特异性免疫的形成。

第一节　抗原的概念与分类

一、抗原的概念

抗原（antigen，Ag）是指能刺激机体免疫系统产生特异性免疫应答，并能在体内外与相应的免疫应答产物抗体和致敏淋巴细胞特异性结合，发生免疫效应的物质。抗原一般具有两种基本特性：一是免疫原性，即抗原能与免疫细胞（如 B 细胞、T 细胞）抗原受体结合，刺激免疫细胞活化、增殖、分化，最终产生免疫效应物质（如抗体和致敏淋巴细胞）的特性；二是抗原性，也称免疫反应性，是指抗原能与相应的免疫应答产物抗体或致敏淋巴细胞发生特异性结合反应的特性。

同时具有免疫原性和抗原性两种特性的物质称为完全抗原，大多数蛋白质类抗原属于完全抗原。具有抗原性而不具有免疫原性的物质称为不完全抗原，又称半抗原，如多糖、类脂、某些药物小分子化学物质等。半抗原具有免疫反应性，虽能与相应的抗体结合，但却无免疫原性。当半抗原与蛋白质等载体物质偶联后，即成为完全抗原，具有免疫原性，从而诱导机体产生抗半抗原抗体，此称为半抗原 - 载体效应。

抗原物质可诱导机体产生不同的免疫应答结果，诱导机体产生变态反应（即超敏反应）的抗原称为变应原（allergen）；诱导机体产生免疫耐受（特异性无应答）的抗原称为耐受原（tolerogen）。

二、抗原的分类

抗原的种类繁多，来源广泛，化学组成不一，物理性状不同，诱导免疫应答所需的细胞也不同。依据不同的标准，可有不同的分类原则，现介绍常见的抗原分类。

（一）根据抗原激活 B 细胞产生抗体是否需要 Th 细胞协助分类

1. 胸腺依赖性抗原　胸腺依赖性抗原（thymus dependent antigen，TD-Ag）指刺激 B 细胞产生抗体时需有 Th 细胞辅助的抗原。大多数天然抗原（如细菌、异种血清等）和大多数蛋白质抗原为 TD-Ag。此类抗原的特点是：相对分子质量大，结构复杂，既有 B 细胞决定簇，又有 T 细胞决定簇，刺激机体主要产生 IgG 类抗体，既能引起体液免疫，又能引起细胞免疫，可产生免疫记忆。

2. 胸腺非依赖性抗原　胸腺非依赖性抗原（thymus independent antigen，TI-Ag）指可直接激活 B 细胞产生抗体，无须 Th 细胞辅助的抗原。少数抗原为 TI-Ag，主要是多糖类抗原，如细菌脂多糖、荚膜多糖、聚合鞭毛素等。此类抗原的特点是：结构简单，有相同 B 细胞决定簇，且重复出现，无 T 细胞决定簇，不能引起细胞免疫，只能引起体液免疫，刺激 B 细胞产生体液免疫应答，一般不发生抗体同种型转换，仅产生 IgM 类抗体，且无免疫记忆。

表 35-1　TD-Ag 与 TI-Ag 的区别

区别要点	TD-Ag	TI-Ag
化学组成	蛋白质及其化合物	多糖
化学结构	结构复杂	结构简单
	多种不同表位	重复表位
应答特点	刺激 B 细胞产生抗体需 Th 细胞辅助	刺激 B 细胞产生抗体不需 Th 细胞辅助
	有 MHC 限制性	无 MHC 限制性
	可产生 IgG、IgM、IgA 类抗体	只产生 IgM 类抗体
	可刺激细胞免疫和体液免疫应答	只刺激体液免疫
	有免疫记忆	无免疫记忆
	大剂量引起 T、B 细胞免疫耐受	大剂量引起 B 细胞耐受
	小剂量引起 T 细胞免疫耐受	小剂量不引起 B 细胞耐受

（二）根据抗原与机体的亲缘关系分类

1. 异种抗原　指来源于其他种属的抗原性物质，如病原生物及其代谢产物、异种动物血清、动物器官或组织、植物蛋白花粉等。

2. 同种异型抗原　指同一种属不同个体间存在的特异性抗原。人类重要的同种异型抗原有红细胞血型抗原、组织相容性抗原、免疫球蛋白遗传标志抗原等。

3. 自身抗原　一般在 T 细胞和 B 细胞发育成熟过程中，通过阴性选择，针对自身抗原的细胞克隆被清除或功能受到抑制。因此，正常情况下，机体免疫系统对自身组织细胞不会产生免疫应答。但在某些特殊情况下，如理化、生物因素作用下自身物质结构改变或隐蔽性自身抗原暴露，自身组织细胞也可成为抗原物质，引起免疫应答。此外还有一种参与免疫应答调节的独特型抗原也属于自身抗原。

（三）其他分类方法

抗原按照其物理状态可分为可溶性抗原和颗粒性抗原；按照抗原的化学组成不同可分为蛋白质抗原、多糖抗原等；按照抗原的性质可分为完全抗原、半抗原；按照抗原获得方式可分为天然抗原、人工合成抗原和应用分子生物学技术制备的重组抗原等；根据抗原是否在抗原提呈细胞内合成，可将抗原分为内源性抗原和外源性抗原。

第二节　决定抗原免疫原性的条件

一、异物性

抗原的异物性是决定抗原免疫原性的首要条件。抗原的异物性是指一种物质被机体免疫系统识别为非己抗原异物的特性。正常情况下，机体的免疫系统具有精确识别"自己"和"非己"物质的能力。凡与宿主自身成分相异或胚胎期未与宿主免疫细胞接触过的物质，免疫系统都视其为抗原异物，抗原就是"非己"的物质，"非己性"即为异物性。

具有异物性的物质有三类：①异种物质，抗原与人类的亲缘关系的远近对抗原的免疫原性有较大影响。与人类亲缘关系越远、组织结构差异越大，其免疫原性越强。例如各种病原微生物、免疫动物获得的血清等对人都是良好的抗原。又如鸭血清蛋白对鸡的免疫原性较弱，而对家兔则是强抗原。②同种异型物质，是由于同一种属不同个体间的遗传差异，组织细胞或体液中有些成分的分子结构也存在不同程度的差异，将这些同种异型物质输入另一个体，即可引起免疫反应，例如人类血型抗原、组织相容性抗原等。③自身组织，体内有些物质从胚胎发育直到出生，都未与免疫系统接触过，即处于隐蔽状态，若出生后由于某些因素影响，如炎症、外伤等，使隐蔽物质释放，则成为自身抗原，可刺激机体发生免疫应答。自身正常组织成分本无免疫原性，这是因为针对自身抗原的淋巴细胞在发育过程中被清除，但在感染、烧伤、冻伤、电离辐射、药物等因素影响下，其结构发生改变，免疫系统也会对自身物质进行免疫应答，发生自身免疫病。

二、理化性质

1. 大分子物质免疫原性较强　抗原一般为有机物，分子量较大，一般在 10KDa 以上，分子量小于 4KDa 者一般无免疫原性。抗原分子量的大小与抗原的免疫原性关系密切，分子量越大，免疫原性越强。大分子物质免疫原性较强的原因是：①分子量越大，其表面的化学基团（抗原决定簇）越多，而淋巴细胞要求有一定数量的抗原决定簇刺激才能活化。②大分子的胶体物质，化学结构稳定，在体内不易降解清除，停留时间长，能使淋巴细胞得到持久刺激，有利于免疫反应的发生。大分子物质降解成小分子后免疫原性降低或丧失。分子量并非决定免疫原性的唯一条件，多肽类激素如胰岛素分子量虽只有 6KDa，亦具有免疫原性，长期应用来自异种动物的胰岛素能诱导免疫应答而产生抗体，导致注射局部的炎症反应；相反如明胶的分子量高达 100KDa，因其是氨基酸组成的直链，易在体内降解，致使免疫原性减弱。这表明免疫原性的强弱除与抗原的分子量有关外，尚与抗原的化学结构有关。

2. 结构与化学组成　抗原必须有较复杂的化学组成。①在有机物中蛋白质免疫原性最强，若含有大量的芳香族氨基酸，尤其是酪氨酸时，免疫原性更强；以直链氨基酸为主的蛋白质免疫原性弱。如明胶蛋白由于其构成主要成分为直链氨基酸，在体内易被降解为小分子物质，故免疫原性很弱，但在明胶分子中加入 2% 酪氨酸其免疫原性可显著增强。②多糖免疫原性次于蛋白质。自然界许多微生物有富含多糖的荚膜或胞壁，细菌内毒素是脂多糖，以及一些血型抗原（ABO 血型）也是多糖。多糖的结构复杂性由单糖的数目和类型决定。③核酸分子多无免疫原性，但与蛋白质载体结合成核蛋白后可具有免疫原性，如在自身免疫性疾病中可发现核蛋白诱导机体免疫应答而产生的抗 DNA 或 RNA 的抗体。④脂类一般无免疫原性。

3. 易接近性　系指抗原分子中抗原表位能被 B 细胞抗原受体接近的程度。抗原分子中决定抗原免疫原性的表位分子暴露越好免疫原性越强。

4. 物理状态　免疫原性的强弱还与抗原分子的物理状态有关。一般聚合状态的蛋白质比其单体免疫原性强；颗粒性抗原比可溶性抗原免疫原性强。因此，在制作抗原时可以把免疫原性弱的物质吸附于某些大颗粒物质表面以增强其免疫原性。

三、抗原进入机体的剂量、途径和次数等因素

抗原进入机体的剂量影响机体对抗原的免疫应答强度。抗原剂量要适中，过高过低均可诱导免疫耐受，如抗原剂量过大，蛋白质类抗原可诱导相应的 T 和 B 淋巴细胞克隆产生免疫耐受，细菌的荚膜多糖、脂多糖和聚合鞭毛素等抗原则引起 B 淋巴细胞耐受；剂量太低的蛋白类抗原可引起相应 Th 细胞的免疫耐受。

接种抗原的途径不同将决定参与免疫应答的器官和细胞有所不同，从而使诱导产生免疫应答的水平也不同。常见的接种途径为皮内、皮下、静脉、腹腔和口服等，以皮内免疫接种反应最强，其他接种途径按顺序依次次之。抗原口服途径虽易形成局部黏膜免疫，同时也易诱导全身免疫耐受。口服抗原诱导免疫耐受常用于降低移植排斥反应、自身免疫病的治疗和预防速发型超敏反应等。

此外，免疫间隔时间、次数以及佐剂的使用等均影响免疫应答的强弱。初次接种免疫应答的强度低；同一抗原再次接种，免疫应答的强度明显增高；免疫间隔时间要适当，过频或间隔时间过长均不利于获得良好的免疫效果。选择适当的佐剂可获得或提高所需的免疫应答效果。

四、机体因素

决定某一物质是否具有免疫原性，除与上述条件有关外，还受机体的遗传、性别、年龄、生理状态、健康状态等诸多因素的影响。机体对抗原异物的应答能力受遗传因素的控制，如多糖抗原对小鼠具有免疫原性，对豚鼠则无免疫原性。同一抗原在不同个体内能否引起免疫应答或免疫应答的强弱也可有所不同。一般说来青壮年比老年和婴幼儿免疫应答能力强；雌性比雄性抗体生成率高，但当妊娠时应答能力则受到显著抑制；感染、营养不良、慢性消耗性疾病、恶性肿瘤及应用免疫抑制剂等都能降低机体对抗原的应答强度；手术、有创性检查、心理创伤、恐惧、工作和学习上的长期压力等导致的应激性刺激可明显降低机体的免疫功能。

第三节　抗原的特异性与交叉反应

一、抗原的特异性

所谓特异性是指物质之间的相互吻合性或针对性、专一性。特异性是免疫应答中最重要的特点，也是免疫学诊断和防治的理论依据。抗原的特异性既表现在免疫原性上，也表现在免疫反应性上。前者是指抗原只能激活具有相应受体的淋巴细胞系，使之发生免疫应答，产生特异性抗体和致敏淋巴细胞；后者是指抗原只能与相应的抗体或致敏淋巴细胞特异性结合而发生免疫反应。例如，伤寒杆菌诱导的免疫应答只能针对伤寒杆菌；志贺杆菌不能诱导出针对伤寒杆菌的免疫力，与抗伤寒杆菌的抗体也不发生反应。决定抗原特异性的物质基础是抗原决定簇。

（一）抗原决定簇

抗原决定簇（antigenic determinant，AD）是指抗原分子中决定抗原特异性的特殊化学基团，又称抗原表位；通常由 5 ～ 17 个氨基酸残基或 5 ～ 7 个多糖残基 / 核苷酸组成。一个抗原分子上能与相应抗体分子结合的抗原决定簇的总数称为抗原结合价。半抗原为单价抗原，而天然抗原分子结构复杂，表面常常有多个相同或不同的抗原决定簇，为多价抗原，能与多个抗体分子特异性结合。

体内存在的具有不同特异性的淋巴细胞克隆识别不同的抗原决定簇，这一理论是基于克隆选择学说，即每一个体存在庞大的表达不同抗原受体的淋巴细胞库（指抗原特异性淋巴细胞总数），具备广泛识别不同抗原决定簇（估计为 10^7 ～ 10^9 个）的能力。因此，抗原决定簇是被免疫细胞识别的标志，也是免疫反应具有特异性的物质基础。一个抗原分子可具有一种或多种不同的抗原决定簇。不同的抗原有各自特有的抗原决定簇，也可有相同的抗原决定簇。

抗原决定簇的性质、数目和空间构象决定着抗原的特异性。如苯胺、对氨基苯甲酸、对氨基苯磺酸和对氨基苯砷酸之间仅存在一个化学基团的差异，就使抗各种表位抗体的反应强度有所不同（如表 35-2）。此外表位的修饰，如磷酸化或蛋白水解酶酶切，可导致新表位的出现，致使其特异性也发生改变。

表 35-2　化学基团性质对表位特异性的影响

	半抗原（表位）			
	苯胺	对氨基苯甲酸	对氨基苯磺酸	对氨基苯砷酸
吸收后免疫血清（半抗原特异性抗体）	NH_2	NH_2　COOH	NH_2　SO_3H	NH_2　AsO_3H_2
苯胺抗体	+++	–	–	–
对氨基苯甲酸抗体	–	++++	–	–
对氨基苯磺酸抗体	–	–	++++	–
对氨基苯砷酸抗体	–	–	–	++++

（二）抗原表位的分类

根据抗原表位的结构或识别特点等，可以对抗原表位进行分类。

1. 根据抗原表位的结构不同将其分为线性表位和构象表位。

抗原表位一般是分子通过共价键结合和非共价折叠两种方式形成。线性表位亦称顺序表位，是由序列上相连接的一些氨基酸残基通过共价键结合所形成的结构。线性表位主要是 T 细胞抗原受体（TCR）识别的表位，B 细胞抗原受体（BCR）亦可以识别。构象表位亦称非线性表位，是由序列上不相连的氨基酸残基通过折叠所形成的空间结构，一般位于抗原分子表面，被 B 细胞抗原受体识别。构象表位往往在抗原被降解后遭到破坏。糖类和脂类物质的抗原表位通常是通过共价键结合形成，即线性表位。而蛋白类物质的抗原表位则通过两种方式构成，既有线性表位又有构象表位（图 35-1）。

2. 根据 TCR 和 BCR 对表位识别的不同，可分为 T 细胞表位和 B 细胞表位。二者之间区别见表（表 35-3）。

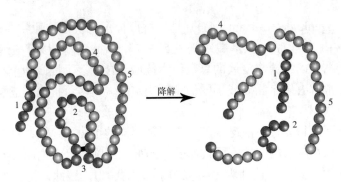

天然抗原分子　　　　　　　　　降解后抗原分子

B 细胞表位：1. 分子表面的顺序表位；2. 隐蔽性抗原表位；3. 构象表位

T 细胞表位：4、5. 顺序表位

图 35-1　顺序 / 构象表位和隐蔽性抗原表位示意图

表 35-3　T 细胞表位和 B 细胞表位特性的比较

比较项目	T 细胞表位	B 细胞表位
识别受体	TCR	BCR
表位成分	蛋白质降解后的多肽	各种天然抗原分子
表位类型	线性表位	构象表位、线性表位
MHC 分子	需要，具有 MHC 限制性	不需要，无 MHC 限制性
表位存在	多在抗原分子内部	多在抗原分子表面

3．功能性表位和隐蔽性表位　一种抗原分子可含有多个相同或不同的抗原表位，存在于抗原分子的表面和内部。位于抗原分子表面的决定簇易被相应淋巴细胞所识别，可直接启动免疫应答，称为功能性表位，其中有个别化学基团起关键作用，称为免疫优势基团。而位于抗原分子内部的决定簇无触发免疫应答的功能，称为隐蔽性表位。在某些理化因素或生物因素的作用下，隐蔽性表位可以暴露在分子表面成为功能性表位；暴露和新产生的功能性抗原表位有可能作为自身抗原诱发自身免疫性疾病。

二、共同抗原与交叉反应

我们把存在于不同抗原分子上相同或相似的抗原决定簇称为共同抗原。一种具有共同抗原决定簇的物质刺激机体产生的抗体，可与其他含有共同抗原决定簇的物质发生结合反应，此种现象称为交叉反应（图 35-2）。如 A 族溶血性链球菌的表面成分与人类的肾小球基底膜、心脏瓣膜、心肌组织等之间存在共同抗原，A 族溶血性链球菌感染刺激机体产生的抗体不但能与 A 族溶血性链球菌表面抗原成分结合，还可与肾小球基底膜等自身组织发生结合，引起急性肾小球肾炎（属于 Ⅱ 型超敏反应，详见第四十一章）；同样应用牛痘病毒与人天花病毒之间存在共同抗原可刺激机体产生免疫交叉反应的原理，给人类接种牛痘疫苗预防天花，使天花这种烈性传染病在全世界被消灭。由于交叉反应往往在血清学检测诊断时可能出现假阳性结果，应予注意以免造成误诊。

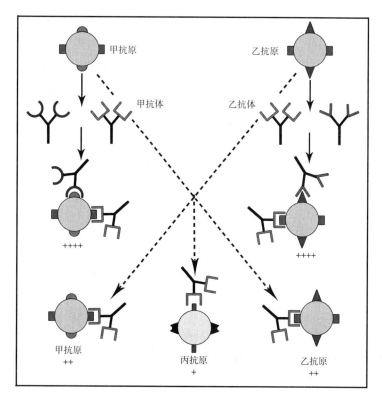

图 35-2 交叉反应示意图

第四节 医学上重要的抗原物质

一、病原微生物及其代谢产物

病原微生物虽结构简单，但化学组成却相当复杂。各种病原微生物如真菌、细菌、病毒、螺旋体等均含有多种不同的蛋白质及与蛋白质结合的多糖、类脂等，对机体均有较强的免疫原性。因此，病原微生物是一个含有多种抗原决定簇的天然抗原复合物。以大肠埃希菌为例，具有菌体抗原、鞭毛抗原、菌毛抗原、K 抗原等，这些抗原成分均可作为大肠埃希菌鉴定、分型的依据。病毒蛋白是病毒体的主要成分，具有较强免疫原性，能刺激机体产生免疫应答。B 细胞可识别病毒的多种蛋白成分，如包膜糖蛋白、衣壳蛋白和核心蛋白等，产生抗各种病毒蛋白抗原的抗体。但病毒抗原发生变异时，机体往往缺乏有效免疫应答，可引起机体持续性病毒感染。

细菌的代谢产物多为良好的抗原，外毒素是细菌的合成代谢产物，其化学本质为蛋白质，具有很强的免疫原性，能刺激机体产生相应的抗体即抗毒素。外毒素经 0.3% ~ 0.4% 甲醛处理后，可失去毒性而保留免疫原性和抗原性，称为类毒素。类毒素可作为人工主动免疫制剂（疫苗），刺激机体产生相应的抗毒素以中和外毒素的毒性作用，在相应疾病的预防中起重要作用，例如白喉类毒素和破伤风类毒素可预防白喉流行及破伤风的发生。外毒素和类毒素都是良好的天然抗原。

二、动物免疫血清

临床上应用的抗毒素，如破伤风抗毒素、白喉抗毒素等为异种动物血清制品，一般都是用其类毒素免疫动物（如马）后，分离血清制作的，即动物免疫血清。常用于疾病的特异性治疗与紧急预防。这种来源于动物血清的抗毒素具有双重性，一方面可向机体提供特异性抗体（抗毒素），可中和细菌产生的相应外毒素，起特异性治疗疾病的作用；另一方面，这种抗毒素是异种动物蛋白质，对人来说本身也是抗原，可引起免疫反应，严重者可发生血清过敏性休克甚至死亡，故注射前应做皮肤过敏试验，以防超敏反应的发生。如果将抗毒素血清用胃蛋白酶降解，切割为一定长度的 Fc 片段，降低了抗毒素的分子量，使免疫原性下降，则可减少应用者超敏反应的发生。

三、异嗜性抗原

异嗜性抗原是一类与种属特异性无关，存在于不同种系生物间的共同抗原，此类共同抗原首先被 Forssman 发现，故亦称 Forssman 抗原。他用豚鼠脏器的生理盐水悬液免疫家兔制得抗体，此抗体除能与豚鼠脏器悬液发生反应外，还能与绵羊红细胞发生凝集反应，其本质是绵羊红细胞与豚鼠脏器之间有相同的抗原决定簇。

由异嗜性抗原引起的交叉反应可导致某些疾病的发生，如前所述溶血性链球菌的细胞膜与人心肌组织、肾小球基底膜有共同抗原成分，故在链球菌感染后，有可能出现心肌炎或急性肾小球肾炎；大肠杆菌 O_{14} 型的脂多糖与人结肠黏膜之间有共同抗原成分，有可能导致溃疡性结肠炎的发生。

在临床上还常借助异嗜性抗原对某些疾病做辅助诊断。例如变形杆菌某些菌株的菌体抗原与斑疹伤寒立克次体有共同抗原成分，可用变形杆菌代替立克次体作为抗原，检查患者血清中的抗体水平辅助诊断斑疹伤寒。引起原发性非典型性肺炎的肺炎支原体与 MG 株链球菌有共同抗原成分，可用 MG 株链球菌代替肺炎支原体，对患者血清做凝集试验辅助诊断原发性非典型肺炎。

四、同种异型抗原

在同一种属的不同个体间，由于遗传基因不同而存在的特异性抗原称为同种异型抗原。人类重要的同种异型抗原有组织相容性抗原、免疫球蛋白遗传标志抗原和血型抗原等。

（一）红细胞抗原（血型抗原）

红细胞抗原是存在于每个个体红细胞上的同种异型抗原。根据红细胞表面抗原物质的不同对人类血液进行分型，已经发现并为国际输血协会承认的血型系统有 30 余种，其中最重要的两种为"ABO 血型系统"和"Rh 血型系统"。血型系统对输血具有重要意义，以不相容的血型输血可能导致溶血反应的发生，造成溶血性贫血、肾衰竭、休克以至死亡。

1. ABO 血型抗原　按照人红细胞表面是否存在 A、B 抗原物质，将人类血型分为 A、AB、B、O 四种血型群体。人类血清中存在 ABO 血型抗原的天然 IgM 型抗体。A 型血个体红细胞表面含有 A 抗原物质，血清中含有抗 B 抗原的抗体；B 型血个体红细胞表面含有 B 抗原，血清中含有抗 A 抗原的物质；AB 型血个体红细胞表面含有 A、B 两种抗原物质，血清中既没有抗 A 抗体也没有抗 B 抗体；O 型血个体红细胞表面均无 A、B 抗原，血清中则含有抗 A 和抗 B 两种抗体。检测 ABO 血型抗原可以确定血型，以防止误输而引起溶血反应；法医学也常需要检测 ABO 血型，有助于鉴定亲子关系，也可以作为判定作案的辅证。

2. Rh 血型抗原　Rh 血型抗原也是表达于人类红细胞上的一种血型抗原，由于与恒河猴（Rhesus macacus）红细胞上的跨膜蛋白分子具有同源性，故称为 Rh 抗原（主要为 D 抗原）。红细胞表面有 RhD 抗原的为 Rh 阳性，缺乏 RhD 抗原的为 Rh 阴性，我国汉族人群中 99.64% 为 Rh 血型阳性。正常情况下人类血清中不存在 Rh 抗原的天然抗体。RhD 抗原免疫原性较强，如果进入 Rh 血型阴性的机体可引起免疫应答，产生抗 RhD 抗原的抗体，抗体类型为 IgG 型，可通过孕妇的胎盘。若 Rh 血型阴性的女子婚配 Rh 血型阳性的男子，该女子恰怀有 Rh 血型阳性的胎儿时，在分娩时因产道损伤造成胎儿血液进入母体，刺激母体产生抗 RhD 抗原的抗体。当该女子再次怀有 Rh 血型阳性的胎儿时，抗 Rh 血型抗体可通过胎盘进入胎儿体内，引起严重的新生儿溶血反应。检测 Rh 血型抗原对于诊断和预防新生儿溶血症、某些自身免疫性溶血性贫血以及个别输血反应均有重要作用。

（二）组织相容性抗原

组织相容性是指器官或组织移植时，供者与受者相互接受的程度，如相容则不互相排斥，不相容就会出现排斥反应。其中诱导排斥反应的抗原称为组织相容性抗原，也称移植抗原。人和各种哺乳类动物的组织相容性抗原都十分复杂，但有一组抗原起决定性作用，称为主要组织相容性抗原，也称为人类白细胞抗原即 HLA，其编码基因称为主要组织相容性复合体即 MHC，其位于第 6 号染色体短臂，共有 3 个基因区。Ⅰ类基因编码产物以 HLA-Ⅰ分子表示，主要分布于各种有核细胞及血小板表面。功能是提呈内源性抗原肽，结合 CD8 分子，诱导 $CD8^+T$ 细胞活化。Ⅱ类基因编码产物以 HLA-Ⅱ分子表示，主要分布于抗原提呈细胞、胸腺上皮细胞及活化的 T 细胞表面。功能是提呈外源性抗原，结合 CD4 分子，诱导 $CD4^+T$ 细胞活化。Ⅲ类基因多数功能不明，少数为编码血清补体成分和其他血清蛋白的基因，产物包括 C4、C2、B 因子、肿瘤坏死因子和热休克蛋白等。

目前，对 MHC 及其编码的 HLA 分子的研究逐渐深入，HLA-Ⅰ、HLA-Ⅱ类分子是介导移植排斥反应的主要移植抗原，为了降低移植排斥反应，延长移植物存活时间，移植前的重要工作就是通过 HLA 检测的方法进行组织配型，选择 HLA 抗原与受者尽量相同的供者。另外将其应用于法医学鉴定、免疫应答发生的机制研究及与疾病相关性研究等，其意义已远远超出了移植免疫的范畴。

五、自身抗原

能引起自身免疫应答的自体成分称为自身抗原。正常情况下，机体对自身成分不产生免疫应答，即免疫耐受。如果机体对自身抗原产生强免疫应答，可导致自身免疫病的发生。自身抗原包括：隐蔽抗原、修饰/改变的自身抗原。

1. 隐蔽抗原 有些自身物质由于屏障作用，在正常情况下与免疫系统隔离，称为隐蔽抗原。如甲状腺球蛋白、脑组织、眼晶状体蛋白、精子等在正常情况下，与免疫系统相对隔绝。但当相关部位的屏障结构被感染或发生外伤及手术破坏后，这些成分可进入血液，即隐蔽的自身抗原被释放，暴露于免疫系统，可引起自身免疫应答。眼晶状体蛋白暴露引起交感性眼炎，精子抗原入血引起男性不育症等。

2. 修饰的自身抗原 正常情况下自身物质无免疫原性，但在化学药物、病原微生物感染或损伤影响下，自身成分的分子结构有时可发生改变，形成新的抗原决定簇而成为自身抗原，刺激机体引发自身免疫病。常见的有用药后导致各种血细胞减少症；长期服用甲基多巴后，可使红细胞发生改变，引起自身免疫性溶血性贫血。

六、肿瘤抗原

（一）肿瘤特异性抗原

肿瘤特异性抗原（tumor specific antigen，TSA）指仅表达于肿瘤细胞表面而不存在于正常细胞上的特有抗原。此类抗原可存在于不同个体同一组织类型的肿瘤中，如黑色素瘤特异性抗原；TSA 也可为不同组织学类型的肿瘤所共有，如结肠癌、肺癌、乳腺癌等肿瘤细胞表面共有的突变的癌基因产物。TSA 特异性强，是肿瘤免疫诊断和免疫治疗的有效靶点。

（二）肿瘤相关抗原

肿瘤相关抗原（tumor associated antigen，TAA）是指既存在于肿瘤组织或细胞，也存在于正常组织或细胞的抗原物质，只是其在肿瘤细胞的表达量远远超过正常细胞，但仅表现为量的改变，而无严格的肿瘤特异性。胚胎性抗原以及分化抗原等均属此类抗原，TAA 在肿瘤的临床实践中不但可用于肿瘤早期诊断的辅助指标及导向治疗的靶点，而且对疗效的评估、复发转移及预后的判断都有一定的指导意义，如甲胎蛋白可用于原发性肝癌的诊断，癌胚抗原在消化道肿瘤及乳腺恶性肿瘤诊断中意义较大。

七、超抗原

超抗原（super antigen，SAg）是一类只需极低浓度（1 ~ 10ng/ml）抗原即可非特异地刺激多数 T 细胞克隆活化增殖（2% ~ 20%），并产生大量细胞因子，引起强烈免疫反应的大分子蛋白物质。其作用机制如图 35-3（A）所示：超抗原通过其一端与 APC 表面 MHC Ⅱ类分子抗原肽结合槽 β1 结构域外侧保守氨基酸序列结合；通过另一端与 TCRβ 链可变区（Vβ）外侧保守氨基酸序列结合，可使具有相同 Vβ 功能区的一群 T 细胞激活。因此超抗原激活 T 细胞虽需 APC 参与，但其作用不受 MHC 限制。

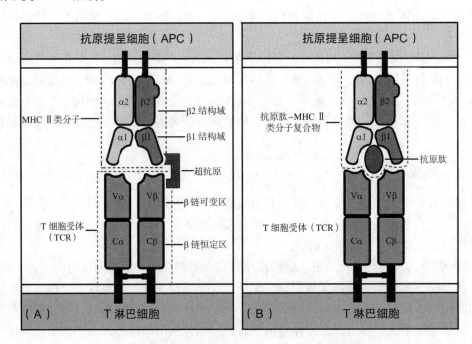

图 35-3　超抗原与普通抗原对 T 细胞作用的比较示意图
（A）超抗原作用示意图：超抗原通过其一端与 APC 表面 MHC Ⅱ类分子抗原肽结合槽 β1 结构域外侧保守氨基酸序列结合；通过另一端与 T 细胞表面抗原受体 Vβ 功能区外侧保守氨基酸序列结合，可激活多克隆 T 细胞。
（B）T 细胞识别抗原示意图：外源性抗原经 APC 加工处理后，以抗原肽 – MHC Ⅱ类分子复合物形式表达在 APC 表面；T 细胞表面 TCR 不仅识别 APC 表面 MHC Ⅱ类分子提呈的抗原肽，同时还要识别提呈抗原肽的 MHC Ⅱ类分子 α1/β1 结构域部分多肽序列，此种识别具有高度特异性。

超抗原主要有外源性超抗原和内源性超抗原两类。目前知道的外源性超抗原主要是细菌的毒素性产物，如金黄色葡萄球菌毒性休克综合征毒素、链球菌致热外毒素、产气荚膜杆菌肠毒素等。某些反转录病毒感染机体后，病毒 DNA 整合到宿主细胞中，可产生内源性超抗原，如小鼠乳腺肿瘤病毒蛋白，它表达在细胞表面，作为次要淋巴细胞刺激抗原可刺激 T 细胞增殖。

超抗原可参与机体的多种生理和病理效应。例如，金黄色葡萄球菌肠毒素可通过活化多数 T 细胞释放大量细胞因子，引起毒性休克综合征等临床症状；超抗原的强大刺激作用可激活体内自身反应性 T 细胞，导致自身免疫性疾病发生；还可能与 AIDS 及某些肿瘤的发病有关。

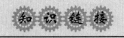

毒性休克综合征

病例：患者，女，16岁，突然患病一天，发热（39.8℃）、周身肌肉酸痛、头晕、恶心和呕吐。意识轻度丧失，上肢出现红疹并迅速扩展到全身大部。急诊入院。体检：血压98/67mmHg，HR 140次/分，R 24次/分，躯干和四肢可见鲜红扁平疹，无皮下出血，也未见感染灶。近期未用过任何药物，也未接触过其他患者。最后一次月经是在6周前，发病前一天有阴道出血。实验室检查：血细胞总数2100/μl，中性粒细胞和未成熟中性粒细胞升高明显（说明从骨髓移出增多），血清蛋白电泳正常，凝血时间轻微延长，血清转氨酶增高，脑脊液一般检查正常，血液、尿液、脑脊液和阴道分泌物培养，阴道分泌物检出金黄色葡萄球菌，其他样品未见细菌生长。治疗：住院当天头孢菌素静脉点滴，血压改善后转普通病房，继续使用金黄色葡萄球菌敏感药物治疗一周，症状逐渐改善，皮疹逐渐消退。

注释：该患者患的是毒性休克综合征（toxic shock syndrome，TSS），由超抗原所致。TSS是一种严重的以发热、皮疹、器官衰竭和休克为特征性表现的疾病。大多数病例发生在月经期妇女，典型的病例发生在青春期，但也可以发生在所有年龄组。

思考：为什么SAg诱导产生的机体全身反应比普通抗原诱导免疫应答产生的迅速且临床表现更严重？

第五节 丝裂原和免疫佐剂

一、丝裂原

丝裂原是淋巴细胞多克隆激活剂，指能够非特异刺激T、B淋巴细胞发生有丝分裂的物质，又称有丝分裂原。此类物质可直接与淋巴细胞表面相应受体结合，刺激静止淋巴细胞转化为淋巴母细胞并进行有丝分裂，导致体内T、B淋巴细胞活化。

丝裂原通常来自植物种子中的糖蛋白和某些细菌的产物，主要包括：植物血凝素（phytohemagglutinin，PHA）、刀豆蛋白A（concanavalin，ConA）、美洲商陆（pokeweed mitogen，PWM）、脂多糖（lipopoly saccharide，LPS）和葡萄球菌蛋白A（stapuylococcal protein A，SPA）（表35-4）。T、B淋巴细胞表面具有多种丝裂原受体，可接受相应丝裂原刺激产生增殖反应。据此建立的淋巴细胞转化试验已用于机体免疫功能的检测。

表35-4 作用于人和小鼠T、B淋巴细胞的丝裂原

丝裂原种类	人		小鼠	
	T细胞	B细胞	T细胞	B细胞
刀豆蛋白A（ConA）	+	−	+	−
植物血凝素（PHA）	+	−	+	−
美洲商陆（PWM）	+	+	+	−
脂多糖（LPS）	−	−	−	+
葡萄球菌蛋白A（SPA）	−	+	−	−

二、免疫佐剂

免疫佐剂是指能增强抗原免疫原性或改变机体针对该抗原免疫应答类型的物质，又称为佐剂。有关佐剂的作用机制尚不十分清楚。可能的机制有：改变抗原物理状态，或使可溶性抗原转变为颗粒性抗原，延长抗原在体内存留时间；引起炎症反应，刺激并增强单核‐巨噬细胞对抗原的处理和提呈能力；刺激淋巴细胞增殖分化，扩大免疫应答能力；作为运送工具，将抗原带到有效免疫部位，提高免疫效果；诱导产生不同类型的细胞因子，影响 T 细胞亚群分化和免疫应答类型。免疫佐剂可先于抗原或同时与抗原混合注入机体，在疾病的预防（疫苗接种）、治疗（用于抗肿瘤和慢性感染等的辅助治疗）和科学实验（制备免疫血清等）中经常使用免疫佐剂以增强某些抗原的免疫原性，尤其对于免疫原性较弱以及剂量较少不足以引起免疫应答时免疫佐剂起的作用尤为重要。佐剂一般可分为以下几类：

1．无机化合物佐剂　如氢氧化铝、明矾、磷酸铝等。

2．有机佐剂　如微生物及其代谢产物，主要有分枝杆菌（结核分枝杆菌、卡介苗、耻垢杆菌）、短小棒状杆菌、百日咳杆菌、革兰氏阴性菌的内毒素（脂多糖）等。

3．合成佐剂　人工合成的双链多聚核苷酸，如多聚肌苷酸：胞苷酸（poly I：C）、多聚腺苷酸：尿苷酸（poly A：U）等。

4．油剂　弗氏佐剂是目前在动物实验中最常用的佐剂，可分为弗氏不完全佐剂和弗氏完全佐剂两种。前者是将抗原和油剂（石蜡或花生油）混合，再加入乳化剂（羊毛脂或吐温 80），使其成为油包水乳剂，即为不完全佐剂，可增强抗原的免疫原性；如加入分枝杆菌（杀死的结核分枝杆菌或卡介苗）就成为弗氏完全佐剂，不但能增强免疫原性，也能改变免疫应答的类型。弗氏佐剂作用较强，在注射局部形成肉芽肿和持久性溃疡，因而不适于人体。

本章小结

1．抗原是能刺激机体免疫系统产生特异性免疫应答，并能与相应的免疫应答产物在体内外发生特异性结合的物质。抗原具有两种基本特性：免疫原性、免疫反应性。

决定抗原免疫原性的条件包括异物性、一定的理化性状（分子量、结构、化学成分、空间构型、物理状态）等。

2．抗原具有特异性，这是由抗原决定簇决定的。具有相同或相似的抗原决定簇的不同抗原分子称为共同抗原。共同抗原可引起交叉反应。

3．医学上重要的抗原物质包括异种抗原、异嗜性抗原、同种异型抗原、自身抗原、肿瘤抗原、超抗原等。

4．免疫佐剂是同抗原一起或预先注入机体，能增强机体对该抗原的免疫应答或改变其免疫应答类型的物质。

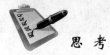

思考题

1．简述抗原的概念及特性。

2．试述决定抗原免疫原性的条件。

3．列举医学上重要的抗原。

（赵晋英）

第三十六章 免疫球蛋白与抗体

抗体（antibody，Ab）是 B 细胞在接受抗原的刺激后，活化、增殖分化为浆细胞，由浆细胞所产生的一类具有免疫功能的糖蛋白，是介导体液免疫应答的重要效应分子。由于在血清蛋白电泳分析中主要存在于 γ 球蛋白区，故曾被称为 γ 球蛋白。抗体主要存在于血清、组织液和分泌液中，它们能与相应的抗原（如病原微生物及其毒素）发生特异性结合，在其他免疫分子和细胞参与下产生免疫效应。

免疫球蛋白（immunoglobulin，Ig）是指具有抗体活性和（或）化学结构与抗体相似的球蛋白。根据存在部位不同分为分泌型和膜型两种：前者主要存在于血液和组织液中，具有多种生物学功能；后者作为抗原识别受体存在于 B 细胞表面，称为膜表面免疫球蛋白（membrane immunoglobulin，mIg）。

免疫球蛋白是化学结构的概念，包括抗体以及某些未证实有抗体活性但化学结构与抗体相似的球蛋白（如多发性骨髓瘤、巨球蛋白血症患者血清中的异常球蛋白）；而抗体是生物学功能上的概念，能发挥体液免疫效应。因此抗体均是免疫球蛋白，而免疫球蛋白并非都是抗体。

案例 36-1

2002 年冬天到 2003 年春天，我国发生了"严重急性呼吸综合征（severe acute respiratory sydrome，SARS）（当时称"非典型肺炎"，简称"非典"）"的流行，这是一种新发病毒性传染病，无有效的治疗方法，死亡率很高。中国人民解放军 302 医院 74 岁的老专家姜素椿教授在抢救一位"非典"患者时不幸被感染，为了探索有效的治疗方法，他尝试给自己注射"非典"康复者血清进行治疗，并获得成功。

问题与思考：

1. 为什么姜素椿教授被注射"非典"康复者血清后痊愈了？
2. "非典"康复者血清中含有什么免疫分子？

第一节　免疫球蛋白的结构与类型

一、免疫球蛋白的基本结构

（一）四肽链结构

免疫球蛋白的基本结构是由两条相同的重链（heavy chain，H 链）和两条相同的轻链（light chain，L 链）通过链间二硫键连接而成的一个呈"Y"字形的四肽链分子，称为免疫球蛋白单体（图 36-1）。

1．重链　免疫球蛋白（Ig）重链分子量为 50～75kD，由 450～550 个氨基酸残基组成，链间有二硫键相连。根据重链结构和抗原性的不同，可将其分为五种类型，即 α、γ、μ、ε 和 δ 链，它们与轻链组成的免疫球蛋白分别称为：IgA、IgG、IgM、IgE、IgD。

2．轻链　免疫球蛋白（Ig）轻链的分子量为 25kD，由 214 个氨基酸残基组成，轻链与重链间通过二硫键连接。根据轻链结构和抗原性的不同，将其分为 κ 和 λ 两型，人类血清中 κ 型和 λ 型 Ig 比例约为 2∶1。一个天然 Ig 分子中两条轻链和两条重链的型别总是相同的。

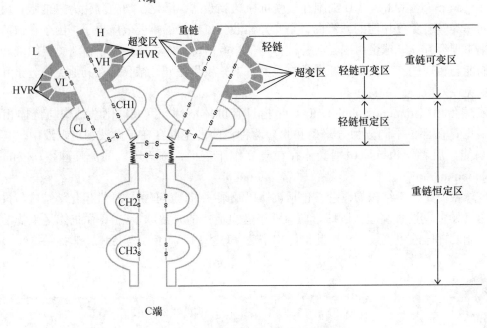

图 36-1　免疫球蛋白分子结构示意图

（二）免疫球蛋白的分区

1．可变区和恒定区　免疫球蛋白分子的多肽链两端分别为氨基端（N 端）和羧基端（C 端），重链接近 N 端的 1/4 或 1/5 和轻链近 N 端的 1/2 区段内，大约 110 个氨基酸的组成和排列顺序具有多变性，称为可变区（variable region，V 区），重链和轻链的 V 区分别称为 VH 和 VL；其余近羧基端的区段内氨基酸残基的组成和排列相对稳定，称为恒定区（constant region，C 区），重链和轻链的 C 区分别称为 CH 和 CL，重链的恒定区较长，从氨基端开始分为：CH1、CH2、CH3、CH4。

2．超变区和骨架区　在 VH 和 VL 中的结构域中各有三个特定区段内的氨基酸组成和排列顺序具有更大的变异性，称为超变区（hypervaviable region，HVR）。它们分别位于重链可变区内第 30 ～ 36、49 ～ 65、95 ～ 103 位氨基酸，和轻链可变区内第 28 ～ 35、49 ～ 59、92 ～ 103 位氨基酸区域内。

重链和轻链可变区内的三个 HVR 区域共同组成特定的空间结构，与相应的抗原表位互补结合，决定抗体与抗原表位结合的特异性，因此又称为互补决定区（complementarity determining region，CDR）。不同抗体的 CDR 序列不同。

免疫球蛋白可变区中超变区之外的氨基酸组成和排列顺序变化小，称为骨架区（framework region，FR），VH 和 VL 内各有四个骨架区，它们与超变区间隔排列，对维持 CDR 的空间构型具有重要作用。

3．铰链区　位于重链 CH1 和 CH2 功能区之间，由十几个氨基酸组成，富含脯氨酸，具有弹性，易于伸展弯曲，可使免疫球蛋白分子的构型发生改变，使其适合与抗原分子表面不同距离的抗原表位结合，或能同时与两个抗原分子表面相应的抗原表位结合，也有利于免疫球蛋白分子中补体结合位点的暴露。五类免疫球蛋白中，IgG、IgA、IgD 的重链 CH1 和 CH2 之间有铰链区，IgM 和 IgE 重链无铰链区。此外，铰链区对木瓜蛋白酶和胃蛋白酶敏感，经酶处理后，可使免疫球蛋白水解为不同的片段。

（三）免疫球蛋白的其他结构

1．连接链（joining chain，J 链）　是一条富含半胱氨酸的多肽链，由浆细胞合成分泌，主要功能是将两个或两个以上的免疫球蛋白单体分子连接为二聚体或多聚体。J 链通过二硫键结合到免疫球蛋白（Ig）的重链上。血液中 IgM 是由 5 个 IgM 单体分子通过二硫键和 J 链连接成的五聚体；分泌型 IgA（secretory IgA，SIgA）是两个 IgA 分子经 J 链连接而成的二聚体，并与分泌片非共价结合（图 36-2）；IgD、IgG、IgE 和血清 IgA 为单体结构，不含 J 链。

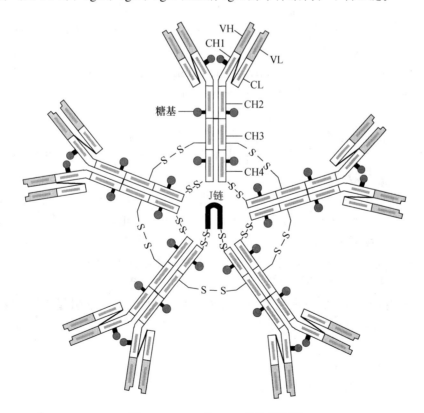

图 36-2　SIgA 和 IgM 结构示意图

2. 分泌片（secretory piece，SP）　又称分泌成分（secretory component，SC），是由黏膜上皮细胞合成分泌的一种含糖的多肽链，以非共价形式结合到 IgA 二聚体上，是分泌型 IgA 的一个重要组分。分泌片的主要生物学作用是：①介导 SIgA 从黏膜下转运至黏膜表面；②保护 SIgA 铰链区，使其不被蛋白酶水解。

二、免疫球蛋白的功能区

免疫球蛋白分子的每条肽链通过链内二硫键连接折叠，形成若干个球形结构域（domain），每个结构域约含 110 个氨基酸残基，分别具有一定的功能，称为免疫球蛋白的功能区。虽然各功能区的功能不同，但其二级结构相似，均有典型的"三明治样"立体结构，即由几条多肽链折叠形成两个反向平行的 β 片层，中心通过一个链内二硫键垂直连接，形成一个构象稳定的"β 桶状"结构，这种折叠方式称为免疫球蛋白折叠。

Ig 轻链有 VL 和 CL 两个功能区；IgG、IgA 和 IgD 的重链有 VH、CH1、CH2 和 CH3 四个功能区（图 36-1）；IgM 和 IgE 的重链多一个 CH4，有五个功能区。各功能区的主要作用如下：

① VH 和 VL 中的 HVR（CDR）是与抗原表位特异性结合的区域；

② CH1 和 CL 具有 Ig 同种异型的遗传标志；

③ IgG 的 CH2 和 IgM 的 CH3 具有补体 C1q 结合位点，可参与补体经典激活途径的激活；

④ IgG 的 CH2 可介导 IgG 通过胎盘；

⑤ IgG 的 CH3 和 IgE 的 CH2/CH3 可与多种免疫细胞表面的相应受体结合，从而介导免疫细胞产生不同的生物学效应。

三、免疫球蛋白的水解片段

（一）木瓜蛋白酶水解片段

木瓜蛋白酶能从 Ig 重链铰链区链间二硫键近 N 端切断重链，将 IgG 分子裂解为 3 个片段（图 36-3）。其中两个片段完全相同，均由一条完整的轻链和部分重链（VH 和 CH1）构成，具有单价抗体活性，只能与一个相应的抗原表位结合，因此与相应抗原表位结合后不能形成大分子免疫复合物，称为抗原结合片段（fragment antigen binding，Fab）。另外一个片段不能结合抗原，由于在低温下可结晶，故称可结晶片段（fragment crystallizable，Fc），Fc 段由两条重链的 CH2 和 CH3 功能区构成，通过铰链区链间二硫键连接，是 IgG 与免疫分子、与效应细胞（表达 IgG Fc 受体）结合并相互作用的部位。此外，IgG 同种异型抗原表位主要存在于 Fc 段，用人 IgG 免疫动物可得到针对人 IgG Fc 段的抗体，称为抗人 Ig 同种异型抗体，又称第二抗体。

（二）胃蛋白酶水解片段

胃蛋白酶可在 Ig 铰链区链间二硫键近 C 端切断重链，将 IgG 裂解为一个大分子片段和若干小分子片段（图 36-3）。大分子片段是由二硫键连接的两个 Fab 段，称 F(ab')$_2$ 片段，该片段具有双价抗体活性，与相应的抗原结合后可形成大分子免疫复合物，发生凝集或沉淀反应。水解后剩余的部分重链间因无二硫键连接，故进一步被水解成若干小分子片段，称为 pFc'，无生物学活性。据此，将来自于动物的抗毒素（如白喉或破伤风抗毒素）经胃蛋白酶消化后精制提纯，使其具有同种异型抗原表位的 Fc 段裂解，可大大减少临床使用时可能引起的超敏反应。

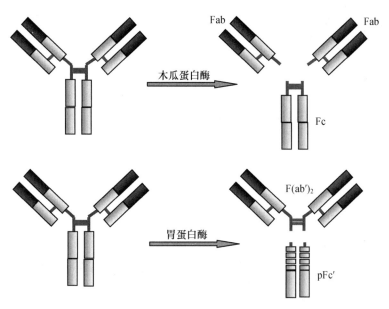

图 36-3 免疫球蛋白水解片段示意图

第二节 各类免疫球蛋白特性及功能

一、IgG

IgG 以单体形式存在，人类 IgG 分为 IgG1、IgG2、IgG3 和 IgG4 四个亚类，其中以 IgG1 为主。IgG 主要存在于血液和组织液中，占血清 Ig 总量的 75% ~ 80%，是血液中的主要抗体成分，分子量约为 150kD，血清半衰期最长，约 23 天。婴儿出生后 3 个月开始合成，3 ~ 5 岁达成人水平，40 岁后逐渐下降。

IgG 主要由脾和淋巴结中的浆细胞合成分泌，是再次免疫应答产生的主要抗体，具有重要的抗感染作用，大多数抗菌、抗病毒抗体和抗毒素都为 IgG。IgG 是唯一能够通过胎盘的抗体，因此在新生儿抗感染中起重要作用。某些自身抗体也是 IgG（如抗核抗体、抗甲状腺球蛋白抗体）。IgG 还参与 Ⅱ、Ⅲ型超敏反应。

IgG 具有亲细胞性，能与具有相应受体（FcγR）的吞噬细胞和 NK 细胞结合，发挥调理吞噬和 ADCC 效应；IgG 还可通过其 Fc 段与葡萄球菌 A 蛋白（SPA）结合，可用于纯化抗体或进行协同凝集试验。

二、IgM

IgM 分为两种：膜结合型和血清型。膜结合型 IgM（mIgM）是单体，表达于 B 细胞表面，是 B 细胞抗原识别受体（BCR）。血清型 IgM 是五聚体（图 36-4），由五个单体 IgM 通过二硫键和连接链（J 链）连接而成，是五种 Ig 中分子量最大的，又称巨球蛋白，主要存在于血液中，占血清免疫球蛋白总量的 10%。IgM 结合抗原和激活补体的能力均高于 IgG，具有高效抗感染免疫作用。

IgM 是个体发育过程中最早合成分泌的抗体，在胚胎晚期即可合成，脐带血 IgM 含量增高，提示胎儿宫内感染。IgM 也是免疫应答过程中最早出现的抗体分子，且血清半衰期短（约 5 天），故血清中出现某种病原体特异性 IgM 或其水平增高，提示有近期感染，有助于感染性疾病的早期诊断。ABO 天然血型抗体为 IgM，血型不符的输血可致严重的溶血反应。此外，IgM 还参与 Ⅱ、Ⅲ型超敏反应。

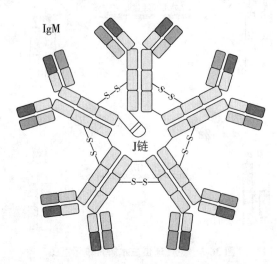

图 36-4　IgM 五聚体结构示意图

三、IgA

IgA 分为血清型和分泌型两种。血清型 IgA 为单体，主要存在于血清中，占血清免疫球蛋白总量的 10% ~ 15%，具有一定的抗感染作用，可介导调理吞噬和 ADCC 作用。分泌型 IgA（SIgA）是由 J 链连接而成的 IgA 二聚体与一个分泌片组成（图 36-5），是机体黏膜防御系统的主要成分。

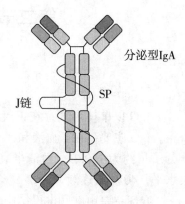

图 36-5　SIgA 结构示意图

IgA 和 J 链主要由呼吸道、胃肠道和泌尿生殖道等黏膜固有层的浆细胞合成，在浆细胞内形成二聚体，二聚体能与黏膜上皮细胞基底侧表面多聚免疫球蛋白受体（polymeric Ig receptor，pIgR）结合，然后在胞吞转运过程中，pIgR 在蛋白水解酶作用下与膜脱离，其细胞外部分（即为分泌片）仍与 IgA 二聚体结合形成分泌性 IgA，并通过胞吐作用将其分泌到黏膜表面（图 36-6）。

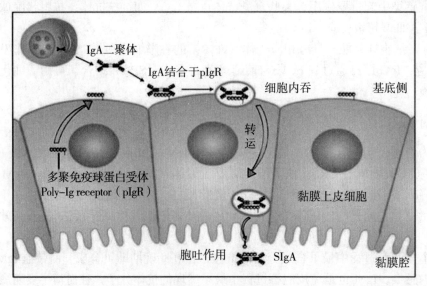

图 36-6　SIgA 形成和转运

　　SIgA 主要存在于呼吸道、消化道、泌尿生殖道黏膜表面以及乳汁、唾液、泪液等外分泌液中，是参与黏膜局部免疫的主要抗体。它能抑制微生物在呼吸道上皮附着，减缓病毒繁殖，是黏膜重要屏障，对某些病毒、细菌和一般抗原具有抗体活性，是防止病原体入侵机体的第一道防线。新生儿易患呼吸道、消化道等感染性疾病，可能与其自身合成 SIgA 较晚有关。婴儿可从母乳中获得抗感染所需的 SIgA，因此应大力提倡母乳喂养。

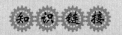

自然被动免疫

　　母体血清中的五类免疫球蛋白，其中 IgG 能够通过胎盘，故胎儿可通过胎盘获得 IgG 类抗体；而初生婴儿从初乳中可获得分泌型 IgA，婴儿在出生后 6 个月内很少得传染病，是从母体获得被动免疫的结果。但出生 6 个月后，从母体获得的抗体逐渐消失，对感染的易感性逐渐升高。1 ~ 5 岁一般是婴儿各种传染病高发时期。以后，随着年龄的增长，体内各种特异性抗体的合成量逐渐增高，抗感染能力逐渐增强，故 5 岁后婴儿的发病率又逐渐下降。

　　这就是"自然被动免疫"。

四、IgD

　　IgD 分为膜结合型和血清型两种，二者均以单体形式存在。血清型 IgD 含量很低，占免疫球蛋白总量的 0.3%，有一个相对较长的铰链区，对蛋白酶和高温十分敏感，故半衰期短，仅为 3 天，其生物学功能尚不清楚。膜结合型 IgD（mIgD）是位于 B 细胞表面的抗原结合受体，是 B 细胞发育分化成熟的标志，未成熟 B 细胞只表达 mIgM，成熟 B 细胞同时表达 mIgM 和 mIgD，活化的 B 细胞和记忆 B 细胞表面 mIgD 逐渐消失。

五、IgE

　　IgE 是种属进化过程中最晚出现的免疫球蛋白，主要由黏膜下淋巴组织中的浆细胞合成，血清中含量最少，仅占血清免疫球蛋白总量的 0.002%，但在过敏性疾病或寄生虫感染时，特异性 IgE 含量显著增高。IgE 可通过其 CH2 和 CH3 与肥大细胞、嗜碱性粒细胞表面的高亲和力受体（FcεR I）结合，介导 I 型超敏反应。

　　各类免疫球蛋白的主要理化特性和生物学功能见表 36-1。

表 36-1　各类免疫球蛋白的主要理化特性和生物学活性

理化及生物学活性	IgG	IgM	IgA	IgD	IgE
分子量（kD）	150	950	160/400	184	190
重链	γ	μ	α	δ	ε
主要存在形式	单体	五聚体	单体 / 二聚体	单体	单体
血清中检出时间	生后 3 个月	胚胎后期	生后 4 ~ 6 个月	较晚	较晚
血清含量（mg/ml）	9.5 ~ 12.5	0.7 ~ 1.7	1.5 ~ 2.6	0.03	0.0002
占血清 Ig 比例	75% ~ 80%	5% ~ 10%	10% ~ 15%	0.3%	0.02%

续表

理化及生物学活性	IgG	IgM	IgA	IgD	IgE
半衰期（d）	23	10	6	3	2.5
抗原结合价	2	5 ～	2/4	2	2
经典途径激活补体	+	++	–	–	–
旁路途径激活补体	+（IgG4）	–	+	–	–
中和作用	+	+	+	–	–
结合吞噬细胞/调理作用	+	–	+	–	–
结合嗜碱性粒细胞/肥大细胞	–	–	–	–	+
介导 ADCC	+	–	–	–	–
抗菌、抗病毒活性	+	+	+	–	–
黏膜局部免疫	–	–	+	–	–
介导 I 型超敏反应	–	–	–	–	+
通过胎盘	+	–	–	–	–
结合 SPA	+	–	–	–	–

第三节　免疫球蛋白的生物学活性

　　免疫球蛋白中的抗体是体液免疫应答的效应分子，具有多种生物学活性，这些生物学活性由不同的功能区来完成。

一、特异性结合抗原

　　免疫球蛋白的可变区能特异性识别和结合抗原，并发挥相应的免疫学效应。其特异性是由可变区中 HVR 的氨基酸组成和空间构型决定的，HVR 与抗原表位的空间结构互补才能发生特异性结合。五聚体 IgM 具有 10 个抗原结合位点，其抗原结合价最高（＞5），在感染早期具有重要作用。免疫球蛋白可变区与病原体或其毒素结合后，在补体、吞噬细胞或 NK 细胞的参与下，可介导溶菌、杀菌、调理吞噬和中和毒素的作用。

　　中和作用：外毒素和病毒都是通过与易感细胞受体结合的方式进入细胞而发挥毒害、感染作用的，与相应的抗体结合后，外毒素、病毒上与易感细胞受体结合的位点被抗体封闭，不能进入细胞内，丧失了毒害和感染细胞的作用。

　　抑制细菌吸附：细菌吸附到黏膜上皮上才能定居，继而繁殖。分布于黏膜表面的 SIgA 与细菌特异性结合，可以阻止细菌与黏膜细胞的结合，阻断细菌的定居，加快细菌的排除。

二、激活补体

　　当抗体（IgG1 ～ IgG3，IgM）与相应的抗原结合后，由于构象发生改变使其位于 CH2/CH3 功能区内的补体 C1q 结合位点暴露，继而从经典途径激活补体；聚合的 IgG4、IgA 则从旁路途径激活补体。补体被激活后能发挥溶菌、杀菌和调理作用。

三、与细胞表面 Fc 受体结合

免疫球蛋白可通过其 Fc 段与多种具有 Fc 受体的细胞（如巨噬细胞、中性粒细胞、NK 细胞、嗜碱性粒细胞和肥大细胞等）结合，从而产生不同的生物学效应。

（一）调理作用

IgG 类抗体与相应的细菌等颗粒性抗原特异性结合后，通过其 Fc 段与具有 IgGFc 受体（FcγR）的中性粒细胞、巨噬细胞结合，从而促进吞噬细胞对这些颗粒性抗原的吞噬，称为调理作用（图 36-7）。

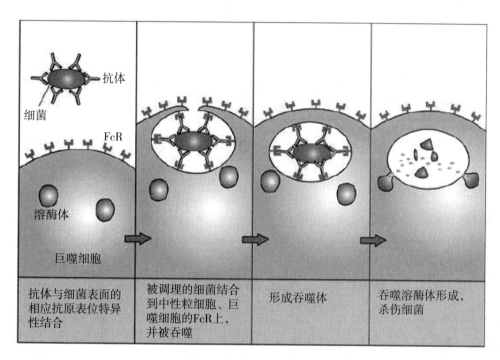

图 36-7　抗体的调理吞噬作用

（二）抗体依赖性细胞介导的细胞毒作用

IgG 类抗体的 V 区与靶细胞（如肿瘤细胞或病毒感染细胞）表面的相应抗原表位特异性结合后，再通过其 Fc 段与 NK 细胞、巨噬细胞和中性粒细胞表面相应 IgG Fc 受体（FcγR）结合，增强或促进上述效应细胞对靶细胞杀伤破坏的作用称为抗体依赖性细胞介导的细胞毒作用，简称 ADCC（antibody dependent cell-mediated cytotoxicity）效应（图 36-8）。

（三）介导 I 型超敏反应

IgE 为亲细胞抗体，能与具有 IgE Fc 受体（FcεR）的肥大细胞、嗜碱性粒细胞结合，使肥大细胞、嗜碱性粒细胞处于致敏状态，当相同抗原再次进入体内后，立即与致敏细胞表面的特异性 IgE 结合，促使这些细胞脱颗粒释放生物活性介质，引起 I 型超敏反应。

四、通过胎盘和黏膜

人类 IgG 是唯一能通过胎盘进入胎儿体内的免疫球蛋白。母体内的 IgG 类抗体可通过其 Fc 段与胎盘母体一侧的滋养层细胞 Fc 受体结合，然后通过胎盘进入胎儿血液循环。这种自然被动免疫机制对于新生儿抗感染具有重要意义。此外，分泌型 IgA 通过分泌片介导其穿越呼吸道、消化道等黏膜上皮细胞，到达黏膜表面发挥抗感染作用。

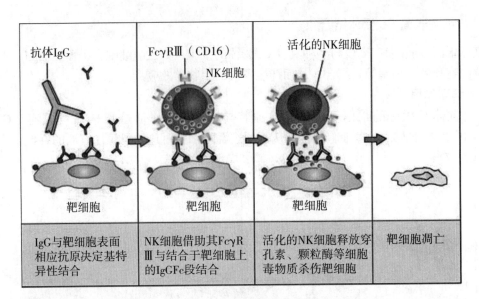

IgG与靶细胞表面相应抗原决定基特异性结合	NK细胞借助其FcγRⅢ与结合于靶细胞上的IgGFc段结合	活化的NK细胞释放穿孔素、颗粒酶等细胞毒物质杀伤靶细胞	靶细胞凋亡

图 36-8　ADCC 效应

五、免疫调节作用

抗体对免疫应答具有正、负调节作用。

第四节　人工制备抗体的类型

抗体是一类具有多种生物学活性的重要免疫分子，用各种方法人工制备抗体，对疾病的诊断、预防和治疗都具有十分重要的作用。人工制备的抗体主要有多克隆抗体、单克隆抗体、基因工程抗体等类型。

一、多克隆抗体

多克隆抗体（polyclonal antibody，PcAb）是利用抗原免疫动物后获得的免疫血清（抗血清）。在含有多种抗原表位的抗原物质刺激下，体内多种具有相应抗原受体的 B 细胞克隆被激活，因而可产生针对该抗原多种抗原表位的抗体混合物，这些由不同 B 细胞克隆产生的针对多种表位的抗体混合物称为多克隆抗体。

多克隆抗体的优点是制备容易，但特异性差，易出现交叉反应，使其应用受到一定限制。

二、单克隆抗体

单克隆抗体（monoclonal antibody，McAb）是指由单一 B 细胞克隆杂交瘤细胞产生的只识别某一特定抗原表位、具有高度特异性的抗体。

单克隆抗体是用杂交瘤技术制备而成，此技术是 Köhler 和 Milstein 于 1975 年建立的一种体外细胞融合技术。将小鼠免疫脾细胞（B 细胞）与小鼠骨髓瘤细胞融合成为杂交瘤细胞，杂交瘤细胞既有骨髓瘤细胞大量无限增生的特性，又具有免疫 B 细胞（浆细胞）合成分泌某种特异性抗体的能力。这种融合细胞经特殊的选择培养基培养并筛选出来，再进行体外培养扩增或接种于小鼠腹腔，即可从培养上清液或腹水中获得单克隆抗体（图 36-9）。

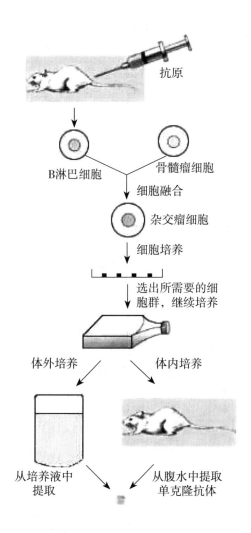

图 36-9 单克隆抗体制备示意图

单克隆抗体结构组成高度均一性，其类型、抗原结合特异性和亲和力完全相同，此外还具有易于大量制备和纯化等优点。单克隆抗体已广泛应用于医学、生命科学的各个领域。例如：①用 McAb 代替 PcAb 能克服交叉反应，提高免疫学实验的特异性和敏感性，用于检测或分离纯化各种含量极低的抗原物质，如受体、激素、药物、神经递质、细胞因子及难以纯化的肿瘤抗原等；②用识别细胞表面特异性标志的 McAb 与荧光素结合，可用于免疫细胞的快速准确鉴定和分类；③将识别肿瘤抗原的 McAb 与药物、毒素或放射性物质偶联构建"生物导弹"，可用于肿瘤患者的体内定位诊断和肿瘤的治疗；④抗 T 细胞、抗 IL-2R 的 McAb 可用于防治移植排斥反应。

三、基因工程抗体

基因工程抗体是通过 DNA 重组和蛋白质工程技术，在基因水平上对编码免疫球蛋白分子的基因进行切割、拼接和修饰，形成新型的抗体分子。例如：对鼠源性抗体进行改造，保留其 V 区，将 C 区剪切，拼接上人源性抗体的 C 区，从而获得人 - 鼠嵌合抗体，这种抗体既保留了鼠源性抗体的特异性和亲和力，又显著减少了其对人的免疫原性，以避免可能引起的超敏反应。其他基因工程抗体还有小分子抗体、单链抗体、双特异性抗体等。

本章小结

$$\text{1. 概念}\begin{cases}\text{抗体}\\\text{免疫球蛋白}\\\text{抗体与免疫球蛋白的关系}\end{cases}$$

抗体是 B 细胞在接受抗原的刺激后，活化、增殖分化为浆细胞，由浆细胞所产生的一类具有免疫功能的糖蛋白，是生物功能学概念。

免疫球蛋白是指具有抗体活性或化学结构与抗体相似的球蛋白，是结构上的概念。

抗体都是免疫球蛋白，但免疫球蛋白不一定都是抗体。

$$\text{2. 免疫球蛋白的结构}\begin{cases}\text{基本结构：四肽链骨架、铰链区}\\\text{辅助结构：J 链和分泌片}\end{cases}$$

Ig 是由两条重链和两条轻链通过二硫键连接而成的四肽链结构。免疫球蛋白分子中具有若干功能区，分别具有不同的功能。J 链可以链接两个或多个 Ig 单体分子；分泌片是黏膜上皮细胞分泌的，结合于二聚体 IgA 上协助 IgA 穿越黏膜，并保护 SIgA 免受蛋白水解酶降解。

3. 免疫球蛋白的生物学活性
- Fab 段：特异性结合抗原
- Fc 段
  - 激活补体
  - 结合细胞
    - 调理吞噬
    - ADCC 作用
    - 介导 I 型超敏反应
  - 穿过胎盘和黏膜
- 免疫调节

4. 五类 Ig 特性和功能　根据重链不同，将免疫球蛋白分为 IgG、IgM、IgA、IgD、IgE 五类。IgG 是血清含量最高的免疫球蛋白，也是唯一能通过胎盘的免疫球蛋白，具有重要的抗感染作用；IgM 是个体发育和免疫应答过程中最早合成的免疫球蛋白，其抗原结合价最高，在感染早期即可发挥作用；IgA 分为血清型和分泌型，SIgA 是黏膜局部抗感染的主要抗体；膜结合型 IgD 是 B 细胞成熟的标志；IgE 血清含量最低，但在过敏性疾病和寄生虫感染时显著增高，参与抗寄生虫免疫和 I 型超敏反应。

5. 人工制备的抗体　人工制备抗体在疾病的诊断、防治方面具有广泛应用，其类型主要有多克隆抗体、单克隆抗体、基因工程抗体等。

思 考 题

一、名词解释

1. 抗体　　2. 免疫球蛋白　　3. 单克隆抗体

二、填空题

1. 血清中含量最高的免疫球蛋白是_____，血清中含量最低的免疫球蛋白是_____。

2. 免疫球蛋白的四条多肽链是通过_____连接起来的。

3. ABO 血型天然抗体属于_____。

4. 6 个月以内的婴儿抗某些传染病是因为其体内含有足量的_____，可以引起输血反应的抗体是_____。

三、单项选择题

1. 唯一能通过胎盘的免疫球蛋白是
   A. IgA
   B. IgM
   C. IgG
   D. IgE
   E. IgD

2. 被称为亲细胞抗体的免疫球蛋白是
   A. IgA
   B. IgM
   C. IgG
   D. IgE
   E. IgD

3. 个体发育过程中最早合成的免疫球蛋白是
   A. IgA
   B. IgM
   C. IgG
   D. IgE
   E. IgD

4. B 细胞成熟标志的免疫球蛋白是
   A. IgA
   B. IgD
   C. IgG
   D. IgE
   E. IgM

5. 半衰期最长的免疫球蛋白是
   A. IgA
   B. IgD
   C. IgG
   D. IgE
   E. IgM

6. 分子量最大的免疫球蛋白是
   A. IgM
   B. IgD
   C. IgG
   D. IgE
   E. IgA

7. 在局部黏膜抗感染免疫中起重要作用的 Ig 是
   A. IgG1
   B. IgG4
   C. IgA
   D. SIgA
   E. IgM

8. 寄生虫感染时明显水平升高的 Ig 是
   A. IgG
   B. IgA
   C. IgM
   D. IgD
   E. IgE

9. 5 种免疫球蛋白的划分依据是
   A. H 链和 L 链均不同
   B. V 区不同
   C. L 链不同
   D. H 链不同
   E. 均不同

10. 抗体与抗原结合的部位是
    A. VL 和 VH 区
    B. CH1 区
    C. 绞链区
    D. CH3 区
    E. CD4 区

11. 新生儿可以从母体获得的 Ig 是
    A. IgG
    B. SIgA
    C. IgM
    D. IgG 和 SIgA
    E. IgD

四、多项选择题

1. 免疫球蛋白的功能区域有
   A．结合抗原的部位
   B．具有部分同种异型的遗传标志
   C．结合补体的部位
   D．细胞表面的 IgGFc 受体结合部位
   E．结合细胞因子的部位

2. 关于免疫球蛋白与抗体的关系叙述正确的是
   A．免疫球蛋白是化学结构的概念
   B．抗体是生物学功能上的概念
   C．所有的抗体都是免疫球蛋白
   D．并非所有的免疫球蛋白都具有抗体活性
   E．所有的抗体都不是免疫球蛋白

3. 免疫球蛋白 IgG 被木瓜蛋白酶切割成的片段是
   A．Fab 片段
   B．F（ab'）2 片段
   C．pFc'片段
   D．Fc 片段
   E．Fb 片段

4. 免疫球蛋白 IgG 被胃蛋白酶切割成的片段是
   A．pFc'片段
   B．F（ab'）2 片段
   C．Fab 片段
   D．Fc 片段
   E．Fb 片段

五、简答题

1. 何谓免疫球蛋白？免疫球蛋白和抗体有什么区别和联系？
2. 绘出免疫球蛋白的分子结构，标出各功能区及其功能。
3. 免疫球蛋白的生物学作用有哪些？

（王　辉）

第三十七章　补体系统

第一节　概　述

一、补体的概念

补体（complement，C）是存在于人或动物血清、组织液和细胞膜表面的一组不耐热的、经活化后具有酶活性的蛋白质，由于它是抗体溶菌、溶细胞作用的必要补充，故称补体。补体可通过经典途径、凝集素途径和旁路途径这3条既独立又交叉的途径被激活，补体活化的产物可介导细胞溶解、调理吞噬、炎症反应、清除免疫复合物等一系列重要的生物学效应，是机体抗感染的重要防线。

补体并非单一分子，而是由近40种蛋白成分组成的复杂的限制性蛋白酶解系统，又称为补体系统（complement system）。补体系统是一个高度复杂的生物反应系统，它们不仅是机体固有免疫系统的重要组成部分，在特异性免疫应答过程中也发挥重要作用，是体内具有重要生物学功能的免疫效应系统和效应放大系统。补体系统缺陷、功能障碍或异常活化与多种临床疾病的发生、发展密切相关。

其实，人类对补体的研究开始于抗体发现后不久。早在19世纪末，比利时科学家 J. Bordet 在研究霍乱弧菌抗毒素血清时，发现只有新鲜的霍乱免疫血清可以溶解相应细菌，但如果将此血清56℃加热30min，则只出现细菌凝集而不溶解，此时再加入新鲜的、未经加热的普通血清（非免疫血清），细菌又被溶解。从而证明新鲜免疫血清中有两种成分与免疫溶菌现象有关，一种是对热稳定、能使细菌凝集的成分，即特异性抗体；另一种是不耐热的、在特异性抗体存在的情况下可引起细菌溶解的成分，这种不耐热的成分存在于正常的动物体内，且不随着免疫过程而增长，人们将这种物质命名为"补体"，意为"补充抗体发挥溶细胞作用的物质"。本世纪以来，随着分子克隆和基因工程技术的进步及在补体研究中的应用，补体多种成分的 cDNA 及基因组 DNA 被成功克隆，为补体结构与功能的研究奠定了坚实的基础。而补体与疾病的关系及相关干预策略正逐步成为未来补体研究的重点。

二、补体系统的命名

1968 年世界卫生组织（WHO）的补体命名委员会对补体进行了统一命名。补体系统的命名一般遵循以下规律：①补体通常以英文字母"C"表示，在补体的固有成分之中，参与补体经典激活途径者，按其被发现的先后顺序分别称为 C1、C2、C3……C9，其中 C1 是由 C1q、C1r、C1s 三个亚单位组成的钙依赖性复合物；②补体系统的其他成分则以因子命名，用英文大写字母表示，如 B 因子、D 因子、H 因子、P 因子等；③补体调节成分则根据其功能进行命名，如 C1 抑制物（C1INH）、C4 结合蛋白（C4BP）、细胞膜表面衰变加速因子（DAF）等；④对补体活化后的裂解片段，一般在符号后面加小写英文字母表示，如 C3a、C3b 等，通常 a 为小片段，b 为大片段（C2 裂解片段例外，C2a 是大片段，C2b 是小片段），通常大片段具有酶活性，可作用于级联反应的下一成分，小片段参与炎症反应；⑤具有酶活性的成分或复合物则在其符号上方加一横线表示，如 $\overline{C1}$、$\overline{D}$、$\overline{C3bBb}$ 等；⑥被灭活的补体成分在其符号前冠以英文小写字母 i 表示，如 iC3b；⑦补体受体多以结合对象命名，如 C3b 受体。

三、补体系统的组成

补体通常以非活化的酶蛋白前体存在于血清中，经激活后才能发挥相应的生物学作用。根据补体系统各组分在活化过程中的生物学功能不同，可将其分为三类。

（一）补体系统的固有成分

是指存在于血浆和体液中参与补体激活酶促级联反应过程的各种补体成分，包括经典激活途径的 C1q、C1r、C1s、C4、C2、C3；甘露聚糖结合凝集素（mannan-binding lectin，MBL）激活途径的 MBL 和相关丝氨酸蛋白酶（MASP）；旁路激活途径的 B 因子、D 因子、P 因子等；以及上述三条途径所共有的后续活化补体组分 C5、C6、C7、C8 和 C9。

（二）补体调节蛋白

以可溶形式存在于体液中或膜结合形式存在于细胞表面的、参与调控补体活化过程的抑制因子或灭活因子，如 C1 抑制物（C1 inhibitor，C1INH）、I 因子、H 因子、C4 结合蛋白（C4 binding protein，C4BP）、细胞膜表面衰变加速因子（decay-accelerating factor，DAF）、S 蛋白、膜辅助因子蛋白（membrane cofactor protein，MCP）、膜反应性溶解抑制物等。

（三）补体受体

补体受体（complement receptor，CR）是表达于不同类型的细胞表面、能与补体激活过程所形成的活性片段结合，从而介导多种生物效应的受体分子。目前已知的补体受体有 10 多种，按其配体的不同可分为 C1q 受体、C3 受体、过敏毒素受体和调节因子受体等几类，研究较清楚的受体其主要特征和功能列于表 37-1。

表 37-1 补体受体的主要特征和功能

名称	别名	CD 分类	配体特异性	细胞分布	生物学功能
CR1	IA 受体 C3b 受体 C4b/2b 受体	CD35	C3b、iC3b、C4b iC4b、C3c	红细胞、中性粒细胞、单核细胞、巨噬细胞、B 细胞、树突状细胞、肾小球上皮细胞	辅助 I 因子促进 C3b、C4b 裂解 调理吞噬、免疫粘附清除免疫复合物 促进 B 细胞活化
CR2	C3d 受体 EB 病毒受体	CD21	iC3b、C3dg、C3d、EB 病毒、IFN-α	B 细胞、树突状细胞、鼻咽部上皮细胞	促进 B 细胞活化 结合 EB 病毒促进吞噬作用
CR3	iC3b 受体 Mac-1 抗原	CD11b/ CD18	iC3b、PHA、某些细菌多糖	中性粒细胞、单核细胞、巨噬细胞、树突状细胞、NK 细胞	参与表面粘附 调理吞噬作用
CR4	gp150/95	CD11c/ CD18	iC3b、C3d、C3dg	中性粒细胞、单核-巨噬细胞、血小板、嗜酸性粒细胞	调理吞噬作用

四、补体的理化性质

补体的大多数组分都是糖蛋白。在血清蛋白电泳中，补体大多位于 β 球蛋白区，C1q、C8 等为 γ 球蛋白，C1s、C9 为 α 球蛋白。分子量在 25 ~ 550kDa 之间，各组分分子量变动范围很大，其中 C4 结合蛋白的分子量最大，D 因子最小。

补体性质不稳定，较其他蛋白质对理化因素更为敏感。室温条件下补体活性亦逐渐减弱或消失，在 0 ~ 10℃ 条件下，补体活性只能保持 3 ~ 4 天，-20℃ 以下冷冻、干燥则可保存较长时间，56℃、加热 30min 可使血清中大多数补体成分丧失活性，被称为补体灭活。所以补体活性检测标本应尽快地进行测定，以免补体失活。此外，机械振荡、紫外线照射、强酸、强碱、乙醇、蛋白酶、某些添加剂等多种因素均可使补体灭活。

五、补体的代谢

体内多种组织细胞均能合成补体蛋白，如肝细胞、巨噬细胞、肠黏膜上皮细胞及内皮细胞等，其中补体固有成分主要由肝细胞合成分泌、炎症部位补体成分主要由巨噬细胞合成分泌、C1 则主要由肠黏膜上皮细胞和内皮细胞产生。血清中补体蛋白占总蛋白 5% ~ 6%，其中以 C3 含量最高（1 ~ 1.3mg/ml），D 因子含量最低（1μg/ml），二者相差约千倍。各种属动物间血中补体含量也不相同，豚鼠血清中含有丰富的补体，故实验室多采用豚鼠血作为补体来源。补体的代谢率很快，血浆中的补体每天约更新 50%。在正常情况下，补体含量相对稳定，但在某些疾病时可有波动，因而对体液中补体水平的测定，或组织内补体定位观察，对一些疾病的诊断具有一定意义。

第二节　补体系统的激活与调控

在生理情况下，血清中大多数补体蛋白均以无活性酶前体形式存在。只有在某些激活物的作用下或在特定的固相表面，补体蛋白才依次被激活，产生一系列逐级放大的连锁反应（级联反应），表现出相应的生物学活性。

根据激活物及激活顺序的不同，补体激活过程分为：①经典激活途径，由抗原抗体复合物结合 C1q 启动激活的途径；②甘露聚糖结合凝集素激活途径（MBL 途径），由 MBL 结合至细菌而启动激活的途径；③旁路途径，由病原微生物等提供结合表面，直接激活 C3 开始的途径。每条途径一般都包括三个阶段，即识别、活化和效应阶段。三条激活途径在效应阶段具有共同的终末通路，即膜攻击复合物（membrane attack complex，MAC）的形成，并发挥溶解细胞效应。（图 37-1）

一、补体激活的经典途径

经典途径（classical pathway，CP）是从抗原 - 抗体复合物启动 C1 活化开始，该途径最先被人们所认识，称为经典途径，是抗体介导的体液免疫的主要效应形式。但在进化和抗感染免疫过程中，最先出现并发挥效应的是不依赖抗体的旁路途径和 MBL 途径，最后才是依赖抗体的经典途径。

（一）激活物

补体经典途径的主要激活物是 IgG1、IgG2、IgG3 和 IgM 类抗体与相应抗原形成的免疫复合物（immune complex，IC）。此外发现细菌脂多糖、某些病毒蛋白和 C 反应蛋白也能通过直接与 C1 大分子中 C1q 胶原样区结合的作用方式，启动补体经典途径活化。

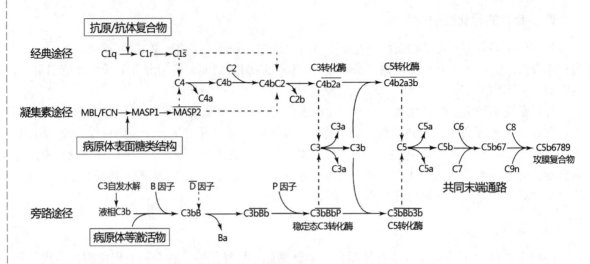

图 37-1 补体系统激活途径示意图

C1 活化是经典途径的始动环节。游离的抗体分子不能单独激活 C1，只有当抗体与抗原结合后，其 Fc 段构象发生改变，暴露出补体结合位点才能结合 C1q 的球形头部。一个 C1q 分子必须同时有两个以上的球形头部与 Ig 分子的补体结合点"桥联"结合后，才能被激活。IgM 分子是五聚体，有多个补体结合点，故单个 IgM 分子与抗原结合后即可激活 C1q 启动经典途径（图 37-2 A）。而 IgG 分子为单体，因此只有两个以上的 IgG 分子相互靠拢才能激活 C1q（图 37-2 B）。换言之，IgM 能比 IgG 更有效地活化补体。

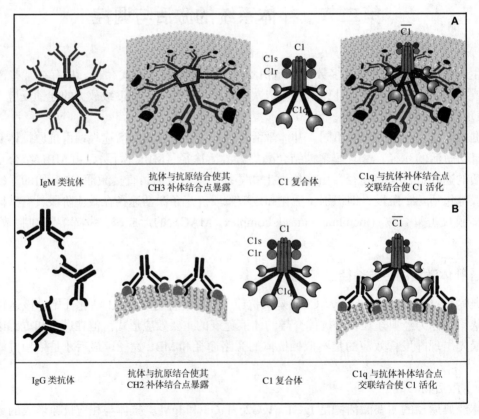

图 37-2 抗原 - 抗体（IgM，IgG）复合物活化 C1 示意图
A. 抗原 - 抗体（IgM）复合物活化 C1 示意图   B. 抗原 - 抗体（IgG）复合物活化 C1 示意图

（二）激活过程

参与经典激活途径的补体固有成分包括 C1 ～ C9，按照 C1 → C4 → C2 → C3 → C5 ～ C9 的顺序依次被激活，产生一系列生物学效应。激活过程的前两个阶段为：识别阶段（C1 酯酶的形成）和活化阶段（C3 转化酶与 C5 转化酶的形成阶段）。

1. 识别启动活化阶段　指从 C1q 识别免疫复合物至 C1 酯酶（即 C1s）形成的阶段。

C1 是由一个 C1q 分子与两个 C1r 及两个 C1s 分子依赖于 Ca^{2+} 结合组成的多聚体复合物（图 37-3）。其中 C1q 分子量最大，由 6 个相同的放射状排列的花蕾样亚单位聚合而成，其每一亚单位的氨基端呈束状聚拢，羧基端为球形头部，其中球形头部是 C1q 分子与 Ig 的补体结合位点（CH2/CH3）结合的部位。当 C1q 的两个或多个球形头部与 IC 中的 IgM 或 IgG 分子结合后，其 6 个亚单位的构象随即发生变化，导致 C1r 分子相互裂解，产生具有丝氨酸蛋白酶活性的小片段 $\overline{C1r}$，$\overline{C1r}$ 又可将 C1s 裂解成两个片段，其中小片段也具有丝氨酸蛋白酶活性，即 $\overline{C1s}$（C1 酯酶），活化的 $\overline{C1s}$ 可依次裂解 C4 和 C2。一旦形成 $\overline{C1s}$，即完成识别阶段。

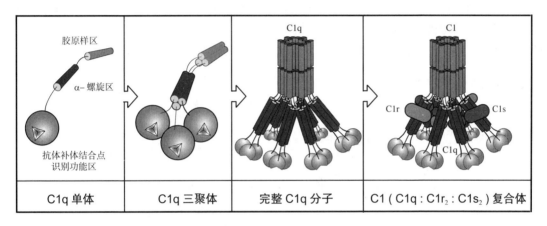

图 37-3　C1q 和 C1 大分子复合体结构示意图

2. 级联酶促反应阶段　是活化的 $\overline{C1s}$ 依次裂解 C4 和 C2，形成具有酶活性的 C3 转化酶（$\overline{C4b2a}$）和 C5 转化酶（$\overline{C4b2a3b}$）的过程（图 37-4）。

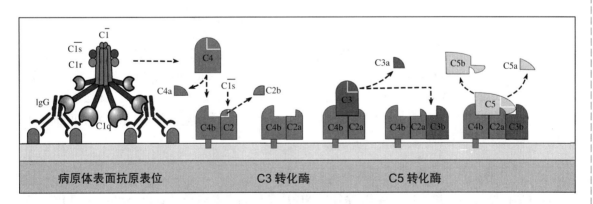

图 37-4　C1 活化和 C3/C5 转化酶形成示意图

C4 和 C2 都是 $\overline{C1s}$ 的底物。C4 先在 $\overline{C1s}$ 的作用下裂解成两个片段，其中小片段 C4a 释放入液相，大片段 C4b 则与膜相或 IC 结合。在 Mg^{2+} 存在的条件下，C2 可与结合着 C4b 的胞膜结合，随后也被 $\overline{C1s}$ 裂解成两个片段，小片段 C2b 进入液相，大片段 C2a 与 C4b 形成 C3 转化酶（$\overline{C4b2a}$）。C3 裂解是补体活化的中心事件，涉及所有 3 条途径。$\overline{C4b2a}$ 复合物中的 C4b 与 C3 结合，C2a 可水解 C3 形成 C3a 和 C3b 两个片段，小片段 C3a 进入液相，具有过敏毒素活性；大片段 C3b 中约 10% 可与细胞膜表面或与结合有 C3 转化酶（$\overline{C4b2a}$）的 Ig 分子以共价键结合，形成 $\overline{C4b2a3b}$ 复合物，即经典途径 C5 转化酶，进而裂解 C5，引起补体激活共同的末端效应。补体激活中大部分 C3b 很快与水分子反应，失去结合膜相的能力，而液相中的 C3b 可逐级降解为 C3c、C3d 和 C3dg 等片段，其中 C3d 参与适应性体液免疫应答的启动。

3. 膜攻击阶段　本阶段是补体激活过程中的最后一个反应阶段，可使某些病原体和细胞裂解破坏。三条补体激活过程在此阶段的反应过程完全相同，故称补体激活共同末端通路。该阶段 C5 转化酶使 C5 裂解为 C5a 和 C5b，此后不再有酶裂解的步骤，而是多种补体蛋白成分的聚合过程和补体蛋白变构，最终形成贯通细胞膜的攻膜复合体（MAC），最终导致细胞受损、细胞裂解的阶段。

具体过程简述如下：C5 被裂解为 C5a 和 C5b，C5a 释于液相，C5b 结合于细胞表面，依次与 C6、C7 结合形成 C5b67 复合体后，开始有亲膜性，可插入细胞膜脂质双层中，然后再作为 C8 高亲和力的膜受体与 C8 结合，形成 C5b678 复合体，从而牢固附着于细胞表面。此时，C8 构象发生改变可在细胞膜上造成裂痕，并促进 C9 的结合和聚合。当 12 ～ 19 个分子的 C9 加入联结后，便构成 C5b6789n 巨分子复合体，即完整的、具有活性的 MAC（图 37-5）。

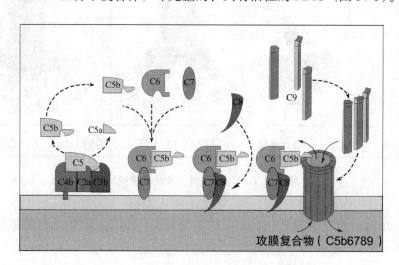

图 37-5　攻膜复合体（MAC）结构示意图

MAC 在功能上作为一个整体，发挥溶解细胞作用。电镜所见 MAC 多聚体特征性结构为：中空的多聚 C9 插入靶细胞膜脂质双层，形成内径约 10nm 的亲水性管道结构。MAC 允许小分子、离子及水分等小的可溶性分子自由进出细胞，而蛋白质类大分子却不能通过，这样造成细胞内电解质外流，水分子内流，最终导致细胞肿胀破裂而溶解。此外，也可使致死量钙离子向细胞内被动弥散，最终导致细胞死亡。

二、补体激活的甘露聚糖结合凝集素激活途径

甘露聚糖结合凝集素途径（MBL 途径或 MP）又称凝集素途径（lectin pathway，LP），与经典途径的激活过程相类似，只是识别阶段有所不同。它不依赖于抗体的形成，因而在感染的早期就能发挥免疫防御效应。

（一）激活物

病原微生物（如某些真菌、病毒、细菌）以及寄生虫表面的糖结构（如甘露糖、岩藻糖及 N- 乙酰葡糖胺等）是 MBL 途径主要激活物。由于脊椎动物细胞表面的相应糖结构均被其他成分覆盖故不能启动 MBL 途径。借此，MBL 途径得以识别"自身细胞"和"非己病原微生物"。

（二）激活过程

正常人血清中 MBL 水平极低，在病原微生物感染的早期，体内吞噬细胞活化产生大量细胞因子引起炎症反应，并刺激肝细胞合成、分泌急性期蛋白（如 MBL 和 C 反应蛋白），使血浆 MBL 水平明显升高。

MBL 是一种结构及作用类似于 C1q 的蛋白（图 37-6），在血浆中 MBL 与两个丝氨酸蛋白酶（MBL associated serine protease，MASP）分子结合形成复合体。MBL 可通过其羧基端糖识别区的球状结构与病原微生物表面的甘露糖残基 / 果糖残基等结合，导致其分子构象发生改变，继而使与之相连的 MASP 活化。MASP 主要有两类 MASP-1、MASP-2：①活化的 MASP-2 的生物学活性与活化的 C1s 类似，可水解 C4 和 C2，继而形成经典途径 C3 转化酶（$\overline{C4b2a}$），其后的反应过程与经典途径相同（图 37-7）。②MASP-1 可直接裂解 C3，形成旁路途经 C3 转化酶（$\overline{C3bBb}$），参与并加强旁路途径正反馈环。因此，MBL 途径可交叉促进经典途径和旁路途经。

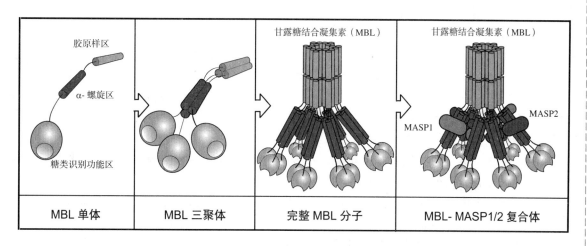

图 37-6　MBL 及 MBL-MASP1/2 复合体的结构示意图

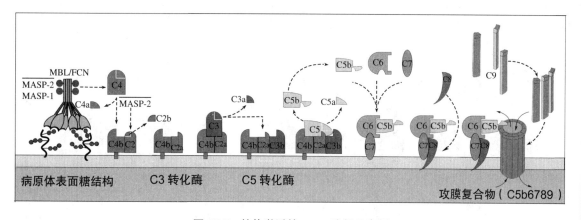

图 37-7　补体激活的 MBL 途径示意图

三、补体激活的旁路途径

旁路途径（alternative pathway，AP）是指不经 C1、C4、C2，在 B 因子、D 因子、P 因子的参与下，直接从 C3 激活开始，然后完成 C5 ～ C9 的激活过程。由于它是在经典途径之后被发现的，故又称第二途径，亦称备解素途径或替代途径。

（一）激活物

旁路途经的"激活"与 IC 无关。某些病原菌的肽聚糖、革兰氏阴性菌的脂多糖、葡聚糖、酵母多糖、凝聚的 IgG4 和 IgA 等及其他哺乳类动物细胞均可直接"活化"旁路途经，这些成分实际上提供了使补体激活级联反应得以进行的接触表面。此激活方式不通过 C1q 活化，也不依赖于抗体，因此在感染早期即可参与机体防御反应。

（二）激活过程

1. 准备阶段　生理情况下，体内 C3 可被血清蛋白酶持续地低水平裂解，产生少量 C3b。C3 裂解后，其分子极不稳定，可与细胞表面蛋白或多糖结合。而存在于液相的 C3b 会被快速水解灭活。

在 Mg^{2+} 存在下，固相（如微生物或外源性异物）表面的 C3b 可与 B 因子（factor B，fB）结合成 C3bB，血清中 D 因子（factor D，fD）可将结合于 C3b 的 B 因子裂解成 Ba 和 Bb。Ba 游离于液相中，Bb 仍与 C3b 结合形成 C3bBb，即旁路途径 C3 转化酶（$\overline{C3bBb}$）。但此时的 C3 转化酶不稳定，极易被 H 因子和 I 因子迅速降解而灭活。因此，经典途径所产生或自发产生的 C3b 为旁路途经的激活提供了必要的基础条件，在无激活物存在时，它们并不能进一步激活补体后续成分。一旦出现相关接触表面，旁路途径即被激活。

2. 激活阶段　C3 是启动旁路途径的关键分子。当有旁路途径激活物存在时，生理状态下形成的 C3b 和 C3bBb 可通过与细菌脂多糖等结合而受到保护，不易被灭活，C3bBb 还可与血清中的备解素（properdin，P 因子，fP）结合形成更稳定的 C3bBbP 复合物。稳定的 $\overline{C3bBbP}$ 亦可裂解 C3 产生更多的 C3b 分子，反过来，C3b 停留于同一细胞表面形成更多的 C3 转化酶。可见 C3b 既是 C3 转化酶的组成成分，又是 C3 转化酶的作用产物。这样就可有效地放大补体系统的作用，这种状态称为旁路途径的正反馈放大机制。

实际上，由经典途径产生的 C3b 也能激发旁路途径，同时旁路途径 C3 转化酶对经典途径补体的活化也是一种放大机制。

旁路途径 C3 转化酶能使大量 C3 裂解，产生的 C3b 分子可沉积于邻近的细胞表面，并与 $\overline{C3bBb}$ 和 $\overline{C3bBbP}$ 结合，形成新复合物 $\overline{C3bBb3b}$（或 $\overline{C3bnBb}$）和 $\overline{C3bnBbP}$，即为旁路途径的 C5 转化酶，进一步裂解 C5，引起共同的末端效应（图 37-8）。

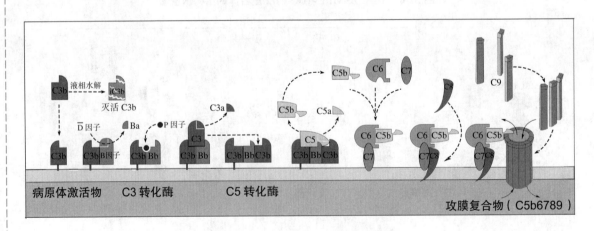

图 37-8　补体激活的旁路途径示意图

四、补体激活途径的比较

上述补体激活三条途径虽起点各异，但又密切相关，见图 37-1。三条途径都以 C3 活化为中心，均具有共同的终末通路。旁路途径和 MBL 途径均不依赖于特异性抗体的形成，微生物细胞壁脂多糖等或炎症早期急性期蛋白即可直接激活补体，因此当初次微生物感染或感染的早期，在特异性抗体尚未产生或量很少的情况下，旁路途径和 MBL 途径即发挥免疫防御作用，从而为未免疫个体提供抵抗病原体感染的能力。但对于依赖于特异性抗体产生才能激活的经典途径，则在感染后期（或恢复期）或抵抗相同病原体第二次入侵才发挥作用，因此，成为体液免疫效应机制之一,三条途径的比较见表 37-2。

表 37-2　补体三条激活途径的比较

	经典途径	旁路途经	MBL 途径
激活物	抗原 - 抗体复合物、DNA、β 淀粉蛋白多肽、LPS 等	微生物颗粒或外源性异物	病原体表面特殊糖结构(甘露糖、岩藻糖等)
识别分子	C1q	无	MBL 或 C 反应蛋白
参与成分	C1 ~ C9	C3、C5 ~ C9、fB、fD、fP	除 C1 外所有补体固有成分
所需离子	Ca^{2+}、Mg^{2+}	Mg^{2+}	Ca^{2+}、Mg^{2+}
C3 转化酶	*C4b2a*	*C3bBb*	*C4b2a*、*C3bBb*
C3b 正反馈环	无	有	有
C5 转化酶	*C4b2a3b*	*C3bBb3b*	*C4b2a3b*、*C3bBb3b*、*C3bnBbP*
作用	适应性体液免疫的效应机制之一	固有免疫	固有免疫
意义	参与感染后期或二次感染防御机制	早期抗感染	早期抗感染

五、补体激活的调控

补体激活是一种高度有序的级联放大反应,并且作用无特异性,其结果是溶解细胞和引起炎症反应,在正常生理情况下这是机体的保护性反应。但失控的补体激活可使大量补体成分无益的消耗、产生剧烈的炎症反应以及造成机体自身组织细胞的病理性损伤。所以,补体的激活必须受到严密的调控,这是维持机体自身稳定的重要保证之一。补体的调控主要通过补体系统中某些成分的自身衰变以及多种灭活因子和抑制物的调节作用来实现。

(一)补体自身衰变的调节

绝大多数补体蛋白以无活性的酶原存在,被激活的补体蛋白半衰期一般仅为几秒钟到数分钟,或若未及时与靶细胞膜结合,即迅速衰变失活,成为级联反应重要的自控机制。例如,C2b 自行衰变,限制了后续补体成分的连锁反应;C5b 也易于自行衰变,影响 C6 ~ C9 与细胞膜的结合。而补体裂解片段 C4b、C3b、C5b 必须立即与细胞膜结合才能产生激活的级联反应,若单独游离存在,会很快衰变失活;旁路途径的 C3 转化酶只有结合在特定的细胞或颗粒表面才具有稳定性。因此,人体血液中的补体成分不会发生过强的自发性激活反应。

(二)调节蛋白的调节

体内存在众多的补体调节因子,可与不同的补体成分作用,使补体的激活与抑制维持着精细的平衡,既防止对自身组织造成损害,又能有效杀灭外来微生物。调节蛋白的缺失往往与某些疾病的发生密切相关。根据存在部位不同,将补体调节因子分为两大类:血浆中的补体调节蛋白和位于细胞表面的膜结合补体调节蛋白。

1. 血浆中的补体调节蛋白

(1) C1 抑制物(C1 inhibitor,C1INH):是血浆中一种分子量为 104KD 的单链糖蛋白。在经典途径激活过程中,C1 抑制物能被 $\overline{C1s}$ 裂解,其裂解产物能与活化 C1 大分子中 C1r₂-C1s₂ 不可逆地共价结合,形成稳定的复合物,而使其失去酯酶活性(图 37-9);也可与活化的 MASP 结合使之失活,不再裂解 C4、C2,从而阻断经典和 MBL 途径的 C3 转化酶的形成,从而阻断后续补体成分的反应。遗传性 C1INH 缺陷患者,因 C1 不能被抑制,激活 C4、C2 后产生过多补体小片段,发挥激肽样作用,可增强血管通透性,因此患者发生以面部为中心的皮下血管性水肿。

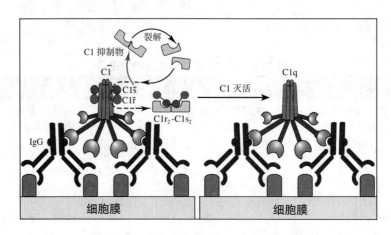

图 37-9　C1 抑制物对活化 C1 灭活示意图

（2）C4 结合蛋白（C4-binding protein，C4bp）：①能与 C2 或 B 因子竞争结合 C4b 或 C3b，抑制 C3 转化酶（$\overline{C4b2a}$ 或 $\overline{C3bBb}$）形成，即经典 / 凝集素或旁路途径 C3 转化酶的形成；②可将 C2a 从 $\overline{C4b2a}$ 复合物中置换解离，使经典 / 凝集素途径 C3 转化酶衰变失活；③可作为 I 因子的辅助因子，与 C4b 或 C3b 结合后促进 I 因子对 C4b 或 C3b 的裂解作用。

（3）H 因子：能与 B 因子或 Bb 竞争结合 C3b，抑制旁路途径 C3 转化酶（$\overline{C3bBb}$）的形成，可取代 C3 转化酶中的 Bb 使其衰变失活，并可促进 I 因子对 C3b 的裂解。

（4）I 因子：又称 C3b 灭活因子，具有丝氨酸蛋白酶活性，能在 C4 结合蛋白、H 因子和膜辅助蛋白的辅助下，使液相中或膜结合的 C3b、C4b 裂解失活，从而抑制经典途径和旁路途径 C3 转化酶（$\overline{C4b2a}$）的形成，又能抑制已形成 $\overline{C4b2a}$ 的活性。

（5）S 蛋白（S protein，SP）：又称攻膜复合物抑制因子，能与 C5b67 结合，使其丧失与细胞膜结合的能力，阻止 MAC 复合物的形成，从而保护细胞不被破坏。

2. 膜结合补体调节蛋白

（1）膜辅助蛋白（membrane cofactor protein，MCP，即 CD46）：广泛分布于白细胞、血小板、上皮细胞、造血细胞、成纤维细胞和其他组织细胞表面，可作为辅助因子，促进 I 因子对 C3b 和 C4b 的裂解灭活，从而抑制经典 / 凝集素途径和旁路途径 C3 转化酶的形成，避免自身组织细胞因补体的激活而受到损伤。

（2）衰变加速因子（decay accelerating factor，DAF）：广泛分布于外周血细胞、内皮细胞和各种黏膜上皮细胞表面，与 C2 和 B 因子竞争结合细胞膜上的 C4b、C3b，抑制经典途径和旁路途径的 C3 转化酶，并可促进其衰变失活，这种抑制作用仅限于直接结合细胞膜上的 C3 转化酶；亦可将 C2a 或 Bb 从细胞膜上瞬间形成的 $\overline{C4b2a}$ 或 $\overline{C3bBb}$ 复合物中置换解离，使经典 / 凝集素或旁路途径 C3 转化酶衰变失活，从而保证自身组织细胞不因补体激活而受到损伤。

（3）保护素：又称膜反应性溶解抑制因子，广泛表达在血细胞、内皮细胞和上皮细胞等多种组织细胞表面，能与 C5b67、C5b678、C5b6789 复合物结合，阻止 MAC 的组装，令膜结合的 MAC 释放而成为可溶性 MAC，使之丧失溶解细胞作用，保护自身组织细胞不被破坏。

（4）补体受体 1（CR1，也是 C3b 受体）：广泛表达于红细胞和有核细胞表面，类似 DAF 的作用，能与 C2 和 B 因子竞争结合细胞膜上的 C4b、C3b，抑制 C3 转化酶的形成。CR1 亦是 I 因子的辅助因子，可促进 I 因子对 C4b 和 C3b 的裂解灭活。

第三节　补体的生物学功能

补体是体内具有多种生物学作用的免疫效应系统与放大系统，不仅参与非特异性免疫防御反应，也参与特异性免疫反应。补体系统的生物学作用主要表现在以下两个方面：①补体在细胞表面激活并形成 MAC，介导细胞溶解；②补体裂解片段介导的生物学效应。

一、补体介导的溶菌、溶解病毒及溶解细胞作用

补体系统通过三条途径激活，最后均在靶细胞表面产生 MAC 并介导细胞溶解，其机制为：① MAC 可形成跨膜的亲水性孔道，使细胞内外渗透压失衡，最终导致细胞溶解；②细胞膜上形成的大量 MAC 与磷脂结合可引起脂质双层膜全面崩解，此效应是裂解有包膜病毒的重要机制。因此溶膜效应参与了：①抗细菌（主要是 G⁻ 细菌）、抗病毒（有包膜病毒如流感病毒、HIV 反转录病毒）及抗寄生虫效应，是机体抗感染的重要防御机制之一；②机体抗肿瘤免疫学效应；③某些病理情况下使自身细胞溶解，引起组织损伤和疾病（如自身免疫性疾病）。

二、调理吞噬作用

补体裂解片段 C3b、C4b 和 iC3b 等是一类非特异性调理素，可与细菌、病毒等颗粒性物质结合，从而促进吞噬细胞对其吞噬杀伤或清除作用，称为补体的调理作用。其机制为：以 C3b 等片段为"桥梁"，通过片段的 N 端断裂端与靶细胞（或免疫复合物）结合；再通过 C 端与有相应受体的吞噬细胞（单核-巨噬细胞、中性粒细胞等）结合，从而有利于吞噬细胞进行吞噬。调理吞噬作用可能是机体抗细菌、真菌感染的主要机制之一。

三、炎症介质作用

某些补体活性片段具有炎症介质作用，主要表现为过敏毒素作用、激肽样作用和趋化作用。

1．过敏毒素作用　C5a、C3a、C4a 作为过敏毒素，可与肥大细胞和嗜碱性粒细胞表面相应受体结合，促发其脱颗粒，释放出组胺、白三烯等一系列生物活性物质，造成血管扩张，毛细血管通透性增加，平滑肌收缩等，从而介导局部炎症反应。其中 C5a 的作用最强，C4a 作用最弱。

2．激肽样作用　C2b、C4a 使血管通透性增加，引起炎性渗出和水肿，具有激肽样作用。

3．趋化作用　C5a、C3a 等对中性粒细胞具有强烈的趋化作用，可促使中性粒细胞与血管内皮细胞黏附并使之外渗进入炎症部位有效发挥抗感染免疫作用。

在正常情况下，上述由补体片段引发的急性炎症反应仅发生于外来抗原侵入的局部，从而促进机体对抗原物质的清除。但有时补体介导的炎症反应也可能对自身组织造成损害。

四、清除免疫复合物作用

血循环中随时都可能形成少量 IC，若形成中分子量循环 IC 则可能沉积于血管壁，通过激活补体而导致炎症反应，并造成周围组织损伤。补体参与清除循环 IC，借此保持机体自身的稳定。其机制为：

1．抑制 IC 形成或溶解已形成的 IC　补体结合于 Ig 的 Fc 段可在空间上干扰 Fc 段间相互作用，从而抑制新的 IC 形成，或使已形成的 IC 解离。

2．通过免疫黏附而清除 IC　循环 IC 激活补体后，产生大量的 C3b 可介导免疫黏附，使 IC 结合于表达 C3b 受体的红细胞与血小板等，随血流运送至肝、脾，从而利于吞噬细胞捕获与吞噬清除，此现象也称为免疫黏附作用。由于红细胞数量巨大，故成为清除 IC 的主要参与者。此

外中性粒细胞、单核细胞也具有此功能。

五、免疫调节作用

补体可通过以下几个环节对免疫应答发挥调节作用：①补体参与免疫应答的诱导，如 C3 可参与网罗、固定抗原，通过与 APC 上的 CR1 及 CR2 受体结合，使抗原易被 APC 处理和提呈；C3d 结合于 IC，可诱导 APC 表达共刺激分子。②补体参与适应性免疫应答的活化与增殖，补体成分可作用于多种免疫细胞，调节免疫细胞增殖分化，如抗原 -C3d 复合物与 B 细胞表面 BCR 和 BCR 辅助受体（CD21/CD19/CD81 复合物）中 CD21（C3dR）交联结合，可促进 B 细胞活化。③补体参与调节多种免疫细胞效应功能，如 C3b 与杀伤细胞结合可增强其 ADCC 效应。④补体参与免疫记忆，滤泡树突细胞表面 CR1 和 CR2 可将 IC 固定于生发中心，从而诱生和维持记忆性 B 细胞，见表 37-3。

表 37-3　补体的生物学功能

功能	补体成分	机制
溶细胞作用	C5 ~ C9	形成 MAC 溶解靶细胞
调理作用	C3b、C4b	与细菌等颗粒性抗原结合后，再与吞噬细胞结合，促进吞噬细胞的吞噬作用
清除免疫复合物	C3b	与 Ig 分子结合，抑制 IC 形成，并可通过免疫黏附作用清除免疫复合物
过敏毒素作用	C3a、C4a、C5a	刺激肥大细胞释放组胺等生物活性介质，使血管扩张、毛细血管通透性增加、平滑肌收缩
趋化作用	C5a	吸引中性粒细胞聚集，并促进其吞噬杀伤作用
激肽样作用	C2b	小血管扩张、通透性增加、引起炎性充血水肿
免疫调节作用	C3b、CR1	参与抗原呈递、促进免疫细胞增殖分化、参与免疫细胞发挥免疫效应

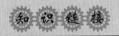

热爱"环保"的红细胞

当发生各种反复感染、肿瘤或自身免疫性疾病时，机体会呼唤一群默默无闻的清洁工——红细胞。红细胞表面有 C3bR，占血循环中 C3b 受体总数的 95% 以上。抗原 - 抗体复合物与补体 C3b 结合后，可黏附于红细胞，再将其运送到肝、脾进行清除，这一现象称为"血细胞免疫黏附作用"。某些病毒在体内也能黏附于红细胞，从而被吞噬消灭。当癌细胞表面结合有抗体与补体时，则可通过红细胞表面的 C3b 受体，使癌细胞黏附于红细胞，故容易被吞噬细胞捕捉与吞噬，从而防止癌细胞的转移与扩散。由于血液中红细胞数量远多于白细胞，因此，血循环中的抗原 - 抗体复合物遇到红细胞比遇到白细胞的机会多 500 ~ 1 000 倍。所以，红细胞清除免疫复合物等"垃圾"的特性是白细胞和淋巴细胞所不及的。红细胞的免疫功能可以看作机体抗感染的重要免疫因素之一。

第四节　补体系统异常与疾病

正常人血清中各补体成分含量相对稳定，在某些遗传缺陷或病理状态下，血清补体含量或活性可能出现异常，通过检测血清补体含量和活性可反映机体的免疫功能状态及与某些疾病的相关性。血清补体异常通常包括补体遗传缺陷、补体含量增高和补体含量降低三种情况。

一、遗传性补体缺陷

几乎所有补体组分都可发生遗传缺陷，使补体系统不能激活，导致患者对病原体易感，并因体内 IC 清除障碍而出现 IC 相关的自身免疫病。

（一）补体固有成分的缺陷

一般补体经典激活途径成分缺陷易发生严重的细菌感染和自身免疫病，风险依次是 C1q ＞ C4 ＞ C2 ＞ C3，尤其是易感化脓性细菌及脑膜炎球菌；AP 成分和末端通路 C5 ～ C9 成分缺陷患者易反复患奈瑟球菌属细菌的感染；LP 成分缺陷者对各种病原体易感，其自身免疫病发病率增高。例如，C3 遗传缺陷者对化脓性有荚膜细菌（如金黄色葡萄球菌、肺炎球菌及奈瑟球菌）易感，常反复发生肺炎、菌血症或脑膜炎。几乎所有 C1q 缺陷患者均患 IC 相关疾病，常见系统性红斑狼疮、盘状狼疮、肾小球肾炎或血管炎。

（二）补体调节分子缺陷

补体调节蛋白缺陷可导致补体激活异常，并参与某些疾病的发生。

1. C1 抑制物缺陷　C1 抑制物缺陷，使 C1 酯酶持续水解 C4 和 C2，产生过多的 C2b，C2b 具有激肽样活性，使血管扩张、毛细血管通透性增高，出现广泛的皮肤黏膜水肿，称遗传性血管神经性水肿。该病为常染色体显性遗传病，临床特征为反复发作的局限性皮肤和黏膜水肿，常波及胃肠道和咽喉等处。若水肿发生在胃肠道，可引起腹痛、恶心、呕吐或腹泻；若发生在咽喉部，则因咽喉水肿阻塞气管而窒息，严重者危及生命。

2. I 因子缺陷　由于 I 因子缺陷，加上旁路途径的 C3b 正反馈放大作用，使 C3 转化酶生成失控，血清中 C3 被大量裂解，导致血液中 C3 含量极度减少。C3 是经典途径和旁路途径的枢纽，体内缺乏 C3，必定大大降低补体介导的调理吞噬和溶菌作用。因此，患者的抗感染能力显著下降，易反复发生严重的细菌（特别是化脓性细菌）感染。此外，血浆 C3 被完全耗竭，影响循环免疫复合物的清除，故患者常伴有肾小球肾炎。

3. 膜结合补体调节蛋白缺陷　可发生阵发性睡眠性血红蛋白尿，此类患者的红细胞和其他细胞不表达膜结合补体调节蛋白，使自身细胞表面 C3 转化酶及 MAC 的形成失控，导致自身细胞细胞膜失去保护，易遭补体攻击而溶解破坏。红细胞对膜结合补体调节蛋白的缺乏特别敏感，因此出现反复发作的血管内溶血、全血细胞减少、血红蛋白尿、持久性贫血。

二、补体含量增高

补体含量增高主要见于：①传染性疾病患者早期可发生补体含量代偿性增高，但在急性期或病情危重时补体活性往往降低；②某些恶性肿瘤患者血清补体如 C2、C3、C4 的升高及总量可比正常人高 2 ～ 3 倍，其意义尚不清楚。③急性病毒性肝炎、心肌梗死、糖尿病甚至正常妊娠时，也可观察到补体值的增高。

三、补体含量降低

血清补体总量低于正常值者，称为低补体血症。主要见于以下情况：①补体消耗增多，如系统性红斑狼疮（SLE）、血清病、链球菌感染后肾小球肾炎、自身免疫性溶血性贫血、类风湿性关节炎等自身免疫病患者及移植排斥反应等；②补体大量丢失，见于外伤、大面积烧伤患者、手术、大失血的患者及肾病综合征患者；③补体合成不足，见于肝疾病患者如肝硬化、慢性活动性肝炎和急性重症肝炎或营养不良的患者。

本章小结

1. 补体是存在于人和脊椎动物血清、组织液和细胞膜表面的一组经活化后具有酶活性的蛋白质，包括多种可溶性蛋白、膜结合蛋白和补体受体等，故称补体系统。

2. 补体必须被激活后才能发挥其生物学活性，其激活途径有三条：以抗原-抗体复合物为激活物的经典途径；通过病原微生物的脂多糖、酵母多糖、凝聚的IgA/IgG4等激活的旁路途径；由MBL介导的MBL激活途径。补体激活途径中的关键环节是C3转化酶和C5转化酶的形成，补体被激活后形成的MAC能发挥溶菌、溶解细胞效应，此外，激活过程中产生的各活性片段也可发挥多种生物学功能，包括：调理作用，清除免疫复合物，炎症介质作用，免疫调节作用等。补体的激活受多种机制的调节，以保证在不损伤自身组织细胞的情况下，辅助免疫细胞和其他免疫分子发挥对机体有利的抗感染作用。

3. 血清中各补体成分的含量相对稳定，在某些遗传性疾病或病理状态下，血清补体含量可出现异常（如含量增高或降低），这与机体的免疫功能或某些疾病状态密切相关。

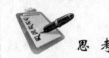

思考题

1. 补体三条激活途径有何不同？
2. 补体在抗感染免疫中有何作用？

（赵晋英）

第三十八章　主要组织相容性复合体

学习目标

通过本章内容的学习，学生应能：
1. 掌握：MHA、MHC、HLA、HLA复合体的概念；HLA-Ⅰ类分子、HLA-Ⅱ类分子的结构、分布和主要生物学功能。
2. 熟悉：HLA复合体的基因结构；HLA复合体的遗传特性。
3. 了解：HLA的医学意义。

在人或同种不同品系动物个体间进行组织器官移植时，可因两者组织细胞表面同种异型抗原存在差异而发生移植排斥反应。这种代表个体特异性的引起移植排斥反应的同种异型抗原称为组织相容性抗原或移植抗原。人和哺乳动物的组织相容性抗原均十分复杂，但有一组起决定性作用，能够诱导迅速而强烈的移植排斥反应，称为主要组织相容性抗原（major histocompatibility antigen，MHA），其余的称为次要组织相容性抗原。

编码 MHA 的基因是一组呈高度多态性的紧密连锁的基因群，称为主要组织相容性复合体（major histocompatibility complex，MHC）。MHC 编码的蛋白质即 MHA，又称为 MHC 分子。不同动物的主要组织相容性抗原系统有不同的命名，如小鼠的 MHC 分子称为 H-2 抗原，小鼠的 MHC 称为 H-2 复合体，位于 17 号染色体上。人的 MHC 分子因最先在外周血白细胞表面发现，且在白细胞表面含量最高，故称为人类白细胞抗原（human leucocyte antigen，HLA），编码 HLA 的基因即称为 HLA 复合体。主要组织相容性抗原系统广泛分布于人或动物有核细胞表面，其化学成分是脂蛋白或糖蛋白。

对 MHC 的研究和认识是免疫学发展中重要里程碑之一。MHC 是免疫细胞识别自我和非我的关键组成分子，它不仅可以决定免疫应答的类型，也是决定免疫应答结局的关键。同时，MHC 的研究也开创了免疫遗传学的新领域。MHC 分子在种系中的高度复杂性特征成为人们探索疾病发生发展的重要线索之一。

本章主要介绍人的 HLA 复合体及其编码的 HLA 分子。

第一节　人类 HLA 复合体基因结构及遗传特性

人的 HLA 复合体位于第 6 号染色体的短臂上，长度约为 3600kb，共有 224 个基因座位，其中有 128 个功能性基因（有产物表达），其余基因座位上的基因有些是伪基因，有些是功能不明的基因。根据基因座位在染色体上的位置及其编码产物结构和功能的不同，可将整个复合体的基因分成三类：Ⅰ类、Ⅱ类和Ⅲ类基因区（图38-1，彩图见书后）。由于近年来大量非经典MHC基因的发现，也可根据编码产物的功能将HLA基因分为两类，一是经典的HLA基因，编码产物直接参与抗原的提呈和T细胞的分化发育，具有高度的多态性。包括传统的Ⅰ类和Ⅱ类基因，此为本章介绍的重点。二为免疫功能相关基因，包括传统的Ⅲ类基因和最近确认的非经典的Ⅰ类和Ⅱ类基因，主要参与调控固有性免疫应答，不显示或仅显示有限的多态性。

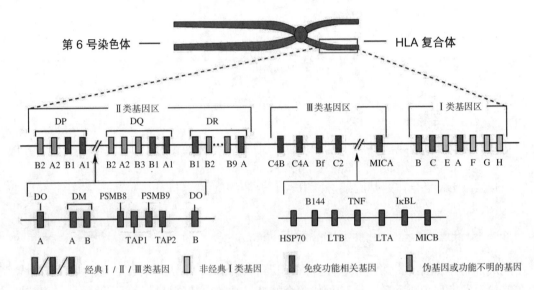

图38-1　HLA复合体基因结构示意图

一、HLA Ⅰ类基因区

经典Ⅰ类基因区位于着丝点的远端，主要包括HLA-B、C、A三个经典的基因座位和非经典的HLA-E、F、G、H、K和I等基因位点。经典的HLA-A、B、C每个基因座位上存在多个等位基因，具有高度多态性；编码HLA Ⅰ类分子的重链（α链）。

二、HLA Ⅱ类基因区

经典Ⅱ类基因区位于着丝点的近端，是结构最为复杂的一个区，主要由DP、DQ、DR三个亚区和介于DP、DQ亚区之间与抗原加工提呈有关的免疫功能相关基因。HLA-DP、DQ、DR每个亚区又包含两个或两个以上的功能性基因座位，分别编码分子结构相似但抗原特异性不同的α链和β链；其中有些基因座位上的基因是伪基因。免疫功能相关基因包括抗原加工相关转运物（transporter associated with antigen processing，TAP）基因、HLA-DM基因、HLA-DO基因等，这些基因产物主要参与内、外源性抗原的加工处理与提呈转运。

三、HLA Ⅲ类基因区

HLA Ⅲ类基因区位于Ⅱ类与Ⅰ类基因区之间，是基因分布密度最为集中的一个区域，其产物不是经典的HLA分子，所编码的已知功能的蛋白很大一部分属于分泌蛋白，主要包括血清补体成分的编码基因，编码产物为补体C2、C4、Bf等成分；炎症相关基因如肿瘤坏死因子基因家族、热休克蛋白基因家族、转录调节基因或类转录因子基因家族等，编码产物作为促炎细胞因子主要参与炎症反应，具有抗病毒感染、抗肿瘤作用。

四、HLA 复合体的遗传特性

（一）高度的多态性

HLA 复合体是迄今为止人体最复杂的基因系统，呈高度多态性。所谓多态性是指在随机婚配的群体中，一个基因座位可存在多个等位基因，编码多种基因产物的现象。对个体而言，一个基因座位最多只能有两个等位基因，它们分别来自父、母双方的同源染色体上。对群体而言，一个基因座位存在着多个等位基因，称为复等位基因。因此多态性是针对群体而言，反映了群体中不同个体，同一基因座位上基因存在的差别。其产生的主要原因是 HLA 复合体不是一个基因，而是一群紧密连锁的基因，具有多基因座位，并且每个基因座位上又有多个复等位基因。至 2012 年 10 月 HLA 复合体各基因座位已发现正式命名的复等位基因数达 8712 个（表 38-1）。基因多态性在基因组序列上的变异往往和个体对疾病易感性与抵抗力、疾病临床表现多样性以及不同个体对药物反应性等现象有关。

表 38-1　HLA 各基因座位的等位基因数（截至 2012 年 10 月）

经典 I 类基因			经典 II 类基因						
基因座	A	B	C	DRA	DRB1	DRB3	DQA1	DQB1	DPA1	DPB1
基因数	2132	2798	1672	7	1196	58	49	179	36	158

（二）共显性表达

HLA 复合体上的等位基因没有显性基因和隐性基因的区别，均有相应的产物表达出来。只有纯合子个体才仅表达一种基因产物，但由于 HLA 复合体的高度多态性，因此纯合子出现的可能性非常小，大部分个体均为杂合子，同时表达两种基因产物，共显性表达进一步增强了人群中 HLA 表型的多样性。

HLA 复合体及其表型的高度多态性具有重要的意义：①使种群具有极大的基因储备，保证在群体水平上能应对环境的变化，抵御各种病原体的侵袭，利于种群的生存与延续。② HLA 复合体的高度多态性决定了 HLA 分子的高度多态性，从而使不同个体即使对同一种抗原的应答能力也存在差异，控制着机体针对特定抗原的入侵能否应答及应答的强度。③给人类在进行器官移植时选择适宜的供者造成困难，在无血缘关系的个体中找到 HLA 型别相似的供者相当困难，因此建立和扩大 HLA 基因库，有助于在无关人群中发现并筛选出适合的供体，推动器官移植工作的开展。④可以作为个体身份识别的依据，在亲子鉴定和法医学鉴定中起着重要作用。

（三）单元型遗传

同一条染色体上 HLA 诸基因座位上等位基因的组合称为单元型。单元型遗传是指同一染色体上等位基因极少发生同源染色体交换，通常 HLA 单元型作为一个完整的单位由亲代遗传给子代，子代的一个单元型来自父亲，另一个则来自母亲（图 38-2）。体细胞中一对同源染色体上 HLA 单元型的组合称为 HLA 基因型。人是二倍体生物，因此在同胞兄弟姐妹之间两个单元型完全相同或完全不同的概率均为 1/4；一个单元型相同的概率为 1/2。而子代总有一个单元型与父亲相同，也总有一个单元型与母亲相同。这就

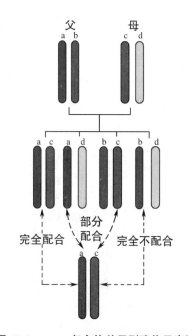

图 38-2　HLA 复合体单元型遗传示意图

决定了在进行器官移植时应该首先从直系亲属中选择移植供体，并且通过检测 HLA 基因型别可以作为亲子鉴定的依据。

（四）连锁不平衡

HLA 复合体具有多基因座位，如各座位的基因随机组合构成单元型，则该单元型出现的频率应等于各基因频率（基因频率是指某等位基因与该座位中全部等位基因的比例）的乘积，但实际上 HLA 各基因并不完全随机地组成单元型。如我国北方汉族人口 DRB1*0901 的基因频率是 15.6%，DQB1*0701 的基因频率是 21.9%，两者同时出现在一个单元型的随机频率为 3.4%（0.156*0.219），然而两者出现在一个单元型的实际频率为 11.3%，为理论值的 3.3 倍。这种两个或两个以上基因座位上的等位基因，同时出现在一个单元型上的实际频率，高于其随机出现的频率，称为连锁不平衡。某些基因或单元型在不同种族或地区人群的频率分布有明显差异，因此 HLA 基因型可作为人种种群基因结构的一个重要特征，在人类学研究中可为探讨人类的起源和迁移提供有用的资料，也为某些疾病的发病、诊断和治疗提供新的研究方向。

第二节　HLA 的分子结构与分布

一、HLA Ⅰ类分子结构与分布

（一）HLA Ⅰ类分子的结构

Ⅰ类分子是由非共价键连接的两条肽链组成的异二聚体糖蛋白（图 38-3）。其中一条称为重链或 α 链，是人类 6 号染色体 HLA Ⅰ类基因编码的多态性跨膜糖蛋白，分子量约为 45kD，有胞外区、跨膜区和胞内区组成，胞外部分有三个球形功能区（α_1、α_2、α_3）；另一条为轻链或称 β2 微球蛋白（β2m），分子量约为 12kD，是人类第 15 号染色体基因编码产物。

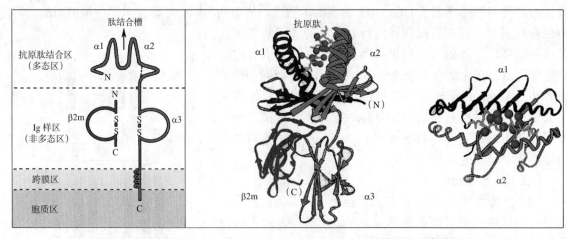

分子结构示意图　　　　　　　　立体结构示意图

图 38-3　HLA Ⅰ类分子结构示意图

1. 抗原肽结合区　位于 α 链的氨基端（N 端），由 α_1 和 α_2 功能结构域组成，各含 90 个氨基酸，α_1 和 α_2 结构域共同构成一个两端封闭的抗原肽结合槽，可容纳 8 ~ 10 个氨基酸长度的抗原肽，是 HLA Ⅰ类分子与内源性抗原肽结合的区域；也是决定 HLA Ⅰ类分子多态性，即同种异型抗原表位存在的部位。肽结合区与抗原的结合有一定的选择性，但是没有抗体或 TCR 与抗原结合的特异性高。肽结合区结构差异是不同个体提呈抗原能力差异的主要原因。

2. Ig样区 由重链α₃功能区和β₂m组成，两者氨基酸组成和序列与免疫球蛋白恒定区具有高度同源性，且氨基酸序列很少发生变异，均属于免疫球蛋白超家族（immunoglobulin superfamily，IgSF），故称为免疫球蛋白样区（Ig样区）。α₃功能区是与T细胞表面的CD8分子结合的部位，对CD8⁺ T细胞的抗原识别起限制作用。β₂m不穿过细胞膜，也不与细胞膜接触，以非共价键与α₃连接，其功能主要是维持HLA Ⅰ类分子结构的稳定。β₂m无同种异型特异性，但具有种属特异性。

3. 跨膜区 由25个疏水性氨基酸组成的肽链，形成螺旋状结构（α螺旋）穿过细胞膜的脂质双层疏水区，并借此将HLA Ⅰ类分子锚定在细胞膜上。

4. 胞质区 位于胞浆内，是由HLA Ⅰ类分子α链羧基末端约30个氨基酸残基组成，内含可形成磷酸化的氨基酸序列，与细胞内外跨膜信号的传递有关。

（二）HLA Ⅰ类分子的分布

经典HLA Ⅰ类分子广泛分布于人体各种组织有核细胞表面，包括网织红细胞和血小板，但不同组织细胞的表达水平差异很大，以淋巴细胞表达水平最高，肝、肾、肺、心脏及皮肤次之，神经组织、肌细胞和内分泌细胞上抗原最少，而成熟红细胞、胎盘滋养层细胞上均未检出HLA Ⅰ类分子表达。

二、HLA Ⅱ类分子的结构与分布

（一）HLA Ⅱ类分子的结构

HLA Ⅱ类分子是由非共价键连接的结构相似的两条多肽链组成异二聚体糖蛋白分子，两条多肽链分别称为α链和β链，α链的分子量约34kD，β链约29kD。两条肽链均为跨膜蛋白，均由胞外区、跨膜区和胞内区组成（图38-4）。胞外各有两个功能区，分别称为α₁、α₂和β₁、β₂。与Ⅰ类分子不同的是，两条多肽链均由HLA-Ⅱ类基因编码，均具多态性。

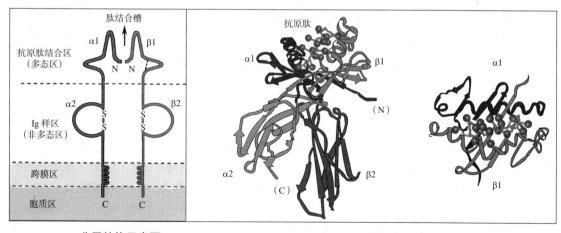

图38-4 HLA Ⅱ类分子结构示意图

1. 抗原肽结合区 位于α链和β链氨基端（N端），由α₁和β₁结构域组成，各含90个氨基酸，α₁和β₁结构域构成两端开放的抗原肽结合槽，可容纳13～17个甚至更多氨基酸组成的抗原肽。该区是HLA Ⅱ类分子与外源性抗原肽结合的区域；也是决定HLA Ⅱ类分子多态性，即同种异型抗原表位存在的部位。

2. Ig样区 由α₂和β₂功能区组成，该区的氨基酸序列高度保守，与Ig恒定区具有同源性，故称为 Ig 样区。β₂功能区是与辅助性 T 细胞（Th）的 CD4 分子结合的部位，借此对 CD4⁺ T 细胞的抗原识别起限制作用。

3. 跨膜区　α 链和 β 链均穿过细胞膜，各包括 25 个氨基酸残基，将 HLA Ⅱ类分子锚定在细胞膜上。

4. 胞浆区　α 链和 β 链各有 10 ~ 15 个氨基酸位于胞浆内，胞质区氨基酸残基数明显少于 HLA Ⅰ类分子，其作用也与细胞内外信号传递有关。

（二）HLA Ⅱ类分子的分布

HLA Ⅱ类分子的分布比较局限，主要表达于专职的抗原提呈细胞（B 细胞、单核 - 巨噬细胞和树突状细胞）、胸腺上皮细胞和某些活化的 T 细胞表面。一些在正常情况下不表达Ⅱ类分子的细胞，在免疫应答过程中亦可受细胞因子的诱导表达Ⅱ类分子，并表现出抗原提呈作用，发挥非专职抗原提呈细胞的生物学效应。因此Ⅱ类分子的表达被看成是提呈抗原能力的标志。在肿瘤和病毒感染中，HLA Ⅱ类分子的表达下调成为肿瘤细胞或是病毒感染细胞逃脱免疫监视的主要机制之一。

此外，除在细胞表面可检出 HLA 分子外，在血清、尿液、唾液、精液及乳汁等体液中也可检出 HLA Ⅰ类和Ⅱ类分子，称为分泌型或可溶型 HLA 分子。

第三节　HLA 主要生物学功能及在医学上的意义

一、HLA 的主要生物学功能

（一）参与抗原的加工提呈

在特异性免疫应答中，结合与提呈抗原肽是经典 HLA Ⅰ类和Ⅱ类分子的主要生理功能之一。外源性抗原肽如细菌、异种蛋白等必须与 APC 细胞的 HLA Ⅱ类分子结合，形成外源性抗原肽 -HLA Ⅱ类分子复合物，表达于细胞表面，才能向 CD4⁺ T 细胞提呈抗原信息；内源性抗原肽如病毒、肿瘤抗原等必须与 HLA Ⅰ类分子结合，形成内源性抗原肽 -HLA Ⅰ类分子复合物，表达于细胞表面，才能向 CD8⁺ T 细胞提呈抗原信息。因此 HLA-Ⅰ/Ⅱ类分子表达异常与某些疾病的发生有关。

（二）制约免疫细胞间的相互作用——MHC 限制性

在免疫应答过程中，T 细胞通过表面抗原受体（TCR）与 APC 细胞表面 HLA Ⅰ类和Ⅱ类分子提呈的抗原肽结合，是启动 T 细胞活化的重要环节。但靶细胞与 CD8⁺ T 细胞之间的相互作用受 HLA-Ⅰ类分子的限制，即 CD8⁺ T 细胞只能识别与 HLA-Ⅰ类分子结合的抗原肽。APC 细胞与 CD4⁺ T 细胞之间的相互作用受 HLA-Ⅱ类分子的限制，即 CD4⁺ T 细胞只能识别与 HLA-Ⅱ类分子结合的抗原肽。上述细胞间相互作用的现象称为 MHC 限制性。

（三）参与免疫应答的调节

不同个体的 MHC 分子谱不同，对特异性抗原应答的程度也不同。如某个体 HLA 分子的肽结合区与抗原肽的亲和力弱，则该个体对该抗原的刺激呈低应答或不应答状态，相反则个体对该抗原的刺激呈高应答状态。因此不同的 MHC 分子谱是个体抗病能力差异的最主要的原因，在群体水平上的这种差异有助于增强物种的适应能力，推动生命的进化。此外 MHC 分子特别是 MHC Ⅱ类分子将抗原提呈给 CD4⁺ T 细胞后，CD4⁺ T 细胞的分化决定了免疫应答的种类和方向：如果向 Th1 细胞分化，那么最终以细胞免疫应答为主；如果向 Th2 细胞分化，那么免疫应答以体液免疫应答为主。因此 MHC 分子的抗原提呈对免疫应答的格局和效应体现方式产生重要的影响。

（四）参与 T 细胞的分化发育

人类前 T 细胞在胸腺内分化发育与胸腺上皮细胞和树突状细胞（DC）表面的 MHC Ⅰ类 /Ⅱ类分子及其提呈的自身抗原肽密切相关。只有那些未与胸腺树突状细胞表面自身抗原肽 -MHC 分子复合物结合或低亲和力结合的单阳性 T 细胞，才能进一步分化发育为具有免疫潜能的成熟 T 细胞。T 细胞在胸腺中通过阳性选择获得 MHC 限制性，通过阴性选择获得对自身抗原的耐受性。

（五）诱导移植排斥反应

MHC 的发现伴随着人们对器官移植的认识。在进行同种异体器官移植时，HLA Ⅰ类分子和Ⅱ类分子不符均可诱导迅速而强烈的移植排斥反应，是人类的主要组织相容性抗原。

综上所述，HLA 分子最初作为同种异型抗原诱导移植排斥反应而被发现，其实功能远不止于此，它从多个方面参与了机体对特异性免疫应答的调节，新近发现的很多免疫功能相关基因所编码的产物主要参与对固有免疫应答的调控，本章未做详述。

二、HLA 在医学上的意义

（一）HLA 与同种异体器官移植的关系

同种异体器官移植物存活率的高低主要取决于供者与受者间组织相容性的程度，两者相容性的程度则主要取决于 HLA 型别吻合程度；越相似移植成功的可能性就越大。同卵双生个体（HLA 完全相同）间进行器官和骨髓移植不发生移植排斥反应。同胞间出现 HLA 基因完全相同的概率为 25%，器官移植时应首先从兄弟姐妹中寻找相同配型。通常移植物存活率高低的顺序是：同卵双胞胎 > 同胞 > 亲属 > 无亲缘关系者。为预防移植排斥反应的发生，器官移植手术之前进行 HLA 配型是寻找合适供体的最主要依据。

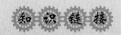

移植排斥反应

自 1954 年 Joseph Murry 在世界上首次成功进行同卵双生子间肾移植至今，移植已成为当代医学治疗细胞、组织、器官功能丧失或衰竭的重要手段之一。而移植排斥反应往往决定移植成功与否。移植排斥反应主要是由于供体和受体 MHC 不相同，由供体移植物中主要组织相容性抗原（也叫移植抗原）激活受体的 T、B 细胞以及其他免疫细胞，产生各种免疫效应导致一系列的免疫炎症现象。此外，亦可同时影响体内凝血系统、纤溶系统、激肽系统和补体系统的反应，导致一系列的病理损伤过程。因此进行器官移植前，必须进行供受者 HLA 交叉配型试验，移植时，必须选择 HLA 基因型相同或相近的个体作为供者。

（二）HLA 与输血反应的关系

临床发现一些需要反复多次输血的个体，即使输注同型血液也会发生非溶血性输血反应，主要表现为发热、白细胞减少和荨麻疹等。其发生的主要原因是患者输注的血液中不仅包括红细胞，也包括白细胞、血小板，在这些细胞成分表面有 HLA 分子的表达，多次输血过程中若再次接受同一供体血液，体内产生抗 HLA 特异性抗体，通过诱导超敏反应造成白细胞、血小板等相应成分的破坏，从而引发非溶血性输血反应。故对于需多次输血的个体应注意选择 HLA 抗原相同的血液或应避免反复选择同一供者的血液。

（三）HLA 与疾病的关联

通过群体调查和家系遗传分析发现，带有某些特定 HLA 抗原的个体易患某一疾病，这种现象称为关联。关联性通常用相对风险率（RR）来表示，若 RR > 1，则认为有关联，RR 值越大，说明携带此抗原者患病的可能性就越大。其中最经典的例子是强直性脊柱炎患者，如 90% 以上的强直性脊柱炎患者都带有 HLA-B27 抗原，而正常人 HLA-B27 仅为 1% ~ 8%，经计算其 RR 为 55 ~ 376，意味着表达 B27 的个体是不表达 B27 的个体患强直性脊柱炎概率的 55 ~ 376 倍。HLA 是第一个被发现与疾病有明确联系的遗传系统，目前已发现某些特定 HLA 抗原分子表达与多种疾病的发生相关联（表 37-2）。研究 HLA 与疾病的关联不仅有助于疾病的诊断，而且对阐明疾病的发病机制及预后判断等都有重要意义。但在评估 HLA 与疾病的相关性时，需要说明的是发现 HLA 与某种疾病有关联，并不意味着携带某抗原就一定会患病。HLA 本身并不是病因而仅仅是一种遗传标志。

表 37-2　与 HLA 相关的疾病

疾病名称	HLA 分子	相对风险率（RR）
强直性脊柱炎	B27	55 ~ 376
胰岛素依赖型糖尿病	DR3/DR4	25.0
肾小球性肾炎咯血综合征	DR2	15.9
寻常天疱疮	DR4	14.4
乳糜泻	DR3	10.8
急性前葡萄膜炎	B27	10.0
系统性红斑狼疮	DR3	5.8
多发性硬化症	DR2	4.8
类风湿性关节炎	DR4	4.2
突眼性甲状腺肿	DR3	3.7
淋巴瘤性甲状腺肿	DR5	3.2
重症肌无力	DR3	2.5

（四）HLA 异常表达与临床疾病的关系

HLA-Ⅰ/Ⅱ类分子表达异常与某些疾病的发生有关。

1. HLA-Ⅰ类分子表达异常　正常情况下，所有的有核细胞表面均表达 HLA-Ⅰ类分子，但肿瘤细胞表面 HLA-Ⅰ类分子的表达往往缺失或减少，或特异性发生了改变，以致 CD8$^+$T 细胞不能有效识别肿瘤抗原，不能诱导出机体的抗肿瘤免疫。因此细胞表面 HLA-Ⅰ类分子表达下降或者缺失，提示细胞可能发生恶变。

2. HLA-Ⅱ类分子表达异常　正常情况下 HLA-Ⅱ类分子主要表达在 APC 细胞和活化的 T 细胞表面，在感染或其他理化因素的作用下，一些本来不表达 HLA-Ⅱ类分子的细胞，可以表达 HLA-Ⅱ类分子，从而将自身抗原提呈给 CD4$^+$T 细胞，诱导自身免疫，引起自身免疫病。如正常情况下胰岛 β 细胞不表达 HLA-Ⅱ类分子，如果异常表达了 HLA-Ⅱ类分子，即可诱导出针对胰岛 β 细胞的自身免疫应答，引起Ⅰ型糖尿病。

（五）HLA 与法医学和亲子鉴定的关系

HLA 是迄今为止体内最复杂的基因系统，具有高度的多态性，两个无亲缘关系的个体，在所有基因座位上拥有完全相同等位基因的概率几乎为零，并且每个人的 HLA 型别出生后就已确立，是伴随个体终生的特异性遗传标记。因此在法医学上检测 HLA 可用于个体身份的识别，如凶犯身份鉴定和死者身份鉴定。另一方面，HLA 为单元型遗传，子代与亲代之间有且只有一个单元型是相同的，根据这一遗传特点，HLA 检测也可用于亲子关系鉴定。

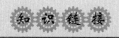

HLA 检测帮助少女圆梦

　　小花是一名孤儿，从小在福利院长大的她，最大的愿望就是能找到自己的亲生父母。品学兼优的小花通过自己的努力，考上了本省的一所重点大学，在大学里同宿舍的小芳是小花最好的朋友，两人性格相投，而且长得也很像，同学们经常把她俩弄错。一年暑假小芳邀请小花去她家玩，当小花踏进小芳家时，小芳的父母惊呆了，他们想起了小时候走失的大女儿。在征得小花、小芳的同意后，四人去了省人民医院的亲子鉴定中心，通过 HLA 基因检测，证实了小芳父母的猜测，小花就是当年失散的大女儿，小花多年的愿望也得以实现。

　　思考：HLA 复合体有什么遗传特点？为什么可以用于亲子鉴定？

 本章小结

　　1. HLA 复合体是一组紧密连锁的基因群，位于第 6 号染色体的短臂上，包括经典的Ⅰ类、Ⅱ类基因区及免疫功能相关基因。

　　2. HLA 复合体具有高度的多态性、单元型遗传、连锁不平衡和共显性表达等遗传特性。

　　3. HLAⅠ类和Ⅱ类分子均由两条多肽链组成，都分为肽结合区、Ig 样区、跨膜区和胞浆区，其中 HLAⅠ类分子广泛分布于各种有核细胞的表面，HLAⅡ类分子主要表达于 APC 细胞和活化的 T 细胞表面。

　　4. HLA 分子具有诱导移植排斥反应，参与加工提呈抗原、参与 T 细胞的分化发育和限制性识别、参与免疫应答调节等功能。

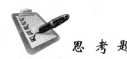 **思 考 题**

　　1. 简述 HLA 分子的主要生物学功能。

　　2. 简述 HLAⅠ类和Ⅱ类分子在结构及分布上的区别。

（赵晋英）

第三十九章　免疫系统

机体执行免疫功能的物质基础是免疫系统，由免疫器官、免疫细胞和免疫分子组成。

案例 39-1

患者，男性，30 岁，未婚。自述有静脉注射毒品史 2 年余，1 年前体重明显减轻、近 3 个月发热、干咳，因近日感觉呼吸不畅，并伴进行性视力下降，到医院就诊。

体格检查：腿部及手臂皮肤多个紫褐色结节，直径 1mm 至 1cm 大小不等、触痛；口咽部白膜合并溃疡；全身浅表淋巴结肿大；肺部可闻及干啰音。眼底检查显示视网膜动脉充血、视盘水肿出血。胸片显示肺门周围间质性浸润。支气管肺泡灌洗液中可见成团微生物，银染阳性。CD4$^+$T 淋巴细胞数量为 215/mm^3。CD4$^+$/CD8$^+$ < 1.0（正常人为 1.25 ~ 2.1），HIV 抗体阳性。CT 扫描轻度脑萎缩。口腔涂片发现念珠菌。临床诊断：艾滋病。

问题与思考：
1. 该患者 CD4$^+$T 淋巴细胞数量显著减少与发病有何关系？
2. T 淋巴细胞可分哪些亚群？

第一节　免疫器官

免疫器官按发生的早晚和功能的差异，分为中枢免疫器官和外周免疫器官。中枢免疫器官包括胸腺和骨髓，它们是免疫细胞发生、分化和成熟的场所，对外周免疫器官的发育也有促进作用。外周免疫器官包括淋巴结、脾及黏膜相关淋巴组织，它们是 T 淋巴细胞和 B 淋巴细胞定居、增殖及接受抗原刺激发生适应性免疫应答的部位。

一、中枢免疫器官

（一）骨髓

1. 骨髓的结构　骨髓位于骨髓腔中，分红骨髓和黄骨髓。红骨髓具有造血功能，由造血组织和血窦组成。造血组织由基质细胞和造血细胞组成。

2. 骨髓的功能　骨髓是各类血细胞和免疫细胞发生的场所，多能造血干细胞在骨髓中增殖、分化、发育，成熟为粒细胞、单核细胞、红细胞、血小板及 B 细胞，因此骨髓是 B 细胞发生和成熟的部位。多能造血干细胞分化形成的淋巴样祖细胞，在骨髓微环境中，分化成熟为具有免疫功能的骨髓依赖性淋巴细胞，简称为 B 淋巴细胞或 B 细胞。骨髓为机体重要的中枢免疫器官，同时也是再次体液免疫应答发生的主要部位。

腔上囊又称法氏囊，是鸟类特有的中枢免疫器官，位于泄殖腔后上方。腔上囊是禽类 B 细胞分化成熟的场所。

（二）胸腺

1. 胸腺的结构　胸腺位于胸腔上纵隔前部、胸骨的后方，分左右两叶，表面为被膜，被膜深入胸腺实质，将实质分隔成胸腺小叶。胸腺小叶的外层为皮质，内层为髓质，皮质和髓质交界处含有大量血管。

2. 胸腺的功能　胸腺是 T 细胞分化、发育和成熟的器官。从骨髓迁入的淋巴样祖细胞，在胸腺微环境中，分化成熟为具有免疫功能的胸腺依赖性淋巴细胞，简称为 T 淋巴细胞或 T 细胞。

人胸腺的大小和结构因年龄的不同而有明显差异。新生儿期胸腺重 10～20g，而后逐渐长大，至青春期最重，可达 30～40g。青春期后逐渐退化。老年期胸腺萎缩，功能衰退，机体易发生感染和肿瘤。

二、外周免疫器官

（一）淋巴结

人体全身有 500～600 个淋巴结，淋巴结沿淋巴管道分布，主要含 T 细胞、B 细胞、巨噬细胞和树突状细胞。

1. 淋巴结的结构　淋巴结基本结构分为被膜和实质，被膜与实质间为被膜下淋巴窦。实质又可分为皮质和髓质两部分（图 39-1）。皮质分为浅皮质和深皮质两个区域，浅皮质区是 B 细胞定居的场所，称为非胸腺依赖区。B 细胞受抗原刺激大量增殖时，可形成生发中心。深皮质区亦称副皮质区，是 T 细胞定居的场所，称为胸腺依赖区。毛细血管后微静脉位于深皮质区，在淋巴细胞再循环中起主要作用，血管内的淋巴细胞由此进入淋巴结。

2. 淋巴结的主要功能　①过滤淋巴液，是淋巴液的有效滤器。机体通过淋巴窦内吞噬细胞的吞噬作用、抗体和其他免疫分子的作用，杀伤、清除进入淋巴液中的病原微生物及有害物质，从而净化淋巴液，防止病原体扩散。②是 T 细胞和 B 细胞定居及接受抗原刺激后增殖与分化，产生体液和细胞免疫应答的场所。③参与淋巴细胞再循环。

（二）脾

脾是人体最大的免疫器官，具有造血、贮血和过滤作用，也是 T 细胞和 B 细胞定居及接受抗原刺激后发生免疫应答的重要场所。

1. 脾的结构　脾表面由被膜包裹，实质部分由红髓和白髓组成，两者交界处为边缘区。白髓由中央动脉周围淋巴鞘和淋巴滤泡两部分组成（图 39-2）。中央动脉周围淋巴鞘主要含 T 细胞，相当于淋巴结的深皮质区，为脾的胸腺依赖区。淋巴滤泡又称脾小结，主要含 B 细胞，为脾的非胸腺依赖区。红髓由脾索和脾血窦组成，主要含 B 细胞、巨噬细胞、树突状细胞及其他血细胞。边缘区含 T 细胞、B 细胞和巨噬细胞，该区为血液中淋巴细胞经脾再循环的场所。

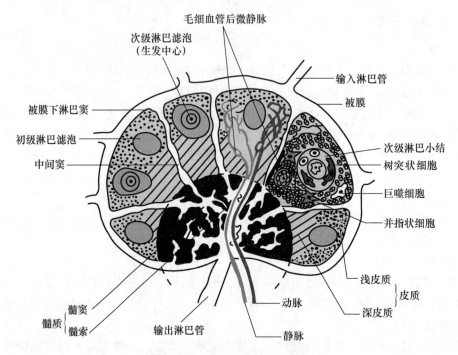

图 39-1　淋巴结的结构示意图

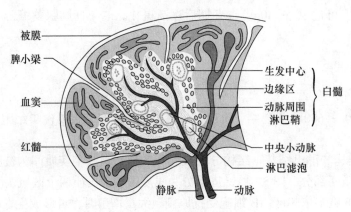

图 39-2　脾的结构示意图

2. 脾的功能　①胚胎期，脾是多能造血干细胞增殖分化的场所，具有造血功能。②为血液的滤过器，可以清除血中病原微生物和自身衰老损伤的细胞。③是 T 细胞和 B 细胞定居及接受抗原刺激后发生免疫应答的场所。

（三）黏膜相关淋巴组织

1. 黏膜相关淋巴组织的组成　主要指呼吸道、肠道及泌尿生殖道黏膜固有层和上皮细胞下散在的无被膜淋巴组织，以及某些带有生发中心的器官化的淋巴组织，如扁桃体、小肠的派氏集合淋巴结及阑尾等。

2. 黏膜相关淋巴组织的功能　黏膜相关淋巴组织是人体重要的防御屏障，是发生黏膜局部适应性免疫应答的主要部位。

成熟的淋巴细胞进入外周免疫器官后，不同种类的淋巴细胞定位于不同部位，其中某些淋巴细胞还可以离开外周免疫器官，进入淋巴液、血液，在体内循环，接受抗原刺激后可再返回外周免疫器官发生免疫应答，这一过程称为淋巴细胞再循环。

淋巴细胞再循环增加了淋巴细胞与抗原接触机会，利于发生免疫应答。

第二节　免疫细胞

凡与免疫应答有关的细胞统称为免疫细胞。包括淋巴细胞、单核 - 巨噬细胞、树突状细胞、粒细胞、肥大细胞等。其中 T 细胞和 B 细胞可接受抗原刺激而活化、增殖和分化，发生适应性免疫应答，称为免疫活性细胞，亦称抗原特异性淋巴细胞。

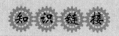

CD 的概念

不同的免疫细胞在不同的发育阶段及活化过程中，在细胞表面会出现或消失不同的标记分子，此为分化抗原。这些分化抗原与细胞的分化发育及活化等密切相关，并可作为表面标志用于细胞的鉴定。应用以单克隆抗体鉴定为主的方法，将来自不同实验室的单克隆抗体所识别的同一分化抗原，其编码基因及其分子表达的细胞均鉴定明确者，统称为 CD（cluster of differentiation，CD），即分化群。人 CD 分子的编号已从 CD1 命名至 CD350。

一、淋巴细胞

（一）T 细胞

T 细胞在外周血中占淋巴细胞总数的 65% ~ 80%，T 细胞在介导适应性免疫应答的同时也参与免疫调节。

1. T 细胞的表面标志　T 细胞表面表达的不同糖蛋白分子，与 T 细胞功能有关，也可鉴别 T 细胞及其活性状态。

（1）TCR-CD3 复合物：T 细胞表面能特异性识别和结合抗原的结构，称为 T 细胞抗原受体（T cell recepter，TCR）。TCR 与 CD3 分子以非共价键结合成复合物，是 T 细胞识别抗原和转导活化信号的主要单位。

TCR 是 T 细胞特有的表面标志，有 α、β、γ、δ 四种肽链，依据所含肽链的不同分为 TCRαβ 和 TCRγδ 两种类型。CD3 是 T 细胞的重要分子，其通过盐桥与 TCR 形成稳定的复合物，作用是转导活化信号。

（2）CD4 和 CD8 分子：CD4 和 CD8 分子是 T 细胞重要的表面标志，为 T 细胞辅助受体。CD4 分子与 MHC Ⅱ类分子结合，CD8 分子与 MHC Ⅰ类分子结合。CD4 和 CD8 分子参与抗原刺激信号的转导，此外，还参与 T 细胞在胸腺内的发育、成熟及分化。

（3）CD28：CD28 的天然配体为 CD80（B7-1）和 CD86（B7-2）。CD28 与配体结合，为 T 细胞提供重要的协同刺激信号。

（4）CD40L（CD154）：主要表达于活化的 CD4$^+$T 细胞和 CD8$^+$T 细胞。为 B 细胞表面的 CD40 的配体，参与 B 细胞的活化，并能诱导记忆性 B 细胞形成。

（5）CD2（LFA-2）：参与 T 细胞的活化。该分子又名绵羊红细胞受体，若将绵羊红细胞在体外与 T 细胞混合，绵羊红细胞与 T 细胞上的相应受体结合而呈花环状，称为 E 花环试验。

（6）丝裂原受体：T 细胞表面表达多种识别丝裂原的膜分子。丝裂原是非特异性的激活剂，可通过相应受体刺激静止期淋巴细胞转化为淋巴母细胞，发生有丝分裂而增殖。能刺激 T 细胞增殖分化的丝裂原包括植物血凝素（PHA）、刀豆蛋白 A（Con-A）、美洲商陆（PWM）。据此可进行淋巴细胞转化试验，以判断机体的细胞免疫功能，正常人 T 细胞转化率为 60% ~ 80%。

2．T 细胞的分类　外周成熟的 T 细胞是由具有不同免疫功能的亚群组成的群体。

（1）按 CD 分子的不同：分为 CD4+T 细胞和 CD8+T 细胞两个亚群。

（2）按 TCR 类型不同：分为 TCRαβ 和 TCRγδ 两类 T 细胞。

（3）按功能不同：分为辅助性 T 细胞（Th）、细胞毒性 T 细胞（Tc 或 CTL）和调节性 T 细胞（Tr）。

（4）按对抗原的应答不同：分为初始 T 细胞、抗原活化过的 T 细胞和记忆性 T 细胞。

（二）B 细胞

B 细胞在外周血中约占淋巴细胞总数的 8% ~ 15%。B 细胞的主要功能是产生抗体、提呈抗原和通过分泌细胞因子参与免疫调节。

1．B 细胞的表面标志　B 细胞表面有众多的表面分子，其中 BCR 复合物、CD40 和 CD80/CD86 在细胞活化中发挥非常重要的作用。

（1）BCR 复合物：①B 细胞抗原受体（B cell recepter，BCR）：是膜表面免疫球蛋白（mIg）。mIg 有单体 mIgM 和 mIgD 两种。若仅表达 mIgM 者为不成熟 B 细胞，同时表达 mIgM 和 mIgD 者为成熟 B 细胞。mIg 的功能是与相应抗原特异性结合，是 B 细胞的特征性表面标志。②CD79a（Igα）和 CD79b（Igβ）：CD79a 和 CD79b 与 BCR 相连，转导抗原与 BCR 结合所产生的信号。

（2）CD40：CD40 与 T 细胞表面的 CD40L 结合后，在 B 细胞活化中起协同刺激作用。

（3）CD80/CD86：CD80/CD86 与 CD28 结合，在 T 细胞活化中起协同刺激作用。

2．B 细胞的分类　依照 CD5 的表达与否，将 B 细胞分成 B-1 细胞和 B-2 细胞。B-1 细胞表面表达 CD5，B-2 细胞即通常所指的 B 细胞。

（三）NK 细胞和 LAK 细胞

1．NK 细胞　自然杀伤细胞（natural killer cell，NK）是淋巴细胞中的一类杀伤细胞，它不需抗原预先刺激，即能杀伤靶细胞，因而称为自然杀伤细胞。NK 细胞具有重要的免疫监视功能，在早期抗感染和抗肿瘤中发挥重要作用。

NK 细胞发源于骨髓多能造血干细胞，在人类主要分布于外周血和脾，在外周血中约占淋巴细胞总数的 10%，淋巴结及其他组织内也有少量存在。

目前临床将 CD3-、CD56+、CD16+ 淋巴样细胞认定为 NK 细胞。CD16 为低亲和性 IgG Fc 受体，当靶细胞膜上的抗原与抗体 IgG 特异性结合时，NK 细胞通过其 Fc 受体与 IgG 结合，触发对靶细胞的杀伤作用（图 39-3）。由于这种杀伤作用必须依赖抗体 IgG，故称抗体依赖性细胞介导的细胞毒作用（antibody dependent cell-mediated cytoxicity，ADCC）。

NK 细胞具有重要的免疫监视功能，在早期抗感染和抗肿瘤中发挥重要作用。

2．LAK 细胞　新鲜的外周血淋巴细胞（或脾细胞）在 IL-2 存在下，经 4 ~ 5 天的培养后，能诱导出一种新的杀伤细胞，称为淋巴因子激活的杀伤细胞（lymphokin activated killer，LAK），其最突出的特征是具有广谱的抗肿瘤作用。

LAK 细胞的主要特征为：①具有大颗粒淋巴细胞的形态特征。②能杀伤对 NK 细胞不敏感的实体瘤细胞，具有广谱的抗肿瘤作用。③仅能在 IL-2 等细胞因子诱导下产生。④LAK 细胞前体及效应细胞均为非黏附细胞。⑤对放射线敏感。

LAK 细胞杀伤肿瘤细胞的机制与 NK 细胞类似。与肿瘤细胞接触时和 NK 细胞一样，也可释放穿孔素，最后导致靶细胞溶解。

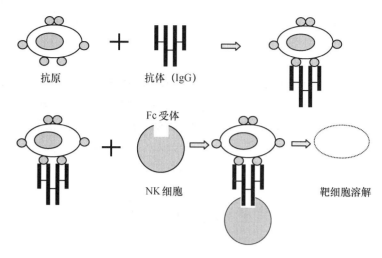

图 39-3　ADCC 作用示意图

二、抗原提呈细胞

通常将具有提呈抗原作用的细胞称为抗原提呈细胞（antigen presenting cell，APC）。抗原提呈细胞除单核 - 巨噬细胞外，还有树突状细胞和 B 细胞等。

（一）单核 - 巨噬细胞

单核 - 巨噬细胞包括血液中的单核细胞和组织中的巨噬细胞。单核细胞在骨髓中发育成熟后进入血流，然后通过毛细血管进入肝、脾、淋巴结及全身结缔组织，发育、分化为巨噬细胞。

单核 - 巨噬细胞表面具有多种受体，如 IgG 的 Fc 受体、补体 C3b 受体等。这些受体与单核 - 巨噬细胞发挥多种免疫功能有关。单核 - 巨噬细胞在免疫中的作用有：①吞噬作用：可吞噬多种病原微生物、肿瘤细胞、体内衰亡细胞等，而且可因抗体或补体的参与而加强。②处理、提呈抗原：巨噬细胞在摄取抗原性异物后，可将其加工处理成抗原肽，以抗原肽 -MHC Ⅱ / Ⅰ 类分子复合物形式表达于细胞表面，诱导 T 细胞发生适应性免疫应答。③分泌多种生物活性物质，参与适应性免疫应答的调节：如白细胞介素 -1、干扰素等。

（二）树突状细胞

树突状细胞（dendritic cell，DC）广泛分布于脑以外的全身组织和脏器，数量较少，仅占人外周血单个核细胞的 1%，因其具有许多分枝状突起而得名。

树突状细胞对抗原有处理与提呈作用，是体内功能最强的抗原提呈细胞，通过摄取、加工处理和提呈抗原，启动适应性免疫应答。

树突状细胞也是体内重要的免疫调节细胞，可通过分泌不同的细胞因子参与固有和适应性免疫应答。

（三）B 细胞

B 细胞在体液免疫应答中有重要的作用，它们不仅能在体外将蛋白抗原有效地提呈给辅助性 T 细胞，在体内也能发挥抗原提呈作用，尤其是当抗原浓度较低时。B 细胞的抗原提呈功能主要与其表达的膜免疫球蛋白有关，它能浓集抗原并使之内化。B 细胞的提呈功能对于辅助性 T 细胞的活化及 B 细胞对 TD 抗原应答产生抗体，具有极为重要的作用。

三、其他免疫细胞

（一）嗜酸性粒细胞

嗜酸性粒细胞占血液白细胞总数的 1% ~ 3%，在血液中停留时间仅 6 ~ 8h，进入结缔组织后可存活 8 ~ 10 天。嗜酸性粒细胞具有趋化作用和一定的吞噬杀菌能力，在抗寄生虫感染中具有重要作用。此外，嗜酸性粒细胞还可通过释放组胺酶和芳基硫酸酯酶，灭活肥大细胞脱颗粒释放的组胺和白三烯，发挥阻抑炎症反应作用。

（二）嗜碱性粒细胞和肥大细胞

嗜碱性粒细胞约占血液白细胞总数的 0.2%，具有趋化作用，进入组织中可存活 10 ～ 15 天。肥大细胞存在于黏膜和结缔组织中。嗜碱性粒细胞和肥大细胞形态特征及分布不同，但二者的功能相似，由于细胞表面均表达高亲和力 IgE 的 Fc 受体，细胞内均含丰富的嗜碱性颗粒，颗粒中均含肝素、组胺和嗜酸性粒细胞趋化因子，故二者是参与 I 型超敏反应的重要效应细胞。

第三节　细胞因子

一、细胞因子的概念

细胞因子（cytokine，CK）是由机体多种细胞分泌的具有调节细胞生理功能、介导炎症反应、参与免疫应答和组织修复等多种生物学效应的小分子多肽或糖蛋白。

二、细胞因子的种类及作用

（一）白细胞介素（interleukin，IL）

最初是指由白细胞产生又在白细胞间发挥作用的细胞因子，后来发现白细胞介素可由其他细胞产生，也可作用于其他细胞，目前发现的白细胞介素已有 35 种。常见白细胞介素及其主要功能见表 39-1。

表 39-1　常见白细胞介素及其主要功能

名称	主要产生细胞	主要功能
IL-1α	单核 - 巨噬细胞、内皮细胞	发热，激活 T 细胞，激活巨噬细胞
IL-1β	单核 - 巨噬细胞、内皮细胞	发热，激活 T 细胞，激活巨噬细胞
IL-2	活化 T 细胞	T 细胞增殖
IL-3	活化 T 细胞	协同刺激造血
IL-4	活化 T 细胞、肥大细胞	B 细胞激活、增殖、分化、Ig 产生、IgE 类别转换，抑制 Th1 细胞
II-5	活化 T 细胞、肥大细胞	嗜酸性粒细胞增殖分化
IL-6	单核 - 巨噬细胞、T 细胞、内皮细胞	T，B 细胞增殖分化急性期蛋白产生，发热
IL-7	骨髓基质细胞	T，B 细胞前体细胞的增殖和分化
IL-8	单核巨噬细胞	趋化并激活中性粒细胞
IL-9	T 细胞	刺激 Th2 细胞和肥大细胞
IL-10	活化 T 细胞，巨噬细胞	抑制巨噬细胞
IL-11	骨髓基质细胞	协同刺激造血
IL-12	B 细胞、单核 - 巨噬细胞	激活 NK 细胞，诱导 T 细胞向 Th 细胞分化
IL-13	活化 T 细胞	B 细胞的增殖和分化，抑制单核 - 巨噬细胞产生炎性因子
II-15	单核 - 巨噬细胞	抑制 Th 细胞，激活 T 细胞和 NK 细胞
IL-16	活化 T 细胞、肥大细胞、嗜酸性粒细胞	趋化 CD4$^+$T 细胞、单核细胞和嗜酸性粒细胞
IL-17	活化 CD4$^+$T 细胞	诱导上皮、内皮和成纤维细胞产生 IL-6，IL-8 等
IL-18	激活的单核 - 巨噬细胞	诱导 T 细胞和 NK 细胞产生干扰素 γ

（二）肿瘤坏死因子

肿瘤坏死因子（tumor necrosis factor，TNF）是一种能使肿瘤发生出血坏死的物质。肿瘤坏死因子分为 TNF-α 和 TNF-β 两种，前者主要由活化的单核 - 巨噬细胞产生，接受抗原刺激的 T 细胞、活化的 NK 细胞和肥大细胞也可分泌 TNF-α。TNF-β 主要由活化的 T 细胞产生，又称淋巴毒素（LT）。两类 TNF 基本的生物学活性相似，除具有杀伤肿瘤细胞外，还有免疫调节、参与发热和炎症的发生。大剂量 TNF-α 可引起恶病质，因而 TNF-α 又称恶病质素（cachectin）。

（三）干扰素

干扰素（interferon，IFN）是最先发现的细胞因子，因其具有干扰病毒感染和复制的作用而得名。根据来源和理化性质，可将干扰素分为 α、β 和 γ 三类。IFN-α/β 主要由白细胞、成纤维细胞和病毒感染的组织细胞产生，也称为 I 型干扰素。IFN-γ 主要由活化 T 细胞和 NK 细胞产生，也称为 II 型干扰素。各种不同的 IFN 生物学活性基本相同，具有抗病毒、抗肿瘤和免疫调节等作用。

（四）集落刺激因子

集落刺激因子（colony stimulating factor，CSF）是指能够刺激多能造血干细胞和不同发育分化阶段的干细胞进行增殖分化，并在半固体培养基中形成相应细胞集落的细胞因子。目前发现的集落刺激因子有粒细胞 - 巨噬细胞集落刺激因子（GM-CSF）、单核 - 巨噬细胞集落刺激因子（M-CSF）、粒细胞集落刺激因子（G-CSF）等。此外，红细胞生成素（EPO）、干细胞生长因子（SCF）和血小板生成素，也是重要的造血刺激因子。

（五）趋化性细胞因子

趋化性细胞因子（chemokine）是一个蛋白质家族，主要由白细胞与造血微环境中的基质细胞分泌。可结合在内皮细胞的表面，对中性粒细胞、单核细胞、淋巴细胞、嗜酸性粒细胞及嗜碱性粒细胞具有趋化和激活作用。

（六）生长因子

生长因子（growth factor，GF）是具有刺激细胞生长作用的细胞因子，包括转化生长因子 β（TGF-β）、表皮细胞生长因子（EGF）、血管内皮细胞生长因子（VEGF）、成纤维细胞生长因子（FGF）、神经生长因子（NGF）、血小板衍生的生长因子（PDGF）等。

三、细胞因子的作用特点

细胞因子通过旁分泌、自分泌或内分泌的方式发挥作用，其作用特点为：①多效性：一种细胞因子可作用于多种细胞，产生多种生物学效应。②重叠性：几种不同的细胞因子作用于同一种细胞，产生相同或相似的生物学效应。③拮抗性：一种细胞因子抑制其他细胞因子的功能。④协同性：一种细胞因子强化另一种细胞因子的功能。

四、细胞因子与临床

（一）细胞因子与疾病的关系

1. 引发内毒素中毒性休克　G⁻ 菌等病原体所致严重感染时，菌体脂多糖释放，刺激单核 - 巨噬细胞、中性粒细胞过度表达 IL-1、TNF-α 和 IL-6 等，导致内毒素中毒性休克，重者可发生弥散性血管内凝血。

2. 与某些肿瘤的形成有关　细胞因子的异常表达与某些肿瘤的形成密切相关。

（1）某些肿瘤细胞可通过分泌大量的 TGF-β 和 IL-10 等细胞因子，对巨噬细胞、NK 细胞和 CTL 细胞的杀瘤活性产生抑制作用。

（2）某些肿瘤细胞如骨髓瘤、心脏黏液瘤、子宫颈癌和膀胱癌细胞可产生大量 IL-6，通过自分泌作用促进肿瘤生长。

3．与某些免疫相关性疾病的发生有关

（1）免疫缺陷病：某些细胞因子或其受体缺陷可引发免疫缺陷病。

（2）Ⅰ型超敏反应：Th2 细胞功能异常增高，产生过量的 IL-4、IL-5、IL-6 和 IL-13 等，导致特异性 IgE 类抗体产生，引发Ⅰ型超敏反应。

（3）自身免疫性疾病：体内 Th1 细胞功能异常增高，产生过量的 IFN-γ，可诱导自身组织细胞表达 MHC-Ⅱ类分子，引发自身免疫性疾病，如胰岛素依赖性糖尿病。

（4）移植排斥反应：IL-2 和 IFN-γ 等细胞因子参与急性排斥反应。测定 IL-2 和 IFN-γ 等细胞因子的水平，可作为监测排斥反应的指标。

（二）细胞因子在临床疾病防治中的应用

1．感染性疾病　①IFN 已用于某些感染性疾病，如病毒性肝炎、角膜炎和感染性生殖器疣的治疗；②IFN 对某些寄生虫，如利什曼原虫和弓形虫感染也有一定疗效；③IL-2 可用于艾滋病的辅助治疗，以提高患者 Th1 细胞数目。

2．肿瘤　①IFN 已用于淋巴瘤、黑色素瘤、多发性骨髓瘤和浅表膀胱癌的治疗，取得程度不同的疗效；②IL-2 体外诱导自体 LAK 细胞生成，回输患者获得一定疗效；③IL-2 与肿瘤疫苗联合使用，可通过增强 CTL 和 NK 细胞杀伤活性等作用，达到防治肿瘤的目的。

3．免疫相关性疾病

（1）超敏性反应：IFN-γ 可通过抑制 IL-4 对 IgE 抗体的诱生作用，预防Ⅰ型超敏反应的发生。

（2）自身免疫性疾病：抗 TNF-α 的抗体、可溶性 TNF 受体、IL-1 受体拮抗剂已在临床应用，使类风湿关节炎滑膜内 TNF-α、IL-1 和其他炎性介质分泌减少，获得较好疗效。

（3）血细胞减少症：多种细胞因子可用于血细胞减少症的治疗。例如 GM-CSF、M-CSF 和 G-CSF 用于治疗白细胞减少症；IL-11 用于治疗放疗和化疗引起的血小板减少症；EPO 治疗红细胞减少。

本章小结

1．免疫系统由免疫器官、免疫细胞和免疫分子组成。

2．免疫器官分为中枢免疫器官和外周免疫器官，前者包括胸腺和骨髓，它们是免疫细胞发生、分化和成熟的场所，后者包括淋巴结、脾及黏膜相关淋巴组织，它们是 T 淋巴细胞和 B 淋巴细胞定居、增殖及接受抗原刺激发生适应性免疫应答的部位。

3．免疫细胞包括淋巴细胞、单核 - 巨噬细胞、树突状细胞、粒细胞、肥大细胞等。其中 T 细胞和 B 细胞可接受抗原刺激而活化、增殖和分化，发生适应性免疫应答。

4．细胞因子是由机体多种细胞分泌的具有调节细胞生理功能、介导炎症反应、参与免疫应答和组织修复等多种生物学效应的免疫分子，可通过自分泌、旁分泌和内分泌的方式发挥生物学效应。

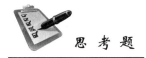

思 考 题

1. 简述免疫系统的组成与功能。
2. 列表说明 T 细胞和 B 细胞的主要表面标志及意义。
3. 简述细胞因子的生物学活性。

（曹德明）

第四十章　免疫应答

学习目标

通过本章内容的学习，学生应能：
1. 掌握：免疫应答的概念、基本过程。
2. 熟悉：B 细胞介导的体液免疫应答及 T 细胞介导的细胞免疫应答；抗体产生的一般规律及意义。
3. 了解：免疫耐受的概念、诱导免疫耐受的条件及研究免疫耐受的医学意义；免疫调节的主要机制。

第一节　概　述

一、免疫应答的概念

免疫应答（immune response）又称适应性免疫应答，是指体内 T、B 细胞受到抗原刺激后，自身活化、增殖、分化，产生一系列免疫效应的全过程。正常情况下，机体的免疫系统能识别"自己"与"非己"，通过对抗原性异物的清除，从而维持机体内环境的平衡和稳定。如免疫应答发生异常，对机体可造成损害，引起疾病（如超敏反应性疾病）。

二、免疫应答的类型

1. 根据在免疫应答中起主要作用的免疫活性细胞的不同，可分为 B 细胞介导的体液免疫应答和 T 细胞介导的细胞免疫应答。
2. 根据抗原进入体内的时间、次数不同，分初次应答和再次应答。
3. 根据免疫应答是否表现出效应，分为正免疫应答和负免疫应答。正免疫应答即抗原刺激后产生抗体或效应 T 细胞，导致免疫效应发生。负免疫应答又称免疫耐受，即抗原刺激后，特异性不发生免疫应答。
4. 根据效应结果不同，又分为生理性免疫应答及病理性免疫应答。

三、免疫应答的基本过程

免疫应答基本过程可分为三个阶段。

（一）抗原提呈与识别阶段

在抗原的提呈与识别阶段中，抗原经提呈细胞吞噬、加工处理后，以抗原肽 -MHC 复合物形式表达于细胞表面，供 T 细胞识别。

（二）活化、增殖、分化阶段

此阶段是指 T 细胞和 B 细胞受抗原刺激后，在细胞因子的作用下，活化、增殖和分化为效应淋巴细胞的阶段。B 细胞分化成为浆细胞，由浆细胞合成分泌抗体；T 细胞分化成为效应 T 细胞，其中部分细胞停止分化，成为记忆 B 细胞和记忆 T 细胞。记忆细胞有记忆功能，寿命较长，可引起回忆反应。

（三）效应阶段

此阶段即浆细胞合成分泌抗体发挥特异性体液免疫效应，效应 T 细胞通过释放细胞因子或直接杀伤靶细胞发挥特异性细胞免疫效应的阶段。

四、免疫应答的特点

免疫应答具有排异性、特异性、记忆性、MHC 限制性等特点。

（一）排异性

抗原特异性 T、B 淋巴细胞通常对自身组织产生天然耐受，对非己抗原性异物产生免疫排斥反应。

（二）特异性

机体受到某种抗原刺激后，只能产生针对该种抗原特异性的免疫应答，而且相应的免疫效应物质（抗体）和效应 T 淋巴细胞只能对该种抗原和表达此种抗原的靶细胞产生作用。

（三）记忆性

已被某一抗原免疫的机体，再次接触相同抗原时，能迅速发挥排异效应的现象称为免疫应答的记忆性，免疫记忆的物质基础是机体对抗原初次应答时产生的记忆细胞。

（四）MHC 限制性

当免疫细胞相互作用时，不仅要识别细胞表面的抗原决定簇，还需识别细胞上的 MHC 分子，只有双方 MHC 一致，免疫反应才可产生，这一现象称 MHC 限制性。

第二节　抗原呈递

抗原呈递细胞（APC）摄取、加工、处理抗原，并将所产生的抗原肽与自身的 MHC 分子结合形成的复合物转运至细胞表面，供 T 淋巴细胞上 TCR 识别的整个过程，称为抗原呈递。APC加工、处理的抗原据其来源不同可分为内源性抗原和外源性抗原两种。

一、内源性抗原的呈递

内源性抗原是指在细胞内合成的抗原如病毒感染细胞合成的病毒蛋白及肿瘤细胞产生的肿瘤抗原等。内源性抗原的加工处理和提呈途径简称内源性途径，又称 MHC-I 类途径。抗原提呈细胞对内源性抗原的加工处理和提呈过程如下（图 40-1）：①内源性抗原由胞浆进入蛋白酶体；②在蛋白水解酶作用下降解为 8 ~ 10 个氨基酸的小分子多肽片段（抗原肽），经抗原转运体转运至内质网中；③抗原肽经加工修饰后，与胞内新合成 MHC-I 类分子结合，组成抗原肽 -MHC-I 类分子复合体；④抗原肽 -MHC-I 类分子复合体以分泌囊泡形式，通过高尔基体经糖基化修饰后进入胞浆，并通过胞吐作用表达于 APC 表面，供 CD8$^+$ T 细胞识别。

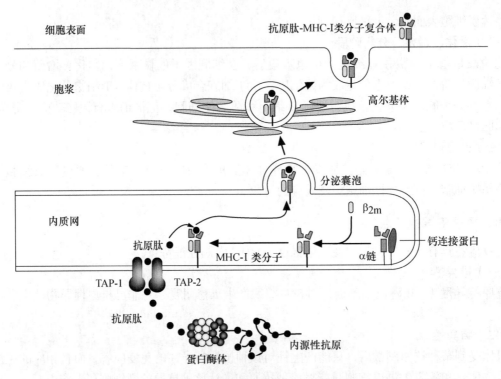

图 40-1　内源性抗原的加工及提呈过程

二、外源性抗原的呈递

外源性抗原是指 APC 从细胞外摄入的抗原物质，如病原微生物、被吞噬的细胞等。外源性抗原加工处理和提呈途径简称外源性途径，又称溶酶体途径或 MHC- Ⅱ 类途径。APC 对外源性抗原的加工处理和提呈过程简述如下（图 40-2）：①外源性抗原被 APC 摄入胞浆形成内体，即吞噬体；②内体与溶酶体融合形成内体 - 溶酶体；③抗原在内体 - 溶酶体内被蛋白水解酶降解成小分子多肽片段（抗原肽）；④内质网中合成的 MHC- Ⅱ 类分子进入高尔基体，通过分泌小泡与吞噬溶酶体融合，使 MHC- Ⅱ 类分子与抗原肽结合，形成抗原肽 -MHC- Ⅱ 类分子复合体；⑤该复合体形成后，再经胞吐作用与细胞膜融合，使抗原肽 -MHC- Ⅱ 类分子复合体表达于 APC 表面，供 CD4⁺T 细胞识别。

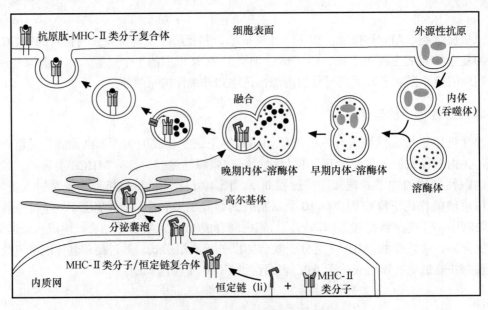

图 40-2　外源性抗原的加工及提呈过程

第三节 B 细胞介导的免疫应答

一、TD-Ag 诱导的体液免疫应答

TD-Ag（胸腺依赖性抗原）：是指刺激 B 细胞产生抗体需要 Th 细胞辅助的抗原，即 TD-Ag 诱导 B 细胞产生抗体需依赖 T 细胞辅助，T 细胞表面抗原受体（TCR）只能识别表达于 APC 表面的与 MHCI- Ⅱ 类分子结合的抗原肽。故抗原必须先经 APC 加工、处理并提呈给 Th 细胞，Th 细胞才能活化、增殖、分化，产生细胞因子，在细胞因子和 Th 细胞的作用及辅助下，B 细胞活化、增殖、分化为浆细胞，由浆细胞合成分泌抗体发挥特异性免疫效应。

（一）抗原呈递与识别阶段

TD-Ag 经 APC 摄取、加工、处理并提呈，以抗原肽 -MHC Ⅱ 类分子复合物运送到 APC 表面，供 CD4$^+$T 细胞识别。

（二）活化增殖与分化阶段

1. T 细胞的活化、增殖与分化 Th 细胞需经过两个信号刺激才能活化（图 40-3）。CD4$^+$T 细胞通过 TCR（T 细胞抗原识别受体）识别特异性抗原肽，通过 CD4 分子与 MHC- Ⅱ 类分子结合产生第一活化信号，由 CD3 分子传入 T 细胞内；T 细胞表面的 CD28 分子与 APC 表面的 B7 分子等协同刺激分子结合，产生 T 细胞活化的第二信号。在双信号刺激下，CD4$^+$ T 细胞活化、增殖、分化，在 IL-1、2 为主的细胞因子作用下，形成效应 Th1 细胞，在 IL-4 为主的细胞因子作用下形成效应 Th2 细胞。

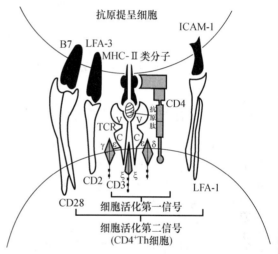

图 40-3　CD4$^+$Th 细胞活化信号产生示意图

2. B 细胞的活化、增殖与分化 B 细胞不仅是体液免疫的效应细胞，也是抗原提呈细胞。B 细胞通过 BCR 结合抗原肽，产生第一活化信号，由 Igα（CD79a）和 Igβ（CD79b）传入 B 细胞内，再通过细胞表面协同刺激分子（CD40）与活化 Th 细胞表面的 CD40L（CD40 配体）结合，产生第二活化信号；另外其他膜分子之间也发挥一定的作用。在双信号刺激和效应 Th2 细胞分泌的细胞因子作用下，B 细胞活化、增殖、分化成抗体形成细胞即浆细胞。在此过程中部分 B 细胞停止发育成为记忆细胞，再次遇到相同抗原刺激时 B 细胞直接活化、增殖、分化合成抗体。B 细胞与 Th 细胞间相互作用见图 40-4。

（三）效应阶段

效应阶段即浆细胞合成、分泌抗体，发挥免疫效应的阶段，IL-2、IL-4、IL-5 可促进 IgM 类抗体合成，IL-4、6 和 IFN-γ 可促进 IgG 类抗体合成，IL-5 可促进 IgA 类抗体合成，IL-4 可促进 IgE 类抗体合成。但抗体本身不具有杀伤和排斥作用，其效应的产生需要其他免疫细胞及免疫分子协同作用。体液免疫应答的效应作用有：①调理作用：抗体与抗原结合后，抗体（IgG 类）的 Fc 段与吞噬细胞膜上的 Fc 受体结合，可显著增强吞噬细胞的吞噬能力；②中和作用：IgG、SIgA 类抗体能阻止微生物进入机体和易感细胞或破坏细菌外毒素的毒性作用；③激活补体作用：抗体与抗原结合后，可通过经典途径活化补体，产生溶解靶细胞的作用；④ ADCC 作用：凡有

IgGFc 段受体的吞噬细胞或具有杀伤活性的细胞，如 NK 细胞、巨噬细胞等，均可通过 ADCC 效应杀伤抗原靶细胞。

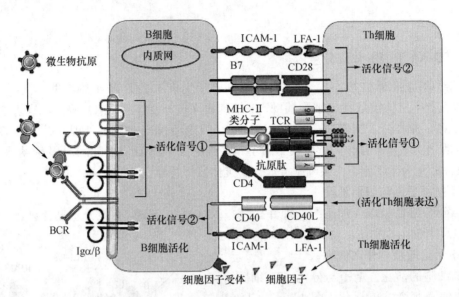

图 40-4 B 细胞和 Th 细胞间相互作用及其活化信号产生示意图

二、B 细胞对 TI-Ag 的体液免疫应答

TI-Ag 可直接激活 B 细胞，使 B 细胞增殖、分化成浆细胞，浆细胞合成、分泌抗体，不需 CD4$^+$T 细胞辅助和 APC 对抗原的加工处理，并且在免疫应答过程中不形成记忆细胞，故 TI-Ag 诱导激发的体液免疫无再次应答反应。

体液免疫的生物学效应包括：调理吞噬、中和毒素、中和病毒、激活补体、参与 ADCC、介导超敏反应等，可以快速清除细胞外游离和细胞表面的抗原，可通过免疫血清转移。因此 B 细胞介导的体液免疫应答，在阻止毒素血症、细胞外寄生菌和细胞外病毒在体内扩散和引起再感染方面发挥重要的作用。

三、抗体产生的一般规律

（一）初次应答

初次应答是抗原进入机体后引起的第一次免疫应答，其特点是诱导期较长（1~2 周），抗体效价低，亲和力低，在体内维持时间短，首先出现 IgM 类抗体，然后才出现 IgG 类抗体。

（二）再次应答

再次应答是机体再次接触相同抗原时引起的免疫应答，又称回忆反应，其特点是诱导期短（1~2 天），抗体效价高出几倍至十几倍，亲和力高，在体内维持时间长，增多的抗体主要是 IgG（图 40-5），而 IgM 含量与初次应答相似。再次应答由记忆细胞引起。

（三）医学意义

由于抗体的产生需一定的诱导期，因此预防接种应在传染病流行季节前进行；由于再次应答免疫效果优于初次应答，因此预防接种应进行 2 次或 2 次以上；由于 IgM 在初次应答中最早出现，因此检测 IgM 可作为传染病早期诊断或胎儿宫内感染的指标；由于再次应答抗体水平高于初次应答几倍至十几倍，因此若传染病恢复期血清抗体效价高出早期 4 倍以上时，具有诊断价值。

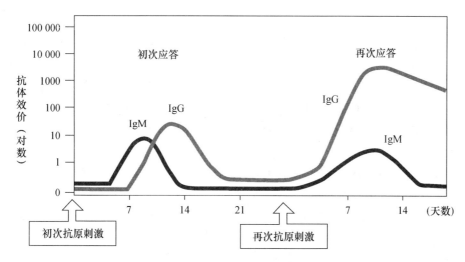

图 40-5 初次与再次免疫应答抗体产生的一般规律

第四节 T 细胞介导的免疫应答

一、细胞免疫应答的过程

由 T 细胞介导的免疫应答称细胞免疫应答。细胞免疫应答与体液免疫应答相似，可分为抗原提呈与识别，活化、增殖、分化，效应三个阶段。

（一）抗原提呈与识别阶段

外源或内源性 TD 抗原经 APC 摄取、加工处理后，以抗原肽 -MHC Ⅱ / Ⅰ 类分子复合物的形式，表达于 APC 或靶细胞表面供 CD4[+] T 细胞或 CD8[+] T 细胞识别，并在二者表面黏附分子间相互作用基础上，诱导 T 细胞活化。

（二）活化、增殖、分化阶段

T 细胞活化需要双信号刺激，第一信号来自 T 细胞表面的 TCR、CD4/CD8 分子分别与 APC 上的抗原肽 -MHC 分子的结合；第二信号来自 APC 或靶细胞上的协同刺激因子（B7 分子）与 T 细胞表面的相应受体（CD28）的结合。在双信号及细胞因子的作用下，T 细胞活化、增殖、分化为具有免疫功能的效应 Th1 细胞 /CTL 细胞。在增殖分化过程中部分 Th1 细胞 /CTL 细胞停止分化，形成记忆细胞。

（三）效应阶段

Th1 细胞通过分泌 IL-2、IFN-γ 和 TNF-β 等细胞因子，产生免疫效应；CTL 通过释放穿孔素、颗粒酶、FasL 对靶细胞产生细胞毒作用，使靶细胞裂解凋亡。

1. Th1 细胞的效应 效应性 Th1 细胞释放 IL-2、IL-3、IFN-γ、TNF-β 等细胞因子，引起抗原所在局部的以单核细胞浸润为主的慢性炎症反应或迟发型超敏反应。

（1）IL-2：促进 Th1 细胞增殖分化，分泌 IL-2、IFN-γ、TNF-β 等细胞因子，扩大细胞免疫效应，增强 NK 细胞、巨噬细胞杀伤活性等，刺激 CTL 增殖、分化为效应 CTL 细胞。

（2）TNF-β：①活化血管内皮细胞使之表达黏附分子，同时刺激血管内皮细胞分泌 IL-8 和单核细胞趋化蛋白 -1（MCP-1）等趋化性细胞因子。这些黏附因子和趋化因子能使血液中的中性粒细胞、淋巴细胞和单核细胞等与血管内皮细胞黏附，并迁移和外渗至局部组织，引起慢性炎症反应。②激活中性粒细胞，增强其吞噬杀菌功能。③局部产生高浓度 TNF-β，导致周围组织细胞发生损伤坏死。

（3）IFN-γ：①诱导 APC 表达 MHC-Ⅱ类分子，提高抗原提呈能力，增强体液免疫及细胞免疫应答功能。②激活单核 - 巨噬细胞，增强其吞噬和胞内杀伤功能，并使之获得杀伤肿瘤的功能。③活化 NK 细胞、单核巨噬细胞，增强其抗肿瘤和抗病毒的作用等。④诱导树突状细胞和巨噬细胞分泌 IL-12，促进 Th1 细胞分化，进一步扩大 Th1 细胞的免疫效应，同时分泌 IL-1、IL-6、血小板活化因子（PAF）和前列腺素等炎症介质，产生对机体有益的免疫效应或对机体有害的病理性免疫损伤。

2．CTL 细胞的免疫效应　致敏效应 CTL 细胞脱颗粒，释放穿孔素和颗粒酶（丝氨酸蛋白酶），穿孔素嵌入靶细胞膜形成跨膜孔道，效应 CTL 细胞表达 FasL，FasL 与靶细胞表面的 Fas（凋亡分子）结合，启动凋亡信号，使颗粒酶激活。大量的水分伴随 Ca^{2+} 通过跨膜孔道进入靶细胞内，蛋白质等大分子物质外流，导致靶细胞内渗透压降低，细胞被溶解、破坏；活化的丝氨酸蛋白酶进入靶细胞内激活 DNA 内切酶使 DNA 断裂，也可以导致靶细胞凋亡。

二、细胞免疫的生物学效应

1．抗感染作用　细胞免疫主要作用于抗胞内寄生菌（如结核分枝杆菌、麻风分枝杆菌、伤寒沙门菌等）、病毒、真菌及某些寄生虫感染。

2．抗肿瘤　效应 CTL 细胞可特异性直接杀伤带有相应抗原的肿瘤细胞。多种细胞因子如TNF、IFN 、IL-2 等既是效应分子，又可活化增强巨噬细胞、NK 细胞等抗肿瘤作用。

3．免疫损伤　细胞免疫在临床上可出现迟发型超敏反应或造成某些自身免疫病。

细胞免疫应答与体液免疫应答相比其特点是：反应速度慢，多局限于抗原所在部位；清除细胞内寄生的病原生物、肿瘤细胞及移植的组织细胞，可通过效应 T 细胞和细胞因子转移。

第五节　免疫耐受与免疫调节

一、免疫耐受

（一）免疫耐受的概念

免疫耐受是指机体经某种抗原（耐受原）诱导后形成的特异性无应答状态，又称负免疫应答。免疫耐受具有特异性，只对特定的抗原无应答，对其他非耐受原仍引起良好的免疫应答。

（二）免疫耐受的类型

1．天然免疫耐受　1945 年，Owen 发现一对异卵双生小牛在胚胎时期由于胎盘血管融合而发生血液交流，出生后，在这两头小牛体内同时存在两种不同血型抗原的红细胞，而不产生相应的血型抗体。这种血型嵌合体小牛不仅允许对方不同血型的红细胞在体内长期存在，而且还能接受对方的皮肤移植物而不发生排斥反应，但接受其他无关小牛的皮肤移植时则会出现移植排斥反应。Owen 将这一现象称为天然免疫耐受。

2．人工诱导的免疫耐受　1953 年，Medawar 等人成功建立了胚胎期诱导耐受的动物模型。他们将 CBA 系黑鼠的脾细胞注入 A 系孕鼠的胚胎内，子代 A 系小鼠 8 周龄后可接受 CBA 系黑鼠的皮肤移植而不排斥，但对其他品系小鼠的皮肤移植物则产生排斥反应。这一实验结果与Burnet 的克隆选择学说相吻合，即胚胎期接触某种抗原后可使体内相应的免疫应答血细胞克隆被清除，从而产生针对该抗原的免疫耐受。此种耐受试验在新生期小鼠中也获得成功。1962 年Dresser 用去凝聚的可溶性蛋白在成年动物诱导免疫耐受获得成功。这些实验证明，成年鼠也可诱导免疫耐受，但较胚胎期和新生期明显困难。产生的免疫耐受也不能持久维持。

（三）诱导免疫耐受的条件

1．抗原因素

（1）抗原的性状：一般来说，小分子、可溶性、非聚合状态的抗原（如血清蛋白、多糖等）多为耐受原，其免疫原性差，导致耐受能力强。这些小分子的可溶性抗原在体内不易被 APC 有效加工和递呈给 T 细胞，因而不能有效刺激 T 细胞活化；而大分子颗粒性物质和蛋白质聚合物，如血细胞、细菌等，易被吞噬细胞摄取，经加工处理提呈后，能有效刺激淋巴细胞产生免疫应答，故为良好的免疫原。

（2）抗原的剂量：足以诱导耐受的抗原剂量随抗原种类、动物的种属、品系及年龄、参与效应细胞类型等的不同而有所差异。一般来说，抗原剂量越大所诱导的耐受越完全和持久。经研究表明，小剂量抗原引起 T 细胞耐受，而大剂量抗原则引起 T 细胞和 B 细胞都耐受。T、B 细胞产生耐受所需抗原剂量明显不同。T 细胞所需抗原量较 B 细胞要小，而且发生快（24h 内达高峰），持续时间长（数月）。而 B 细胞形成耐受不但需要抗原量大，且发生缓慢（1 ~ 2 周），持续时间短（数周）。小剂量抗原引起的免疫耐受称低带耐受；大剂量抗原所引起的免疫耐受称高带耐受。

（3）抗原注射途径：一般来说，抗原经静脉注射最易诱导机体产生耐受性，腹腔注射次之，皮下及肌内注射最难。但不同的部位静脉注射引起后果可各异。人丙种球蛋白经颈静脉注入引起免疫应答，经肠系膜静脉注入引起免疫耐受；IgG 或白蛋白注入门静脉能致耐受，注入周围静脉则引起免疫应答。有些半抗原经皮内注射能诱导抗体生成及迟发型变态反应，但通过口服则发生耐受性。

通过肠系膜及门静脉注射易于致耐受的原因，可能是由于肝起着生物学过滤的作用，将抗原解聚，聚合抗原被肝内肝巨噬细胞（枯否细胞）吞噬降解，从而除去了免疫原性强的抗原部分，剩下非聚合抗原进入外周血流或淋巴道。

2．机体因素

（1）机体免疫系统的发育程度：诱导免疫耐受形成的难易与机体免疫系统的发育成熟程度有关。通常在胚胎时期最易诱导免疫耐受的形成，新生儿期次之，成年期最难。体外实验证实，未成熟免疫细胞易于被诱导产生免疫耐受，成熟免疫细胞往往难以诱导产生耐受。通常诱导成熟免疫细胞耐受所需的抗原量比未成熟免疫细胞所需要的抗原量高 30 倍以上。

（2）遗传因素：免疫耐受的诱导及维持的难易程度随品系不同而异。大鼠和小鼠对免疫耐受的诱导敏感，在胚胎期或新生期均易诱导成功；兔、有蹄类和灵长类在胚胎期较易诱导产生耐受，出生后则较困难。同一种属不同品系动物诱导产生耐受的难易程度也有很大差异。

（3）免疫抑制的联合应用：单独使用抗原一般不易对成年机体诱发耐受性，而常需要与各种免疫抑制措施联合应用。常用的有效方法有：①全身淋巴组织照射；②应用抗淋巴细胞血清或抗 Th 细胞抗体，破坏成熟的 Th 细胞；③用环磷酰胺、环孢菌素 A 及糖皮质激素等免疫抑制药物，选择性抑制 B 细胞和 Th 细胞。

上述现象不仅已被许多实验所证明，而且在器官移植临床工作中已被证实是延长移植物存活的有效措施，认为是常规防止移植物排斥的方法。

（四）研究免疫耐受的意义

研究免疫耐受无论在免疫理论及医学实践中均具有重要的意义。机体对"自身"和"非己"物质的识别机制，是免疫学理论研究的核心问题之一。免疫耐受的诱导、维持、破坏与某些疾病的发生、发展、转归密切相关。故研究免疫耐受具有如下意义：①能解释机体天然耐受的原因；②能通过控制免疫耐受防治病原微生物感染和肿瘤发生；③能通过诱导免疫耐受防止移植排斥反应和超敏反应的发生。

二、免疫调节

（一）基因水平的免疫调节

控制免疫应答的基因主要有两大类：即编码直接识别抗原的分子（T 细胞、B 细胞抗原受体和免疫球蛋白）及编码控制免疫应答分子的基因。前者是免疫系统识别"自己"与"非己"，决定免疫应答特异性的物质基础；后者存在于 MHC 中，主要包括控制免疫细胞间相互作用的基因和控制机体对特定抗原发生免疫应答能力的基因。MHC 的表达及其表达产物的作用十分重要。因为多种免疫细胞对抗原的识别过程均有 MHC 限制性，即双重识别。如 Th 细胞与 APC 间受 MHC-Ⅱ类分子的限制，TCL 对靶细胞的作用受 MHC-Ⅰ类分子的限制。

（二）分子水平的免疫调节

抗原的免疫调节具有直接的调节作用，其特点有：①抗原的性质可以影响免疫应答的类型；②抗原的剂量和免疫途径决定免疫应答的强度，同时也能影响免疫应答的类型；③抗原活化诱导的细胞死亡对免疫应答的终止起调节作用。

（三）细胞水平的调节

1. T 细胞的调节　Th1 和 Th2 两个亚群经分泌细胞因子相互调节。Th1 细胞分泌 IFN-γ 抑制 Th2 细胞的功能；Th2 细胞产生 IL-4、IL-10，可抑制 Th1 细胞的活性。Ts 细胞可分泌抑制性 T 细胞因子，通过抑制细胞免疫和体液免疫，发挥负反馈调节作用。

2. B 细胞的调节　通过表达高亲合力的 BCR，以及协调刺激分子 CD80 进行调节。

3. NK 细胞的调节　在 IL-12 的作用下，活化分泌细胞因子，如 IFN-γ、IL-3、TNF-α 等参与淋巴细胞、巨噬细胞活性及造血功能的调节。

4. 独特型网络调节　抗原进入体内后，可诱导 B 细胞扩增，产生某种抗体（Ab1），当数量足够大时，Ab1 可作为抗原在体内诱发机体产生抗抗体（Ab2）。独特型表位存在于抗体分子的抗原结合部位即 TCR/BCR 的互补结合区（CDR）和骨架区（FR）中，因此抗独特型抗体（Ab2）可分为针对 CDR 独特型表位的 β 型抗独特型抗体（Ab2β）和针对 FR 独特型表位的 α 型抗独特型抗体（Ab2α）两类。其中 Ab2β 的结构与抗原表位相似，并能与抗原竞争性地和 Ab1 结合，因而 β 型的抗独特型抗体被称为体内的抗原内影像。抗抗体中的 Ab2α 与 Ab2β 都可作为一种负反馈因素，对 Ab1 的分泌起抑制作用。大量的抗抗体产生，又可诱发抗抗抗体（Ab3），如此反复，构成独特型网络。独特型网络在临床上可用于制备疫苗抗感染，尤其是不宜直接对人体接种的病原体；因诱导 Ab2 的产生后，减弱或除去体内原有的 Ab1 所介导的抗原特异性应答，还可用于自身免疫病的防治。

（四）整体水平的调节

免疫系统受神经内分泌系统整体调控，反之，免疫系统对内分泌系统也产生影响。

1. 内分泌系统对免疫的调节　神经内分泌系统主要由大脑、脑垂体和内分泌腺（如甲状腺、肾上腺、胰腺等）组成。通过分泌神经内分泌肽间接或直接作用于免疫系统，对免疫系统产生调节作用。如甲状腺素、胰岛素、雌激素等可增强免疫功能；肾上腺皮质激素是最早发现的具有免疫抑制功能的激素；乙酰胆碱与免疫细胞表面相应受体结合后，可使细胞的 cAMP 浓度升高，对免疫细胞功能产生促进作用。

2. 免疫系统对神经内分泌系统的调节　免疫细胞和胸腺也可产生神经内分泌肽负调节神经内分泌系统，还可通过分泌细胞因子、胸腺素调节神经内分泌系统，如 IL-1 通过下丘脑 - 垂体 - 肾上腺轴，刺激皮质激素合成增加。免疫系统与神经内分泌系统通过相互作用，相互影响，共同维持机体的生理平衡。

本章小结

免疫应答是机体免疫系统识别和排除抗原性异物的全过程，可分为三个阶段：①抗原提呈与识别阶段；②T、B淋巴细胞活化、增殖与分化阶段；③效应阶段。特异性免疫应答包括体液免疫应答和细胞免疫应答。前者由B细胞介导，浆细胞分泌抗体完成免疫功能；后者由T细胞介导，参与的效应细胞主要是Th1细胞与CTL细胞，Th1细胞通过分泌细胞因子活化巨噬细胞等，在宿主抗胞内病原感染中起重要作用；CTL细胞通过分泌穿孔素及诱导细胞凋亡以杀死病毒感染细胞和肿瘤细胞。

免疫耐受是T、B淋巴细胞对抗原的特异不应答或负应答表现。影响免疫耐受的因素有抗原因素及机体因素等。免疫耐受与临床医学关系密切，在自身免疫病的治疗、移植物存活等方面具有重要作用。机体的免疫系统具有感知自身应答强度及进行免疫调节的能力，体内免疫细胞通过一系列机制发挥负反馈调节作用；由抗原-抗体-抗抗体等构成的独特型网络调节，将特异性免疫应答置于严格的控制中，由此发展起来的免疫干预手段，可增强或减弱针对特定抗原的体液免疫和细胞免疫应答。

机体是一个有机整体，免疫系统在行使功能时，要受到其他系统的影响，其中神经、内分泌系统与免疫系统构成神经-内分泌-免疫网络，在免疫调节中发挥重要的作用。

思 考 题

1. 抗体产生有何规律？
2. 简述细胞免疫应答的基本过程。
3. 简述CTL细胞的杀伤机制。
4. 何谓免疫耐受？影响免疫耐受的主要因素有哪些？
5. 参与免疫调节的细胞主要有哪些？它们是如何发挥免疫调节作用的？

（宋爱萍）

第四十一章　超敏反应

学习目标

通过本章内容的学习，学生应能：
1. 掌握：Ⅰ型超敏反应的特点、发生机制、代表疾病、防治方法及Ⅱ型、Ⅲ型、Ⅳ型超敏反应的发生机制。
2. 熟悉：Ⅱ型、Ⅲ型、Ⅳ型超敏反应的代表疾病。
3. 了解：四种类型超敏反应之间的联系及防治原则。

超敏反应（hypersensitivity）指已经致敏的机体再次受到相同抗原刺激后，发生的一种以机体生理功能紊乱和（或）组织细胞损伤为特征的病理性的特异性免疫应答，又称变态反应（allergy）。其本质是病理性免疫应答。引起超敏反应的抗原称变应原。超敏反应的发生与变应原的刺激及机体的反应性有关。

根据超敏反应的发生机制和临床特点，可将其分为四型：Ⅰ型，即速发型超敏反应；Ⅱ型，即细胞溶解型超敏反应；Ⅲ型，即免疫复合物型超敏反应；Ⅳ型，即迟发型超敏反应。其中Ⅰ、Ⅱ、Ⅲ型是由抗体介导，Ⅳ型由T细胞介导。

第一节　Ⅰ型超敏反应

Ⅰ型超敏反应是临床上最常见的一类超敏反应，又称速发型超敏反应或过敏反应，可以发生于局部或全身，其特点是：①反应发生快，恢复也快；②由IgE抗体介导；③以生理功能紊乱为主，无明显的组织细胞损伤；④具有明显个体差异和遗传倾向。

一、参与反应的物质

（一）变应原

进入体内诱导产生IgE类抗体，导致过敏反应发生的抗原性物质称为变应原或过敏原。主要有：花粉颗粒、真菌孢子、螨及其排泄物、动物皮屑、羽毛、屋尘、昆虫、植物碎屑等，牛奶、鸡蛋、鱼、蟹、虾、海贝、蛤蟆类、鱿鱼、花生米等，食品添加剂、防腐剂、保鲜剂等，青霉素、普鲁卡因、有机碘等。

（二）IgE

IgE为过敏反应的介质，亲细胞型抗体，正常人血清内含量极低，而过敏患者血清内IgE含量异常增高。通过其Fc段与肥大细胞和嗜碱性粒细胞表面的IgEFcR结合，使机体进入对该过敏原的特异致敏状态，此状态可持续数月以上。

（三）细胞

肥大细胞和嗜碱性粒细胞是参与Ⅰ型超敏反应的主要效应细胞，肥大细胞广泛分布于皮下结缔组织中的小血管周围及呼吸道和消化道黏膜下层。嗜碱性粒细胞主要分布在外周血中，在过敏反应时集中到超敏反应部位而发挥作用。肥大细胞和嗜碱性粒细胞表面具有高亲和性IgE Fc受体，能与IgE结合而使身体处于致敏状态。肥大细胞和嗜碱性粒细胞胞浆中有大量的嗜碱性颗粒，颗粒中含有多种生物学活性物质。变应原通过与肥大细胞、嗜碱性粒细胞表面的FcεRⅠ结合而触发过敏反应。

嗜酸性粒细胞在过敏反应中起负反馈调节作用。主要分布于呼吸道、消化道等的黏膜下层结缔组织中，外周血中有少量存在。嗜酸性粒细胞产物如嗜酸细胞阳离子蛋白、过氧化物酶等可造成局部组织细胞损伤而加重过敏反应的症状，也可以通过抑制介质释放或吞噬肥大细胞等释放的颗粒、释放组胺酶灭活组胺、释放芳基硫酸酯酶灭活白三烯（LTs）、释放磷脂酶D灭活血小板活化因子参与过敏反应的负反馈调节。

（四）生物活性介质

参与过敏反应的介质主要有：组胺、激肽原酶、中性粒细胞趋化因子、嗜酸性粒细胞趋化因子、前列腺素D2、血小板活化因子和白三烯等。各种介质的作用大致相同，但又各有其特点。如：组胺释放快（数分钟），维持时间短（≤2h），扩张血管作用强，是引起痒感的唯一介质；白三烯的释放及发挥作用缓慢（4～6h），但维持时间长（1～2天），引起支气管平滑肌持续痉挛的效力比组胺强100～1000倍，是引起过敏性哮喘的主要介质。

二、发生机制

Ⅰ型超敏反应的发生可分为三个阶段，即致敏阶段、发敏阶段和效应阶段（图41-1）。

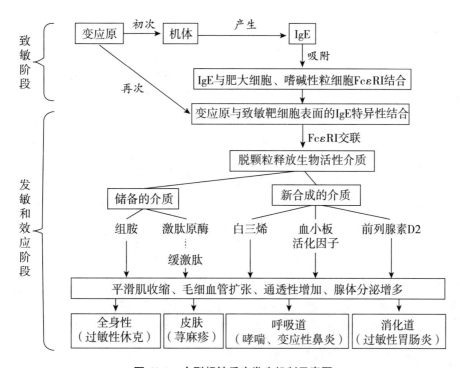

图40-1　Ⅰ型超敏反应发生机制示意图

（一）致敏阶段

变应原进入机体经APC加工处理提呈后，可刺激B细胞增殖分化为浆细胞，产生特异性

IgE抗体。IgE通过其Fc段与肥大细胞和嗜碱性粒细胞表面相应受体（FcεRⅠ）结合，使机体处于对该过敏原特异致敏状态。致敏状态通常可维持数月或更长时间，如果长期不接触相同变应原，致敏状态可逐渐消失。

（二）发敏阶段

相同变应原再次进入致敏机体，与肥大细胞或嗜碱性粒细胞表面IgE的Fab端结合，二价或多价变应原能与两个以上相邻的IgE结合，从而使膜相邻近的FcεRⅠ发生相互桥联而移位、变构，细胞被活化，从而触发细胞膜一系列的生化反应：胞外Ca^{2+}流入胞内，细胞脱颗粒，释放组胺等细胞预先合成介质；FcεRⅠ桥联后细胞膜脂质发生磷脂甲基化代谢，在磷脂酶A2和甲基转移酶作用下膜磷脂胆碱降解，释放出花生四烯酸。花生四烯酸以氧合酶途径继续代谢，形成白三烯、血小板活化因子和前列腺素等生物学活性物质，与过敏反应的迟发相关系密切。

（三）效应阶段

效应阶段指生物活性介质作用于效应器官、组织，致使出现生理功能紊乱，引起局部或全身病理变化的阶段，主要表现在：

1．小血管扩张、毛细血管通透性增强　导致有效循环血量下降，血浆外渗、局部水肿。
2．平滑肌痉挛　常见于气管、支气管及胃肠道平滑肌。
3．腺体分泌增加　可表现为流泪、流涕、痰多、腹泻等。
4．刺激感觉神经　引起强烈痒感。

过敏反应分为速发相和迟发相两个阶段，速发相指接触变应原后即刻至30min内发生，主要由组胺引起，表现为血管通透性增强，可持续数小时；迟发相主要由新合成介质白三烯、血小板活化因子及部分细胞因子引起，在6～12h出现，以嗜酸性粒细胞浸润、平滑肌持续痉挛等为主，持续数天时间。

三、临床常见疾病

（一）过敏性休克

过敏性休克是最严重的全身性Ⅰ型超敏反应。致敏患者常在接触变应原后数分钟内即出现严重的临床症状，主要表现为胸闷、气急、呼吸困难、面色苍白、出冷汗、手足发凉、脉搏细速、血压下降等，抢救不及时可导致死亡。常见有药物过敏性休克和血清过敏性休克。

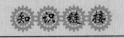

临床免疫学应用

　　青霉素应用至今发生过敏反应的概率较高，常见的过敏反应包括皮疹、荨麻疹、皮炎、发热、血管神经性水肿、哮喘、过敏性休克等，其中，以过敏性休克最为严重，甚至可导致死亡。为了防止过敏反应的发生，特别是严重过敏反应的发生，规定青霉素在使用前需要做皮肤敏感试验，皮试阴性的药物可以给患者使用，皮试阳性的则禁止使用。

　　使用青霉素的患者如需要换用同一品种、不同厂家，或者同一厂家、不同批号的青霉素，理论上应重新做皮试。用药者不宜在空腹时做青霉素皮试，否则易导致皮试结果呈"假阳性"。为保证人们的用药安全，国家卫计委规定：人们无论使用何种剂型的青霉素类药物一律都要做皮试。

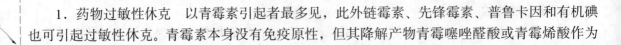

　　1．药物过敏性休克　以青霉素引起者最多见，此外链霉素、先锋霉素、普鲁卡因和有机碘也可引起过敏性休克。青霉素本身没有免疫原性，但其降解产物青霉噻唑醛酸或青霉烯酸作为

半抗原与组织蛋白结合后成为变应原，能刺激机体产生特异 IgE，使肥大细胞和嗜碱性粒细胞致敏。当这些变应原再次进入时诱发过敏性休克。因此，提高青霉素纯度和使用新鲜配制的青霉素制剂是预防青霉素过敏性休克的有效措施。临床发现少数人在初次注射青霉素时也可发生过敏性休克，这可能与其曾经使用过被青霉素污染的医疗器械，或吸入空气中青霉菌孢子而使机体处于致敏状态有关。

2．血清过敏性休克　临床见于动物免疫血清如破伤风抗毒素、白喉抗毒素血清进行治疗或紧急预防疾病时，动物血清对人是异种蛋白质，有免疫原性，当再次注射动物免疫血清时，有可能出现过敏性休克。

（二）呼吸道过敏反应

主要表现为过敏性鼻炎和过敏性哮喘，二者同为吸入性过敏原引发的呼吸道过敏性疾病。两种疾病常伴发且同为气道炎性反应。常见过敏原为花粉、真菌、尘螨、动物皮屑、枕垫料等，由花粉引起的季节性过敏性鼻炎常伴有过敏性结膜炎、外耳道等黏膜瘙痒，称为花粉症。过敏性鼻炎未经治疗或治疗不当可能发展为过敏性哮喘。

（三）胃肠道过敏反应

少数人进食鱼、虾、蛋、牛奶及服用某些药物后可发生过敏性胃肠炎，出现恶心、呕吐、腹泻、腹痛等症状，严重者可发生过敏性休克。

（四）皮肤过敏反应

皮肤过敏反应主要包括荨麻疹、湿疹及血管性水肿，以皮疹伴剧烈瘙痒为主要表现，可由食物、药物、花粉等多种变应原引发。

四、防治原则

（一）避免再接触过敏原

1．确定变应原　可通过询问病史和实验室检查以确定变应原。常用的方法有：①体内试验，即激发试验、皮内试验、点刺试验等，根据机体接触抗原后的反应来判定过敏原；②体外试验，通过各种方法检测特异 IgE 确定过敏原，此外，也可以检测总 IgE、嗜酸性粒细胞等，以此作为诊断过敏性疾病的佐证。

2．避免再接触变应原　明确过敏原后采用避、忌、替、移等办法避免接触变应原以达到预防的目的。

（二）脱敏和减敏治疗

1．脱敏注射　抗毒素皮试阳性但又必须使用者，可采用小剂量、短间隔（20～30min）、多次注射的方法，可以避免过敏反应发生，称为脱敏治疗。进行脱敏注射，以减轻临床症状。其机制是小剂量过敏原进入体内，使体内介质间歇、分批次释放，但不足以引起明显的临床症状，同时介质无法在短时间内积累。因此，短时间内小剂量多次注射过敏原可以使体内致敏细胞分批次脱敏，以致最终解除致敏状态。此时再大量注射抗毒素就不会引起过敏反应。这种脱敏作用为暂时的，经过一段时间后机体可重新恢复致敏状态。也可采用精制人血抗毒素血清以避免过敏反应发生。

2．减敏治疗　减敏治疗也称为特异免疫治疗，是对那些能够检出而难以避免的过敏原（如花粉或尘螨等），可采用标准抗原制剂以少量、多次、渐增的方法，通过皮下注射或舌下含服达到减敏的目的。其作用机制为：①封闭抗体的产生，改变抗原进入途径，诱导产生 IgG 型抗体（封闭抗体），阻止变应原与细胞表面的 IgE 结合；②免疫调节，皮下注射或舌下含服可以调节针对该抗原反应的 Th1 与 Th2 比例，以减少特异 IgE 的合成。

（三）抗过敏药物治疗

1．抑制生物活性介质释放的药物　色甘酸钠可稳定细胞膜，防止肥大细胞等脱颗粒，从而减少或阻止活性介质的释放。肾上腺素、异丙肾上腺素和麻黄碱等能激活腺苷酸环化酶，增加胞内 cAMP 合成。甲基黄嘌呤、氨茶碱等能抑制磷酸二酯酶活性，减少 cAMP 分解。因此，上述药物能提高细胞内 cAMP 浓度，从而抑制组胺等活性介质的释放。阿司匹林可以抑制环氧合酶的活性，抑制继发产物前列腺素的合成，咪唑斯汀则可以抑制脂氧合酶活性，减少白三烯、血小板活化因子等介质的产量。

2．生物介质拮抗药物　抗组胺药（如氯苯那敏、氯雷他啶、西替利嗪、酮替芬等）可与组胺竞争靶器官细胞膜上的组胺 H1 受体，抑制组胺活性；孟鲁司特钠可拮抗白三烯的作用，减轻平滑肌痉挛等迟发反应。

3．改善效应器官反应性的药物　肾上腺皮质激素、钙剂、维生素 C 可以有效地降低毛细血管通透性，减轻充血和渗出。

（四）免疫疗法

通过提高 IL2、IFNγ 水平，降低 IL4 水平及调节 Th1/Th2 活性，以减少 IgE 抗体的产生，或通过重组及合成抗 IgE 或抗 IgE Fc 段，清除 IgE 或阻止 IgE 与肥大细胞、嗜碱性粒细胞的结合，以控制发作。目前，人鼠嵌合型抗人 IgE 抗体已在部分地区应用，并取得一定效果。

第二节　Ⅱ型超敏反应

Ⅱ型超敏反应是由 IgG、IgM 类抗体与靶细胞膜表面相应抗原或半抗原结合，在吞噬细胞、补体或 NK 细胞的参与下，引起以细胞溶解或组织损伤为主的病理反应，故又称细胞毒型或细胞溶解型超敏反应（图 41-2）。

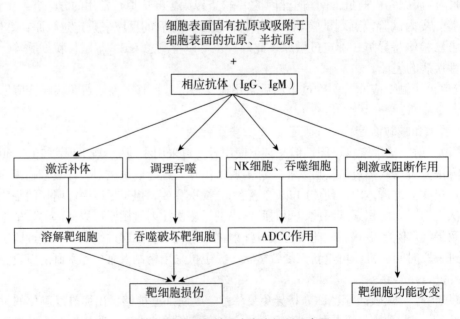

图 41-2　Ⅱ型超敏反应发生机制示意图

一、发生机制

（一）靶细胞及表面抗原

正常组织细胞（如输入的异型红细胞）、改变的自身细胞，或吸附有外来抗原、半抗原及免疫复合物的自身组织细胞，均可以成为Ⅱ型超敏反应的靶细胞。靶细胞表面的抗原主要包括：①同种异型抗原，如 ABO 抗原、HLA 抗原；②异嗜性抗原，如链球菌细胞壁成分与心瓣膜的共同抗原；③自身抗原，如化学修饰、感染改变的自身组织抗原。

（二）抗体、补体及效应细胞的作用

参与Ⅱ型超敏反应的抗体主要是 IgG 和 IgM，少数为 IgA。抗体与细胞膜表面相应抗原结合后，可通过三条途径损伤靶细胞：①激活补体，溶解细胞；②活化吞噬细胞，发挥调理吞噬作用；③通过 ADCC 作用，杀伤靶细胞。

二、临床常见疾病

（一）输血反应

多发生于 ABO 血型不合的输血。如将 B 型供血者的血误输给 A 型受血者，由于 B 型红细胞表面的 B 抗原与受血者血清中的天然抗 B 抗体结合，激活补体溶解红细胞发生溶血性输血反应。常出现高热、寒战、心悸、气短、腰背痛、血红蛋白尿、急性肾衰竭和 DIC 等，后果严重。反复多次输入异型 HLA 血液可诱导产生抗白细胞、血小板抗体，出现非溶血性发热即白细胞输血反应。

（二）新生儿溶血症

多发生于 Rh 阴性孕妇所产 Rh 阳性胎儿。母亲初次妊娠因流产、胎盘剥离出血，胎儿 Rh 阳性红细胞进入母体，可刺激母体产生抗 Rh 抗体（IgG）。如第二胎仍为 Rh 阳性时，母体抗 Rh 抗体可通过胎盘进入胎儿体内，与胎儿 Rh 阳性红细胞结合，激活补体，导致红细胞破坏，引起流产、死产或新生儿溶血症。为防止新生儿溶血症发生，可在初产妇分娩后 72h 内注射抗 Rh 抗体，以阻断 Rh 阳性红细胞对母体的致敏。母子间 ABO 血型不符引起的新生儿溶血症很常见，但症状较轻。

（三）药物性血细胞减少症

青霉素、磺胺、奎尼丁等药物与血细胞膜蛋白或血浆蛋白结合而成为完全抗原，从而刺激机体产生药物抗原表位特异性的抗体。该抗体与药物结合的红细胞、粒细胞、血小板作用，或与药物结合形成的免疫复合物作用后再与具有该抗体 Fc 受体的血细胞结合，引起药物性溶血性贫血、粒细胞减少症和血小板减少性紫癜。

（四）自身免疫性溶血性贫血

各种原因如感染、药物及辐射等可使自身红细胞膜表面抗原发生改变，刺激机体产生抗自身红细胞的 IgG 类抗体。这种抗体与红细胞结合引起自身免疫性溶血。

（五）肺出血肾炎综合征

肺出血肾炎综合征又称 Goodpasture 综合征，因感染、吸入有机溶剂等诱导产生针对肺基底膜的自身抗体。因肺泡基底膜与肾小球基底膜之间有共同抗原，因此该抗体也可能和肾小球基底膜发生反应，造成肺出血和肾炎。临床表现为反复咯血、蛋白尿、尿中有红细胞及管型，甚至肉眼血尿，严重的可导致肾衰竭。

（六）甲状腺功能亢进

甲状腺功能亢进又称 Graves 病，属于自身免疫性抗受体病，是一种特殊的Ⅱ型超敏反应，即抗体刺激型超敏反应。患者体内产生促甲状腺激素（TSH）受体的自身抗体，此类抗体不引起细胞损伤，而是与甲状腺细胞表面受体结合，持续刺激甲状腺细胞分泌甲状腺激素，故称为长效甲状腺刺激素。患者表现为甲状腺功能亢进。

第三节　Ⅲ型超敏反应

Ⅲ型超敏反应是由抗原与抗体在血液中结合形成中等大小可溶性免疫复合物，并沉积于血管壁基底膜或组织间隙，通过激活补体并在血小板和中性粒细胞参与下，引起以充血水肿、局部坏死和中性粒细胞浸润为主要特征的炎症反应和组织损伤，又称免疫复合物型或血管炎型超敏反应（图 41-3）。

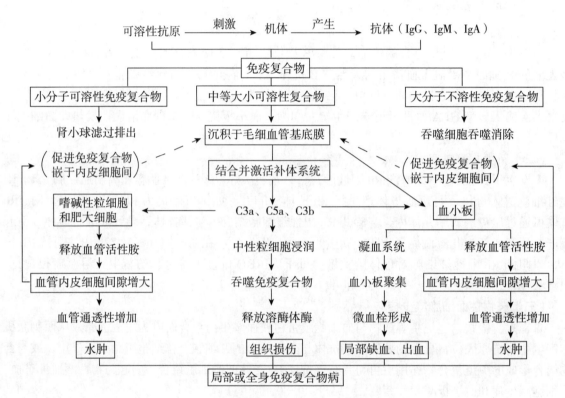

图 41-3　Ⅲ型超敏反应发生机制示意图

一、发生机制

（一）免疫复合物沉积

抗原与相应抗体结合可形成抗原 - 抗体复合物，即 IC。通常大分子 IC 可被体内单核 - 巨噬细胞及时吞噬清除，小分子 IC 在循环中比较稳定，可通过肾小球滤过清除，因此二者均无致病作用。当形成中等大小可溶性 IC（分子量 19000）并长期存在于循环中，极有可能沉积于毛细血管基底膜，引起Ⅲ型超敏反应。中等大小可溶性免疫复合物的沉积与下列因素有关：

1. **局部解剖和血流动力学因素的作用**　循环 IC 容易沉积于血管压力较高的毛细血管迂回处，如肾小球基底膜和关节滑膜等处的毛细血管。

2. **血管活性胺类物质的作用**　血管活性胺类物质可使血管内皮细胞间隙增大，从而不仅增加血管通透性，而且有助于 IC 对血管内皮细胞间隙的沉积和嵌入。

（二）组织损伤机制

循环中的 IC 只有沉积于局部才具有致病作用。IC 并不直接损伤组织，而是通过以下方式引起免疫损伤：①补体的作用，沉积的 IC 可激活补体系统，产生的 C3a、C5a 可刺激肥大细胞和嗜碱性粒细胞释放组胺、血小板活化因子等生物活性介质，使局部血管通透性增高，导致渗出性炎症反应，促进 IC 进一步沉积并促进中性粒细胞在炎症部位聚集；②中性粒细胞的作用，聚集的中性粒细胞在吞噬沉积的 IC 过程中，释放溶酶体酶、蛋白水解酶、胶原酶，造成血管基底膜和邻近组织损伤；③血小板的作用，在局部凝集、活化后释放血管活性胺类，加剧局部渗出性反应，并激活凝血过程，形成微血栓，引起局部缺血、坏死。

二、临床常见疾病

常见的Ⅲ型超敏反应包括局部免疫复合物病和全身免疫复合物病两类。前者仅发生在抗原进入部位；后者免疫复合物通过血流播散，发生多部位沉积，形成全身免疫复合物病。

（一）局部免疫复合物病

1．Arthus 反应　　Arthus 于 1903 年发现，给家兔皮下多次注射马血清后，注射局部可发生水肿、出血、坏死等剧烈炎症反应。

2．类 Arthus 反应　　见于胰岛素治疗的糖尿病患者，其局部反复注射胰岛素后可刺激机体产生相应 IgG 类抗体，若再次注射胰岛素，即可在注射局部出现红肿、出血和坏死等与 Arthus 反应类似的局部炎症反应。

（二）全身免疫复合物病

1．血清病　　外毒素性疾病需要大剂量注射异种动物免疫血清，部分患者经过 1～2 周，出现局部红肿、全身发热、皮疹、淋巴结肿大、关节肿痛及蛋白尿等表现，称为血清病。这是由于患者体内产生的抗异种动物血清抗体，与残余的动物血清结合成 IC，引起全身免疫复合物病。随着抗体合成增加，抗原逐渐被清除，疾病即自行恢复。临床上长期使用某些药物，也可通过类似机制出现血清病样反应，称为药物热。

2．链球菌感染后肾小球肾炎　　以 A 群链球菌感染后最多见，多在链球菌感染后 2～3 周，发生急性肾小球肾炎。这是由于链球菌的细胞壁 M 蛋白与相应抗体形成 IC，沉积于肾小球基底膜所致。

3．类风湿性关节炎　　类风湿性关节炎（rheumatoid arthritis，RA）发病机制可能是在病毒或支原体持续感染的情况下，机体 IgG 类抗体发生变性，继而刺激机体产生抗变性 IgG 的 IgM 类自身抗体，即类风湿因子（rheumatoid factor，RF）。RF 与自身变性 IgG 结合形成 IC，并反复沉积于小关节滑膜毛细血管壁，引起关节炎症性损伤。

4．系统性红斑狼疮（systemic lupus erthematosus，SLE）　　SLE 患者体内出现多种自身抗体，如抗核抗体、抗线粒体抗体等，自身抗体与自身成分形成的 IC 沉积在全身多处血管基底膜，导致组织损伤，表现为全身多器官病变。

第四节　Ⅳ型超敏反应

Ⅳ型超敏反应又称迟发型超敏反应，是由效应 T 细胞再次接触相同抗原后所介导，表现为以单核细胞、淋巴细胞浸润为主的病理损伤（图 41-4）。其特点是：①反应发生慢（24～72h），消退也慢；②T 细胞介导，无抗体和补体参与；③多在变应原进入局部时发生；④以单核细胞浸润为主的炎症反应；⑤无明显个体差异。

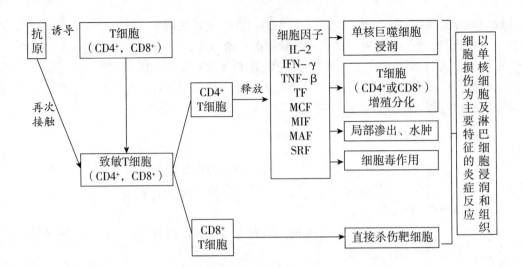

图 41-4　Ⅳ型超敏反应发生机制示意图

一、发生机制

（一）抗原与细胞

引起Ⅳ型超敏反应的抗原主要包括胞内寄生菌、病毒、寄生虫、真菌、细胞抗原（如肿瘤细胞、移植细胞）和某些化学物质等。进入机体的抗原经APC加工处理后，以抗原肽-MHC Ⅰ/Ⅱ类复合物的形式表达于抗原递呈细胞表面，活化具有相应抗原受体的CD4⁺Th细胞和CD8⁺Tc细胞，导致单核细胞和淋巴细胞进入抗原存在部位，从而进一步扩大炎症反应。

（二）效应 T 细胞介导炎症反应和组织损伤

胞内寄生菌等抗原经APC递呈，导致CD4⁺Th细胞和CD8⁺Tc细胞活化而使机体致敏，当抗原再次进入就会通过效应 T 细胞引起组织损伤：

1．CD4⁺Th细胞介导炎症反应和组织损伤　CD4⁺Th细胞活化后释放IFN-γ、TNF-β、IL2、趋化因子等细胞因子，产生以单核细胞及淋巴细胞浸润为特征的炎性反应和组织损伤。

2．CD8⁺Tc细胞介导的细胞损伤　CD8⁺Tc细胞与靶细胞表面的相应抗原结合后，通过释放穿孔素和颗粒酶，并通过FasL/Fas途径引起靶细胞的溶解和凋亡。

二、临床常见疾病

（一）传染性超敏反应

传染性超敏反应指感染过程中发生的Ⅳ型超敏反应。机体抗细胞内寄生病原体（如病毒、胞内菌、真菌及某些原虫等）主要为细胞免疫，但在清除抗原及阻止病原体扩散的同时，因产生Ⅳ型超敏反应而导致组织损伤。

（二）接触性皮炎

接触性皮炎是指再次接触药物、染料、金属、农药、化妆品等变应原所引发的以皮肤损伤为主要特征的迟发型超敏反应。一般在接触24h后发生皮炎，48～72h达高峰，表现为接触局部红斑、丘疹、水疱，严重者可发生剥脱性皮炎。

（三）移植排斥反应

由于供受双方HLA的差异，进行同种异体器官移植后会发生不同程度的排斥反应。严重的会因移植物的坏死而致移植失败。为减轻、延缓移植排斥反应，通常需要长期使用免疫抑制剂。超敏反应指已经致敏的机体再次接受相同抗原刺激所引起的以生理功能紊乱或组织细胞损伤为主的异常免疫应答。引起超敏反应的抗原称变应原。

从理论而言，超敏反应可以分为Ⅰ、Ⅱ、Ⅲ、Ⅳ型（表40-1），但在临床表现上并非如此界限分明。往往同一抗原在不同机体可引起不同的反应。而某些相似的临床表现也可由不同机制所引起。所以临床实践中，遇到的免疫性疾病往往不是单一型表现，而是以某一型损伤为主的混合形表现。在对这类疾病的防治手段上都应注意避免接触变应原和（或）应用免疫抑制措施。

表 41-1 各型超敏反应特点比较

型别	参与细胞	特点	常见疾病
Ⅰ型超敏反应	肥大/嗜碱、嗜酸细胞	速发速止，多为功能性紊乱，具有明显的个体差异和遗传背景；平滑肌收缩、毛细血管扩张、通透性增加、腺体分泌增多	过敏性休克；呼吸道：过敏性鼻炎、哮喘；消化道：过敏性胃肠炎；皮肤：荨麻疹、湿疹、皮炎、神经血管性水肿
Ⅱ型超敏反应	单核吞噬、中性粒、NK细胞	引起以细胞裂解死亡为主的病理损伤；经典途径活化补体；激活吞噬细胞；介导ADCC效应	输血反应；新生儿溶血症；药物过敏性血细胞减少症；自身免疫性溶血性贫血；链球菌感染后肾小球肾炎；肺肾综合征；甲亢
Ⅲ型超敏反应	中性粒、肥大/嗜碱细胞、血小板	血管扩张、渗出；中性粒细胞浸润；出血坏死和血栓为特征的血管炎	血清病；链球菌感染后肾小球肾炎；系统性红斑狼疮；类风湿性关节炎
Ⅳ型超敏反应	CD4$^+$Th1，CD8$^+$CTL、单核巨噬细胞	单个核细胞浸润和组织损伤	传染性迟发型超敏反应；接触性皮炎；移植排斥反应；脏器特异性自身免疫病

本章小结

超敏反应指已经致敏的机体再次接受相同抗原刺激后所引起的以生理功能紊乱或组织细胞损伤为主的异常适应性免疫应答。

根据发生机制可将超敏反应分为四种类型，但有些超敏反应性疾病可由多种免疫损伤机制引起，同一抗原在不同条件下可引起不同类型的超敏反应。Ⅰ型、Ⅱ型、Ⅲ型超敏反应主要由抗体介导。

其中Ⅰ型超敏反应主要由IgE类抗体介导，可通过患者血清被动转移；Ⅱ型超敏反应主要由IgG或IgM类抗体介导；Ⅲ型超敏反应主要由IgG类抗体介导。Ⅳ型超敏反应是由细胞免疫介导的，主要由T细胞介导。肥大细胞、嗜碱性粒细胞和嗜酸性粒细胞在引起Ⅰ型超敏反应中起主要作用。补体、吞噬细胞和NK细胞在引起的以细胞溶解和组织损伤为主的Ⅱ型超敏反应中起主要作用。补体和血小板、嗜碱性粒细胞、中性粒细胞在引起以充血水肿、中性粒细胞浸润致血管炎性反应和组织损伤为主的Ⅲ型超敏反应中起主要作用。而单核-巨噬细胞和淋巴细胞则在致Ⅳ型超敏反应的炎症和组织损伤中发挥主要作用。

思考题

1. 以青霉素所致的过敏性休克为例，说明 I 型超敏反应发生的机制。

2. 说出各型超敏反应各有哪些常见疾病。

3. 简述 I 型超敏反应的防治原则。

4. 四型超敏反应各有何特点。

（张荔茗）

第四十二章　免疫学应用

第一节　免疫学防治

免疫学防治包括免疫预防和免疫治疗两方面，随着科技的进步，免疫学理论及技术的快速发展，免疫防治已从原来对传染病的防治，发展到对自身免疫病、超敏反应性疾病、免疫缺陷病等的防治。

一、免疫预防

根据特异性免疫原理，采用人工方法将免疫原或免疫效应物质注入机体使其获得特异性免疫能力，以达到预防疾病的目的，称免疫预防。免疫预防是控制和消灭传染病的重要手段。

（一）人工自动免疫

用人工的方法给机体输入抗原物质（如疫苗、类毒素），诱导机体产生免疫保护的方法称为人工自动免疫。

疫苗是用各种病原微生物制备的用于人工自动免疫的抗原制剂。用细菌制备的生物制品称菌苗；用病毒、螺旋体等其他微生物制成的生物制品称疫苗。通常疫苗与菌苗统称疫苗。

1. 灭活疫苗　是选用免疫原性强的病原体，经人工大量培养后，用理化方法灭活制成。灭活疫苗优点是安全、易保存，可诱导特异抗体的产生；缺点是用量大、需多次接种、注射局部和全身的反应较重。常用的灭活疫苗有乙脑疫苗、百日咳疫苗、狂犬病疫苗等。

2. 减毒活疫苗　是用人工诱导变异的方法筛选出来的减毒或无毒力的活病原体制成。在体内存留时间长，一般只需接种一次，且免疫效果良好，持续时间长，缺点是不易保存。常用的活疫苗有卡介苗、脊髓灰质炎疫苗、麻疹疫苗等。

3. 类毒素　是用细菌的外毒素经 $0.3\% \sim 0.4\%$ 甲醛处理后制成，使其失去毒性而保留了免疫原性，接种后能诱导机体产生抗毒素。常用的类毒素有破伤风类毒素、白喉类毒素等。

4．新型疫苗

（1）亚单位疫苗：是去除病原体中与诱发保护性免疫无关或有害的成分，保留有效免疫原成分制作的疫苗，如脑膜炎球菌荚膜多糖疫苗。

（2）结合疫苗：将细菌荚膜多糖的水解物化学联接于类毒素制剂，为细菌荚膜多糖提供蛋白质载体，使其成为 T 细胞依赖性抗原。

（3）合成肽疫苗：是将具有保护性免疫作用的多肽抗原或氨基酸序列与适当载体或佐剂结合后制成的疫苗。其优势在于可对抗原表位进行合理的组合，如 HBsAg 合成肽疫苗。

（4）基因工程疫苗：有重组抗原疫苗、重组载体疫苗、DNA 疫苗。

①重组抗原疫苗：是采用 DNA 重组技术制备的只含保护性抗原组分的基因工程疫苗。重组抗原疫苗不含活的病原体及病毒核酸，故安全有效，成本低廉。目前获准使用的有乙型肝炎重组抗原疫苗、口蹄疫疫苗等。②重组载体疫苗：又称重组减毒活疫苗，是采用编码病原体有效免疫原的基因插入载体（用作疫苗的减毒活病毒、活细菌）中而制成的疫苗。目前已用于甲肝、乙肝疫苗的研究。③DNA 疫苗：是用编码病原体有效免疫原的基因与细菌质粒构建的重组体输入机体而转染宿主细胞，诱导机体表达保护性抗原而产生特异性保护作用。其作用机理尚不完全清楚，还有待于进一步研究。

（二）人工被动免疫

人工被动免疫是给机体输注免疫效应物质（特异性抗体、细胞因子、免疫细胞等）制剂，直接发挥免疫作用，多用于感染的紧急预防及治疗。

1．抗毒素　是用细菌外毒素或类毒素免疫动物制备的免疫血清，具有中和外毒素毒性的作用。一般临床所用抗毒素为免疫马血清，可诱发 I 型超敏反应，使用前应做皮试。常用的有破伤风抗毒素及白喉抗毒素等。

2．人免疫球蛋白制剂　包括血浆免疫球蛋白和胎盘免疫球蛋白。可用于麻疹、甲型肝炎等疾病的紧急预防。

3．细胞因子及单克隆抗体　主要有 IFN、IL-2 等，可望成为治疗肿瘤、艾滋病等的有效手段；单克隆抗体是指单一 B 细胞杂交瘤产生的针对一种抗原决定基的抗体，是用基因工程及现代生物技术生产的人源单克隆抗体。它具有特异、均一等优点。

表 42-1　两种人工免疫方式的比较

区别点	人工自动免疫	人工被动免疫
输入的物质	抗原	抗体
免疫力出现时间	较慢，需 1～4 周潜伏期	立即
免疫力维持时间	较长（数月～数年）	较短（2 周～数月）
主要用途	预防为主	治疗或紧急预防

（三）计划免疫

计划免疫简言之就是有计划地进行预防接种，即根据传染病疫情监测和人群免疫水平分析，按照科学的免疫程序有计划地利用疫苗进行预防接种，以提高人群免疫水平，达到控制以至最终消灭相应传染病的重要措施。长期以来，我国实施的计划免疫（见表 42-2）是 5 苗（即卡介苗、麻疹疫苗、脊髓灰质炎疫苗、白百破三联疫苗、乙肝疫苗）防 7 病（即结核、麻疹、脊髓灰质炎、白喉、百日咳、破伤风、乙型肝炎），目前已经启动扩大免疫规划实施方案，在原有的 5 苗基础上，将甲肝、乙脑、流脑等疫苗纳入国家免疫规划范围，以达到预防 15 种疾病的目标。

表 42-2　我国实施的儿童计划免疫程序

接种时间	接种的生物制品
新生儿	卡介苗、乙肝疫苗 1
1 个月	乙肝疫苗 2
2 个月	三价脊髓灰质炎疫苗第 1 丸
3 个月	三价脊髓灰质炎疫苗第 2 丸、白百破三联疫苗第 1 针
4 个月	三价脊髓灰质炎疫苗第 3 丸、白百破三联疫苗第 2 针
5 个月	白百破三联疫苗第 3 针
6 个月	乙肝疫苗 3
8 个月	麻疹疫苗 1
1.5 ~ 2 岁	白百破三联疫苗第 4 针、三价脊髓灰质炎疫苗第 4 丸
4 岁	三价脊髓灰质炎疫苗第 4 丸、麻疹疫苗（复种）
7 岁	卡介苗、麻疹疫苗、白喉 - 破伤风二联疫苗
12 岁	卡介苗

1. 预防接种注意事项　严格按生物制品使用说明的规定进行接种；应注意生物制品是否变质、过期或保存不当；接种后常会出现局部红肿、疼痛、淋巴结肿大、发热等局部及全身反应，一般无需特殊处理，但对高热不退或伴有其他表现者应注意观察并及时处理。故疫苗使用应严格把好质量、禁忌、使用关。确保疫苗使用的安全性。

2. 禁忌证　免疫功能缺陷者，高热、严重心血管疾病、肝肾疾病、活动性风湿热、急性传染病、甲亢、严重高血压、糖尿病患者不宜接种，正在使用免疫抑制剂者、妊娠妇女，应暂缓接种。

二、免疫治疗

根据免疫学原理，针对机体低下或亢进的免疫功能及其发病机制，利用物理、化学和生物学的手段人为地增强或抑制机体的免疫功能，保持机体免疫功能的相对稳定，从而达到治疗疾病目的的措施，称为免疫治疗。近年来在临床应用广泛。

（一）治疗性疫苗

疫苗治疗是针对机体异常的免疫状态，人工给予抗原以增强免疫应答或诱导免疫耐受，达到治疗疾病的目的。用于传染病预防的疫苗也具有治疗疾病的作用。如预防结核的卡介苗具有良好的非特异性免疫增强作用和佐剂效应，可通过活化巨噬细胞、增强 NK 细胞的活性，诱导免疫细胞产生 IL-1、IL-2、TNF 等细胞因子发挥作用，在抗肿瘤、抗感染中疗效确切。

（二）抗体

抗体为体液免疫效应物质，具有中和毒素、激活补体及 ADCC 作用等多种生物学活性。主要用于抗感染、抗肿瘤和抗移植免疫排斥反应。目前临床常用的治疗性抗体主要有多克隆抗体、单克隆抗体及基因工程抗体。

1. 多克隆抗体　主要包括用抗原多次免疫动物后获得的动物免疫血清和从人血浆中提取的免疫球蛋白。临床常用的多克隆抗体主要有抗毒素、人丙种球蛋白、抗淋巴细胞抗体等。

（1）抗毒素：用类毒素免疫马获得的免疫血清，内含相应抗体，能中和相应外毒素的毒性，称抗毒素或抗血清。抗毒素主要用于紧急预防和治疗相应外毒素引起的疾病。如临床上常用的破伤风抗毒素、肉毒抗毒素等。

（2）人丙种球蛋白：人丙种球蛋白分两种，即血浆丙种球蛋白和胎盘丙种球蛋白。前者从正常人血浆中提取；后者从健康产妇胎盘中提取。人丙种球蛋白主要用于麻疹、脊髓灰质炎、传染性肝炎等病毒性疾病的紧急预防。也可用于丙种球蛋白缺乏症和某些自身免疫性疾病的治疗。

（3）抗淋巴细胞抗体：用人外周血淋巴细胞作为抗原，免疫动物所获得的抗体注入人体，在补体及吞噬细胞参与下使淋巴细胞溶解破坏。

2. 单克隆抗体　是指用单一克隆 B 细胞杂交瘤产生的针对一种抗原表位的抗体。具有特异性强、纯度高、均一性好、少或无交叉反应等特点，目前在临床上广泛应用。

3. 基因工程抗体　利用基因重组技术，根据需要对免疫球蛋白分子进行切割、拼接、修饰及改造等，从而获得新型抗体。它克服了鼠源性单克隆抗体易诱发机体出现免疫反应的不足。

（三）细胞因子

1. 外源性细胞因子治疗　重组细胞因子已用于肿瘤、感染、造血障碍等疾病的治疗。如 IFN-α 对病毒性肝炎、带状疱疹等疗效较好；IL-11 用于肿瘤或化疗所致的血小板减少症等。

2. 细胞因子拮抗剂疗法　此法的原理是通过抑制细胞因子的产生、阻止细胞因子与相应受体结合等，从而阻止细胞因子发挥生物学作用。该法可用于自身免疫病、移植排斥反应、感染性休克的治疗。如重组 I 型可溶性 TNF 受体可用于治疗类风湿性关节炎，也可缓解感染性休克，重组可溶性 IL-1 受体可抑制器官移植排斥反应。

（四）过继免疫治疗和造血干细胞移植

过继免疫是将具有免疫效应的免疫细胞、细胞因子以及小分子的免疫因子如转移因子等用于治疗疾病的方法。也是以细胞为基础的免疫治疗，是将自体或异体的造血干细胞、免疫细胞或肿瘤细胞经体外培养诱导扩增后回输机体，以激活或增强机体的免疫应答。

1. 造血干细胞移植　造血干细胞是具有多种分化潜能和自我更新能力的细胞，在适当条件下可被诱导分化为多种组织和细胞。移植造血干细胞能使患者免疫系统得以重建或恢复造血功能。目前此法已成为临床治疗再生障碍性贫血、白血病、原发性免疫缺陷病的重要手段。

2. 免疫效应细胞　取自体或供者的淋巴细胞经体外激活、增殖后回输给患者，可直接杀伤肿瘤细胞，发挥抗肿瘤效应。

（五）生物应答调节剂和免疫抑制剂

1. 生物应答调节剂　是具有促进和调节免疫功能的生物制品。对免疫功能异常、尤其是免疫功能低下者有促进或调节作用。已广泛用于肿瘤、感染、自身免疫病和免疫缺陷病的治疗。主要的免疫增强剂有：①微生物制剂（如卡介苗）；②化学药物（如左旋咪唑、西咪替丁）；③中药制剂（黄芪、人参）。

2. 免疫抑制剂　是一类能够抑制机体免疫功能的生物与非生物制品，常用于肿瘤、移植排斥反应和自身免疫性疾病的治疗。常用的免疫抑制剂有：①化学药物（如糖皮质激素、环磷酰胺等）；②微生物制剂（如环孢菌素 A）；③中药（如雷公藤多甙）。

第二节　免疫学诊断

免疫学诊断即用免疫学、细胞生物学和分子生物学技术，对抗原、抗体、免疫细胞及细胞因子等进行定性或定量测定，协助诊断免疫相关疾病，探讨其发病机制，进行病情检测和疗效评价。

一、检测抗原与抗体的体外实验

抗原抗体反应是指抗原与相应抗体在体内或体外发生的特异性结合反应。在一定条件下，抗原与相应抗体结合可出现肉眼可见的或仪器检测到的反应。据此，在体外可用已知的抗原（或抗体）来检测相应的未知抗体（或抗原），因抗体主要存在于血清中，故体外的抗原抗体反应又称血清学反应。

（一）抗原抗体反应的特点

1．特异性　一种抗原通常只能与其刺激机体产生的抗体结合，这种抗原与抗体结合反应的专一性称为抗原抗体反应的特异性。

2．可逆性　抗原与抗体的结合为分子表面的非共价键结合。在一定条件下（如降低溶液pH、高浓度盐）可使抗原抗体复合物解离，解离后的抗原或抗体分子仍保持原有的理化特性和生物学活性。

3．可见性　抗原与抗体结合后，能否出现肉眼可见的反应取决于二者的浓度和比例。故只有在一定浓度范围内，二者比例合适，才能出现肉眼可见的现象。

4．阶段性　抗原抗体反应分两个阶段进行，第一阶段为抗原与抗体特异性结合阶段，其特点是：可在数秒至数分钟内完成，一般不出现可见反应；第二阶段为抗原与抗体反应的可见阶段，据参加反应的抗原物理性状不同，可出现凝集、沉淀等，反应所需时间较第一阶段长。

（二）抗原抗体反应的影响因素

1．电解质　抗原抗体具有胶体性质，在电解质的作用下，抗原抗体复合物失去较多的负电荷，使彼此连接出现肉眼可见的反应。故在试验中多采用生理盐水等电解质溶液作为稀释液，以提高抗原抗体反应的可见性。

2．温度　提高温度可增加抗原抗体分子的碰撞机会，以加速抗原抗体复合物的形成。但温度过高可使抗原抗体变性失活，从而影响试验结果。通常抗原抗体反应的最适温度为37℃。

3．酸碱度　抗原抗体反应的最适 pH 为 6～8 之间，pH 过高或过低均可改变抗原抗体的理化性状，进而影响其反应。

（三）常用的抗原和抗体检测方法

根据抗原的性质、参与反应的成分和反应呈现的结果，可将抗原抗体反应分为凝集反应、沉淀反应、标记技术等。

1．凝集反应　颗粒性抗原（细菌、细胞）与相应抗体结合，在电解质参与下，出现肉眼可见凝集物的现象称为凝集反应。

（1）直接凝集反应：即颗粒性抗原直接与相应抗体结合出现的凝集现象，包括玻片凝集和试管凝集两种方法。

玻片法：为定性试验，常用已知抗体检测未知抗原。主要用于人类 ABO 血型鉴定和细菌鉴定。

试管法：为半定量试验，常用已知抗原检测未知抗体的相对含量。临床诊断伤寒或副伤寒用的肥达反应即为试管凝集反应。

（2）间接凝集反应：将已知的可溶性抗原或抗体与免疫无关的载体颗粒结合形成致敏颗粒，再与相应抗体或抗原进行反应出现的凝集现象，称间接凝集反应。常用的载体颗粒有人 O 型血红细胞、聚苯乙烯胶乳颗粒等。间接凝集反应可提高反应的灵敏性，故广泛应用于临床。如将人IgG 吸附在胶乳颗粒上，可用来检测患者血清中的类风湿因子。

2．沉淀反应　可溶性抗原（如外毒素、血清蛋白等）与相应抗体结合，在一定条件下出现肉眼可见的沉淀现象，称沉淀反应。包括单向琼脂扩散试验、双向琼脂扩散试验、免疫电泳、免疫比浊法等。

（1）单向琼脂扩散：是一种定量试验，将一定量已知抗体加入溶化的琼脂中，混匀后倾注在单扩散反应板上制成凝胶板。在适当位置打孔后，加入被测抗原使其向四周扩散。抗原与琼脂中相应抗体相遇，可在比例适当处形成以孔为中心的白色沉淀环。鉴于沉淀环直径与抗原含量成正比，临床可用来测定血清中 IgG、IgM、IgA 和补体 C3 等的含量。

（2）对流免疫电泳：是一种将双向琼脂扩散和电泳技术结合在一起的检测方法。试验在装有 pH 为 8.6 缓冲液的电泳槽中进行。试验时将抗原加到阴极孔内，抗体加到阳极孔内，通电后琼脂板孔内的抗原和抗体在电场和电渗作用影响下相对而行，在二者相遇最适比例处可形成白色沉淀线。本法操作简便，敏感性高，所需时间短，可用来检测血清中的 HBsAg 和甲胎蛋白等可溶性抗原。

（3）火箭电泳：又称电泳免疫扩散，是将单向免疫扩散与电泳技术结合在一起的定量检测方法。本试验敏感性与单向琼脂扩散相当，但所需时间短，故可用来快速测定标本中可溶性抗原的含量。

3．免疫标记技术　是用荧光素、酶、放射性核素、铁蛋白、胶体金及（化学或生物）发光剂等作为标记物，标记抗体或抗原进行的抗原抗体反应。常用方法有免疫荧光法、酶免疫测定、放射免疫测定法、免疫印迹法、化学发光免疫分析法、免疫金标技术、免疫 PCR 等。

（1）酶免疫技术：酶免疫技术是用酶标记抗体或抗原进行免疫学检测的技术。它将抗原抗体反应的高度特异性与酶对底物催化作用的高效性相结合，根据酶作用于底物后的显色反应来判定结果，其试验结果易于用肉眼观察判定，也可用酶标检测仪测定光密度（OD）值对抗原或抗体进行定量分析。常用于标记的酶有辣根过氧化物酶、碱性磷酸酶等。

酶联免疫吸附试验（enzyme linked immunosorbent assay，ELISA）是酶免疫测定中应用最广泛的一种技术。它是利用抗原或抗体蛋白能非特异性地吸附于聚苯乙烯等固相载体表面的特性，使抗原抗体反应在固相载体表面进行的一种酶免疫技术，可用于多种可溶性抗原与抗体的检测。常用双抗体夹心法和竞争法等检测抗原，用间接法检测抗体，用捕获法检测特异性 IgM 类抗体。

①双抗体夹心法：是先将已知抗体吸附（包被）在固相载体表面，加入待检标本，若标本中含有相应抗原即与包被在固相表面的抗体结合；洗涤去除未结合的成分，再加入与抗原相应的酶标记抗体，形成固相抗体 - 抗原 - 酶标记抗体复合物；洗去未结合的酶标记抗体，加底物后显色；抗原含量与颜色呈正比。

②间接法：是将已知可溶性抗原包被在固相载体表面，加入待检抗体，标本中的待检抗体与抗原结合形成固相抗原 - 待检抗体复合物；再加酶标记第二抗体，与上述复合物中待检抗体结合形成固相抗原 - 待检抗体 - 酶标记第二抗体复合物；洗涤后加底物显色。

（2）免疫胶体金技术：免疫胶体金技术是用胶体金标记抗体进行免疫学检测的技术。该法操作简便、快捷，无需特殊仪器设备，试剂稳定、便于保存。如临床对早孕的诊断采用此法。

（3）放射免疫测定法：放射免疫测定法（radioimmunoassay，RIA）是用放射性核素标记抗原或抗体进行免疫学检测的技术。其标记物主要为 ^{125}I、^{131}I、^{14}C 等，本法具有特异性强、灵敏度高、重复性好等优点。多用于激素的检测，如生长激素、胰岛素等。但由于存在放射性核素污染，现正逐渐被其他免疫学检测方法所取代。

二、免疫细胞的测定

（一）免疫细胞的分离与数量检测

检测免疫细胞的数量和功能是判断机体免疫功能状态的重要手段和主要指标，对免疫缺陷病、自身免疫性疾病、肿瘤等临床疾病的诊断、疗效的评价具有重要的参考价值。

1．外周血单个核细胞的分离　外周血单个核细胞（peripheral blood mononuclear cell，PBMC）包括淋巴细胞和单核细胞。常用的分离方法是葡聚糖 - 泛影葡胺（又称淋巴细胞分离液）密度梯度离心法。其原理是红细胞和粒细胞的比重（约 1.092）大于单个核细胞（约 1.075），将肝素抗凝血置于比重为 1.077 的葡聚糖 - 泛影葡胺分离液液面上，低速离心（2000rpm/min）20min 后，可使不同比重的外周血细胞分层，即将红细胞沉于管底，多形核白细胞分布于红细胞层与分离液之间，单个核细胞则分布于血浆层与分离液界面。此种分离方法获得的 PBMC，其纯度可达 95%。

2．淋巴细胞及其亚群的分离　免疫磁珠分离法：免疫磁珠由抗淋巴细胞表面标志的抗体与磁性微珠交联结合组成。将免疫磁珠加入细胞悬液中后，可使表达相应表面标志的淋巴细胞与之结合。然后，在磁场作用下，结合相应淋巴细胞的免疫磁珠吸附在靠近磁铁的管壁上。弃去悬液中游离的细胞，将免疫磁珠结合的细胞解离，即可获得具有某种表面标志的淋巴细胞。该法所获细胞纯度高（93% ～ 99%），活细胞＞ 95%。

3．E 花结试验　取人外周血中的 T 细胞与绵羊红细胞混合，因人 T 细胞表面有绵羊红细胞受体，在一定条件下两者结合，形成以 T 细胞为中心的花结，称 E 花结试验。E 花结形成细胞（T 细胞）正常值为 55% ～ 80% 之间。

（二）免疫细胞功能的测定

1．T 细胞功能检测

（1）T 细胞增殖试验：根据刺激物不同，T 细胞增殖可分为特异性和非特异性两种试验，前者是用某种特异性抗原如结核菌素（OT）在体外刺激已在体内被相应抗原致敏的 T 细胞，使之活化，并转化为淋巴母细胞。后者是用丝裂原（如 PHA、ConA）在体外非特异刺激 T 细胞，可使所有 T 细胞发生活化，并转化为淋巴母细胞。在细胞转化过程中，细胞 DNA 合成增加，细胞形态改变，最终导致细胞分裂增殖。两种增殖试验均可通过最终的细胞增殖程度（细胞数量）来判断 T 细胞的功能，同时也是检测机体细胞免疫功能的一种试验。

（2）皮肤试验：是检测 T 细胞功能的体内试验。正常机体建立了对某种抗原的细胞免疫后，用一定量的相同抗原注入皮内，48 ～ 72h 后可出现以局部皮肤红肿为特征的迟发型超敏反应。细胞免疫正常者出现阳性反应，而细胞免疫低下或缺陷者以及从未接触过该抗原的受试者则呈阴性反应。本试验方法简便，可用于某些传染病和免疫缺陷病的诊断。也可用来观测肿瘤患者临床疗效和预后判断。皮肤试验常用的生物性抗原多是从病原体中提取，如结核菌素、结核菌素纯蛋白衍生物等。

2．B 细胞功能检测

（1）B 细胞增殖试验：原理与 T 细胞增殖试验相同，人的 B 细胞可用富含 SPA 的金黄色葡萄球菌菌体及抗人 IgM 抗体作为刺激物。

（2）体液中抗体的检测：如测定血清中免疫球蛋白和特异性抗体（前已叙述）。

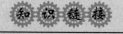

IgE 抗体检测临床意义

在临床上，诊断过敏性疾病时常通过检测患者的特异性 IgE，特异性 IgE 的检测常用方法主要有免疫斑点法及酶联免疫吸附试验。利用特异性抗原（如药物、食入、吸入性过敏原等）检测血清中的特异性 IgE 抗体，可帮助临床诊断支气管哮喘、过敏性鼻炎、过敏性皮炎等超敏反应性疾病。

第三节 移植免疫

移植是指应用异体或自体正常细胞、组织、器官置换病变或功能缺损的细胞、组织、器官，以维持和重建机体生理功能。移植术已成为治疗多种终末期疾病的有效手段。根据移植物的来源及遗传背景不同可将移植分为四种类型：①自体移植；②同系移植；③同种异体移植；④异种移植。其中同种异体移植是目前临床上最重要的手段。

一、同种异体移植排斥反应的机制

同种异体间的器官移植一般均会产生排斥反应，受者的免疫系统对供者的移植物抗原会产生免疫应答。这是因为机体的免疫系统具有识别"自己"和"非己"的功能。其中 T 细胞在移植排斥反应中起关键作用。

（一）介导移植排斥反应的抗原

引起移植排斥反应的抗原称为移植抗原或组织相容性抗原。常见的移植抗原有主要组织相容性抗原和 ABO 血型抗原等。前者能引起强烈的排斥反应，人类最重要的是 HLA。后者主要分布在红细胞表面，也表达于肝、肾等组织细胞和血管内皮细胞表面。若供、受者间 ABO 血型不符，受者血清中血型抗体可与供者移植物血管内皮细胞表面 ABO 抗原结合，通过激活补体而引起血管内皮细胞损伤和血管内皮凝血，导致排斥反应的发生。

（二）T 细胞识别同种抗原的机制

同种反应性 T 细胞是参与同种异体移植排斥反应的关键效应细胞，可通过直接和间接方式识别抗原。

1. 直接识别　是指受者的同种反应性 T 细胞直接识别供者 APC 表面抗原肽 - 供者的同种 MHC 分子复合物，并产生免疫应答。

2. 间接识别　是指供者移植物的脱落细胞或 MHC 抗原经受 APC 摄取、加工、处理，以供 MHC 来源的抗原肽 - 受者 MHC 分子复合物的形式提呈给受者 T 细胞，使其识别并活化，间接识别在急性排斥反应中晚期和慢性排斥反应中起重要作用。

（三）移植排斥反应的效应机制

1. 针对移植物的细胞免疫应答　T 细胞介导的细胞免疫在同种异体移植排斥反应中发挥重要作用。机制为：①受者 $CD4^+Th$ 细胞通过识别移植物抗原并被激活；②在移植物局部所产生的趋化因子作用下，出现以单个核细胞为主的细胞浸润；③活化的 Th1 细胞等释放多种炎性细胞因子，导致迟发型超敏反应性炎症，导致移植物组织损伤。

2. 针对移植物的体液免疫应答　移植抗原特异性 Th2 细胞被激活，可辅助 B 细胞活化并分化为浆细胞，由浆细胞分泌针对同种异型抗原的抗体，抗体可发挥调理作用、免疫黏附、ADCC 作用等，通过固定补体、损伤血管内皮细胞、介导凝血、血小板聚集、溶解移植物细胞和释放促炎症介质等机制，参与排斥反应。

二、同种异体移植排斥反应的类型

移植排斥反应是由受者即宿主与供者移植物之间发生的免疫应答所致。移植术后，受者免疫系统识别移植物抗原并产生应答，移植物中免疫细胞也可识别受者组织抗原并产生应答，前者称为宿主抗移植物反应，后者称为移植物抗宿主反应。

（一）宿主抗移植物反应

移植物中含有受者体内所缺如的移植抗原是引起移植排斥反应的根本原因，据排斥反应发生的时间、强度、机制和病理表现，可分为超急性排斥、急性排斥和慢性排斥反应三种类型。

1．超急性排斥反应　多发生在移植后数分钟或数小时内，其产生的原因是受者体内存在抗供者同种异型抗原（如 HLA 抗原、ABO 血型抗原和血小板抗原等）的抗体，移植术后，这些抗体与移植物细胞表面相应抗原结合，激活补体，引起移植物的血管内凝血和血栓形成。造成严重局部缺血、坏死，导致移植失败。

2．急性排斥反应　是最常见的排斥反应，多发生在移植数周或一个月内。$CD4^+T$ 细胞介导的针对移植物的迟发型超敏反应性炎症和 $CD8^+T$ 细胞介导的对移植物细胞的特异性杀伤是发生急性排斥反应的主要原因。其病理改变是一种以单核细胞、淋巴细胞浸润及移植物细胞损伤为特征的炎症反应。

3．慢性排斥反应　一般发生在移植后数月至数年，多继发于反复发作的急性排斥。移植物的主要病理特征是纤维化。

（二）移植物抗宿主反应

移植物抗宿主反应最常发生于骨髓移植后，是骨髓移植成功的主要障碍。移植物中成熟的 T 细胞是介导移植物抗宿主反应的主要效应细胞。T 细胞产生多种细胞因子诱导的淋巴因子激活的杀伤细胞也参与移植物抗宿主反应的发生。

三、同种异体移植排斥反应的防治

器官移植术成败在很大程度上取决于移植排斥反应的防治，其主要原则有：①合理进行组织配型、严格选择理想供者；②抑制受者免疫应答；③诱发免疫耐受；④移植后免疫监测等。

（一）供者的选择

在器官移植中，选择合适的供者减少移植物的抗原性是移植成败的关键。

1．红细胞血型检查　人红细胞血型抗原是最重要的同种异型抗原，故供者的 ABO、Rh 血型抗原应与受者相同。

2．HLA 分型　HLA 型别匹配程度是决定供、受者间组织相容性的关键因素。不同 HLA 基因座位产物对移植排斥的影响各异。一般而言，HLA-DR 对移植排斥最为重要。骨髓移植物中含有大量免疫细胞，若 HLA 不相配，所致排斥反应特别强烈，且不易被免疫抑制剂所控制，故对 HLA 配型的要求较高。

3．交叉配型　目前的 HLA 分型技术尚难以检出某些同种抗原的差异，故有必要进行交叉配型，这在骨髓移植中尤为重要。交叉配型的方法为：将供者和受者淋巴细胞互为反应细胞，即做两组单向混合淋巴细胞培养，两组中任何一组反应过强，均提示供者选择不当。

（二）免疫抑制疗法

同种移植术后一般均发生不同程度的排斥反应，故免疫抑制剂成为防治排斥反应的常规疗法。目前常用的免疫抑制药物有：

1．化学类免疫抑制药　此类药物包括糖皮质激素、大环内酯类药物（如环孢菌素 A、FK-506 等）、环磷酰胺等。例如，环孢菌素 A 是目前临床上最广泛应用的一类免疫抑制药，其作用机制主要是：直接或间接抑制 Th 细胞产生淋巴因子（尤其是 IL-2），并抑制活化的 T 细胞表达 IL-2 受体。

2．生物制剂　目前已用于临床的主要是抗免疫细胞膜抗原的抗体，如抗淋巴细胞球蛋白（ALG）、抗胸腺细胞球蛋白（ATG）等。这些抗体通过与相应膜抗原结合，借助补体依赖的细胞毒作用，分别清除体内 T 细胞或胸腺细胞。

3．中草药类免疫抑制剂　某些中草药（如雷公藤、冬虫夏草等）具有明显免疫调节或免疫抑制作用，已用于防治器官移植排斥反应。

（三）移植后的免疫监测

移植后的免疫监测有助于及时采取相应防治措施，临床上常用的免疫学检测指标包括：①淋巴细胞亚群百分比和功能测定；②免疫分子水平测定，在血清中细胞因子、抗体、补体、可溶型HLA分子水平，细胞因子受体表达水平等。

四、异种移植

器官来源不足是临床同种器官移植面临的最大障碍，为拓宽移植物的来源，异种移植已成为免疫学研究的新领域。经研究发现，猪因具有来源充足、饲养方便、脏器的主要解剖学及生理学指标与人接近等优点，已成为人类提供异种移植物最理想的动物种属。

第四节　临床免疫

一、自身免疫性疾病

随着医学免疫学及免疫检测技术的不断发展，与自身免疫功能失调引起的疾病越来越受到重视，将免疫学基础理论、临床免疫疾病及免疫学诊断技术有机结合，探索其发生机制、检测与治疗手段，从而达到有效防治免疫性疾病的目的，为人类的健康做出积极的贡献。

（一）自身免疫性疾病的概念

自身免疫是指机体免疫系统对自身成分发生免疫应答，从而产生自身抗体或反应性 T 细胞的现象。由于自身免疫异常，自身抗体、反应性 T 细胞引起组织器官损害和功能障碍，出现一系列临床表现称自身免疫性疾病。

（二）自身免疫性疾病的特征

1. 在患者血液中可检测到高效价的自身抗体和（或）自身反应性 T 细胞。

2. 自身抗体和（或）自身反应性 T 细胞可导致相应的组织器官出现一定程度的功能障碍及病理性损伤。

3. 女性多发且反复发作呈慢性迁延趋势，有一定遗传倾向。

4. 病情的预后及转归与自身免疫反应的强弱存在相关性。

5. 可在实验动物中复制出相似的动物模型。

（三）自身免疫性疾病的发生机制

机体免疫系统能高度识别"自己"或"非己"的成分，以维持自身免疫稳定，但这一功能出现异常，则对自身抗原也发生免疫反应，引起自身免疫性疾病的发生。发生的原因包括：①隐蔽的自身抗原释放：如眼晶状体蛋白、男性精子细胞等，一般不进入血液，因感染、外伤及其他因素导致这些隐蔽抗原释放入血，与免疫细胞接触，发生免疫应答，从而发生自身免疫性疾病，如一侧眼外伤引起另一侧眼球出现交感性眼炎。②自身抗原发生改变：在生物、物理、化学及药物等因素的影响下导致自身抗原发生改变，引起自身免疫病。③表位扩展：一种抗原分子同时具有优势性（功能性）表位和隐蔽性表位；通常情况下，抗原刺激机体时，免疫细胞只针对功能性表位产生免疫应答，在一定因素的影响下，隐蔽的抗原暴露诱导机体免疫系统对暴露的表位产生应答，对自身抗原发生新的免疫攻击。④调节性 T 细胞功能异常：通过动物实验表明，调节性 T 细胞缺陷的小鼠易发生自身免疫性疾病。⑤遗传因素，如：同卵双生子发生同一种自身免疫疾病的概率为 20%，异卵双生子发生的概率仅为 5%。⑥组织损伤机制：自身抗原刺激机体产生自身抗体或针对自身抗原的效应 T 细胞，引发机体出现超敏反应，导致自身组织损伤引起自身免疫性疾病。

（四）自身免疫性疾病的诊断与治疗原则

1. 自身抗体的检测　①类风湿因子的检查：类风湿因子（RF）是指变性的 IgG 作为抗原刺激机体产生的自身抗体，该指标阳性主要见于类风湿性关节炎、系统性红斑狼疮、自身免疫性贫血等疾病。②抗核抗体的检查：细胞核刺激机体产生的自身抗体，该指标阳性可见于系统性红斑狼疮、自身免疫性肝炎、重症肌无力等疾病。③ TSH 受体的检测。④抗甲状腺球蛋白抗体的检测。

2. 治疗原则　①预防及控制感染：用疫苗及抗生素控制感染，可降低自身免疫性疾病的发病率。②免疫抑制剂调节免疫应答：应用细胞因子调节剂、受体阻断剂可达治疗目的。③抗感染治疗：通过抗感染治疗可缓解症状。

自身免疫性疾病治疗进展

　　在临床上，治疗自身免疫性疾病主要采用控制感染、抗感染、阻断剂等方法。据临床研究资料表明：通过自体造血干细胞移植，重建一套免疫系统，对治疗自身免疫性疾病近期疗效显著。其治疗过程分三步：干细胞动员→采集与冻存→干细胞回输前预处理→回输后处理。但远期的安全性及有效性，还有待通过临床实践进一步验证。随着对造血干细胞移植的治疗机制的不断认识及相关技术的不断提高，将会实现通过免疫重建、控制移植后复发，最终达到治愈自身免疫性疾病的目标。

二、免疫缺陷病

（一）免疫缺陷病的概念及分类

1. 概念　免疫缺陷病是对免疫器官、免疫细胞或分子等任何一个成分的缺陷而导致免疫功能障碍所引起的一类疾病的总称。

2. 分类　按照发病的原因分原发性免疫缺陷病及继发性免疫缺陷病（包括体液免疫缺陷、细胞免疫缺陷、联合免疫缺陷、吞噬细胞缺陷、补体缺陷等）。

（二）基本特征

1. 容易发生感染　体液免疫缺陷易发生胞外菌感染，如病原性球菌引起的呼吸系统感染；细胞免疫缺陷易发生病毒、真菌、胞内寄生菌感染。

2. 易发生肿瘤　免疫缺陷病患者发生恶性肿瘤的概率比正常人高出 100 ~ 300 倍。

3. 易发自身免疫病　免疫缺陷病患者有发生自身免疫病的倾向，发病概率较正常人高，如系统性红斑狼疮、类风湿性关节炎等。

4. 有遗传倾向　免疫缺陷病存在一定的遗传倾向性。

（三）实验诊断

1. 体液免疫相关项目检测　血清中 Ig 的测定，如 IgM 或 IgG 的测定，常用 ELISA 法进行检测。

2. 细胞免疫相关检查　T 细胞功能的检测和 T 细胞数量及亚群检测。

3. 吞噬细胞检测　白细胞计数、趋化功能检测、吞噬与杀伤试验、NBT 还原试验等。

4. 补体测定　包括血清中总补体水平检测和单个组分的测定。

（四）治疗原则

抗感染，使用免疫球蛋白、输入血浆及血细胞，骨髓移植实现免疫重建，基因转移疗法等。

常见的免疫缺陷病：原发性疾病、继发性疾病。

三、肿瘤免疫

肿瘤免疫学是研究肿瘤抗原的性质、机体对肿瘤的免疫机制及机体免疫功能与肿瘤发生发展及转归的关系，以及免疫诊断和防治的学科。随着医学科学的不断发展，尤其是分子生物学技术的不断提高，为肿瘤的免疫诊断与治疗提供了科学的技术支撑，开辟了广阔的应用前景。

（一）肿瘤抗原

肿瘤抗原是指细胞发生癌变时新出现的或过度表达的抗原物质。肿瘤抗原可诱导机体产生抗肿瘤的免疫应答，是肿瘤免疫诊断与防治的物质基础。

1．病毒诱发的肿瘤抗原　病毒感染与肿瘤发生有一定关系。与肿瘤发生有关的常见病毒包括：HIV、EB病毒、乙型肝炎病毒、丙型肝炎病毒、单纯疱疹病毒、人乳头瘤病毒等（见表42-3）。

表42-3　与肿瘤发生有关病毒

病毒种类	肿瘤
EB病毒	鼻咽癌
乙型、丙型肝炎病毒	原发性肝癌
单纯疱疹病毒	宫颈癌
人乳头瘤病毒	宫颈癌

2．化学或物理因素诱发的肿瘤抗原　化学因素如多环芳烃类、芳香胺类与氨基偶氮染料、黄曲霉毒素、烷化剂与酰化剂等；物理因素如电离辐射，包括X线、γ线及紫外线照射、热辐射、慢性炎症刺激等均可能诱发肿瘤抗原。

（二）肿瘤的免疫诊断与治疗

1．肿瘤的免疫检测　利用生化、免疫学技术及分子生物学技术通过对肿瘤抗原、抗体或其他肿瘤标志物的检测，有助于肿瘤的早期诊断。目前最常用的方法是肿瘤抗原的检查，如AFP（甲胎蛋白）的检测有助于原发性肝癌的诊断、CEA（癌胚抗原）的检测有助于结肠癌的诊断。

2．治疗　①主动免疫治疗　利用免疫调节剂刺激免疫系统，针对肿瘤抗原产生抗肿瘤免疫应答，达到增强机体免疫系统抗肿瘤的功能，如卡介苗；②被动免疫治疗：给机体输入外源性免疫效应物质如抗体、细胞因子等，在体内迅速产生抗肿瘤作用，不受机体免疫功能状态影响；③过继免疫治疗、细胞因子及抗体应用，使机体被动获得抗肿瘤的能力。

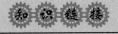

知识链接

肿瘤的预防

　　恶性肿瘤是当今危害人类健康的头号杀手，应尽早发现，积极治疗，将其扼杀在摇篮之中。恶性肿瘤的预防分三级预防：①一级预防即病因预防：主要措施包括环境中致癌因素的鉴别、改变不良生活方式、合理膳食、防止感染等；②二级预防：进行有效的早期筛查，及时发现癌前病变，早期根治，开展防癌教育，让公众了解其早期信号；③三级预防：癌症确诊及时手术治疗，并配合规范的放射或化学治疗，做好患者的心理、生理、康复指导，提高患者生活质量。

本章小结

　　用人工免疫的方法可使机体获得特异性免疫力，它包括人工自动免疫与人工被动免疫等。人工自动免疫常用生物制剂有：疫苗和类毒素；人工被动免疫常用生物制剂有：抗毒素、免疫球蛋白、细胞因子等。前者主要用于预防，而后者用于紧急预防和治疗，在实际工作中可根据具体需要进行有效选择。

　　常用的体外抗原抗体检测法主要有凝集反应、沉淀反应、免疫标记技术等。因其具有敏感度高、特异性强、能定性、定位等优势，故应用广泛。免疫细胞数量与功能检测是判断机体免疫功能的重要指标，对自身免疫病、免疫缺陷病、肿瘤等疾病的诊断具有参考价值。器官移植已成为临床治疗疾病的措施之一，异体移植由于供、受体 HLA 不同，可产生排斥反应，故在移植前先进行严格的组织配型，移植后采取免疫抑制剂治疗的方法防止排斥反应的发生。

思考题

1．人工自动免疫与人工被动免疫有何区别？
2．机体获得特异性免疫的方式有哪些？举例说明。
3．何谓免疫标记技术？常用的方法有哪些？
4．如何防止同种异型移植排斥反应的发生？
5．自身免疫性疾病的治疗原则是什么？

（宋爱萍）

中英文专业词汇索引

主要参考文献

1．吴观陵．人体寄生虫学．3 版．北京：人民卫生出版社，2005．

2．詹希美．人体寄生虫学．北京：人民卫生出版社，2005．

3．高兴政．医学寄生虫学．北京：北京大学医学出版社，2005．

4．朱淮民．人体寄生虫学复习应试指南．北京：化学工业出版社，2006．

5．贾文祥．医学微生物学．北京：人民卫生出版社，2006．

6．刘荣臻．病原生物与免疫学．2 版．北京：人民卫生出版社，2006．

7．张苹．人体寄生虫学．北京：科学出版社，2006．

8．朱万孚，庄辉．医学微生物学．北京：北京大学医学出版社，2007．

9．周本江，郑葵阳．医学寄生虫学．科学出版社，2007．

10．郭晓奎．病原生物学．北京：科学出版社，2007．

11．李凡，刘晶星．医学微生物学．7 版．北京：人民卫生出版社，2008．

12．金伯泉．医学免疫学．5 版．北京：人民卫生出版社，2008．

13．白惠卿，陈育民，安云庆．医学免疫学与微生物学．4 版．北京：北京大学医学出版社，2008．

14．夏克栋．病原生物与免疫学．2 版．北京：人民卫生出版社，2008．

15．陈兴保．病原生物学与免疫学．5 版，人民卫生出版社，2008．

16．安云庆，姚智．医学免疫学．2 版．北京：北京大学医学出版社，2009．

17．谷鸿喜，陈锦英．医学微生物学．2 版．北京：北京大学医学出版社，2009．

18．肖纯凌，赵富玺．病原生物学与免疫学．6 版．北京：人民卫生出版社，2009．

19．汪世平．医学寄生虫学．北京：高等教育出版社，2009．

20．卢思奇．医学寄生虫学．北京：北京大学医学出版社，2009．

21．高兴政．医学寄生虫学．北京：北京大学医学出版社，2011．

22．李凡，徐志凯．医学微生物学．8 版．北京：人民卫生出版社，2013．

23．曹雪涛．医学免疫学．6 版．北京：人民卫生出版社，2013．

24．诸欣平，苏川．人体寄生虫学．8 版．北京：人民卫生出版社，2013．

25．李俊茜．医学微生物学．北京：北京大学医学出版社，2013．

26．安云庆，姚智．医学免疫学．3 版．北京：北京大学医学出版社，2013．

彩图一　常见医学蠕虫虫卵镜下形态

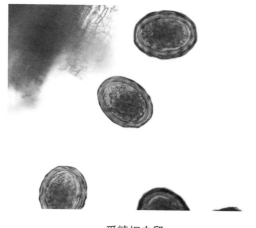

受精蛔虫卵

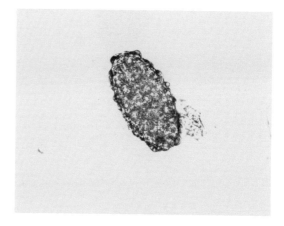

未受精蛔虫卵

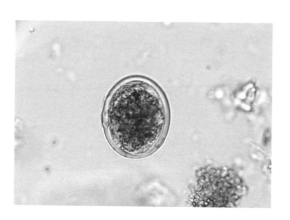

脱蛋白膜蛔虫卵

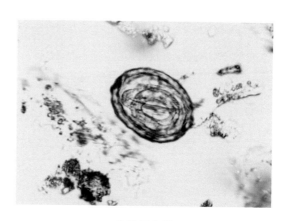

含蚴蛔虫卵

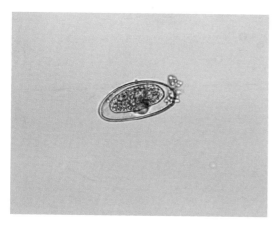

蛲虫卵

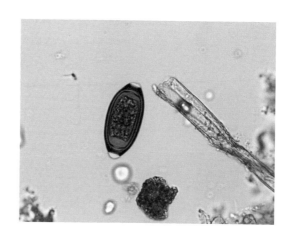

鞭虫卵

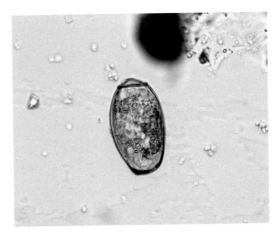

肺吸虫卵

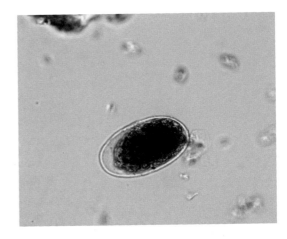

钩虫卵

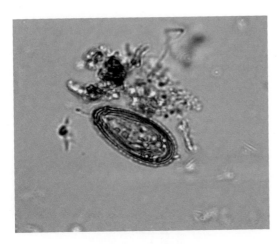

肝吸虫卵（高倍镜下）

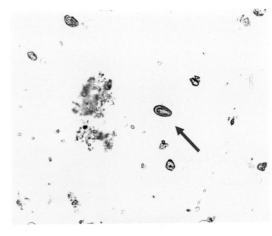

肝吸虫卵（低倍镜下）

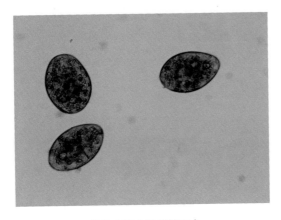

姜片虫卵（低倍镜下）

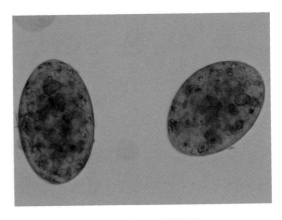

姜片虫卵（高倍镜下）

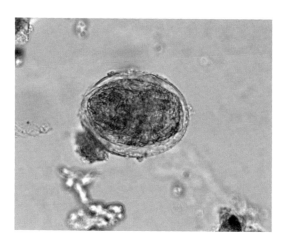

日本血吸虫卵

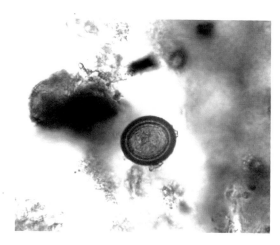

带绦虫卵

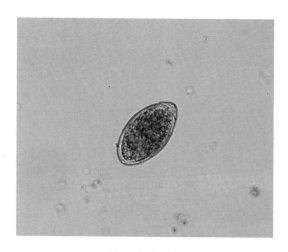

曼氏迭宫虫卵

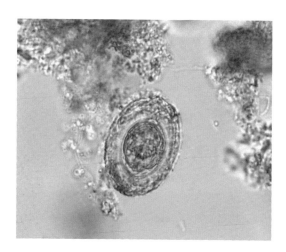

微小膜壳绦虫卵

彩图二　常见医学原虫镜下形态

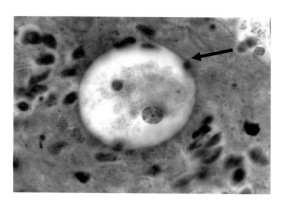

溶组织内阿米巴大滋养体

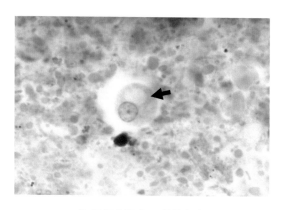

溶组织内阿米巴单核包囊

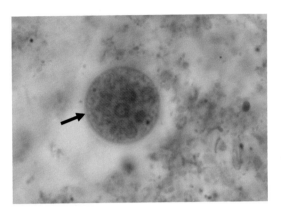

结肠内阿米巴包囊

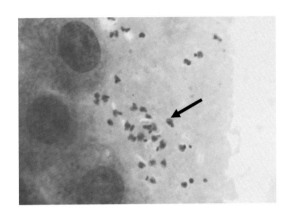

杜氏利什曼原虫无鞭毛体

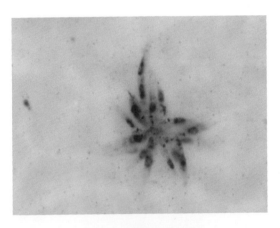

杜氏利什曼原虫鞭毛体

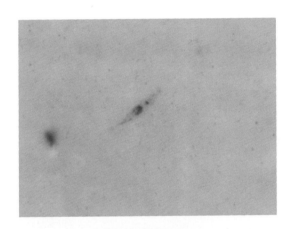

杜氏利什曼原虫前鞭毛体

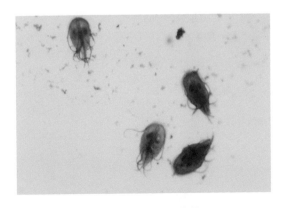

蓝氏贾第鞭毛虫滋养体

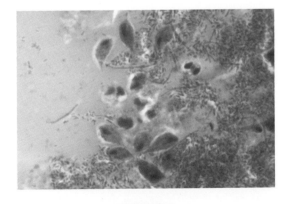

阴道毛滴虫

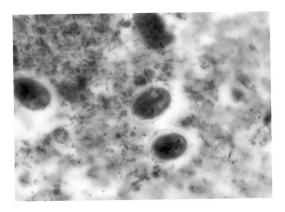

蓝氏贾第鞭毛虫包囊

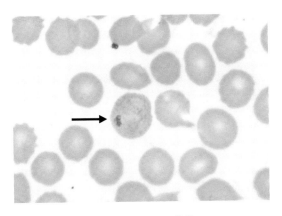

间日疟原虫大滋养体

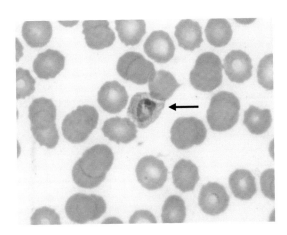

间日疟原虫大滋养体

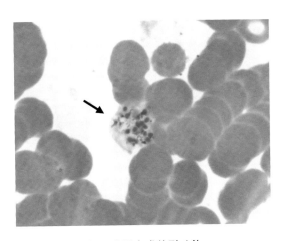

间日疟原虫成熟裂殖体

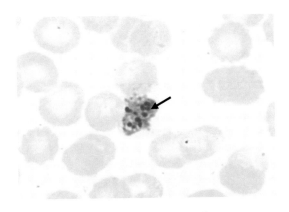

间日疟原虫未成熟裂殖体

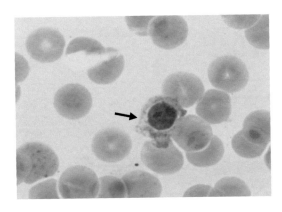

间日疟原虫雌配子体

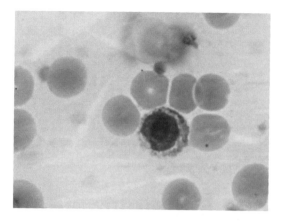

间日疟原虫雄配子体

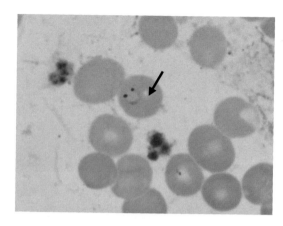

恶性疟原虫环状体

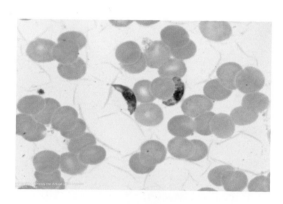

恶性疟原虫雄配子体

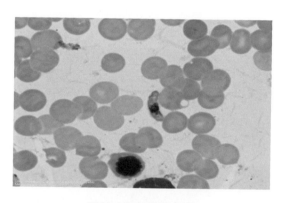

恶性疟原虫雌配子体

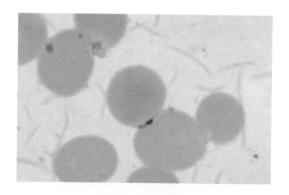

恶性疟原虫环状体

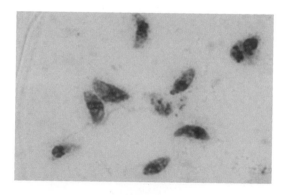

弓形虫

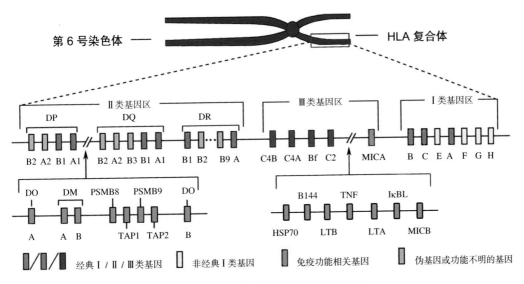

图 38-1　HLA 复合体基因结构示意图